L. Chaitow

# Palpationstechniken und Diagnostik

Leon Chaitow

# Palpationstechniken und Diagnostik

## Lehr- und Arbeitsbuch für Osteopathen

Mit einem Vorwort von Viola M. Frymann

Übersetzung von Gerlinde Supplitt, Hamburg

Illustrationen von Graeme Chambers

URBAN & FISCHER München · Jena

**Zuschriften und Kritik an:**
Urban & Fischer, Lektorat Ganzheitsmedizin, Karlstraße 45, 80333 München

Titel der Originalausgabe:
„Palpation Skills –
Assessment and Diagnosis Through Touch“


**Wichtiger Hinweis für den Benutzer**
Die Erkenntnisse in der Medizin unterliegen einem laufenden Wandel durch Forschung und klinische Erfahrungen. Herausgeber und Autoren dieses Werkes haben große Sorgfalt darauf verwendet, dass die in diesem Werk gemachten Angaben (insbesondere hinsichtlich Indikation, Dosierung und unerwünschten Wirkungen) dem derzeitigen Wissensstand entsprechen. Das entbindet den Nutzer dieses Werkes aber nicht von der Verpflichtung, anhand der Beipackzettel zu verschreibender Präparate zu überprüfen, ob die dort gemachten Angaben von denen in diesem Buch abweichen und seine Verordnung in eigener Verantwortung zu treffen.

Die Deutsche Bibliothek – CIP-Einheitsaufnahme
Ein Titeldatensatz dieser Publikation ist bei Der Deutschen Bibliothek erhältlich.

ISBN 3-437-55950-8


1. Auflage Mai 2001


01 02 03 04 05 5 4 3 2 1



Um den Textfluss nicht zu stören, wurde bei Patienten und Berufsbezeichnungen die grammatikalisch maskuline Form gewählt. Selbstverständlich sind in diesen Fällen immer Frauen und Männer gemeint.

Lektorat: Dr. med. Stefanie Gräfin v. Pfeil, Jena
Redaktion: Gabriele Meier, München
Herstellung und Layout: Marion Kraus, München
Satz: Laupp & Göbel GmbH, Nehren
Druck und Bindung: Appl aprinta GmbH & Co Druck KG, Wemding
Umschlaggestaltung: prepress ulm GmbH, Ulm
Titelfoto: Wolfgang Moll Fotodesign mit freundlicher Unterstützung der Praxis für Physiotherapie BunzPascher
Gedruckt auf 100 g/qm h'frei weiß mattgestrichen Offset 1,25 f. Volumen

Aktuelle Informationen finden Sie im Internet unter der Adresse:
**Urban & Fischer: http://www.urbanfischer.de**

# Inhalt

# Widmung

Dieses Buch mitsamt der Tradition, in der es steht, ist in tiefem und aufrichtigem Dank den Pionieren aus Vergangenheit und Gegenwart gewidmet – Osteopathen, Chiropraktikern, Physiotherapeuten, Masseuren, Ärzten der Physikalischen Medizin, Forschern auf dem Gebiet der menschlichen Gesundheit –, die es inspirierten und die so viel dazu beisteuerten. Insbesondere möchte ich erwähnen: Beryl Arbuckle, Myron Beal, Alan Becker, Rollin Becker, C. A. Bowles, Boris Chaitow, Frank Chapman, Bertrand DeJarnette, Elizabeth Dicke, Jiři und Vaclav Dvořak, Clyde Ford, Viola Frymann, George Goodheart, Philip Greenman, Gregory Grieve, Laurie Hartman, Marshall Hoag, H. V. Hoover, Vladimir Janda, William Johnstone, Lawrence Jones, Brugh Joy, Deane Juhan, Dolores Krieger, Freddie Kaltenborn, Irvin Korr, Philip Latey, Karel Lewit, Stanley Lief, Harold Magoun, Carl McConnell, Fred Mitchell Jr., Raymond Nimmo, Charles Owen, Marion Rosen, Ida Rolf, David Simons, Fritz Smith, Edward Stiles, W. G. Sutherland, Andrew Taylor Still, R. McFarlane Tilley, Janet Travell, John Upledger, Paul Van Allen, Dewananchand Varma, William Walton. Gewidmet ist das Buch zudem den vielen anderen, die hier nicht aufgeführt sind, deren Arbeit sich aber im Text niederschlägt.

# Vorwort

Der Osteopath (und Manualtherapeut) darf nie aufhören zu lernen, denn jeder Patient bedeutet eine neue Lernerfahrung. Wer sich auf den langen Weg zur Kunst der Palpation begibt, lässt sich auf ein lebenslanges Abenteuer ein. Leon Chaitow hat diesen Weg anschaulich dargestellt. Er stand nicht nur in Kontakt mit erfahrenen Lehrern der Vergangenheit und Gegenwart – und ich bin davon überzeugt, dass er nur wenige ausgelassen hat –, sondern hat auch ihre persönlichen Erfahrungsberichte an verschiedenen Stationen dieser „Reise“ zusammengestellt und damit sozusagen anhand von Zitaten eine Landkarte des langen und faszinierenden Weges angelegt, der sich vor uns erstreckt.

Eine achtsam durchgeführte Palpation ist der Schlüssel zur Diagnose, und je feinsinniger sie erfolgt, desto äußerlich unauffälliger geht sie vonstatten. William Garner Sutherland etwa saß neben seinem Patienten, die Hände ruhten auf dessen Körper. Er hielt die Augen geschlossen und hatte dem Patienten seine ungeteilte Aufmerksamkeit zugewandt. So saß er mitunter 5, 10, 15 Minuten oder auch länger. Unversehens durchlief dann ein Schauer den Patienten, und die Behandlung war abgeschlossen. Sutherland hatte palpatorisch alles Erforderliche erfasst und bedurfte somit keines störenden oder invasiven Eingriffs. In der Frühzeit der „American School of Osteopathy“ verlangte Andrew Taylor Still von seinen Studenten im ersten Jahr, sich *täglich eine Stunde lang* im Palpieren zu üben! Ist es da verwunderlich, dass die ersten osteopathischen Mediziner beruflich so erfolgreich waren? Sinnvolles Palpieren ist das Kernstück einer erfolgreichen Behandlung.

Das Palpieren von immer feineren Strukturen von Knochen über Muskeln, Faszien, Flüssigkeiten bis hin zu Energiefeldern leitet den Lernenden zur primären Funktion der Struktur-Funktions-Gleichung, nämlich zur Bewegung.

Bewegung, inhärente Bewegung, ist essentielle Funktion eines jeden Gewebes, Organs und einer jeden Körperzelle. „Sobald im Nervenverlauf Bewegung unterbunden wird, beginnt Krankheit“ (Still). Nur wenn die inhärente Motilität physiologisch gewährleistet ist, kann das Organ seine spezifische Aufgabe auch zufrieden stellend erfüllen. Ein Aufprall mit hoher Geschwindigkeit, wie er bei einem Verkehrs- oder Skiunfall vorkommen kann, mag zu Brüchen, Zerrungen, Erschütterungen oder anderen strukturellen Verletzungen geführt haben, die sich behandeln lassen und dem Anschein nach ausheilen. Dennoch gewinnt dieser Patient sein Wohlbefinden und im umfassenden Sinne seine Gesundheit nicht zurück, solange die durch den Aufprall hervorgerufene Gewalteinwirkung auf jede einzelne Körperzelle nicht aufgelöst ist. Die inhärente Bewegung des Körpers kann beispielsweise auch durch ein traumatisches Ereignis im emotionalen Energiefeld angehalten werden, wie es der plötzliche Verlust eines nahen Freundes darstellt. Wenn das neuromuskuloskelettale System zu seiner inhärenten, rhythmischen Bewegung zurückfindet, kann auch die lähmende Trauer heilen.

Sutherland beschrieb die inhärente Motilität von Gehirn und Rückenmark. Erlinghauser, ein kaum bekannter Forscher aus den Anfängen des Kranialkonzepts, registrierte eine Motilität der Oligodendrogliazellen. Erst kürzlich konnte Vern die inhärente Motilität des Neurons nachweisen. Dynamische Bewegung innerhalb des Energiefeldes ist der verborgene, treibende Faktor im Immunsystem.

Lebhafte Bewegung im emotionalen Energiefeld gibt eindeutigen Aufschluss über den emotionalen Charakter eines Patienten. Das emotionale Energiefeld wiederum drückt sich im myofaszialen System aus, wie in Kapitel 11 überzeugend dargelegt, und lässt sich folglich von daher auch beeinflussen.

Ich bin Leon Chaitow sehr dankbar dafür, dass er die Frage aufwirft, wie weit ein Therapeut auf eine emotionale Lösung hinarbeiten darf. Man soll fein draußen bleiben, wenn an der Tür das Schild „Bitte nicht stören" hängt.

In seinen homöopathischen Grundgedanken beschrieb Hahnemann den Heilungsprozess als von innen nach außen und von oben nach unten gerichtet. Im Verlauf bestimmter Manipulationsbehandlungen, am häufigsten bei Kompression des vierten Ventrikels und faszialer Lösung des gesamten Körpers nach einem Aufprall mit hoher Geschwindigkeit, kann es zu emotionalen Reaktionen kommen. Diese werden nicht angestrebt, nicht einmal angeregt, aber wenn der Heilungsprozess einsetzt, ist ein derartiger emotionaler Ausbruch unvermeidlich und für den Patienten von großem Vorteil. Er wird jedoch durch die dem Patienten eigene Heilkraft ausgelöst, nicht durch eine vom Therapeuten eingesetzte Technik. Bei jeder Behandlung sei Gott unser Partner, denn er weiß genau, was der Patient braucht und zu welchem Zeitpunkt.

Jeder Osteopath (und Manualtherapeut) schuldet Leon Chaitow für seine umfassende Arbeit über das Palpieren großen Dank, und wenn er dessen Lehren in der Praxis anwendet, wird er die so oft wiederholten Worte von Rollin Becker im Ohr haben: „Wir lernen durch unsere Patienten." Möge unsere Bereitschaft zuzuhören und weiterzulernen nie versiegen.

1997 V. F.

# Einführung

Manualtherapeutische Kunstfertigkeit beruht auf der Fähigkeit, vom Körper übermittelte Hinweise und Signale zu erfassen und zu verstehen. In erheblichem Maße speist sich diese Fähigkeit aus palpatorischer Feinfühligkeit, deren Entfaltung und Verfeinerung folglich Hauptziel all jener sein sollte, bei deren Arbeit es um Verstehen, Betreuen und letztendlich Behandeln des lebenden Körpers geht.

Die Befunderhebung geht einer jeden vernünftigen therapeutischen Maßnahme voraus, und die Palpation ist ihr Herzstück. Es ist undenkbar, dass man ohne vorhergehende Befunderhebung/Palpation zu Behandlungsoptionen kommt, gleichgültig, ob dabei objektiv oder subjektiv evaluiert wird und ob damit eine Grundlage für Diagnose, Prognose oder Erfolgs- (bzw. Misserfolgs-)Kontrolle gelegt wird.

Unabhängig von anderen eingesetzten Verfahren, z. B. Szintigraphie, Röntgen- und Labordiagnostik, kommt dem subjektiven Evaluationsprozess im Rahmen der Palpation immer eine besondere Bedeutung zu, dessen Zuverlässigkeit und Genauigkeit überzeugend nachgewiesen sind. Üblicherweise betrachtet man die Palpation zwar als Mittel zur Datenerhebung im Hinblick auf Befunderhebung, Diagnose oder Prognose, es kommt aber in vielen Bereichen der manuellen Palpation zu Situationen, in denen Palpation/Befunderhebung und Therapie nur theoretisch zu trennen sind.

Bei zahlreichen Formen der Kranialtherapie beispielsweise oder auch beim Einsatz der neuromuskulären Technik findet ein ständiger Übergang zwischen Befunderhebung und therapeutischer Maßnahme statt. Hier befinden wir uns in einer Grauzone der Praxis, wo nahezu spontan Entscheidungen getroffen werden, basierend auf subtilen Informationen, die den palpierten Geweben entstammen. An der Art, wie der geübte praktizierende Therapeut zwischen Palpation und Behandlung beinahe intuitiv wechselt, lässt sich das Ausmaß an palpatorischer Kompetenz ablesen, das er erreicht hat.

Donald Schon (1984) schreibt:

> „Es ist durchaus nachvollziehbar, weshalb Therapeuten über ihre eigene Leistung bei der praktischen Tätigkeit in unklaren Bereichen verwundert sein sollten ... Die Kunst z. B. zeigt sich nicht allein im Entschluss, sondern in der Ausführung ... Oft, wenn ein versierter Praktiker in einem Wust von Symptomen ein spezielles Muster erkennt und im Umgang damit die Grundlage für ein schlüssiges Konzept legt, oder wenn er aus einem Wirrwarr aus Informationen ein einsichtiges Muster herausschält, geschieht etwas, das sich nicht einfach beschreiben lässt. Die Therapeuten treffen [oft] qualitative Urteile, für die sie keine überzeugenden Kriterien angeben können. Sie offenbaren eine Kompetenz, die sich nicht in Verfahrensweisen oder Richtlinien übersetzen lässt."

Schon spricht von besonderen Kenntnisbeweisen, die sich in vielen unserer spontanen Handlungen offenbaren. Geübte Praktiker legen eben dies an den Tag, wenn sie die Fähigkeit offenbaren, zu erkennen, zu beurteilen, zu entscheiden und Fertigkeiten in einer Weise zu zeigen, die man als „Erfahrungswissen" bezeichnen könnte.

Was ein Seiltänzer auf dem Hochseil vorführt oder wie der Pitcher beim Baseball eine Schwäche seines Gegners „erkennt“ und ausnutzt, dafür lässt sich keine geplante, strukturierte Entscheidung ausmachen. Und auch wenn wir gelegentlich denken, bevor wir handeln, deutet das Ausmaß an Spontaneität beim erfahrenen Praktiker auf ein Wissen, das sich nicht geradlinig auf intellektuelle Aktivität zurückführen lässt. All dies hängt damit zusammen, dass sich etwas weitaus müheloser als von der Norm abweichend beschreiben lässt denn worin es sich unterscheidet oder welches die Norm ist.

Auf die durch Palpation gewonnene Information trifft dies in besonderem Maße zu. Unsere Hände erkennen die Norm und Abweichungen davon, aber es ist durchaus nicht einfach und oft sogar unmöglich, diese Unterschiede in Worte zu fassen oder zu analysieren. Wenn wir den taktilen Empfindungen im Zusammenhang mit der Oberfläche eines Materials nachgehen (Haut oder Sonstiges), können wir unsere Eindrücke mit Epitheta wie rau, warm, glatt, kühl, geschmeidig, unnachgiebig etc. beschreiben, aber wir sprechen dann nicht über das konkrete Gefühl von Druck oder Abschürfung an den Fingerspitzen, obgleich eben diese Empfindungen die Wahrnehmung dessen hervorrufen, was wir zu spüren behaupten. Durch die Fingerspitzen nehmen wir Empfindungen auf, die wir als Gewebequalitäten interpretieren.

Wirkliche Könner haben sich komplexe Vorgehensweisen angeeignet, ohne dass sie diese auch nur im Entferntesten wahrheitsgetreu beschreiben könnten. Bei jemandem, der über die grundlegenden Fertigkeiten verfügt, sind Versuch und Irrtum weit mehr als eine Frage von Treffen oder Verfehlen. Sein Handeln ist vielmehr aus einer inneren Logik gespeist, zu der es gehört, dass unerwartete Konsequenzen den Ablauf dessen beeinflussen, was als Nächstes geschieht.

Ein Jazzmusiker kann gleichzeitig anderen Musikern und dem eigenen Spiel zuhören und sich ständig auf einen Ablauf einstellen, dem normalerweise eine bestimmte musikalische Struktur oder Harmonie zugrunde liegt. Dies ist prozessgeleitete Reflexion. Wir vollziehen sie tagtäglich im Gespräch mit anderen, wenn Form und Inhalt des Gespräches unvorhersehbare Wendungen nehmen und wir gemeinsam improvisieren.

Ein geübter Therapeut ist fortwährend in einen Prozess eingebunden, bei dem er einschätzt, sondiert, modelliert, experimentiert, diagnostiziert, auf psychische Bedeutung hin abklopft und Vorgänge evaluiert – in Abläufe also, die nur unzureichend zu beschreiben sind. Es ist zu hoffen, dass die im vorliegenden Buch gebotene Auseinandersetzung mit der Kunst des Palpierens dazu führt, dass sich besser beschreiben lässt, was wir tun.

Bestandteil dieses Buches ist eine Reihe von abgestuften Übungen und Aufgaben: Sie können jedermann bei dieser Art der Informationssuche hilfreich sein. Sowohl der Lernende als auch der erfahrene praktizierende Therapeut finden hier Unterstützung in dem Bestreben, Fähigkeiten zu verbessern und möglichst zu vervollkommnen, durch Berührung und Erspüren die Myriaden von Botschaften zu entschlüsseln, die uns die Körpergewebe und -funktionen senden.

Es hängt vom jeweiligen Individuum, von dessen besonderen Fähigkeiten, der Ausbildung, dem Bezugssystem und der Interpretation des Befundes ab, wie der einzelne

Therapeut/Lernende mit der Information umgeht, die er aus Palpation und Inspektion bezieht, und welcher Therapieplan sich gegebenenfalls daraus entwickelt. Es war das Bestreben, möglichst viele Wahlmöglichkeiten vorzustellen. Daher wurde Literatur über viele Formen Manueller Medizin herangezogen, sodass die in den zahlreichen Abschnitten des Buches enthaltenen Übungen sich aus recht unterschiedlichen Quellen herleiten. Chiropraktik, Osteopathie, Traditionelle Chinesische Medizin, ayurvedische Medizin, Physiotherapie, Massagetherapie, Orthopädie und auch die Arbeiten von Pionieren, die im Laufe des vergangenen Jahrhunderts einen Weg zur palpatorischen Kompetenz aufgezeigt haben, standen Pate. Der Leser findet Zitate, Gedanken und Übungen, die die herausragenden Vertreter auf ihrem Gebiet hinterlassen haben und die sich auf das Erfassen und Palpieren von Haut, Muskelstruktur, Muskelfunktion, Gelenken, Organen, emotionalen Zuständen und das überaus heikle Thema „Energie" beziehen. Beim Durcharbeiten der einzelnen Abschnitte ist der Leser aufgefordert, geistig offen zu bleiben und immer auf der Suche zu sein, während er fortgesetzt beobachtet, erfasst, praktiziert, berührt, spürt und von den Geweben lernt, mit denen er umgeht.

Es empfiehlt sich, ein Tagebuch zu führen, um die Fortschritte auf dem Weg zu einer immer ausgefeilteren Palpationsfertigkeit zu dokumentieren, um es in Laufe der vielen Monate, die die praktische Umsetzung des vorliegenden Textes beanspruchen wird, wieder befragen und darin nachschlagen zu können. Durch Dokumentation des zurückgelegten Weges kann der Leser vergleichen, was er bei erstmaliger Ausführung einer bestimmten Übung verstand und „spürte" (im weitesten Sinne des Wortes) und was er der-/denselben Übung/en Monate oder sogar Jahre später entnehmen kann. Befunderhebung und Palpationsfertigkeiten leisten ihren Beitrag, sodass der praktizierende Therapeut verantwortlich und effizient Optionen überblicken, reflektieren und in Betracht ziehen kann, während er in einem gegebenen Fall nach dem geeignetsten Vorgehen sucht.

In der Tat ist die Reise endlos, denn Perfektion in der Kunst des Palpierens erreichen wir nie. Wir können unsere Fertigkeiten lediglich erweitern und verfeinern, wodurch unser therapeutisches Potential wächst. Das Zusammenstellen der Übungen und das Verfassen der begleitenden Texte war die reinste Freude. Der Autor wünscht dem Leser ebenso viel Vergnügen, während er die Wunder der Strukturen und Funktionen des menschlichen Körpers erforscht.

1997 L. C.

**Quelle**

Schon D. In: Christensen C R, Hansen A J (eds) Teaching by the case method. Harvard Business School, Boston, Mass., USA, 1984

# Abkürzungsverzeichnis

| | |
|---|---|
| AGBR | Anheben des gestreckten Beines aus der Rückenlage |
| BGM | Bindegewebsmassage |
| BWS | Brustwirbelsäule |
| FMS | Fibromyalgiesyndrom |
| GAS | generalisiertes Adaptationssyndrom |
| HAZ | hyperalgetische Zone |
| HWS | Halswirbelsäule |
| ISG | Iliosakralgelenk |
| KBB | Kniebeugung in Bauchlage |
| LAS | lokales Adaptationssyndrom |
| LWS | Lendenwirbelsäule |
| MET | Muskel-Energie-Technik |
| MG | mechanische Grenzfläche |
| NMT | Neuromuskuläre Technik |
| PNF | passive Nackenflexion |
| PSP | Periostschmerzpunkt |
| SIAS | Spina iliaca anterior superior |
| SIPS | Spina iliaca posterior superior |
| STOE | Spannungstest obere Extremität |
| TCM | Traditionelle Chinesische Medizin |
| UMS | ungünstige mechanische Spannung |
| ZNS | Zentralnervensystem |

## Struktur und Funktion – ein untrennbares Ganzes?

Eine der ältesten Maximen der osteopathischen Medizin unterstreicht die völlige Interdependenz von Struktur und Funktion. Struktur bestimmt Funktion und umgekehrt. Was auch immer zur Veränderung einer Struktur führt, modifiziert auch die Funktion, und jede funktionelle Veränderung zieht eine strukturelle Alteration nach sich (z.B. Muskelfibrose, Längenänderung von Weichteilgewebe, Veränderung der Oberflächenbeschaffenheit von Gelenken).

Ein verkürzter oder fibröser Muskel kann keinesfalls normal arbeiten. Immer wird ein gewisses Maß an Anpassung stattfinden, eine Modifikation der normalen Gebrauchsstereotype, ein gewisser Grad an Fehlkoordination oder gestörter muskulärer Balance.

Entsprechend hat jede veränderte Beanspruchung eines Körperteils oder des gesamten Körpers, die vom korrekten (d.h. vom funktionell richtigen) Gebrauch abweicht, Strukturveränderungen zur Folge. Bei ungünstiger Haltung oder habitueller Fehlbelastung (häufig angeführte Beispiele sind der Sitz mit überkreuzten Beinen oder die Schräghaltung des Kopfes beim Schreiben) entwickeln sich strukturelle Veränderungen als Reaktion auf diese funktionellen Veränderungen – oder zu deren Unterstützung und Zementierung.

Funktionelle – und nachfolgend strukturelle – Veränderungen entstehen durch Überlastung, Fehlgebrauch oder Missbrauch, was sich in einem einzigen Begriff zusammenfassen lässt: Stress. Entdeckt man umgekehrt bei der Palpation einer Struktur Abweichungen von der erwarteten Norm, dürften sich auch entsprechende funktionelle Veränderungen bestätigen lassen. Palpiert man beispielsweise verkürzte oder fibröse Weichteilgewebe, wird das entsprechende Areal nicht optimal funktionsfähig sein (bei palpierbarer Verkürzung der ischiokruralen Muskeln etwa ergibt sich eine Bewegungseinschränkung des betroffenen Beins, wenn es beim Test aus der Rückenlage gestreckt angehoben werden soll).

Werden funktionelle Abweichungen beobachtet, sollten die entsprechenden strukturellen Abweichungen ohne weiteres festzustellen sein. Wenn etwa Haltung oder Atemfunktion (☞ Kapitel 8) nicht den Erwartungen entsprechen, sind die Gewebe, in denen sich die damit einhergehenden strukturellen Veränderungen aller Wahrscheinlichkeit nach manifestieren, leicht zu bestimmen.

Zeigt sich lokal begrenzt eine reduzierte Hautelastizität (diese Funktion hängt von einer normalen Struktur ab), ist mit einer zugrunde liegenden Veränderung der Reflexaktivität (Funktion) zu rechnen (☞ Kapitel 3). Palpation und Inspektion bilden ebenso eine Einheit wie Struktur und Funktion. Das darf niemals vergessen werden, wenn man Palpationsmethoden erkundet, die sich sowohl mit Struktur als auch mit Funktion befassen, und sich den physischen Manifestationen dieser beiden Konzepte zuwendet und beobachtet, wie der Körper aussieht und sich anfühlt und wie seine Funktion aussieht und sich anfühlt.

Beim Palpieren fühlt man Struktur, die physische Manifestation funktioneller Gewebe und Einheiten, und spürt auch die Veränderungen, zu denen es aufgrund der Funktion des Körpers oder eines Körperteils gekommen ist.

Die Inspektion enthüllt dieselben Phänomene.

Ida Rolf (1977) empfiehlt, sich mit stets wacher Neugier darauf zu konzentrieren, was man spürt, und sich zu fragen:

> „Was ist eigentlich Struktur? Wie tritt sie in Erscheinung? Worauf muss ich achten, wenn ich nach Struktur suche, und wie lässt sie sich erkennen? Worin besteht die Aufgabe der Struktur – ganz allgemein und speziell bezüglich des menschlichen Körpers? Welche Mechanismen liegen ihr zugrunde? Bis zu welchem Grad lassen sich menschliche Strukturen wandeln? Wenn man die physische Struktur eines Körpers verändert, was hat man damit verändert, und was wird man damit vielleicht beeinflussen können?“

---

**Quelle**

Rolf I. Rolfing – the integration of human structures. Perennial Library/Harper Row, New York, 1977. Deutsch: Rolfing. Strukturelle Integration. München, 1997, S. 29

# 1 Das Ziel: Mit den Händen sehen lernen

Es gilt das Axiom, wonach Therapeuten, die mit ihren Hände weiche oder harte Strukturen manipulieren, imstande sein sollten, die Beschaffenheit einer Vielzahl physiologischer und pathologischer Gegebenheiten und Parameter genau und relativ schnell zu erspüren, zu befunden und zu beurteilen – und dies nicht nur an Geweben, die sie unmittelbar berühren, sondern auch an anderen, mit diesen in Verbindung stehenden, selbst wenn sie vielleicht tiefer im Körper liegen. Es hängt vom therapeutischen Ansatz ab, welche Information ein Therapeut erheben muss. Das Bewegungsausmaß und die Art und Weise, wie sich das Gelenkspiel anfühlt, die relative Schwäche oder Muskelspannung, der Umfang von Verhärtungen, Ödemen oder Fibrosen im Weichteilgewebe, die Bestimmung von Bereichen mit Reflexaktivität oder auch die unterschiedliche Qualität beobachteter „Energien" in den Körperregionen können relevant sein.

Karel Lewit (1987) spricht ein Hauptproblem an, das sich dem Studenten der Palpation stellt:

> „Die Palpation ist die Grundlage unserer diagnostischen Techniken, [und doch] ist es überaus schwierig, mit Worten die palpatorisch gewonnene Information auszudrücken."

Eben dies soll hier mit Unterstützung zahlreicher Fachleute aus unterschiedlichen Disziplinen erreicht werden. Viola Frymanns Ermahnung sei dabei nicht vergessen (1963):

> „Das Palpieren erlernt man nicht durch Lesen oder Zuhören. Man lernt es nur beim Palpieren."

Die Beschreibungen verschiedener Arten von Palpation nehmen einen Großteil des vorliegenden Buches in Anspruch. Dabei wird hervorgehoben, welche Ansätze sich jeweils am besten eignen, und anhand zahlreicher Übungsbeispiele kann sich der Leser die Explorationstechniken sorgfältig erarbeiten. Es hängt natürlich von einem umfassenden diagnostischen Bild ab, zu dem man aufgrund der Anamnese und anderer Methoden der Befunderhebung gekommen ist, wie man diese palpatorisch gewonnene Information nutzt. Selbstverständlich ist eine solche Interpretation Voraussetzung für eine planvolle Therapie. Das Palpieren ist kein Selbstzweck. Im vorliegenden Buch steht jedoch nicht die Interpretation der palpatorisch gewonnenen Information im Vordergrund, vielmehr geht es vorrangig darum, das Palpieren zu erlernen. (Die Konzentration auf das Erlernen des Palpierens erfolgt nicht deshalb, weil die Interpretation der Information als zweitrangig erachtet wird, was eindeutig nicht der Fall ist, sondern weil eine nähere Auseinandersetzung auch mit diesem Aspekt den Text unverhältnismäßig aufgebläht hätte.)

In ☞ Kapitel 3 beispielsweise, das sich mit der Elastizität des Hauttonus befasst, wird eine exakte Befunderhebung an begrenzten oder großflächigen Hautarealen mit relativem Verlust der Dehnfähigkeit aufgrund einer Reflexaktivität erarbeitet. In diesem Abschnitt geht es folglich um die Kunst, diese speziellen Gewebe im Hinblick auf spezifische Merkmale (Elastizität, Verklebungen) zu palpieren. Wie der Befund einer lokal „straffen" Haut im Sinne pathologischer oder physiologischer Reaktionen zu bewerten und wie damit zu verfahren ist, dazu werden Stellungnahmen verschiedener Fachleute angeführt. Eine erschöpfende Auseinandersetzung mit allen denkbaren Ansichten zu diesem Thema ist dagegen unmöglich.

Mit anderen Worten, jeder Therapeut muss die gewonnene Information in das eigene Bezugssystem einfügen und in Übereinstimmung mit der eigenen therapeutischen Methodik verwerten. Das vorliegende Buch möchte helfen zu erkennen, was sich unter unseren Händen befindet.

Das Palpieren ist einem Lernprozess vergleichbar, der dazu befähigt, musikalische Informationen zu verstehen. Das Notenlesen ist erlernbar, man kann sich Verständnis für die Struktur der Musik, für die Theorie der Harmonie, der Töne und Akkorde und sogar dafür aneignen, wie dieses Wissen auf unterschiedliche Kompositionsweisen anzuwenden ist. All das befähigt jedoch noch niemanden, ein Instrument zu spielen. Das Instrument des Therapeuten ist der menschliche Körper. Mit den Händen „sehen" zu lernen, erlaubt es, diesen Körper „zu entziffern".

Eine der Leitfiguren der Osteopathie, Frederick Mitchell jun. (1976), geht einen anderen Weg und vergleicht die Ausbildung von „sehenden Händen" mit dem Erwerb visueller Kompetenz:

> „Visuelle Kompetenz wird durch visuelle Erfahrungen und dadurch gewonnen, dass man übt, aufgrund visueller Wahrnehmung Urteile zu fällen. Visuelle Urteile und Wahrnehmungen können qualitativ, quantitativ oder beides sein. Zwar spielen bei der Ausbildung der diagnostischen Sinne ästhetische Gesichtspunkte keine Rolle, aber vermutlich leiten ästhetische Erfahrungen die visuelle Kompetenzentfaltung. Wer ästhetische Urteile fällen will, muss zwischen geraden und krummen Linien, perfekten und unvollkommenen Kreisen unterscheiden können ... Es lässt sich der Grad der sensorischen Kompetenz (auch) evaluieren, indem man spezifische sensorische Fertigkeiten in einer Testsituation prüft."

In den nachfolgenden Kapiteln soll erörtert werden, wie das zu bewerkstelligen ist.

## *Annahmen und Paradoxa*

Der vorliegende Text setzt voraus, dass der Leser zumindest in den Grundlagen der Anatomie und Physiologie und wünschenswerterweise der Pathologie bewandert ist. Es kann nicht nachdrücklich genug betont werden, wie wichtig es ist, zwischen dem, was man palpiert, was man tatsächlich spürt, zu unterscheiden, und wie man die solchermaßen gewonnene Information interpretiert. Nur allzu leicht gerät der Therapeut (selbst bei großer Erfahrung) in Versuchung zu spüren, was er spüren „will" oder was er zu spüren erwartet. Eine gewisse Distanzierung vom Vorgang der Befunderhebung ist daher nicht nur hilfreich, sondern unabdingbar.

Wer „sehende Hände“ erlangen will, muss sich zudem einen aufgeschlossenen Geist erhalten. Therapeuten, die hinsichtlich ihrer Ausbildung und des von ihnen bevorzugten therapeutischen Systems besonders „rigide“ sind, fällt es oft besonders schwer, Neues zu erspüren und neue sensorische Erfahrungen zuzulassen. Wer dagegen besonders offenen, eklektischen Ansätzen folgt (Masseure seien hier beispielhaft genannt), ist in der Regel am ehesten bereit, den eigenen Sinnen und Empfindungen zu „trauen“.

Andererseits soll nicht verschwiegen werden, dass viele (wenngleich längst nicht alle) dieser „aufgeschlossenen“ Therapeuten über sehr geringe Kenntnisse in Anatomie, Physiologie und Pathologie verfügen, zu denen sie ihre Palpationsbefunde in Beziehung setzen könnten. Dieser Widerspruch lässt sich nur dadurch auflösen, dass die medizinisch vorzüglich Ausgebildeten aufgeschlossener und intuitiver werden und mehr dem vertrauen, was sie an Empfindungen empfangen, wenn sie sich um jene überaus subtilen Fertigkeiten bemühen, die für viele Palpationsweisen erforderlich sind. Gleichermaßen werden die vielen weniger ausgebildeten Therapeuten wohl akzeptieren müssen, dass ihre Intuition und ihr innerer Reichtum durch Fachwissen untermauert werden müssen.

Sofern der Therapeut mit seinen Händen die Informationen nicht zu „entziffern“ weiß, die im Überfluss in den Weichteilgeweben kodiert sind, und diese nicht zu den Problemen des Patienten in Beziehung setzen kann – sowie zu weiteren diagnostischen Informationen –, gehen viele, möglicherweise entscheidende Daten verloren.

Viola Frymann hat noch nachdrücklicher als alle anderen Osteopathen betont, wie wichtig solide palpatorische Fertigkeiten sind. Im Verlauf dieser Erörterung wird eine Reihe ihrer Beobachtungen herangezogen werden. Sie brachte ihre Ansicht über den gezielten Einsatz dieser Fertigkeiten und die intelligente Interpretation der Ergebnisse folgendermaßen auf den Punkt (Frymann 1963):

> „Das Palpieren vollzieht sich in drei Schritten: 1. Erkennen, 2. Erweitern und 3. Interpretieren. Erst die Interpretation der palpatorischen Beobachtungen verleiht der Untersuchung der Struktur und Funktion von Geweben ihren Sinn. Immer jedoch ist es wie beim ersten Besuch in einem fremden Land: Vieles erscheint seltsam und unvertraut. Ohne sprachliche Grundkenntnisse, sodass man fragen könnte, oder ohne einen Führer, der unsere Beobachtungen vor dem Hintergrund von Leben und Geschichte des Landes interpretieren kann, sind sie bedeutungslos. Im dritten Schritt unserer Untersuchung müssen wir daher die palpatorisch erzielten Beobachtungen in sinnvolle anatomische, physiologische oder pathologische Zusammenhänge einordnen.“

## Zielsetzungen für das Palpieren

Philip Greenman nennt in seinem hervorragenden *Lehrbuch der Manuellen Medizin* (Greenman 1989) die fünf Zielsetzungen der Palpation; der Therapeut sollte in der Lage sein:

1. Anomalien der Gewebetextur ausfindig zu machen.
2. Die Symmetrie der Anordnung von Strukturen sowohl taktil als auch visuell zu beurteilen.

3. Bewegung hinsichtlich ihres Ausmaßes und der Qualität im Bewegungsausmaß zu erkennen und einzuschätzen, desgleichen die Qualität am Ende des Bewegungsausschlags jeglicher Bewegung.
4. Ein Gespür für die räumliche Position der eigenen und der palpierten Person zu entwickeln.
5. Veränderungen der Palpationsbefunde zu erkennen und zu bewerten, sowohl im Hinblick auf Verbesserung als auch Verschlechterung des Zustandes im zeitlichen Verlauf.

Andere Autoren wollen zudem subtilere, aber noch palpierbare Faktoren berücksichtigt wissen, wie zu zeigen sein wird. Die Rede ist von Energievarianten, „Gewebegedächtnis“ und emotionalen Überresten in den Geweben. Die von Greenman beschriebenen Elemente bilden jedoch die wichtigsten Zielmarken im Bemühen, unsere Hände das Sehen zu lehren. Karel Lewit (1987), der überragende tschechische Arzt, in dessen Ansatz osteopathische, chiropraktische, physikalische Medizin und orthopädisches Wissen eingehen, formuliert seine Zielvorstellung für das Palpieren eines Patienten folgendermaßen:

> „Beim Palpieren von Gewebestrukturen versuchen wir, Textur, Widerstand, Wärme, Feuchtigkeit und die Bewegungsmöglichkeiten zu ermitteln, indem wir diese Strukturen dehnen oder komprimieren. Wir konzentrieren uns auf die jeweils palpierten Gewebe und schieben eine Schicht nach der anderen beiseite. So unterscheiden wir Haut, subkutanes Gewebe, Muskel und Knochen, erkennen den Übergang zur Sehne und schließlich die Insertionsstelle. Wenn wir Knochen palpieren, erkennen wir Rauigkeiten (sowie mögliche Veränderungen) und lokalisieren Gelenke. Durch Schmerzen ausgelöste Reflexveränderungen können alle diese Gewebe in Mitleidenschaft ziehen und durch Palpation ermittelt werden. Einer der aussagekräftigsten Faktoren ist die vermehrte Gewebespannung.“

In späteren Kapiteln folgt eine eingehende Auseinandersetzung mit Lewits Methode der Bestimmung von Gewebespannung und -verspannung.

Gerald Cooper (1977) schreibt über den Lernprozess:

> „Wer palpatorische Fertigkeiten erwerben will, muss zunächst Knochen, Muskeln oder Eingeweide palpieren. Allmählich lernt man, zwischen einem gesunden, einem spastischen und einem schlaffen Muskel zu unterscheiden, und man erkennt das unterschiedliche Tastgefühl bei einem harten malignen und einem festen benignen Tumor. *Das Palpieren erlernt man nicht durch Lesen oder Zuhören. Man lernt es nur beim Palpieren.*“ [Hervorhebung des Verfassers.]

Dies ist eine grundlegende, entscheidend wichtige und von vielen Fachleuten getroffene Feststellung. Man muss lesen, verstehen und dann praktizieren, praktizieren und nochmals praktizieren. Nur auf diesem Wege lernen die Hände zu sehen.

George Webster (1974) schrieb:

> „Beim Tasten ist unser Verstand nicht weniger wichtig als unsere Finger. Damit meine ich, in die Berührung sollten unsere konzentrierte Aufmerksamkeit und alles Wissen eingehen, das uns für den jeweiligen Fall zur Verfügung steht. .. Dieser Grundsatz, dem Dr. Still [Begründer der Osteopathie] folgte, indem er seinen Tastsinn sorgsam an seinen indischen Skeletten und lebenden Patienten schulte, kombiniert mit dem für eine korrekte Interpretation der Befunde erforderlichen Wissen, verhalf ihm auf diesem weiten Feld zum Erfolg. Seine Art, die Finger langsam in die Gewebe einsinken zu lassen, sich von oberflächlichen zu tiefen Strukturen vorzutasten, vermittelte ihm ein umfassendes Bild sowohl von lokalen als auch von allgemein pathologischen Zuständen.“

Frederick Mitchell jun. (1976) schrieb über den Erwerb palpatorischer Fertigkeiten:

> „Zwar erfolgt auch die visuelle Wahrnehmung von Objekten durch ein anderes Medium hindurch (Atmosphäre oder andere transparente Stoffe), dennoch ist den Studenten meist unwohl bei der Vorstellung, dass sie durch ein zwischengelagertes Medium hindurch palpieren müssen. In den Augen vieler Anfänger dürfte es an Mystik und Esoterik grenzen, wenn sie ihren Tastsinn über unterschiedliche Distanzen hinweg durch ein intervenierendes Medium[1] projizieren sollen. Doch auch wenn wir Oberflächentextur palpieren, erreicht die Information unser Nervensystem durch die eigene Haut hindurch. Die Studenten fragen sich oft, wie sie ein inneres Organ durch darüber liegende Haut, subkutanes Faszien- und Fettgewebe, Muskeln, tiefe Faszien, subseröse Faszien und das Peritoneum palpieren sollen."

## *Palpieren mit Gespür statt mit Verstand*

Das vorliegende Buch mit seinen Übungen und Ratschlägen trägt hoffentlich dazu bei, eben dieser Unsicherheit angesichts der Herausforderung zu begegnen, denn mit der Beteuerung so vieler Experten, das Palpieren werde nur palpierend erlernt, geht ein anderes geläufiges Thema einher: Wer palpiert, muss dem vertrauen, was er spürt, und die kritische Beurteilung zurückstellen, solange der Prozess andauert.

Bei der anschließenden Interpretation des Erspürten mag man das kritische Urteilsvermögen einsetzen, beim „Erspüren" selbst jedoch muss diese Fähigkeit hintanstehen. Niemand hat das schlüssiger ausgedrückt als John Upledger (1987), der Urheber der Kraniosakraltherapie:

> „Die meisten von Ihnen haben sich jahrelang mit den Naturwissenschaften befasst und gelernt, sich auf Ihren rationalen, abwägenden Verstand zu verlassen. Vermutlich hat man Sie davon überzeugt, dass die von Ihren Händen vermittelte Information nicht verlässlich ist. Vielleicht halten Sie Fakten nur dann für glaubwürdig, wenn sie vom Computer ausgedruckt, auf eine Leinwand projiziert oder auf dem Schirm eines elektronischen Gerätes ablesbar sind. Um Ihre Hände gebrauchen und als verlässliches diagnostisches und therapeutisches Instrument einsetzen zu können, müssen Sie lernen, ihnen und der durch sie vermittelten Information zu vertrauen.
> Es ist nicht einfach, Vertrauen in die eigenen Hände zu erwerben. Sie müssen lernen, Ihren bewussten, kritischen Geist abzuschalten, während Sie nach subtilen Veränderungen im untersuchten Körper fahnden. Sie müssen sich eine empirische Haltung zulegen, die es Ihnen gestattet, zeitweilig *fraglos* Wahrnehmungen zu akzeptieren, die Ihr Gehirn durch Ihre Hände erreichen. Diese Haltung behagt den meisten Naturwissenschaftlern zwar gar nicht, aber ich empfehle Ihnen, es damit zu versuchen. Sobald Sie Ihre palpatorischen Fertigkeiten entwickelt haben, können Sie kritisch analysieren, was Ihre Hände erspürten. Wenn Sie kritisch reflektieren, bevor Sie zu palpieren lernen, wird es Ihnen immer fremd bleiben. Niemals werden Sie lernen, Ihre Hände wirkungsvoll als das hochgradig empfindliche diagnostische und therapeutische Instrument einzusetzen, das sie im Grunde doch sind."

[1] Becker, dessen Arbeit in späteren Kapiteln behandelt wird, bevorzugt die Formulierung, palpieren *durch* die Finger statt mit ihnen.

„Nimm hin, was du als real erspürst“, beschwört Upledger den Lernenden. Unter diesem Motto begeben wir uns auf unsere Entdeckungsreise zur Kunst des Palpierens.

W. G. Sutherland (1948), der als erster Osteopath die kraniale Bewegung erforschte, formulierte seine Anweisungen kompromisslos:

> „Es gilt, Hände mit Gehirnzellen in den Fingerspitzen zu entwickeln, Finger, die spüren, denken und sehen können. Bringen Sie Ihren Fingern daher zuerst bei, wie sie zu spüren, zu denken und zu sehen haben, und gestatten Sie ihnen dann zu berühren.“

## *Unterschiedliche Palpationsmethoden*

Als wären das von Mitchell angesprochene Problem oder Upledgers und Sutherlands Anweisungen nicht schon kompliziert genug, gibt es auch noch Therapeuten, die die Befunderhebung aus einem geringen Abstand zur Haut vornehmen. Natürlich „palpieren“ sie etwas ganz anderes als die Gewebe, die Mitchells Studenten palpierten.

Dieser Ansatz ist jedoch weniger abwegig, als er im ersten Moment erscheint, wenn man den Ergebnissen von Doppelblindstudien zu Methoden der „therapeutischen Berührung“ folgt, bei denen es zu überhaupt keiner Berührung des (physischen) Körpers kommt. Hiervon wird in ☞ Kapitel 9 die Rede sein, wo Methoden vorgestellt werden, die eine erhöhte Sensibilität für subtile Energiemuster anstreben.

Auch andere Formen der Befunderhebung bei nur ganz leichtem Hautkontakt, sei es durch die palpierende/n Hand/Hände oder den/die Finger, entweder statisch oder mittels unterschiedlicher Bewegungsausführung, werden eingehend untersucht. Diese Art des Palpierens setzt voraus, wie Lewit ausführt, dass man die Varianten von Hauttonus, -temperatur, -gefühl und -elastizität sowie andere Veränderungen wahrnimmt (wobei die Hautelastizität Veränderungen des elektrische Widerstands reflektieren oder mit ihnen einhergehen kann).

Zu einigen Methoden, z. B. dem in Deutschland entwickelten System der Bindegewebsmassage, gehört eine sequentielle Untersuchung der relativen Verklebung verschiedener Gewebeschichten miteinander, entweder direkt an einer Schnittstelle (etwa zwischen Muskel und Bindegewebe) oder darüber (Haut über Muskel, Muskel über Knochen usw.). Auch Lewit betont die Relevanz von Veränderungen der Hautanhaftung über aktiven Reflexzonen (z. B. Triggerpunkten).

Jüngste Entwicklungen – ebenso wie die Wiedereinführung älterer Verfahren – haben Methoden zur Befunderhebung an viszeralen Strukturen hervorgebracht, sowohl im Hinblick auf deren Lage als auch deren „Bewegung“. Einige dieser Methoden werden kurz vorgestellt. Bei u. a. der Kraniosakraltherapie und dem Zero-Balancing geht es um das Aufspüren inhärenter Rhythmen von der Oberfläche aus und mit dem Ziel, relative physiologische oder pathologische Zustände zu erfassen, oder auch um das Auffinden des „Gewebegedächtnisses“ nach physischem oder emotionalem Trauma. Einige dieser Methoden werden untersucht und im Zusammenhang mit Übungen besprochen, die dazu beitragen sollen, die für ihren erfolgreichen Einsatz erforderliche Sensibilität zu erwerben.

Tiefe Palpation des Weichteilgewebes, wozu Dehnen, Sondieren, Komprimieren und der Einsatz unterschiedlicher Bewegungen und Stellungen gehören, sind übliche Verfahren der Informationserhebung bei lokaler und Reflexaktivität. Auch diese Ansätze werden im Folgenden untersucht und erläutert. Solche Methoden werden häufig mit einer sequentiellen Befunderhebung der relativen Spannung (Verkürzung) oder Kraft von assoziierten Muskeln kombiniert. Eine derartige Sequenz wird im Detail dargestellt.

Eine Möglichkeit der Untersuchung, die den Gelenkstatus hinsichtlich seines „Endgefühls" beurteilt, wobei Bewegungsausmaß und Bewegungspalpation berücksichtigt werden, verleiht der Kunst des Palpierens eine weitere Dimension und wird anhand geeigneter Übungen vorgestellt.

Ferner wird zu erörtern sein, wie die verschiedenen Palpationsbefunde zu interpretieren sind sowohl hinsichtlich offensichtlicher biomechanischer Alterationen als auch im Hinblick auf Reflexe und psychologischen Status. Der letztgenannten Tatsache sollte man sich stets bewusst sein, denn es gibt nur wenige chronische Formen von Dysfunktion ohne begleitendes (oft auch ursächliches) psychosomatisches Geschehen. Die Forschung deutscher Massagetherapeuten aus dem Bereich der Bindegewebsmassage hat in der Tat eindeutige Zusammenhänge zwischen spezifischen, palpierbaren Veränderungen des Weichteilgewebes und besonderen emotionalen und psychologischen Zuständen aufgedeckt.

Aus den therapeutischen Ansätzen, die im Praxisfeld von Osteopathie, Chirotherapie, Physiotherapie, Massagetherapie und vielfältigen anderen Methoden auf dem Gebiet der Körperarbeit entwickelt wurden, entstanden jeweils spezifische diagnostische Methoden. Einige werden universell angewendet und auch in anderen Systemen geschätzt. Um die Fachleute nicht zu verwirren, wird nach Möglichkeit angegeben, in welchem System die jeweiligen Palpationsmethoden entwickelt wurden.

## Die Poesie des Palpierens

Ida Rolf, die das als Rolfing bekannte System der strukturellen Integration entwickelt hat, vermittelt eine Vorstellung davon, wie aufregend eine Palpationserfahrung sein kann. Sie empfiehlt (Rolf 1977), der Anfänger in der Kunst des Palpierens solle (beispielsweise) den eigenen Oberschenkel palpieren. Anfangs, so schreibt sie, werde dieser sich „undifferenziert" anfühlen, entweder massiv oder weich und ohne Tonus oder so, als hielte die Haut nur große Klumpen zusammen. Diese „Extreme im Spektrum räumlicher, stofflicher und chemischer Unordnung" erschweren das Auffinden der im Idealfall gut organisierten Bestandteile der Strukturen. Nach angemessener Normalisierung solcher Gewebe vermitteln sie jedoch ein ganz anderes „Gefühl":

> „Fluss und Tonus der Energie werden spürbar, wenn sie in das Myofasziensystem hinein und durch dies hindurch fließen können... Unsere Arbeit löst die ‚Verklebungen', die uns durch das ‚Zusammenhalten' von Faszienhüllen den Eindruck vermittelt haben, unsere Muskulatur sei gebündelt und undifferenziert.

Mit der Verbesserung des Faszientonus gleiten einzelne Muskeln wieder übereinander, und die nun nicht mehr verhärtete Muskulatur fühlt sich an wie Schichten aus Seide, die mit einem Hauch von Fülle übereinander fließen."

Rolf täuscht ihre Begeisterung nicht vor. Mit zunehmender Praxis sollte sich das Palpieren des Körpers von einem rein mechanischen Akt zu einer im weitesten Sinne des Wortes berührenden und bewegenden Erfahrung wandeln.

Paul Van Allen (1964) formuliert bündig, nur konzentrierte Praxis vermöge die Wahrnehmungs- und therapeutischen Fähigkeiten auszubilden:

„Einige Grundsätze sollen uns bei der Entwicklung manueller Fertigkeiten leiten... Niemand bestreitet die Notwendigkeit der Kenntnisse von Grundregeln und Praxis, wenn man lernt, einen Golf- oder Baseball zu schlagen, beim Kegeln die Kugel zu werfen, eine Klaviertaste anzuschlagen oder den Bogen über die Saiten zu führen. Selten jedoch, wenn überhaupt noch, kommen uns in der osteopathischen Praxis manuelle Fertigkeiten in den Sinn. Vielleicht haben osteopathische Manipulationen allmählich ihre Effizienz verloren und selbst unter unseren Kollegen ihren Ruf eingebüßt, als die Studenten nicht mehr ausprobierten, durch wie viele Seiten von Grays *Lehrbuch der Anatomie* sie ein Haar tasten können."

Man beachte, dass dies zu einem für die Osteopathie in den Vereinigten Staaten traumatischen Zeitpunkt geschrieben wurden, als nämlich 2000 kalifornische Osteopathen ihren Status als D. O. aufgaben und zu Ärzten für Humanmedizin wurden und als Gegenleistung die Osteopathieschulen in medizinische Hochschulen umgewandelt wurden. Durch Wiederbelebung der grundlegenden osteopathischen Lehren und Fertigkeiten hat sich seither das Blatt gewendet.

## *Das Erspürte beschreiben*

Jeder mit den Händen arbeitende Therapeut muss sich fragen, ob er genügend Zeit für die Verfeinerung und Steigerung der palpatorischen Sensibilität aufwendet. In vielen Fällen wird die Antwort negativ ausfallen. Hoffentlich ermuntert das vorliegende Buch dazu, sich wieder dem erwähnten sinnvollen Gebrauch von Grays *Lehrbuch der Anatomie* zuzuwenden (der Autor benutzte dafür einst ein Telefonbuch; es erfüllt seinen Zweck nicht minder).

Gerade wegen des beklagten mangelnden Interesses an palpatorischen Fertigkeiten mahnte Van Allen:

„Wir vertiefen unser Verständnis für das, was wir fühlen, wenn wir es in Worte fassen. Indem wir beschreiben, was wir palpierend erfahren, versuchen wir, Merkmale von Gewebezuständen zu klassifizieren. Wir klären in diesem Prozess nicht nur unsere eigenen Beobachtungen, sondern erweitern den kollektiven Erfahrungsraum, indem wir ein geeignetes Kommunikationsmedium schaffen und Theorie und Methoden [der Osteopathie] diskutieren. Es ist uns geläufig, grobe Unterschiede am Getasteten zu beschreiben, etwa die Rauhigkeit einer Baumrinde oder eines Tweedmantels, die glatte Oberfläche von Glas oder Seide. Jetzt ist es an der Zeit, eine nuancierte Sprache zu entwickeln. Ich schlage nur einige unter vielen möglichen Wörtern vor, mit denen der palpierbare Zustand von Geweben sprachlich angemessen wiedergegeben werden kann."

Van Allen setzt dann zu einer eingehenden Bestimmung von Wortbedeutungen gemäß seinem Verständnis an. Er wählt Begriffe wie „Dichte", „Gewebespannung", „Komprimierbarkeit", „Spannungszustand" oder „Reaktion auf Dehnung" und „Elastizität". Seiner Wortwahl mag nicht jedermann zustimmen, aber der Intention ist beizupflichten. Man muss einen Wortschwall auslösen, um zu beschreiben, was man beim Palpieren erspürt. Die nachfolgenden Kapitel über unterschiedliche methodische Ansätze werden den Leser hoffentlich anregen, Van Allens Empfehlung zu folgen und anhand eines Wörterbuchs so viele Ausdrücke wie möglich herauszusuchen, um die subtilen Unterschiede zwischen den palpierten Phänomenen benennen zu können.

Viola Frymann erinnert an die Analogie vom Vogel, der auf einem Ast landet und sich daran festklammert, die Dr. Sutherland heranzog, wenn er seinen Studenten vermitteln wollte, wie man das Kranium palpiert. Einige der Übungen im vorliegenden Buch sind Frymanns Arbeiten entnommen. Oft greift sie Van Allens Plädoyer auf, ein Student der Palpation müsse auch üben, in Sprache zu fassen – schriftlich oder mündlich –, was er spürt. Ihre Worte (Frymann 1963) mögen als Leitlinie durch den vorliegenden Text dienen:

> „Es ist eine Sache, intellektuell zu erfassen, dass physiologische Prozesse ablaufen, und sich vorzustellen, was passiert, wenn sie in Unordnung geraten. Etwas ganz anderes ist es jedoch, die Hände auf einen Patienten zu legen, Art und Ausmaß der Unordnung zu analysieren und dann zu erkennen, was zu tun ist, um den normalen, ungestörten, rhythmischen physiologischen Zustand wiederherzustellen. Dies eben ist unsere Aufgabe, nämlich zu erkennen, was den Geweben unter unseren Händen widerfahren ist und noch widerfährt, was dagegen zu tun ist und wie es zu tun ist."

Durch Beachtung der in diesem Buch immer wieder zitierten Expertenäußerungen, durch Evaluierung und Reflexion der Erkenntnisse, die als „Spezialthema" zwischen den Kapiteln vorgetragen werden, und nicht zuletzt auch durch beharrliche Ausführung der Übungen, die alle nachstehenden Kapitel und einige der Spezialthemen ergänzend, lässt sich die Palpationsfertigkeit in ganz außerordentlichem Maße verfeinern. Therapeuten und Patienten werden daraus gleichermaßen Befriedigung und Nutzen ziehen.

---

**Quellen**

Cooper G. Clinical considerations of fascia in diagnosis and treatment. Academy of Applied Osteopathy Yearbook, 1977

Frymann V. Palpation – its study in the workshop. Academy of Applied Osteopathy Yearbook, 1963, S. 16–30

Greenman P. Principles of manual medicine. Williams & Wilkins, Baltimore, 1989 (Deutsch 1998)

Lewit K. Manipulation in rehabilitation of the motor system. Butterworths, London, 1987

Mitchell F. Training and measuring sensory literacy. Academy of Applied Osteopathy Yearbook, 1976, S. 120–127

Rolf I. Rolfing – the integration of human structures. Perennial Library/Harper Row, New York, 1977. Deutsch: Rolfing. Strukturelle Integration. München, 1997, S. 35

Sutherland W G. The cranial bowl. Mankato, Minnesota, 1948

Upledger J. Craniosacral therapy. Eastland Press, Seattle, 1987

Van Allen P. Improving our skills. Academy of Applied Osteopathy Yearbook, 1964, S. 147–152

Webster G. Feel of the tissues. Academy of Applied Osteopathy Yearbook, 1947, S. 32–35

# Das dominante Auge und die Fähigkeit, mit den Händen zu sehen

Viele osteopathische und chiropraktische Schriften empfehlen, vor dem Palpieren das dominante Auge zu bestimmen. Wir besitzen fast alle ein dominantes Auge. Der Therapeut sollte sich daher während der Befunderhebung so zum Patienten bzw. zum jeweiligen Körperteil positionieren, dass sein dominantes Auge den günstigsten Blickwinkel hat.

Diese Empfehlung ist natürlich irrelevant, wenn mit geschlossenen Augen palpiert wird (eine häufige Empfehlung). In vielen Fällen wird man jedoch Inspektion und Palpation kombinieren, z. B. wenn man sich die „rote Reaktion“ zunutze macht (☞ Spezialthema 5).

## *Bestimmung des dominanten Auges*

- Bilden Sie mit Daumen und Zeigefinger einen Kreis, strecken Sie den Arm vor Ihrem Gesicht aus, und betrachten Sie durch diesen Kreis hindurch mit geöffneten Augen ein räumlich gegenüberliegendes Objekt.
- Schließen Sie ein Auge. Befindet sich das Objekt nach wie vor innerhalb des Kreises, so haben Sie Ihr dominantes Auge gefunden.
- Verschiebt sich das Objekt bei Betrachtung mit nur einem geöffneten Auge aus dem Kreis heraus, öffnen Sie das geschlossene Auge und schließen das andere. Jetzt müsste das Objekt wieder deutlich innerhalb des Kreis zu sehen sein.
- Mit dem Auge, das Ihnen dasselbe Bild vermittelte wie beide geöffneten Augen, sollten Sie künftig die Inspektion eines Körpers vornehmen.

Liegt der Patient auf einer Untersuchungsliege, richten Sie sich so zu ihm aus, dass Ihr dominantes Auge dem Zentrum der Liege am nächsten ist.

Wird eine symmetrische Bewegung beobachtet, z. B. bei der Befunderhebung an den Rippen, wäre es falsch, eingehend erst die eine Seite und anschließend die andere zu betrachten. Stattdessen sollten Sie sich die sensorische Differenzierungsmöglichkeit zunutze machen, die das periphere Sehen bietet. Fokussieren Sie den Blick auf einen Punkt zwischen den beiden sich bewegenden Rippen und beurteilen Sie mit Ihrem peripheren Blick die Bewegungsabweichung, während der Patient atmet. Auf den Einsatz des dominanten Auges wird gegebenenfalls bei verschiedenen Übungen Bezug genommen.

Nebenbei bemerkt gäbe ein Rechtshänder mit dominantem linken Auge bzw. ein Linkshänder mit dominantem rechten Auge – beides ausgesprochen ungewöhnlich – vermutlich einen hervorragenden Cricketspieler oder Schlagmann beim Baseball ab.

## Körper- und Augenstellung

Vladimir Janda (1988) weist auf die Existenz von okulopelvinen und pelviokulären Reflexen hin. Daraus folgt, dass eine Veränderung der Beckenausrichtung die Stellung der Augen verändert und umgekehrt, und dass die Augenstellung den Muskeltonus modifiziert, insbesondere den der subokzipitalen Muskeln (blicken Sie nach oben, kontrahieren sich die Extensoren, blicken Sie nach unten, dann aktivieren sich die Flexoren etc.). Es gilt also, den Zusammenhang einer modifizierten Augenstellung aufgrund veränderter Stellungen von Becken und Kopf zu bedenken, wenn wir eine optimale Inspektion und Palpation anstreben (Komendatov 1945).

## „Sehende Hände"

Frederick Mitchell jun. (Mitchell 1976) diskutierte in einer Arbeit über Schulung und Messung sensorischer Kompetenz die verschiedenen „Aspekte" des Sehens. Die Inspektion ist für eine effiziente und zuverlässige Befunderhebung sowie für die klinische Beurteilung außerordentlich wichtig. Mitchell stellt folgende Fragen:

> Ist die Haltung des Patienten gut oder schlecht, und wie schlecht ist sie?
> Ist eine Wunde 2,5 cm oder 3 cm lang?
> Liegen die Cristae iliacae auf gleicher Höhe?
> Ist der Kopf des Patienten geneigt und um wie viel Grad?
> Ist ein Knie größer als das andere?
> Geht die Färbung einer Dermatose ins Violette, oder ist sie eher rosa?

Um dies beurteilen zu können, muss der Palpierende Mitchell zufolge

1. Farbschattierungen und -sättigungen erkennen und differenzieren,
2. rechtwinklig angeordnete Strecken, Winkelmaße, gebogene und eckige Formen und den Radius einer Biegung quantifizieren,
3. horizontale und vertikale Bezugslinien auffinden, um unter Bezug darauf quantitative Aussagen machen zu können,
4. Bewegung richtig einschätzen, d. h. absolute Bewegung oder subjektiv wahrgenommene Bewegung in Beziehung zur eigenen Person bzw. relative Bewegung eines Elements zu einem anderen,
5. Tiefenwahrnehmung besitzen sowie Längen und Proportionen abschätzen können.

Wer sehen kann, besitzt die hier genannten Fähigkeiten, nur der Grad ihrer Ausbildung ist unterschiedlich. Mitchell schlägt vor, wie man „visuelle Kompetenz" durch bestimmte Trainingsverfahren messen und erweitern kann, etwa mit Hilfe von Geräten, die das Bewegungsausmaß einer Extremität simulieren, eine Beinlängendifferenz beim Patienten in Rückenlage oder das Niveau der Crista iliaca beim stehenden Patienten.

Werden diese Arbeitsmittel in der Unterrichtssituation eingesetzt, bleibt der Student so lange im Unklaren über das tatsächliche Ausmaß von Winkel, Länge oder Höhe, bis er eine Schätzung abgegeben hat. Dann erfolgt eine sofortige Rückmeldung, denn – wie Mitchell sagt:

„Erfolg beruht auf Selbstvertrauen. Misserfolg ruiniert das Selbstvertrauen. Es ist nicht auszuschließen, dass Selbstvertrauen die verlässliche Genauigkeit des visuellen Urteils beträchtlich steigert. Mit zunehmender Zuverlässigkeit und Genauigkeit des visuellen Urteils lernt der Student, Parallaxenfehler zu vermeiden und mögliche optische Täuschungen zu berücksichtigen.“

Die Dominanz eines Auges scheint für die Genauigkeit des visuellen Urteils und die Wahrnehmung von Hintergründen bedeutsam zu sein. Im Rahmen ihrer Ausbildung sollten die Studenten außerdem lernen, auf ausreichende Beleuchtung zu achten, um die Fehlerquelle optischer Täuschungen auszuschalten.

## *Die Inspektion im Rahmen der körperlichen Untersuchung*

Uri Dinnar, Myron Beal und deren Kollegen haben den nachstehenden Fragenkatalog zusammengestellt, anhand dessen man sich selbst überprüfen kann, während man den visuellen Teil – die Inspektion – einer körperlichen Untersuchung vornimmt. Der Patient wird dabei aus drei verschiedenen Blickrichtungen betrachtet, nämlich von hinten, vorne und seitlich (Dinnar et al. 1982).

Man kann seine diesbezüglichen Fähigkeiten schon prüfen, bevor man beginnt, die zahlreichen nachfolgenden Übungen in diesem Buch durchzuarbeiten. Es empfiehlt sich, die Überprüfung zu wiederholen, nachdem man die Übungen bewältigt und damit hoffentlich seine Fertigkeiten verfeinert hat.

Diese Übersicht soll einen ersten Eindruck vermitteln. Sie erhebt keinen Anspruch auf diagnostische Relevanz. Der Patient steht.

1. Ansicht von hinten
   - Sind Schultern und Schulterblätter asymmetrisch (ungleich geformt)?
   - Zeigt die Mittellinie des Rückgrats eine laterale Krümmung?
   - Ist der Kopf zu einer Seite geneigt?
   - Ist die Beckenstellung asymmetrisch (befinden sich die Cristae iliacae auf einer Höhe)?
   - Sind die paravertebralen Muskelstränge besonders flach oder vorgewölbt?
   - Sind die Füße symmetrisch aufgesetzt?
   - Ist der Körper in sich rotiert?
   - Sind die Knie symmetrisch gestellt?
   - Zeigt der Verlauf der Achillessehnen Abweichungen, oder ist er symmetrisch?
   - Sind die Malleolen symmetrisch in ihrer Stellung zur Ferse?
   - Ist die Armhaltung symmetrisch?
   - Liegen Speckfalten auf Taillenhöhe symmetrisch?
   - Gibt es offensichtliche morphologische Asymmetrien der posterioren Hautoberfläche, z. B. Narben oder Anzeichen für eine Prellung?
2. Ansicht von seitlich
   - Sind die normalen Wirbelsäulenkrümmungen extrem oder invers ausgeprägt?
   - Ist der Körper im Verhältnis zur Schwerkraftlinie verschoben, wird z. B. der Kopf ausbalanciert getragen?

- Sind offensichtliche morphologische Asymmetrien der lateralen Hautoberfläche feststellbar, z. B. Narben und Anzeichen für Prellungen?

3. Ansicht von vorne
   - Ist der Schultergürtel symmetrisch, bezogen auf die Mittellinie des Sternum?
   - Ist der Kopf zu einer Seite geneigt?
   - Weichen die Claviculae von der normalen Horizontalen ab?
   - Ist die Beckenstellung asymmetrisch (befinden sich die Cristae iliacae auf gleicher Ebene)?
   - Sind die Kniescheiben nach lateral oder medial verschoben?
   - Ist eine offensichtliche morphologische Asymmetrie der anterioren Hautoberfläche feststellbar, z. B. Narben oder Anzeichen für Prellungen?

**Quellen**

Dinnar U, Beal M, Goodridge J et al. An osteopathic method of history taking and physical examination. Journal of the Osteopathic Association 81 (5), January 1982, S. 314–321

Janda V. In: Grant R (ed) Physical therapy in the cervical and thoracic spine. Churchill Livingstone, New York, 1988

Komendatov G. Proprioceptivnije reflexi glaza i golovy u krokilov. Fiziologiceskij Zurnal 31, 1945, S. 62

Mitchell F. Training and measurement of sensory literacy. Journal of the American Osteopathic Association 75 (6), June 1976, S. 874–884

# 2 Erste Schritte zur Verfeinerung der Palpations-Fertigkeit

Viola Frymann (1963) formuliert treffend, welche Möglichkeiten die Palpation den Angehörigen der Heilberufe bietet:

> „Die menschliche Hand ist so ausgestattet, dass sie Veränderungen der Temperatur, der Oberflächentextur und -feuchtigkeit wahrnehmen kann. Sie kann zu immer tiefer liegenden Gewebeschichten vordringen und deren Textur, Turgor, Elastizität und Irritabilität erkunden. Darüber hinaus kann die menschliche Hand aufgrund ihrer Anlage winzige Bewegungen aufspüren, Bewegungen, wie sie sonst nur empfindlichste elektronische Empfänger aufnehmen. Dadurch hebt sich die Kunst des Palpierens über die verschiedenen Formen des Berührens hinaus in den Bereich der Propriozeption, der Stellungs- und Spannungsveränderungen innerhalb unseres eigenen muskulären Systems."

Diese Worte umreißen prägnant und engagiert das Instrument und die Aufgabe, um die es beim Palpieren geht.

Die einzelnen Teile der Hand eignen sich mehr oder weniger zur Unterscheidung von Varianten der Gewebemerkmale, wie relativem Spannungs- und Feuchtigkeitsgrad, Textur, Temperatur usw. Folglich hängt die individuelle palpatorische Sensibilität von einer Kombination unterschiedlicher perzeptiver (und propriozeptiver) Qualitäten und Fähigkeiten ab.

Dazu gehört die Fähigkeit, Temperaturschwankungen und die feinen Unterschiede zwischen vielen möglichen Gewebezuständen wahrzunehmen, die von sehr weich bis extrem hart reichen. Außerdem zählen dazu das Vermögen, winzige Einheiten aufzufinden, wie sie z.B. in fibrösem Gewebe und bei Triggerpunktaktivität vorkommen, und ihre Größe zu bestimmen, sowie die Sensibilität, die es gestattet, zwischen einer Vielzahl von Texturen und Tonusabstufungen mit all ihren denkbaren Zwischenstufen von schlaff bis spastisch zu unterscheiden.

Irvin Korr (1970) erläutert, warum die Hand für ihre vielfältigen Aufgaben so vorzüglich geeignet ist:

> „Wo finden wir die größte Anzahl an Muskelspindeln? Genau dort, wo diese logischerweise anzutreffen sein sollten. Wenn die Muskelspindel für eine fein abgestimmte Muskelaktivität zuständig ist, nämlich das Messen einer minimalen Verlängerung von Muskelfasern, ist bei ziemlich komplexen Bewegungsmustern, wie sie für die Hand charakteristisch sind, eine große Anzahl solcher Spindeln zu erwarten. Und eben dies ist der Fall. Die Anzahl an Muskelspindeln pro Gramm Muskelmasse des M. latissimus dorsi beträgt nur 1,5, während sie in der Hand bei annähernd 26 liegt. Funktionell ist dieser Sachverhalt von großer Bedeutung."

## Die Physiologie der Berührung

Palpatorische Wahrnehmungsfähigkeit basiert zudem in hohem Maße auf Unterschieden in Anzahl und Typ (☞ Tabelle 2.1) der sensorischen Rezeptoren, die in Haut und Geweben der einzelnen anatomischen Regionen liegen und die Differenzierungsmöglichkeiten in diesen Regionen beträchtlich beeinflussen.

| Tabelle 2.1: Rezeptoren und Perzeption | |
|---|---|
| **Mechanorezeptoren** | |
| Leichte Berührung: | Meissner-Tastkörperchen, Merkel-Tastscheibe, Haarwurzelplexus |
| Tief reichender Druck: | Vater-Pacini-Lamellenkörperchen |
| Grobe Berührung: | wahrscheinlich Krause-Endkörperchen, wahrscheinlich Ruffini-Endkörperchen |
| **Propriozeption** | |
| Muskellänge, Stellung von Sehnen und Gliedmaßen: | Muskelspindeln, Golgi-Sehnenorgan, Gelenk-/kinästhetische Rezeptoren |
| **Nozizeptoren** | |
| Schmerz: | freie Nervenendigungen |
| **Thermorezeptoren** | |
| Wärme: | wahrscheinlich freie Nervenendigungen |
| Kälte: | wahrscheinlich freie Nervenendigungen |
| Körpertemperatur: | Temperaturregler im Hypothalamus |

Leichte Berührung wird laut Lehrmeinung durch Mechanorezeptoren erkannt (z.B. von den Meissner-Tastkörperchen oder den Merkel-Tastscheiben oder auch den Haarwurzelplexus), die in Haut, Muskeln, Gelenken und Organen liegen. Sie reagieren auf mechanische Verformung durch Druck, Dehnung oder Bewegung der Körperhaare. Die meisten dieser Rezeptoren finden sich in der Haut. Gröbere Berührung wird wahrscheinlich von den Krause-Endkörperchen, Ruffini-Endkörperchen und Vater-Pacini-Lamellenkörperchen registriert.

Wärme- und Kälteempfindungen werden von Thermorezeptoren übermittelt, vermutlich den freien Nervenendigungen in der Haut.

Beißende Kälte dagegen wird von Nozizeptoren – den Spezialisten für Schmerzempfindungen – wahrgenommen, die auch als freie Nervenendigungen vorliegen.

Primäre (afferente) Neurone verbinden das Zielorgan (in diesem Fall die Haut) mit dem Rückenmark oder dem Hirnstamm. Diese sensorischen Einheiten versorgen jeweils ein bestimmtes Hautareal, das als rezeptives Feld bezeichnet wird. Diese Felder können sich überlappen: Wenn viele sensorische Einheiten nahe beieinander liegen, bewirkt jede taktile Stimulation (bei enger Nachbarschaft und teilweiser Überlagerung) automatisch via Inhibition ihrer Synapsen eine Unterdrückung der Signalübertragung von den benachbarten Einheiten zum zentralen Nervensystem (ZNS). Dieser Vorgang wird als laterale Inhibition bezeichnet und erlaubt eine scharfe Kontrastwahrnehmung.

Der Grad der taktilen Sensibilität in einem beliebigen Bereich ist direkt proportional zur Anzahl der in diesem Areal vorliegenden und aktiven sensorischen Einheiten sowie auch zum Ausmaß der Überlagerung ihrer unterschiedlich großen rezeptiven Felder.

Kleine rezeptive Felder mit zahlreichen sensorischen Einheiten verfügen folglich über die höchste Differenzierungsfähigkeit. Der sog. Zweipunktdifferenzierungstest veranschaulicht den Sachverhalt: Ein Hautareal wird mit zwei scharfen Spitzen berührt und der Abstand zwischen den beiden Spitzen verringert, bis man den geringsten Zwischenraum ermittelt hat, bei dem der Berührungsreiz noch als von zwei Spitzen ausgelöst unterscheidbar ist (☞ Abbildung 2.1).

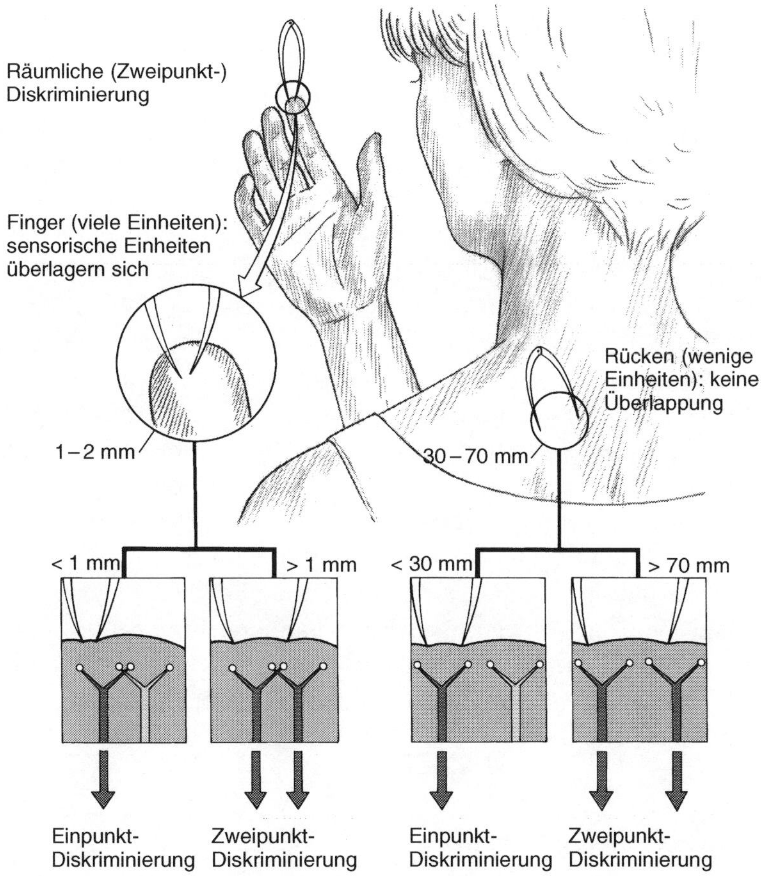


**Abbildung 2.1:** *Taktile Diskriminierung. Räumliche Diskriminierung: Beim Zweipunkttest wird die räumliche Diskriminierungsfähigkeit der Haut durch Messung des geringsten unterscheidbaren Abstandes zwischen zwei punktförmigen taktilen Stimuli bestimmt. Der Handrücken, der Rücken und die Beine schneiden hierbei schlecht ab (50 – 100 mm), die Fingerspitzen, die Lippen und die Zunge dagegen sehr gut (1 – 3 mm). Intensitätsdiskriminierung: Sensible Zonen können auch die Intensität taktiler Stimuli besser diskriminieren. Eine Eindellung von 6 µm an den Fingerspitzen ruft bereits eine Empfindung hervor; in der Handfläche liegt die Diskriminierungsschwelle viermal höher.*

Wie sich anhand von Messungen des minimalen unterscheidbaren Abstandes zwischen zwei taktilen Reizpunkten zeigen ließ, ist die genaueste räumliche Zuordnung auf der Oberfläche von Zunge, Lippen und Fingerspitzen möglich (1–3 mm). Im Gegensatz dazu verfügen Handrücken, Rücken und Beine nur über eine geringe räumliche Diskriminationsfähigkeit (50–100 mm).

Man kennt Wahrnehmungsunterschiede nicht nur in Bezug auf räumliche Genauigkeit, sondern auch hinsichtlich der Intensität. Eine Eindellung von 6 µm kann an den Fingerspitzen registriert werden, wohingegen der Schwellenwert der Handfläche erst bei 24 µm überschritten ist und der Reiz wahrgenommen wird.

Die Reizschwelle an Handrücken, Rumpf und Beinen liegt zehn- bis zwanzigmal höher als an den Fingerspitzen, die zusammen mit der Zunge über die empfindlichsten Tastorgane des menschlichen Körpers verfügen. Da die palpatorischen Möglichkeiten der Zunge klinisch kaum relevant sein dürften, nutzt man zur Erweiterung der palpatorischen Kompetenz am besten das Potential der Fingerspitzen.

So lautet die mehrheitlich vertretene Ansicht, von der einige Experten jedoch abweichen. Ihrer Meinung nach ließen die propriozeptiven Fähigkeiten sich so erweitern, dass der Kontakt mit der ganzen Hand vorzuziehen sei. Hierauf soll an anderer Stelle in diesem Kapitel noch eingegangen werden. Bereits eine relativ schwache Stimulierung der Fingerspitzen kann die Gehirnzellen aktivieren. Eben diese Verbindung von Hand und Gehirn macht es möglich, die Finger das Sehen zu lehren.

Die unterschiedliche Sensibilität im Hinblick auf die Faktoren Raum und Intensität konstituiert die ausgeprägten Unterschiede zwischen Individuen. Dafür dürften weitgehend anatomische Unterschiede ursächlich sein, etwa die Anzahl der Rezeptoren pro Quadratzentimeter, was sich natürlich auf den Grad der möglichen Wahrnehmung auswirkt. Jede vergleichende Studie der menschlichen (oder tierischen) Anatomie lässt eindeutige und ausgeprägte Varianten bei Größe, Anzahl und Lage fast aller Strukturen erkennen; die Rezeptoren bilden hier keine Ausnahme.

Auch zahlreiche physiologische Varianten wurden bei derartigen Untersuchungen belegt. Von daher versteht es sich, dass beim Palpieren unterschiedliche Grade an Wahrnehmungsfähigkeit erreicht werden. Während es einigen Therapeuten leicht fällt, zarte, pulsierende Rhythmen aufzuspüren, müssen andere daran möglicherweise lange und intensiv arbeiten.

## *Adaptation der Rezeptoren*

Nicht allein die anatomischen Unterschiede spielen für die palpatorische Sensibilität eine Rolle. Durch beständiges Üben gilt es, eine physiologische Reaktion zu überwinden, aufgrund derer die Anzahl der feuernden Rezeptoren bei Andauern bestimmter Stimuli „abgeschaltet" (oder vermindert) wird. Gemeint sind die sog. „schnell feuernden" Rezeptoren, die tendenziell bei anhaltendem Kontakt ihre Sensitivität einbüßen. Gerade die für leichte Berührung und Druck zuständigen Rezeptoren gehören zum sich schnell anpassenden Typ. Unter normalen Bedingungen hat das seinen Sinn, denn es verhindert, dass man sich ständig all dessen bewusst ist, was den Körper berührt (z.B. die Kleidung). Hinderlich ist es jedoch für diejenigen, die Befunde per Palpation erheben und sich daher fortgesetzt leichten Berührungsreizen aussetzen.

Im Gegensatz dazu adaptieren die Mechanorezeptoren, die Gelenke und Muskeln versorgen, und die Schmerzrezeptoren nur langsam. Einige Experten wie John Upledger schlagen vor, sich beim Palpieren die propriozeptiven Rezeptoren zunutze zu machen. Übung hilft, die Sensibilitätsveränderung aufgrund der schnellen Anpassung der Rezeptoren an leichte Berührung zu modifizieren. Die Übungen, die im weiteren Verlauf dieses Kapitels vorgestellt werden, dienen diesem Zweck.

Die *Spitzen von Fingern* und *Daumen* verfügen über die größte taktile Diskriminationsfähigkeit, um die Abstufungen von dem Gefühlten zu spüren. Die eigentliche Hautoberfläche, die in allen Abstufungen von heiß bis warm, kühl bis kalt, dick bis dünn, trocken, fettig bis feucht, aufgedunsen bis straff, glatt bis rau usw. tastbar ist, lässt sich in der Regel am besten mit den *Fingerkuppen* oder der *Hohlhand* palpieren. Manche Fachleute halten den *Handrücken* wegen seiner spezifischen Sensibilität für am besten geeignet, Temperatur- und Feuchtigkeitsvarianten zu messen. (Andere Experten wiederum bestreiten diese Annahme, da sie hauptsächlich auf histologischen Daten beruhe. Sie schlagen vor, definitive Tests durchzuführen, bei denen die Hände von Personen, die ihre „Temperatursensibilität" verfeinert haben, bezüglich der spezifischen Sensibilität der einzelnen Teile beurteilt werden.)

Die *Fingerspitzen* und in gewissem Umfang auch die *Hohlhand* eignen sich am besten zur Abschätzung des Abstands einer Struktur von der Oberfläche sowie ihrer relativen Größe. *Hohlhand* und *Fingerspitzen* gelten zudem als geeignetste Kontaktflächen, um abweichende Zustände knöcherner Strukturen durch Haut, Fettgewebe, Faszien und Muskeln hindurch zu ertasten.

Die *gesamte Hand einschließlich der Finger* (sowie der Propriozeptoren von Unterarm und Handgelenk) ist ein genaues Messinstrument. Die Hände können sich an Oberflächen anschmiegen, während sie auf feinste physiologische Bewegung wie primäre Atembewegung „lauschen", um einen Ausdruck der kranialen osteopathischen Terminologie zu benutzen, oder auf Bewegungen der Viszera, wenn ein Organbefund hinsichtlich Lage und Funktion erhoben werden soll. Subtile Veränderungen von Ausschlag und Richtung derartiger Bewegungen lassen sich ebenso wie die Frequenz von Aktivitätszyklen bei ausreichender Übung mühelos erkennen.

Soll das Palpieren über die einfache Bestimmung offensichtlicher Gewebemerkmale hinausgehen, müssen die Hände Bewegungen, Pulsationen, minimale Vibrationen und Rhythmen sowie Variationen aller dieser oder eines bestimmten Merkmals in Reaktion auf das Palpieren registrieren können.

Die *Beugeseite der Finger* eignet sich am besten, sehr feine Vibrationen aufzunehmen. William Walton (1971) sagt dazu:

> „Die meisten Fachvertreter stimmen in zwei Punkten überein. Erstens: Die Fingerkuppen sind die zu diagnostischen Zwecken sensibelsten Teile der Hand, insbesondere der Bereich der Fingerkuppen knapp distal des letzten Interphalangealgelenks. Zweitens: Daumen sowie Zeige- und Mittelfinger eignen sich zum Diagnostizieren am besten. Welcher dieser Finger oder welche Fingerkombination eingesetzt wird, hängt vom untersuchten Areal und von der persönlichen Vorliebe des Therapeuten ab."

Sarah Sutton (1977) unterscheidet die Sensibilitätsbereiche an den Händen folgendermaßen:

> „Die Fingerkuppen differenzieren taktil besonders fein und bedürfen leichter Berührung. Der Handrücken ist für Temperaturveränderungen besonders empfindlich, während die Beugeseite der Metakarpophalangealgelenke Veränderungen der Vibration besonders gut erfasst. Die Mitte der Hohlhand eignet sich für die Bestimmung großer Formen."

John Upledgers Einstellung hinsichtlich des idealen Palpationsinstruments weicht hiervon deutlich ab (Upledger und Vredevoogt 1983):

> „Die meisten von Ihnen haben gelernt, mit den Fingerspitzen zu palpieren oder zu berühren ... Wir jedoch raten Ihnen dringend, mit der ganzen Hand, dem Arm, dem Magen oder welchem Körperteil auch immer, den Sie mit dem Körper des Patienten in Kontakt bringen können, zu palpieren. Es geht darum, den palpierenden Teil mit dem untersuchten Körper zu ‚verschmelzen'. Wenn das geschehen ist, vollzieht der betreffende Teil Ihres Körpers nach, was im Patientenkörper geschieht. Es kommt zur Synchronisation. Wenn Verschmelzen und Synchronisieren vollzogen sind, nutzen Sie Ihre eigenen Propriozeptoren, um zu erkennen, was der palpierende Teil Ihres Körpers tut. Die Propriozeptoren sind jene in Muskeln, Sehnen und Faszien eingelagerten sensorischen Rezeptoren, die Ihnen sagen, wo im Raum sich die Teile Ihres Körpers befinden, ohne dass Sie Ihre Augen zur Hilfe nehmen müssten."

Auf Upledgers Vorstellungen soll im Weiteren noch eingegangen werden. Einige der von ihm vorgeschlagenen Übungen zur Steigerung der Palpationsfähigkeit werden an geeigneter Stelle untersucht.

Clyde Ford (1989) wählt als Beispiel das Schreiben mit einem Bleistift und zeigt, dass man seinen Tastsinn gewöhnlich „projiziert". Man spürt die Oberflächenbeschaffenheit des Blattes, auf dem man schreibt, weder auf der Haut noch an den Fingerspitzen, sondern am Ende des Bleistiftes. Das zeigt, wie unsere propriozeptive Wahrnehmungsfähigkeit projiziert werden kann.

Ford empfiehlt folgendes Experiment:

> „Verändern Sie die Kraft, mit der Sie den Bleistift halten – bald werden Sie feststellen, dass Sie nicht mehr schreiben können. Sie müssen den Bleistift mit konstanter Kraft halten, damit Sie Ihre Wahrnehmung auf die Bleistiftspitze richten und die komplexe Aufgabe des Schreibens bewältigen können. Ein guter Handwerker weiß so etwas intuitiv. Der Tastsinn von Menschen, die mit Holz arbeiten, erstreckt sich auf die Zähne der Säge, der des Maschinenbauers auf den Schraubenschlüssel, der des Chirurgen auf die Schneide seines Skalpells, der des Malers auf die Pinselspitze."

Er schreibt über vergangene Zeiten, als ein Arzt durch Berührung diagnostizieren musste:

> „Ein guter praktischer Arzt fühlte einen Tumor nicht an den Fingerspitzen, aber er projizierte sein Gefühl für Vibration und Druck in den Patienten."

Man projiziert seinen Tastsinn also immer über die Körpergrenzen hinaus und beim Palpieren gilt laut Ford Folgendes:

> „Wir machen lediglich den normalerweise unbewusst ablaufenden Prozess unserem Bewusstsein zugänglich. Wenn das geschieht, überqueren wir die schmale Grenze zwischen dem Selbst und dem Anderen, um zu erkunden, zu lernen und letztendlich zu helfen."

Mitchell, Moran und Pruzzo erläutern in ihrem als Klassiker zu bezeichnenden Text (Mitchel et al. 1979), worum es ihrer Meinung nach beim Palpieren geht:

> „Palpation ist die Kunst, Gewebe mit den Händen so zu tasten, dass Veränderungen von Spannung und Lage innerhalb dieser Gewebe erkannt, diagnostiziert und behandelt werden können."

Damit ist die fundamentale Zielsetzung für das Palpieren umrissen. Methoden und Instrument (Fingerkuppen? ganze Hand?) sind, wie es scheint, variabel, und die Zielsetzung kann, den Intentionen entsprechend, ungemein verfeinert werden.

Mitchell setzt sich, diesmal als Alleinautor (Mitchell 1976), im weiteren Sinne damit auseinander, wie sensorische Feinfühligkeit zu schulen und zu messen sei (er fasste visuelle und palpatorische Kompetenz in dem Begriff „sensorische Feinfühligkeit" zusammen):

> „Vielen Anfängern muss es mystisch und esoterisch vorkommen, dass man seinen Tastsinn über unterschiedliche Abstände durch ein dazwischen liegendes Medium projiziert. Tatsächlich handelt es sich bei dieser Projektion des Tastsinnes durch unterschiedlich dicke Gewebeschichten hindurch um eine Verfeinerung des Gespürs für Spannung und Härte. Dieses Gespür lässt sich mit Hilfe der perzeptuellen eidetischen Vorstellungskraft sogar noch weiter verfeinern, sodass Energiepotentiale im lebenden Gewebe erkannt, charakterisiert und quantifiziert werden können. Daher sind einige Osteopathen imstande, die genaue Geschichte vergangener Traumata aus den Geweben abzulesen."

## *Spezifische Ziele*

Walton (1971) benennt – um wieder auf die eher grundlegenden körperlichen Untersuchungen mittels oberflächlicher und dann tiefer Palpation zurückzukommen – spezifische Veränderungen, nach denen gesucht werden sollte:

> „Fünf Manifestationen von Veränderung sind bei akuten und chronischen Läsionen durch oberflächliche Palpation feststellbar: *Hautveränderungen*, *Temperaturveränderungen*, *oberflächliche Muskelspannung*, *Drucksensibilität* und *Ödeme*."

Zur tiefen Palpation schreibt er:

> „Der Therapeut erhöht den Druck seiner palpierenden Finger so weit, dass er mit den Geweben tief unter der Haut in Kontakt kommt ... Dabei lassen sich bis zu sechs Merkmale an Veränderungen registrieren: *Beweglichkeit*, *Drucksensibilität*, *Ödeme*, *tiefe Muskelspannung*, *Fibrose* und *Veränderungen im Knochenzwischenraum*. Mit Ausnahme der Fibrose sind alle genannten Zustände bei akuten wie auch bei chronischen Läsionen anzutreffen."

Die Schulung der Hände und die Entfaltung der propriozeptiven Sensibilität beim Auffinden und Vertiefen subtiler Botschaften sind Voraussetzung, um derartige Veränderungen auffinden und bewerten zu können (☞ Übungen 2.12–2.14). Anschließend erfolgt die sachgerechte Interpretation der Information:

- *Auffinden* impliziert, sich über die möglichen Befunde im Klaren zu sein und diesen Möglichkeiten mit den geeigneten Methoden nachzugehen.
- *Vertiefung* setzt die Fähigkeit voraus, sich lokal begrenzt auf eine bestimmte Aufgabe zu konzentrieren und externe Information auszublenden.

- *Interpretation* bedeutet, die im Prozess des Auffindens und Vertiefens gewonnene Information zuzuordnen.

Wie bereits in ☞ Kapitel 1 angesprochen, interessieren hier die Aspekte „Auffinden und Vertiefen" des Palpationsvorgangs, denn es hängt weitgehend von der Übung und dem fachlichen Bezugssystem des Einzelnen ab, in welcher Weise er die so gewonnene Information letztendlich verwertet.

Philip Greenman (1998) nennt die drei Stadien beim Palpieren Perzeption, Transmission und Interpretation. Höchst angebracht ist seine Ermahnung, mit den Händen („diesen sensitiven diagnostischen Instrumenten") besonders achtsam umzugehen und in Verbindung mit der visuellen Wahrnehmung Koordination und symmetrische Geschicklichkeit beim Gebrauch der Hände zu entwickeln:

> „Verletzungen sollten unbedingt vermieden werden. Die Hände müssen sauber sein und die Nägel kurz. Während der Palpation muss der Therapeut entspannt sein und eine bequeme Stellung einnehmen, um Fremdeinflüsse bei der Transmission der Palpationsbefunde zu vermeiden. Um die Befunde der Palpation genau beurteilen und interpretieren zu können, muss sich der Therapeut auf den Vorgang der Palpation, auf das palpierte Gewebe und die Reaktion der palpierenden Finger und Hände konzentrieren. Alle äußeren sensorischen Stimuli sollten so weit wie möglich vermieden werden. *Konzentrationsmangel ist bei der Palpation vermutlich einer der häufigsten Fehler.*" [Hervorhebung des Verfassers.]

Jenseits der körperlichen Befunderhebung, wenn subtile Muster palpiert werden sollen – etwa des Kreislaufs und der Energierhythmen – wie sie in der Kraniosakraltherapie, beim Zero-Balancing und von verschiedenen anderen Forschern auf dem Gebiet der Osteopathie beschrieben sind, benötigt man wesentlich ausgefeiltere Palpationstechniken.

An welchem Punkt also sollten man ansetzen, um die Propriozeptionsfähigkeit und palpatorischen Fertigkeiten zu schulen und/oder zu verfeinern?

Viele Experten haben für diesen Zweck geeignete Übungen entwickelt. Es empfiehlt sich, die nachstehend aufgeführten Übungen so oft zu wiederholen, bis man die verlangten Informationen zuverlässig und ohne größere Schwierigkeiten erheben kann. Diese Übungen basieren auf Empfehlungen und praktischen Erfahrungen der Verfasser spezifischer Methoden, mit denen palpatorische Kompetenz auf hohem Niveau erreicht werden kann. *Die Übungen sollten im Wesentlichen in der angegebenen Reihenfolge ausgeführt werden, um die Sensibilität schrittweise zu erhöhen.*

## Wichtige vergleichende, beschreibende Begriffe

Bevor man die nachstehenden Übungen in Angriff nimmt (die nicht nur dem Anfänger nutzen, sondern sich auf für erfahrene Therapeuten eignen, die ihre Fertigkeiten auffrischen wollen), sollte man sich einige vergleichende, beschreibende Begriffe dafür zurechtlegen, was palpiert wird. Jedem Therapeuten sollte eine Anzahl der von Greenman (1989) so bezeichneten „paarigen Begriffe" zur Verfügung stehen, wie beispielsweise:

- oberflächlich/tief
- nachgiebig/unnachgiebig
- warm/kalt
- feucht oder klamm/trocken
- schmerzhaft/nicht schmerzhaft
- lokalisiert oder umgrenzt/diffus oder breitflächig
- entspannt/angespannt
- hyperton/hypoton
- normal/anomal usw.

Möglichst bald sollten Anomalien zudem daraufhin betrachtet werden, ob es sich um einen akuten, subakuten oder chronischen Zustand handelt (☞ Tabelle 2.2).

**Tabelle 2.2: Akut, subakut, chronisch**

Allgemein gilt:
- Akuter Zustand: seit wenigen Wochen bestehend
- Subakuter Zustand: seit 2–4 Wochen bestehend
- Chronischer Zustand: seit mehr als vier Wochen bestehend

Der entsprechende Befund wird sinnvollerweise mit Informationen des Patienten verknüpft, um Stimmigkeit oder Unstimmigkeit zu verifizieren. Wenn also das Gewebe das Gefühl einer chronischen Veränderung vermittelt und der Patient bestätigt, in dem Bereich seit mehr als vier Wochen Beschwerden zu haben, wurde die Information richtig „gelesen". (Es versteht sich, dass man oft genug die akute Verschlimmerung in einem chronisch gestörten Bereich tastet – eine verwirrende, aber lehrreiche palpatorische Erfahrung.) Außerdem sollte das Ausmaß der Veränderung auf einer subjektiven Skala vermerkt werden, die Zustände von wenig auffällig über gemäßigt bis schwer erfasst. Mit einem einfachen numerischen Code lässt sich angeben, wo auf dieser Skala das palpierte Gewebe einzuordnen ist.

## Palpationsübungen

Ausreichende Sensibilität zum effizienten Palpieren des lebenden Körpers ist an einige simple Voraussetzungen geknüpft, wie Viola Frymann aufzeigt. Sie rät logischerweise, Gewebe am entblößten Körper, nicht durch die Kleidung hindurch zu palpieren und während des gesamten Vorgangs möglichst entspannt zu bleiben. Das ist wichtig, da unnötige Spannung die Wahrnehmung beeinträchtigt.

Essenziell ist es zudem, nur den unbedingt nötigen Druck auf den untersuchten Bereich auszuüben und den Kontakt allmählich aufzunehmen, damit man sich auf das untersuchte Gewebe „einstellen" kann:

> „Sie prüfen den Gewebewiderstand mit Ihrem Muskelsinn, mit Ihrem Arbeitsverstand. Es handelt sich nicht allein um einen Kontaktsinn, einen Berührungssinn, vielmehr um eine Empfindung, die sich in erster Linie aus der Arbeit ableitet, die Ihre Muskeln leisten. Dies eben versteht man unter Propriozeption."

Die nachstehende Übungsreihe dient einer ersten Verfeinerung der palpatorischen Fertigkeiten.

Einige der von Frymann verfassten Übungen steigern die Sensibilität als Voraussetzung für ein sehr zartes Palpieren, wenn z. B. Elastizität, Turgor, Feuchtigkeit, Talgabsonderung, relative Kälte oder Wärme des Gewebes usw. ertastet werden sollen.

Die mehrmalige Ausführung aller hier vorgestellten Übungen ist nachdrücklich zu empfehlen. Auch erfahrene Therapeuten mit diesbezüglich weit entwickelten Fertigkeiten sollten von Zeit zu Zeit die scheinbar einfachen Übungen repetieren. Man möge diesen Prozess als Entdeckungsreise betrachten.

Ein Gefühl tiefer Befriedigung wird sich einstellen, wenn man sich über die Einblicke im Klaren wird, die man, vermittelt durch den Tastsinn, in das Gewebe nehmen kann.

## Übung 2.1 Empfohlene Dauer: 2 – 4 Minuten pro Hand

Setzen Sie sich an einen Tisch (möglichst aus Holz). Palpieren Sie mit geschlossenen Augen sorgfältig die Oberfläche der Tischplatte und versuchen Sie, die Position der Tischbeine zu lokalisieren.
Die Hände/Fingerkuppen werden an denjenigen Stellen weniger Nachgiebigkeit bzw. größeren Widerstand spüren, wo die Tischplatte abgestützt ist.

## Übung 2.2 Empfohlene Dauer: 2 – 4 Minuten pro Hand

Legen Sie eine Münze unter ein Telefonbuch und versuchen Sie, durch sorgsame Palpation des oberen Einbandes die Münze zu lokalisieren.
Falls dies anfangs zu schwierig ist, benutzen Sie zunächst eine Zeitschrift und erhöhen Sie schrittweise den Abstand zwischen Ihren Fingern und der Münze, bis auch das Telefonbuch Ihnen keine Mühe mehr bereitet.
Wandeln Sie die Übung ab, indem Sie mit unterschiedlichen Teilen Ihrer Hand palpieren.

## Übung 2.3 Empfohlene Dauer: 2 – 4 Minuten pro Hand

Legen Sie ein Menschenhaar unter die Seite eines Telefonbuchs und palpieren Sie es mit geschlossenen Augen durch die Buchseite hindurch.
Sobald Ihnen dies relativ mühelos gelingt, legen Sie das Haar erst unter zwei, dann drei Seiten und versuchen Sie erneut, langsam und sorgfältig die geringfügig erhöhte Oberfläche über dem Haar zu spüren.
**Wie lange brauchen Sie, um das Haar zu tasten?**
Wiederholen Sie die Übung, bis sie Ihnen leicht fällt und schnell auszuführen ist. Wandeln Sie diese ab, indem Sie mit unterschiedlichen Teilen Ihrer Hand palpieren.

## Übung 2.4 Empfohlene Dauer: 5 Minuten pro Hand

Setzen Sie sich (mit verbundenen Augen) an einen Tisch und versuchen Sie zu ertasten, worin sich Gegenstände aus unterschiedlichem Material, z. B. Holz, Kunststoff, Metall, Knochen und Ton, unterscheiden.
Beschreiben Sie mit Worten, was Sie ertasten: Form, Temperatur, Oberflächenbeschaffenheit, Nachgiebigkeit, Biegsamkeit usw.
**Fühlt sich Material aus organischen und anorganischen Stoffen unterschiedlich an?** Beschreiben Sie die Unterschiede.

## Übung 2.5 Empfohlene Dauer: 5 Minuten pro Hand

Van Allen (1964) entwickelte eine Methode, die Wahrnehmung dafür zu schärfen, was er als „Gewebedichte" bezeichnete. Er beschaffte sich Holzklötze in den Maßen 5 × 10 × 46 cm aus sehr weichem Holz (Fichte) und aus Hölzern zunehmenden Härtegrades (Kirsche, Walnuss, Ahorn). Er schreibt dazu:

> „Wenn man die Finger über diese Klötze gleiten ließ, wurde die unterschiedliche Dichte deutlich – eine gute Übung, um die taktile Sensibilität zu schulen. Von der Unterseite einiger dieser Klötze her bohrte ich durch deren halbe Länge bis 0,6 cm unter die Oberfläche Löcher von 1,9 cm Durchmesser. Diese Löcher goss ich mit Blei aus, das ich mit der Pinne festklopfte. Von der Oberseite betrachtet, unterschieden sich die Holzklötze nicht voneinander, wenn sie auf dem Tisch lagen, wobei die bleigefüllten Enden in die eine oder andere Richtung wiesen. Die meisten Probanden bestimmten das bleihaltige Ende mühelos, indem sie ihre Finger über die Holzklötze gleiten ließen. Osteopathen zeigten große Unterschiede hinsichtlich ihrer Fähigkeit, die Abwandlung zu entdecken. Einige entdeckten diese schon, wenn sie die Klötze zum ersten Mal betasteten, andere benötigten viele Versuche."

Diejenigen, die in dieser „Prüfung" besser abschnitten, waren die für ihre palpatorische Fertigkeit bekannten Ärzte.
Es mag ein bisschen aufwändig sein, Van Allens Holzklötze samt Blei anzufertigen, doch Klötze gleicher Größe, aber unterschiedlicher Dichte sollten leicht zu beschaffen sein. Ausbildungsstätten für Manualtherapeuten müssten eine Reihe davon bereit halten, damit die Studenten diese palpieren und ihre Befunde erheben können.

## Übung 2.6 Empfohlene Dauer: 5 Minuten pro Hand

Mitchell gestaltet die grundlegenden Palpationsübungen anders. Die Studenten bilden Paare. Der jeweils getestete Student (der die betreffenden Gegenstände nicht sehen kann) palpiert in einer Schachtel oder einer Tasche befindliche Objekte durch eine Öffnung hindurch.

Mitchell schlägt vor, eine solche „Black Box" im Anfangsstadium der Befunderhebung von Temperatur, Textur, Dicke, Feuchtigkeit, Spannung oder Härte, Form (Stereognosie), Lage, Propriozeption, Größe, Bewegungspropriozeption usw. einzusetzen. Die Hand palpiert ein verborgenes Objekt (aus Kunststoff, Knochen, Metall, Holz, Keramik, Glas etc.). Der Student gibt an, welche Art Stoff und Gegenstand er fühlt, bevor er ihn aus der Schachtel/Tasche zieht.

## Übung 2.7 Empfohlene Dauer: 5 – 10 Minuten pro Hand

Eine Erweiterung der von Mitchell vorgeschlagenen „Black Box" besteht darin, die Unterscheidungsfähigkeit anhand einer Vielzahl von Gegenständen in der Schachtel zu schulen, die aus Gummi, Kunststoff, Holz, Metall usw. unterschiedlicher Dicke bestehen.

Sowohl das Material als auch seine relative Dicke können palpatorisch abgeschätzt und die Ergebnisse diskutiert werden.

Die Materialien lassen sich auch abwandeln, indem z. B. ein Material mit rauer Oberfläche, etwa Schleifpapier unterschiedlicher Körnung, mit variabel dicken Schaumschichten überzogen wird. Auf diese Weise lässt sich die palpatorische Fertigkeit in mannigfaltigen Variationen schulen: „Man kann Materialien unterschiedlicher Spannungs- und Härtegrade in Schichten übereinander legen. So lässt sich z. B. Weichteilgewebe des Körpers über Knochen simulieren, indem man Schaumstoff, Gummi und Gewebe aus Vinyl in Lagen übereinander anordnet."

Auf diese Weise schafft man sich laut Mitchell ein Trainingsgerät mit variablen Spannungsgraden, das simuliert, wie sich muskuläre Spasmen, fibröse Veränderungen, Ödeme und knöcherne Strukturen durch verschieden dicke Weichteilgewebe hindurch anfühlen: „Man darf erwarten, dass Studenten durch das Training an solchen Anordnungen Vertrauen in ihre Fähigkeit gewinnen, den Unterschied zwischen einem spastischen Muskel und einem Knochen oder zwischen einem hypertrophierten und einem kontrahierten Muskel zu ertasten."

## Übung 2.8 Empfohlene Dauer: 5 – 7 Minuten mit beiden Händen

Frymann zufolge sollte der nächste Schritt weg von der Arbeit mit Hilfsmitteln und dazu hinführen, dass der Student sich eher mit Hilfe seiner Hände denn seiner Augen mit der Anatomie auseinander setzt. Sie schlägt folgende Übung vor:

Sie sitzen mit geschlossenen oder verbundenen Augen und palpieren einen der Schädelknochen oder, falls Sie mit den Schädelknochen nicht vertraut sind, einen beliebigen anderen Knochen aus natürlichem Material oder aus Kunststoff.

Versuchen Sie, Gelenkstrukturen aufzuspüren und eingehend zu beschreiben (im Idealfall reicht Ihnen ein Partner den Knochen, und Sie sprechen Ihren Befund auf Band, um sich später selbst überprüfen zu können, wenn Sie das Objekt/den Knochen mit geöffneten Augen begutachten.)

Sie sollten den Knochen benennen, einer Körperseite zuordnen und seine Merkmale erörtern. Falls Sie mit den kranialen Strukturen noch nicht vertraut sind, bietet sich hier eine ausgezeichnete Gelegenheit, mit deren einzigartigen Eigenschaften vertraut zu werden.

Während Sie den Knochen palpieren, sollten Sie folgende Fragen stellen:

- Wie ist dieser Gegenstand beschaffen? Besteht er aus Kunststoff oder Knochen?
- Worin würde sich das Tastgefühl bei Kunststoff und Knochen unterscheiden?

Knochen besitzt, auch wenn er nicht mehr lebt, eine gewisse, auf Druck reagierende Spannkraft, die Kunststoff immer fehlt. Plastik weist auch niemals die feine Zahnung an den Nähten auf, wie sie für Knochen typisch ist.

Durch aufmerksames Betasten des nicht sichtbaren Objektes wird dessen Form erkannt, und bei ausreichenden anatomischen Kenntnissen kann es benannt und einer Körperseite zugeordnet werden.

Es erleichtert das Palpieren, so Frymann, wenn die Arme dabei abgestützt sind, sodass das Gewicht der Arme die Hände und Finger nicht beeinträchtigt.

### *Übungen 2.1 – 2.8: Diskussion*

Übungen wie die oben beschriebenen sollten regelmäßig täglich für die Dauer von jeweils einigen Minuten ausgeführt werden. Man steigert dadurch rasch seine Sensibilität und schafft die Voraussetzung für das Palpieren lebender Gewebe. Auch wenn man bereits den lebenden Körper palpiert, sollte man weiterhin in der beschriebenen Weise üben.

Nachdem man an unbelebten Objekten ein gewisses Maß an palpatorischer Sensibilität gewonnen hat, ist der Zeitpunkt gekommen, lebendes Gewebe zu palpieren.

Es ist überaus hilfreich, wenn man erkennen kann, wie sich normales Gewebe anfühlt, denn alles, was irgendwie nicht normal erscheint, ist als Indikator für eine Funktionsbeeinträchtigung zu werten.

Folglich ist es sinnvoll, Palpationsübungen sowohl an relativ jungen und „normalen" Menschen als auch an Älteren oder Personen vorzunehmen, deren zur Palpation vorgesehene Gewebe eine Verletzung oder Stress erfahren haben.

Meiner eigenen Erfahrung nach finden sich die zum Palpieren „normalsten" Muskeln bei Vorschulkindern, und selbst in dieser Gruppe ist oft schon eine Dysfunktionalität im Sinne einer muskulären Hypertonie anzutreffen.

### Übung 2.9 **Empfohlene Dauer: 5 – 7 Minuten pro Hand**

Je nachdem, an welchem Knochen Sie eingangs gearbeitet haben (ein Schädel- oder ein anderer Knochen als in ☞ Übung 2.8), sollten Sie anschließend denselben Knochen an einer lebenden Person blind palpieren. Palpiert werden Umrisse, Nähte (sofern es sich um einen Schädelknochen handelt), Spannkraft und erspürte (nicht induzierte) Bewegung. Der Befund wird in Worte gefasst.

Wenn Sie auf diese Weise einen Vergleich zwischen lebenden und nicht mehr lebenden Knochen ziehen, sollten Ihnen Ähnlichkeiten und Unterschiede zunehmend deutlich werden. Beschreiben und bestimmen Sie die Unterschiede zwischen lebendem und totem Knochen; sprechen Sie ihren Befund am besten auf ein Tonbandgerät. Natürlich kann man den lebenden Knochen nicht direkt, sondern nur durch darüber liegendes Gewebe hindurch palpieren. Voraussetzung dafür ist, dass Sie gelernt haben, beim Palpieren zu differenzieren (Frymann spricht vom „automatischen Selektionsmechanismus“ unseres Bewusstseins) und Informationen aus dem Weichteilgewebe auszublenden, das über dem untersuchten Knochen liegt. Wenn Sie Ihre Aufmerksamkeit ganz auf das Palpierte richten (anfangs mindestens fünf Minuten lang), sollten Sie der dem lebenden Knochen eigenen, sehr subtilen Bewegung gewahr werden.
Handelt es sich um einen Schädelknochen, versuchen Sie, die folgenden drei Rhythmen aufzuspüren: Puls, Atmung und eine langsamere rhythmische Bewegung. Man kann lernen, sich allmählich nach Belieben auf den einen oder anderen oder auf alle drei Rhythmen zusammen zu konzentrieren. Wir kommen später noch zu Übungen, anhand derer die erforderliche Differenzierungsfähigkeit ausgebildet wird.

## Übung 2.10 Empfohlene Dauer: 5 Minuten

Um den Lernenden an die Analyse noch subtilerer Verbindungen heranzuführen, empfiehlt Frymann das Palpieren rhythmischer Bewegung. Dazu legt der Student eine Hand auf ein Spinalsegment, von dem aus ein Bereich neurologisch versorgt wird, den er gleichzeitig mit der anderen Hand palpiert.
Konzentriert man seine Aufmerksamkeit einige Minuten lang – mit geschlossenen Augen – geduldig darauf, was man spürt, beginnt, so Frymann, irgendwann zwischen den beiden Händen eine fließende Welle zu schwingen.
**Spüren Sie etwas, was dem nahe kommt?**

## Übung 2.11 Empfohlene Dauer: 5 Minuten

Mitchell macht den etwas bizarr anmutenden Vorschlag, der Student solle mit verbundenen Augen den Arm eines lebenden Menschen und gleichzeitig den eines auf Körpertemperatur erwärmten Leichnams palpieren. Da vermutlich keine angewärmten Leichname zur Verfügung stehen, drängt Mitchell darauf, normales Gewebe und dann Gewebe von partiell gelähmten Personen zu palpieren.
Das gleichzeitige Palpieren von normalem und erkranktem Gewebe hat einen Lerneffekt, den sich jedermann zunutze machen sollte.
Beschreiben Sie nach einigen Minuten des Palpierens, inwiefern sich das „Tastgefühl“ bei Hyper- und Hypotonus unterscheidet.

## Übung 2.12 Empfohlene Dauer: 10 Minuten

Frymann vereinfacht das anfängliche Palpieren von lebendem im Vergleich zu nicht lebendem Gewebe und erspart uns so die Suche nach einem Leichnam. Sie empfiehlt folgende Übung: Der Student sitzt einem Partner gegenüber am Tisch. Ein Arm des Partners liegt in Supination auf der Tischplatte. Dieser Arm sollte völlig entspannt sein. Der Student legt eine Hand auf den Unterarm und fokussiert seine Aufmerksamkeit darauf, was die Beugeseite der Finger erspürt, während die andere Hand auf der festen Tischplatte ruht. Dadurch erhält er eine Bezugsgröße, die im Kontrast zum palpierten lebenden Gewebe steht, denn eine bewegte Region lässt sich leichter von einer unbewegten unterscheiden. Die Ellenbogen des Palpierenden sollten auf der Tischplatte ruhen, um Arm oder Schultern nicht zu belasten.
Mit geschlossenen Augen richtet der Palpierende seine Konzentration anschließend darauf, was die Finger spüren, und stimmt sich damit auf die Oberfläche des Arms ein.
Allmählich sollte sich der Fokus auch auf die tiefer unter der Haut liegenden Gewebe und schließlich auf die Knochen verlagern.
Sobald die Struktur klar erkannt ist, richtet sich das Augenmerk auf die Funktion der Gewebe. Tasten Sie nach Pulsen und Rhythmen, indem Sie periodisch den Druck der Hand variieren. Frymann rät eindringlich:

> „Lassen Sie die Struktur von Haut, Muskel oder Knochen außer Acht. Warten Sie, bis Sie einer Bewegung gewahr werden: Beobachten und beschreiben Sie diese Bewegung, ihren Charakter, ihre Ausrichtung, ihren Rhythmus und ihre Amplitude, ihre Gleichförmigkeit oder Schwankungen."

Für diese Palpationsübung sollten Sie nicht weniger als fünf Minuten veranschlagen, im Idealfall zehn Minuten, und diese dann mit der anderen Hand wiederholen, damit die Palpationsfertigkeit nicht nur einseitig ausgebildet wird.

## Übung 2.13 Empfohlene Dauer: 5 – 10 Minuten

Wenn Sie mit dem Palpieren eines Arms (oder Oberschenkels oder jedes beliebigen anderen Körperteils) so weit fortgeschritten sind, dass Sie Bewegung und pulsierende Rhythmen deutlich wahrnehmen, legen Sie Ihre zweite Hand auf die andere Seite des betreffenden Körperteils.
**Erspürt diese Hand dieselben Bewegungen?**
**Ist das Wahrgenommene in derselben Weise ausgerichtet, hat es denselben Rhythmus, und spüren Sie dieselbe Bewegungsamplitude wie bei der ersten Wahrnehmung?**
In einem gesunden Körper ist das Erspürte gleich. Liegen Unterschiede vor, können sie auf dem „Gewebegedächtnis" an ein Trauma oder eine andere Art von Dysfunktion beruhen.

## Übung 2.14 Empfohlene Dauer: 5 – 10 Minuten

Frymann empfiehlt, bei einer anderen Gelegenheit (oder in derselben Übungssequenz) mit einer Hand eine Gliedmaße (Oberarm) und mit der anderen eine weitere (z. B. Oberschenkel) zu palpieren und rät: „Verharren Sie in Stille, bis Sie die Binnenbewegung in beiden spüren."

**Fragen Sie sich, ob die von Ihnen erspürten Rhythmen synchron und gleich gerichtet sind. Sind sie gleichförmig oder weisen sie zyklische Veränderungen auf und kehren periodisch zum ersten rhythmischen Muster zurück?**

Frymann fährt fort, es könne sogar sein, dass die aufgespürte Kraft die Hände zu einem Punkt jenseits der Körpergrenzen führt und sie dabei mehr in die eine als in die andere Richtung zu zwingen scheine, bei geringer oder gar keiner Tendenz, in eine ausbalancierte Neutralstellung zurückzukehren.

Vielleicht ist dieses Muster infolge eines Traumas entstanden, das sich noch immer im Gewebe manifestiert. Durch eingehendes, behutsames Fragen erfahren Sie vielleicht etwas über Art und Richtung eines in der Vergangenheit erlittenen Schlages oder einer Verletzung.

Wie in ☞ Kapitel 4 (S. 71) noch auszuführen sein wird, haben Forscher wie Becker und Smith sich eingehend mit diesem Gebiet befasst und sehr brauchbare Anhaltspunkte dafür gegeben, wie man sich derartigen Phänomenen nähern kann. Frymanns Übungen sind ein erster Schritt in diese Richtung.

## Übung 2.15 Empfohlene Dauer: 5 – 7 Minuten pro Hand

Upledger (1983) schlägt vor, Palpation und Beurteilung an deutlicher pulsierenden Rhythmen, z. B. am kardiovaskulären Puls, vorzunehmen. Er beschreibt den Anfang dieses Lernprozesses folgendermaßen:

> „Der Proband befindet sich in bequemer Rückenlage, während Sie den Radialispuls palpieren. Erspüren Sie die deutliche Pulsspitze und fühlen Sie sich in das Ansteigen und Absinken des Druckgradienten ein.
> Wie lange dauert die Diastole?
> Welche Qualität zeigt der Pulsdruckanstieg nach der Diastole?
> Verläuft er scharf, allmählich, gleichmäßig?
> Wie breit ist die Druckspitze?
> Erfolgt der Druckabfall schnell, allmählich, gleichmäßig oder abgestuft?
> **Merken Sie sich, wie sich der Puls Ihres Probanden anfühlt, damit Sie ihn im Gedächtnis reproduzieren können, nachdem Sie den physischen Kontakt mit dem Körper des Probanden gelöst haben. Oft kann man ein Lied nachsingen, wenn man es einige Male gehört hat. Entsprechend sollten Sie Ihre palpatorische Wahrnehmung des Pulses im Gedächtnis reproduzieren können, nachdem Sie den Kontakt aufgehoben haben.“**

Upledger empfiehlt dann, am Karotispuls ebenso vorzugehen, und anschließend Radialis- und Karotispuls gleichzeitig zu palpieren und miteinander zu vergleichen.

## Frymanns Ansicht zum Pulstasten

Für das einfache Pulstasten gilt es, sich einige sehr wichtige Punkte zu vergegenwärtigen. Frymann analysiert einige Strategien, die man bei guter Ausführung annähernd intuitiv verfolgen und in jedem Fall beherzigen sollte, wenn man ☞ Übung 2.15 ausführt.

1. Hat der Patient einen relativ normalen Blutdruck (120 mmHg), wird dieser durch leichten Fingerdruck unterdrückt.
2. Bei ganz leichtem Druck entsteht – wenn überhaupt – nur eine sehr schwache Empfindung.
3. Wird dagegen anfänglich leichter Druck *allmählich* gesteigert, sind unterschiedliche Pulsempfindungen zu registrieren, bis der Puls unterdrückt ist, wenn der Fingerdruck über dem Blutdruck liegt.

Auf diese Weise wurde Frymann zufolge der Puls vor Einführung des Sphygmomanometers gemessen.

Wer das Palpieren erlernt, sollte mit unterschiedlich starkem Druck experimentieren und sich die dabei auftretenden subtilen Unterschiede merken. Auf diesem Wege lernt man, den Fingerdruck so zu dosieren, dass man *auf unterschiedliche Gewebe genau den richtigen Druck ausübt und so einen optimalen Zugang zu der in ihnen verschlüsselten Information erhält.*

Frymann fährt fort:

> „Der Untersucher muss eine dem untersuchten Gewebe entsprechende und entgegengesetzte Kraft ausüben. Der Druck im Augapfel lässt sich abschätzen, indem man ein Gleichgewicht zwischen untersuchendem Finger und intraokularem Druck herstellt. Auch der Reifegrad eines Abszesses lässt sich auf diese Weise bestimmen. Aktion und Reaktion müssen im Gleichgewicht stehen."

Dies ist eine für das Palpieren entscheidende Aussage, die sich in nachfolgenden Kapiteln wiederfinden wird, die sich mit Theorie und Praxis der neuromuskulären Techniken (NMT) befassen.

### Übung 2.16 **Empfohlene Dauer: 5 – 7 Minuten**

Der Patient befindet sich in Rückenlage. Legen Sie beide Hände auf seinen oberen Thorax und palpieren Sie die kardiovaskuläre Aktivität.

Nachdem Sie Ihre Aufmerksamkeit zunächst auf die verschiedenen Merkmale der erspürten Pulse gerichtet haben, verlagern Sie den Fokus anschließend auf das Atemmuster und die vielfältigen damit einhergehenden Bewegungen. Lassen Sie Ihre Aufmerksamkeit zwischen Atem- und Herz-Kreislauf-Aktivität hin- und herwechseln, bis es Ihnen geläufig ist, Hintergrundinformationen von dem, was Sie gerade untersuchen wollen, auszublenden.

Die präzise Beurteilung der zahlreichen funktionellen und pathologischen Zustände hängt davon ab, ob Sie die benötigte Information aus den vielen anderen Bewegungen und Empfindungen herausfiltern können, die Ihre palpierenden Hände empfangen.

Diese Übung sollten Sie häufig wiederholen.

## Übung 2.17 Empfohlene Dauer: 5 – 7 Minuten

Lagern Sie den Kopf des Patienten auf Ihren Händen und halten Sie den Kontakt mit nur wenigen Gramm Druck durch Ihre Finger/Hände. Das Hinterhaupt ruht in Ihren Handflächen und im Bereich des Hypothenar (☞ Abbildung 2.2A, B).
Sie sitzen mit geschlossenen Augen und richten Ihre Aufmerksamkeit auf die kardiovaskuläre Aktivität (arterieller Puls, allgemeiner Puls im Zusammenhang mit der Herztätigkeit usw.), wie sie bei diesem Kontakt zu spüren ist.

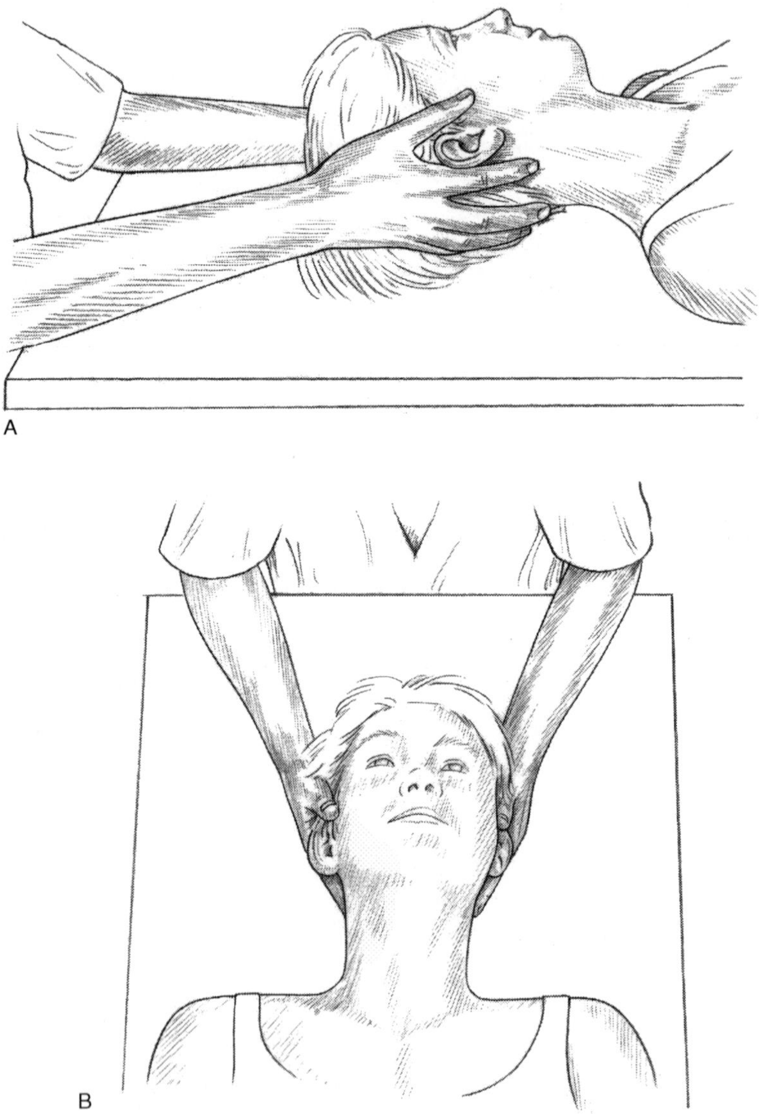


**Abbildung 2.2 A, B:** *Handposition beim Palpieren kardiovaskulärer Aktivität, inhärenter Bewegung und anderer kranialer Rhythmen.*

Nach einer Weile verlagern Sie den Fokus, blenden die kardiovaskuläre Aktivität aus und richten Ihre Wahrnehmung auf den kranialen Rhythmus, den Sie in Koordination mit dem Atemrhythmus spüren können.
**Spüren Sie eine ganz leichte Bewegung des Nackens, die mit der Atmung einhergeht?**
**Können Sie die unterschiedlichen Rhythmen und Bewegungen beschreiben, die alle von Ihren Händen erkannt sein wollen?**
Halten Sie Ihre Empfindungen in Ihren Aufzeichnungen fest oder sprechen Sie diese auf Band, nachdem Sie 5–7 Minuten lang palpiert haben.

## Übung 2.18 Empfohlene Dauer: 5 – 7 Minuten

Ausgangsstellung wie für ☞ Übung 2.17. Filtern Sie die kardiovaskulären und Atembewegungen vorübergehend heraus und nehmen Sie keine Notiz davon. Achten Sie darauf, was Sie darüber hinaus wahrnehmen können.
Stellen Sie sich vor, Ihre Hände wären vollständig mit dem Kopf des Patienten verbunden, ohne dass mehr als wenige Gramm Druck ausgeübt werden. Während Sie mit der ganzen Hand Kontakt halten, verlagern Sie Ihre Aufmerksamkeit auf die Propriozeptoren in Ihren Handgelenken und Unterarmen.
Spüren Sie, was diese fühlen.
Auf diese Weise vergrößern Sie das äußerst geringe Ausmaß tatsächlich vorhandener und palpierbarer Kranialbewegung. Allmählich wird es Ihnen vorkommen, als sei doch ein beträchtliches Bewegungsausmaß vorhanden, als expandiere und kontrahiere sich der ganze Kopf in einem sehr langsamen Rhythmus nach lateral, vielleicht sechs- bis zehnmal pro Minute. Vertrauen Sie in diesem Stadium dem, was Sie spüren, ohne dies zu hinterfragen.
**Spüren Sie diesen Rhythmus?**
**Können Sie in Worte fassen, was Sie spüren?**
**Ist es ein periodisches „Prickeln" oder Druckgefühl in ihren Handflächen? Lässt es sich mit der „hereinströmenden und abebbenden Tide" vergleichen?**
**Welche Wörter kommen Ihnen zur Beschreibung in den Sinn?**
Dokumentieren Sie diese Wörter in Ihren Aufzeichnungen oder sprechen Sie diese auf Band.

## Übung 2.19 Empfohlene Dauer: 5 – 7 Minuten

**Halten Sie den Kopf Ihres Patienten wie zuvor beschrieben. Die Spitzen von Ring- und kleinem Finger liegen am Hinterhaupt. Spüren Sie ein ganz sachtes Vorwärtsneigen des Hinterhaupts während der beschriebenen lateralen Ausdehnung in Ihre Handflächen hinein? Kommt der Kopf wieder in Neutralstellung, während er sich „verschmälert"?**
**Mittel- und Zeigefinger liegen am Os mastoideum bzw. Os temporale an. Können Sie durch den von diesen Fingern vermittelten Kontakt spüren, was mit den genannten Knochen geschieht?**

Halten Sie die Beschreibung in Ihren Aufzeichnungen fest oder sprechen Sie diese auf Band.
**Können Sie zudem durch den Daumenkontakt spüren, was die Ossa parietalia während dieser rhythmischen Pulsation tun?**
Beschreiben Sie auch dies.
Wir kommen später (S. 141) noch einmal auf Upledgers Übungen zurück, wenn wir uns mit dem Palpieren kraniosakraler Rhythmen im gesamten Körper befassen und bei dieser Gelegenheit Ihre anfänglichen „Befunde" und Beschreibungen überprüfen.

## Übung 2.20 Empfohlene Dauer: 10 Minuten

Der Patient liegt auf dem Rücken. Schieben Sie Ihre dominante Hand unter das Os sacrum, sodass die Fingerspitzen an der Basis des Os sacrum liegen und sich von einem Iliosakralgelenk zum anderen spannen. Das Os coccygis sollte sanft vom Handballen umschlossen sein. Unterarm und Ellenbogen ruhen auf der Behandlungsliege. Nehmen Sie den Kniestand ein oder setzen Sie sich und machen Sie es sich für die zehnminütige Dauer der Übung so bequem wie möglich.
Schließen Sie die Augen und konzentrieren Sie sich auf alle Empfindungen, die die palpierende Hand erreichen.
**Spüren Sie einen mit der normalen Atmung synchron verlaufenden Rhythmus?**
In diesem Fall bitten Sie Ihren Probanden, den Atem anzuhalten, und beobachten Sie, wie sich dies auf die Sakralbewegung auswirkt.
**Ist auch bei angehaltenem Atem noch eine sachte Bewegung palpierbar?**
Wenn der Proband wieder atmet, spüren Sie, wie die subtile Bewegung sich erneut verändert. Allmählich sollten Sie lernen, die Bewegung, die mit der Atembewegung einhergeht, vom subtileren „kranialen respiratorischen" Rhythmus abzugrenzen. Widmen Sie dem Studium dieser subtilen Veränderungen der Sakralbewegung so viel Zeit wie möglich.

Halten Sie Ihre Befunde stets sorgsam fest, nachdem Sie diese oder ähnliche Übungen ausgeführt haben.

Philip Greenman (1989) beschreibt einige vorzügliche – für Anfänger und Fortgeschrittene gleichermaßen geeignete – Übungen zur Verfeinerung der Palpationsfertigkeit. Sie werden nachstehend zusammengefasst.

## Übung 2.21 Empfohlene Dauer: 7 Minuten

Sie sitzen einem Partner gegenüber an einem schmalen Tisch. Sie werden sich gegenseitig den linken Unterarm mit der rechten Hand untersuchen. Legen Sie daher die linken Unterarme in Pronationsstellung auf die Tischplatte und lassen Sie die rechte (palpierende) Hand und die Finger auf dem linken Unterarm des Partners knapp unterhalb des Ellenbogens ruhen.

Die erste Befunderhebung erfolgt ohne Bewegung und verlangt volle Konzentration darauf, was Sie spüren.
**Wie warm/kalt, trocken/feucht, rau/glatt ist die palpierte Haut?**
Sie und Ihr Partner drehen anschließend die Arme um und stellen sich dieselben Fragen in Bezug auf die ventralen Armfläche. Vergleichen Sie die Empfindungen, die Sie von der dorsalen Seite des Arms empfangen haben, mit denen, die Sie von der ventralen Seite aufnehmen.
Bewerten Sie die Unterschiede hinsichtlich Textur/Oberflächenbeschaffenheit, Temperatur, Dicke etc. und fassen Sie diese in Worte.
Dokumentieren Sie Ihre Befunde.

## Übung 2.22 Empfohlene Dauer: 5 Minuten

In derselben Ausgangsstellung führen Sie kleine Bewegungen mit der Hand aus. Halten Sie dabei festen Kontakt mit der Haut und bewegen Sie diese auf dem darunter liegenden Gewebe. Bewegen Sie die Hand sowohl längs als auch quer zum Unterarm und bewerten Sie, was Sie im Hinblick auf das subkutane Fasziengewebe tasten. Versuchen Sie, Dicke und Elastizität abzuschätzen.
**Ist das oberflächliche Gewebe in einige Richtungen freier beweglich als in andere?**
Vergleichen Sie die Befunde von der dorsalen und ventralen Unterarmfläche Ihres Partners.
Schreiben Sie Ihre Befunde nieder oder sprechen Sie diese auf Band.

## Übung 2.23 Empfohlene Dauer: 5 Minuten

Palpieren Sie bei unverändertem Kontakt die subkutane Faszienschicht hinsichtlich der darin verlaufenden Arterien und Venen. Bestimmen und beschreiben Sie, was Sie zwischen Handgelenk und Ellenbogen spüren.
Ziehen Sie einen Anatomieatlas zurate, wenn Ihnen dieser Aspekt der Anatomie nicht mehr gegenwärtig ist.

## Übung 2.24 Empfohlene Dauer: 5 Minuten

Unveränderte Ausgangsstellung. Richten Sie Ihre Gedanken auf die tiefer liegende Faszie und erhöhen Sie den Druck Ihrer Hand, bis Sie diese spüren. Führen Sie mit Hand/Fingern langsame Horizontalbewegungen aus und versuchen Sie, verdickte Faszienbereiche zu finden, die wie Hüllen Muskelbündel in Kompartimente zusammenfassen und voneinander trennen.
In diesen subkutanen und tiefer liegenden Faszienschichten manifestiert sich oft eine somatische Dysfunktion. Das reicht von Triggerpunkten zu stressbedingt veränderten Faserbündeln aufgrund von Überlastung, Fehlbelastung oder Missbrauch.

## Übung 2.25 Empfohlene Dauer: 5 – 7 Minuten

Unveränderte Ausgangsstellung und Kontaktfläche. Fühlen Sie durch die Faszie in die Muskelfasern hinein und versuchen Sie, ihre Aktionsrichtung zu spüren. Sie und Ihr Partner öffnen und schließen nun langsam die linke Faust, um die palpierten Muskeln anzuspannen und zu entspannen. Spüren Sie, wie sich die Muskelfasern dabei verändern.

Anschließend halten Sie und Ihr Partner die linken Fäuste fest geballt, während Sie die Unterarmmuskeln in hypertonem Zustand palpieren. Diese nützliche Übung bereitet Sie darauf vor, was Sie bei den meisten Patienten palpieren werden, deren Muskeln überlastet, fehlbelastet oder missbraucht wurden. Beschreiben Sie die Texturen und Tonusschwankungen, die Sie während dieser Übung bemerkt haben.

## Übung 2.26 Empfohlene Dauer: 5 – 7 Minuten

Der Arm, den Sie palpieren wollen, sollte nun entspannt sein. Führen Sie Ihre palpierenden Finger am Unterarm nach distal und bestimmen Sie die Grenze zwischen Muskel und Sehne (Muskel-Sehnen-Übergang). Palpieren Sie die Sehne weiter bis zur Insertionsstelle, wo sie durch eine überlagernde Struktur, das Retinaculum extensorum, am Handgelenk befestigt ist. Palpieren Sie das Retinaculum und versuchen Sie, die verschiedenen Richtungen ausfindig zu machen, in die dessen Fasern verlaufen.

**In welcher Richtung verläuft die Sehne?**

**Welche Ausrichtung hat die Bandstruktur?**

Schreiben Sie nieder oder sprechen Sie auf Band, welche Merkmale das Palpierte besitzt und wie es sich „anfühlt".

Ziehen Sie ein Anatomie-/Physiologiebuch heran, um zu beurteilen, wie anatomisch präzise Ihre Palpationsempfindung war.

## Übung 2.27 Empfohlene Dauer: 7 Minuten

Führen Sie Ihre Finger wieder zum Ellenbogen. Der Mittelfinger liegt in der Mulde an der Dorsalseite des Ellenbogens, der Daumen an der Ventralfläche. Palpieren Sie den Radiuskopf.

Fühlen Sie Form und Textur.

**Wie hart ist der Radiuskopf?**

**Bewegt er sich unter leichtem Druck?**

**Was spüren Sie, wenn Sie Finger und Daumen am Ellenbogen ein wenig weiter proximal führen, über den eigentlichen Gelenkraum hinaus?**

Die Gelenkkapsel sollte nicht tastbar sein, es sei denn, es lägen schwere pathologische Veränderungen am Gelenk vor. Ihre Kontaktzone liegt knapp oberhalb des Gelenks.

Lassen Sie Ihren Partner nun den Unterarm aktiv und langsam pronieren und supinieren. Was spüren Sie zwischen Finger und Daumen?
**Wie ändert sich das Ende des Bewegungsumfangs bei Pronation und Supination? Ist es ein symmetrisches Phänomen?**
Beschreiben Sie das Endgefühl. (☞ vgl. auch das Spezialthema 8 „Endgefühl")
**Welches Ende des Bewegungsausschlags erscheint Ihnen fester/gespannter (wo findet sich das härtere Endgefühl) – in Supination oder in Pronation?**
Dokumentieren Sie Ihre Befunde.

## Übung 2.28 Empfohlene Dauer: 5 Minuten

Halten Sie nun mit der linken Hand Hand und Handgelenk des mit Ihrer rechten Hand palpierten Arms fest.
Supinieren und pronieren Sie den Arm *passiv*, während Sie das Gelenk palpieren. Bestimmen Sie das gesamte Bewegungsausmaß, während Sie diese Bewegungen langsam ausführen.
In dieser Phase erhalten Sie zweierlei propriozeptive Informationen, zum einen von der palpierenden und zum anderen von der Hand, die die Bewegung vornimmt.
Beschreiben Sie Bewegungsausmaß und Endgefühl in Supination und in Pronation, wenn diese passiv herbeigeführt werden, und vergleichen Sie die Befunde mit denen, die Sie bei aktiver (wie in der vorigen Übung) und bei passiver Bewegung erhobenen haben.
**Ist das Endgefühl in Supination oder in Pronation härter oder weicher, und wo ist das Bewegungsausmaß am größten?**
**Nehmen Sie wahr, wie sich gegen Ende des Bewegungsumfanges Spannung in den Geweben aufbaut („Festigkeit")?**
**Spüren Sie ebenso, wie das Gewebe Spannung abbaut („Gelöstheit"), wenn Sie sich von dieser Barriere entfernen?**
Versuchen Sie, die üblicherweise mit „ease" und „bind" („lockern" und „festigen") umschriebenen Veränderungen zu ertasten, die auftreten, wenn Sie das Gelenk in unterschiedliche Richtungen bewegen.
**Finden Sie einen ausbalancierten Punkt zwischen den beiden Endpunkten im Bewegungsumfang von Pronation und Supination, wo das Gewebe sich am wenigsten gehemmt anfühlt?**
In diesem Fall haben Sie den sog. physiologische Neutralpunkt oder Balancepunkt gefunden, einen Zentralpunkt der funktionellen osteopathischen Therapie. Wir kommen auf dieses Konzept später zurück und stellen dann (☞ insbesondere in Kapitel 7) weitere Übungen vor, die den Neutralpunkt berücksichtigen.

### *Übungen 2.7 – 2.28: Diskussion*

Greenman warnt vor den häufigsten Fehlern bei der Ausführung dieser Palpationsübungen (und beim Palpieren generell):

- Konzentrationsmangel
- zu großer ausgeübter Druck
- zu viel Bewegung.

Mit anderen Worten: Gehen Sie langsam und mit leichter Hand vor und konzentrieren Sie sich vor allem darauf, was Sie spüren, wenn Sie effizient palpieren wollen.

## *Zum Stand der palpatorischen Fertigkeit*

Mit Hilfe dieser ersten Übungen wird man eine gewisse Kompetenz erworben (oder diese erweitert) haben, Form, Größe, Textur, Flexibilität und Temperatur verschiedener anorganischer Materialien in unterschiedlicher Dicke und Kombination zu differenzieren (und zu beschreiben). Man kann nun wahrscheinlich zwischen organischen und anorganischen Stoffen, lebendem und nicht lebendem Material und Gewebe sowie zwischen lebenden Geweben unterschiedlicher Gesundheitszustände unterscheiden. Zudem hat man die ersten Schritte getan, um Pulse und Rhythmen des Körpers zu beurteilen, und ist in der Lage, das eine oder andere nach Belieben auszublenden, was eine Schlüsselfunktion beim Erwerb „sehender Hände" darstellt.

Vielleicht ist nun auch zu spüren, was beim „Gewebegedächtnis" mitwirkt, das in nachfolgenden Kapiteln näher untersucht wird.

Die hier vorgestellten Übungen lassen sich abändern, sodass sie einem bestimmten Bedarf entsprechen. Sie sind Ausdruck der Überlegungen einiger der tonangebenden Fachleute auf diesem Gebiet und liefern die Grundlage, von der aus man das Abenteuer wagen kann, innere Räume zu erkunden. Dazu kommen wir später.

Als Nächstes befassen wir uns mit dem Palpieren der Haut.

**Quellen**

Ford C. Where healing waters meet. Station Hill Press, New York, 1989

Frymann V. Palpation – its study in the workshop. Yearbook of the American Academy of Osteopathy, 1963, S. 16–30

Greenman P. Principles of manual medicine. Williams & Wilkins, Baltimore, 1989 (Deutsch 1998)

Korr I. Physiological basis of osteopathic medicine. Postgraduate Institute of Osteopathic Medicine and Surgery, New York, 1970

Mitchell F. Journal of the American Osteopathic Association, June 1976

Mitchell F, Moran P, Pruzzo N. An evaluation of osteopathic muscle energy procedures. Pruzzo, Valley Park, Missouri, 1979

Mitchell F. Training and measuring sensory literacy. Yearbook of the American Academy of Osteopathy, 1976, S. 120–127

Sutton S. An osteopathic method of history taking and physical examination. Journal of the American Osteopathic Association 77 (7), 1977, S. 845–858

Upledger J, Vredevoogt W. Craniosacral therapy. Eastland Press, Seattle, 1983

Van Allen P. Improving our skills. Academy of Applied Osteopathy Yearbook, 1964, S. 147–152

Walton W. Palpatory diagnosis of the osteopathic lesion. Journal of the American Osteopathic Association 71, August 1971, S. 117–131

## Zur Morphologie von Reflex- und Akupunkturpunkten

Melzack und Wall (1988) konnten zeigen, dass mindestens 75 % der Triggerpunkte mit Akupunkturpunkten identisch sind, wenn man den traditionellen Meridiankarten folgt. Bei den übrigen handelt es sich um „beliebige" Akupunkturpunkte, denn der Traditionellen Chinesischen Medizin zufolge eignen sich alle spontan empfindlichen Punkte (unabhängig davon, ob sie auf einem Meridian liegen oder nicht) für eine Akupunktur- oder Akupressurbehandlung. Ein Triggerpunkt jedoch ist in jedem Fall spontan druckempfindlich.

Jüngst konnte mit Hilfe bildgebender Thermographie belegt werden, dass ein Triggerpunkt, anders als zuvor angenommen, nicht 5 – 10 mm groß, sondern recht klein ist, nämlich etwa 2 mm im Durchmesser (Diakow 1988).

In der Altersgruppe junger Erwachsener (35 – 50 Jahre) kommen sie bei 54 % der Frauen und bei 45 % der Männer vor. Wenn Triggerpunkte normalerweise mit Akupunkturpunkten deckungsgleich sind, welche Gewebe sind dann betroffen?

Professor Jean Bossy von der Fakultät für Medizin der Universität Montpellier in Frankreich hat die Gewebe einer ausführlichen Prüfung unterzogen (Bossy 1984).

Wie er schreibt, sind alle mit medizinischen Elektroverfahren bestimmbaren motorischen Punkte Akupunkturpunkte (die er als „bevorzugte Loci eines Organismus bezeichnet, die einen Austausch zwischen dem Körperinneren und der Umwelt erlauben"). Head-Maximalpunkte, Hacket-Punkte, die Viszeralpunkte, die Chakren – immer handle es sich um Akupunkturpunkte.

Bossy zufolge sind diese Punkte mit 1 – 5 mm noch kleiner als von Diakow angegeben. Die Hautmanifestation ist, wie er schreibt, „leichter zu fühlen als zu sehen. Oberflächlichster morphologischer Ausdruck ist eine winzige Einziehung".

Unter der (diese bevorzugten Loci überdeckenden) Haut (die an dieser Stelle ein wenig dünner ist als die umgebende Haut) finden sich immer dieselben Merkmale. Üblicherweise trifft man neurovaskuläre Bündel an, Bindegewebe ist regelmäßig vorhanden, Fettgewebe gelegentlich. Gefäße und Nerven scheinen wichtig zu sein, obgleich sie im Rahmen einer Behandlung nur indirekt stimuliert werden, und zwar infolge einer Formveränderung des Bindegewebes und der sich daraus ergebenden Traktion.

In einigen Fällen bilden Sehnen, periartikuläre Strukturen oder Muskelgewebe Bestandteile der Akupunktur-/Triggerpunktmorphologie. Aufgrund seiner ausführlichen Sektionen behauptet Bossy jedoch: „Fett- und Bindegewebe determinieren das Auftreten der Akupunkturempfindung."

Daraus scheint zu folgen, dass deutliche Reflexeffekte nur „durch die Stimulation zahlreicher und vielfältiger anatomischer Strukturen" zu erzielen sind.

Als wichtigste Information ist dieser Studie zu entnehmen, dass eine sehr feine „Einziehung" oder Vertiefung, über der das Hautgewebe ein wenig dünner ist, palpiert werden kann, was auf einen Akupunkturpunkt hindeutet (der, falls empfindlich, „aktiv" und wahrscheinlich gleichfalls ein Triggerpunkt ist). Wie in ☞ Kapitel 4 auszuführen sein wird, sind palpatorisch weitere Kennzeichen feststellbar, wobei „Hautspannung" und der Verlust an Elastizität die palpatorisch wichtigsten Hinweise auf Reflexaktivität sind.

**Quellen**

Bossy J. Morphological data concerning acupuncture points and channel networks. Acupuncture and ElectroTherapeutics Research International Journal 9, 1984

Diakow P. Thermographic imaging of myofascial trigger points. Journal of Manipulative and Physiological Therapeutics 11, 1988, S. 2

Melzack R, Wall P. The challenge of pain. Penguin Books, 1988

# 3 Die Haut: Palpation und Befunderhebung

Die Bedeutung dessen, was man beim Palpieren der Haut auf eine von vielen möglichen Weisen ertastet, erschließt sich vielleicht nicht immer unmittelbar. Diese Hülle, die das Individuum von der Außenwelt abgrenzt, ist jedoch ein Hort an potentiell aussagekräftigen Informationen.

Die Kontaktaufnahme mit der Haut einer anderen Person baut emotionale Barrieren und Widerstände schnell ab. Körperliche Berührung ist ein einzigartiges Vorrecht und bietet eine Chance, die sich jene „Körperarbeiter" zunutze machen, die auf die Seele ihrer Patienten ebenso eingehen wie auf deren körperlichen Zustand. Durch Veränderung sowohl ihrer elektrischen als auch palpierbaren physikalischen Eigenschaften gibt die Körperoberfläche ein genaues Abbild der Seele.

Deane Juhan (1987) vermittelt einen ersten Begriff von der Bedeutung der Haut:

> „Haut und Gehirn sind nicht weniger weit voneinander getrennt als Oberfläche und Tiefe eines Sees. Sie sind nur unterschiedliche Orte in einem kontinuierlichen Medium. Die Begriffe ‚peripher' und ‚zentral' geben lediglich räumliche Bestimmungen an, die mehr schaden als nutzen, wenn sie uns vergessen lassen, dass es sich beim Gehirn um eine funktionelle Einheit handelt, die vom Kortex bis zu den Fingerspitzen und Zehen reicht. *Wer die Oberfläche berührt, rührt die Tiefe auf.*" [Hervorhebung des Verfassers.]

Es ist nicht einfach, die Veränderungen dieser Oberfläche zu entziffern, doch der Kontakt lässt viel Offensichtliches und viel in der Tiefe Verborgenes erkennen. In ☞ Kapitel 11 werden Konzepte behandelt, die sich mit der Verknüpfung von Körper und Seele befassen. Zunächst muss jedoch auf einige physikalische Eigenschaften der Haut näher eingegangen werden.

Wie bereits in den vorigen Kapiteln erwähnt, sollte der Palpierende bestimmte Veränderungen leicht entziffern können, darunter die relative Wärme/Kälte, Trockenheit/Feuchtigkeit, Glätte/Rauigkeit, Elastizität/Rigidität sowie die relative Dicke der Haut in einem bestimmten Areal. Umfangreiche Forschung und klinische Erfahrung berechtigen zu der Annahme, dass physiologische Hautveränderungen der genannten Art oft aus einer Funktionsstörung resultieren, die das sympathische Nervensystem insbesondere in Beziehung zum muskuloskelettalen System betrifft.

Zum besseren Verständnis der Dynamik von Hautfunktion und -dysfunktion und möglicher Fehlerquellen beim Palpieren der Haut sollen kurz einige Aspekte der Hautphysiologie besprochen werden.

In der Hauptsache stützt sich dieser Abschnitt auf die Ergebnisse einer in den USA tätigen Forschergruppe (Adams et al. 1982). Diese hat eine schlüssige Untersuchung der wichtigsten interagierenden Faktoren vorgelegt, die die Haut zu einem so bedeutsamen Palpationsfeld machen.

Die Haut enthält annähernd 750 000 sensorische Rezeptoren, die in verschiedenen Regionen unterschiedlich dicht verteilt sind, nämlich zwischen 7 und 135 Einheiten pro Quadratzentimeter. Die genannten Forscher richten ihre Aufmerksamkeit jedoch nicht auf die Nervenendigungen, sondern vielmehr auf Merkmale der menschlichen Haut, die sich aus der Aktivität der ekkrinen Schweißdrüsen ergeben. Deren Sekretion spielt zum einen für die Temperaturregelung eine Rolle, zum anderen beeinflusst sie „die Eigenarten des Energie- und Massentransfers in der Haut, und sie verändert deren Eigenschaften aufgrund unterschiedlich starker epidermaler Hydratation und Höhe des Salzgehaltes“.

Die Autoren unterscheiden zwischen apokrinen und ekkrinen (merokrinen) Schweißdrüsen. Erstere liegen am Haarschaft, während letztere direkt auf die Haut sezernieren und somit Hautreibung und Wärmeleitung direkt beeinflussen. Die ekkrinen Schweißdrüsen in der Hohlhand (und in der Fußsohle) können den Wärmeverlust nur geringfügig steuern, sind aber insofern wichtig, als sie Reibung und Geschmeidigkeit zu modifizieren vermögen. Von erheblicher klinischer Bedeutung ist die ausschließliche Steuerung der ekkrinen Schweißdrüsen durch den sympathischen Anteil des autonomen Nervensystems. Daher kann nämlich bei palpierbaren Veränderungen der Schweißsekretion auf eine Reflexaktivität geschlossen werden, wie sie z. B. bei einer Aktivität von Triggerpunkten bzw. emotionalen oder Stressfaktoren vorliegt. Acetylcholin ist der chemische Mediator zwischen efferentem Nerv und den sezernierenden Tubuli der ekkrinen Schweißdrüsen. Dieser Neurotransmitter erhöht auch die Kontraktionsbereitschaft des Muskels.

Der komplexe Vorgang der Perspiration durch die Haut braucht uns an dieser Stelle nicht zu beschäftigen. Erwähnt sei nur der Einfluss auf die mechanischen und elektrischen Eigenschaften der Haut sowie auf deren Wärmeregulationsfähigkeit.

Beim Schwitzen wird nicht nur Flüssigkeit durch die Tubuli geleitet, sie diffundiert auch lateral in peritubuläre, trockenere Bereiche der Haut. Auch wenn kein sichtbarer Schweiß an die Hautoberfläche tritt, hält die Aktivität der Schweißdrüsen in tieferen Hautschichten an, und ein Teil des in das umgebende Gewebe diffundierenden Wassers wird resorbiert. Die Autoren vergleichen diesen Vorgang mit dem in den Nieren ablaufenden Prozess, wenn dem Urin in den Nierentubuli Zucker entzogen wird:

> „Der Schluss, die Schweißdrüsen seien inaktiv, weil kein Wasser an die Hautoberfläche austritt, ist ebenso unsachgemäß wie die Folgerung, im Glomerulumfiltrat der Nieren sei kein Zucker enthalten, weil er im Urin nicht nachzuweisen ist.“ (Adams et al. 1982.)

Die geringe Aktivität der Schweißdrüsen verändert den Grad der Hautreibung. Bei trockener Haut ist die Reibung gering, sie steigt, je feuchter die Haut wird, und sinkt wieder bei sehr starkem Schwitzen. Mit trockenen Fingern lässt sich eine Buchseite nur schlecht umblättern. Ein wenig Feuchtigkeit erleichtert den Vorgang, mit schweißnassen Händen lässt sich dagegen nichts mehr leicht greifen. Dies zeigt, wie schmal die Bandbreite des epidermalen Wassergehalts ist, die an der Hautoberfläche einen maximalen Reibungskontakt herzustellen vermag.

Vor dem Hintergrund dieser Information erklärt sich die unterschiedliche Hautreibung („Hautspannung“) vielleicht eher, die man beim Palpieren der verschiedenen Körperregionen bemerkt. Adams und Kollegen stellen folgende Überlegung an:

> „Könnte die regional unterschiedliche ‚Hautspannung‘, die der untersuchende Arzt bemerkt, mit segmental aktiven autonomen Reflexen zusammenhängen, die eine chronische, geringe Aktivität der ekkrinen Schweißdrüsen auslösen, die wiederum zu einer lokal begrenzten epidermalen Hydratation und Hautreibung an definierten Körperstellen führt? Rufen diese Reflexe aufgrund einer chronischen Aktivität der Schweißdrüsen Veränderungen der mechanischen Eigenschaften der Hautoberfläche hervor, vergleichbar etwa denen am Handgelenk, wenn man ein Uhrenarmband gerade abgenommen hat?“

Streicht man über die zuvor von einem Uhrenarmband bedeckte Haut, ist dort der Gehalt an epidermalem Wasser zunächst hoch, wodurch der Reibungsgrad steigt und die Hautspannung erheblich zunimmt. Nach einer Weile verschwinden diese Merkmale, und die Hautspannung entspricht wieder der des umgebenden Hautareals.

Dieser Einblick in die Pathophysiologie der Haut erklärt, warum Karel Lewit (1987) in der Lage ist, die Triggerpunktaktivität (oder jede andere Reflexaktivität) durch Vergleich der Elastizität der darüber liegenden Haut mit anderem Gewebe in der Nachbarschaft zu bestimmen. Er bezeichnet Hautbezirke dieser Art als „hyperalgetische Hautzonen“. Jetzt wird auch klar, weshalb jeder erfahrene Akupunkteur auch vor Einführung der elektrischen Lokalisation die betreffenden Punkte per Palpation rasch auffand und wieso dies heutzutage durch Messung des elektrischen Hautwiderstands noch schneller geschieht.

Einige von Lewits Überlegungen und Anweisungen werden weiter unten in diesem Kapitel näher untersucht. Zunächst jedoch sollen der Einfluss des epidermalen Wassergehalts auf die Temperaturwahrnehmung am palpierten Gewebe und die Auswirkungen der eigenen Hautbeschaffenheit beim Palpieren betrachtet werden.

Clyde W. Ford interpretiert in seiner Untersuchung über Palpation und subtile Manipulation (Ford 1989) den Mechanismus der „Hautspannung“ ganz anders. Darauf wird in ☞ Kapitel 5 (S. 171) eingegangen.

## Messung der Hauttemperatur durch Berührung

Anhand der Übungen 3.1 – 3.9 können Sie grundlegende palpatorische Fertigkeiten erwerben, um Temperaturunterschiede zwischen den untersuchten Objekten und Geweben festzustellen. Des Weiteren werden Sie mit dem Phänomen der „Hautspannung“ vertraut gemacht, deren Palpation für die Befunderhebung außerordentlich nützlich ist.

**Übung 3.1** **Empfohlene Dauer: 10 – 15 Sekunden pro palpiertes Objekt**

Legen Sie verschiedene Gegenstände aus Holz, Kunststoff, Metall, Porzellan, Keramik mit rauer Oberfläche und Papier vor sich auf eine Arbeitsfläche. Es sollten möglichst mehrere unterschiedliche Gegenstände aus dem gleichen Material gefertigt sein. Alle Gegenstände müssen sich seit mindestens einer Stunde an ihrem Platz in dem Raum befunden haben, in dem Sie die Übung durchführen. Man kann davon ausgehen, dass die Raumtemperatur dort einheitlich ist.
Palpieren Sie jeden der Gegenstände einzeln mit jeder Hand und spüren Sie die relative Empfindung von Wärme oder Kälte, die er Ihnen vermittelt.
Eine Messung mit dem Thermometer würde annähernd identische Werte für alle Gegenstände ergeben. Dennoch werden Sie beim Berühren deutliche Temperaturunterschiede feststellen.
**Wie lässt sich das erklären?**
Die Antwort ergibt sich beim weiteren Durcharbeiten dieses Kapitels.

**Übung 3.2** **Empfohlene Dauer: 15 Sekunden**

Stellen Sie sich barfuß auf einen kalten, mit Kacheln, Marmorplatten oder Kunststoff ausgelegten Boden. Einen Fuß lassen Sie auf dem blanken Boden stehen, den anderen setzen Sie auf ein Handtuch, das sich bereits einige Zeit in diesem Raum befunden hat. Der eine Fuß spürt Kälte, der andere nicht, obwohl Boden und Handtuch mit Sicherheit die gleiche Temperatur haben.
**Wie kommt es zu diesem scheinbaren Unterschied?**
**Stellt sich Ihnen die Frage, wie exakt wir Temperaturvarianten tatsächlich fühlen können, wenn wir einen Gegenstand oder eine lebende Person palpieren?**
Dokumentieren Sie Ihre Überlegungen.

### *Übungen 3.1 und 3.2: Diskussion*

Die Variablen, die den Wärmefluss vom getasteten Objekt zur Oberfläche des benutzten Tastinstrumentariums (Fingerspitzen, Hände) beeinflussen, stehen in Relation zu den thermischen Eigenschaften der beiden „austauschenden Oberflächen".

Zu diesen thermischen Eigenschaften zählen:

- die jeweilige Größe der austauschenden Oberflächen
- die Temperaturunterschiede zwischen den austauschenden Oberflächen
- der Abstand, über den die Wärme geleitet wird
- die intrinsischen Merkmale der Wärmeleitung sowohl des palpierten Objekts als auch des Palpationsinstruments (Ihre Hände oder Finger).

Die sog. „Wärmeleitfähigkeit", eine Kenngröße dieses Vorgangs, bedarf der Erläuterung. Die Wärmeleitfähigkeit eines gekachelten Bodens ist größer als die eines Handtuchs. Daher werden die Thermorezeptoren des Fußes auf den Kacheln rascher angesprochen als die des Fußes auf dem Handtuch. Ihre *Wahrnehmung* ist korrekt, der zufolge ein Fuß kälter ist als der andere; mit Temperaturunterschieden zwischen den Oberflächen, auf denen Sie stehen, hat dies jedoch nichts zu tun.

Wenn zwei beim Tasten unterschiedlich warm erscheinende Objekte nachweislich dieselbe Temperatur haben, dann muss sich die von Ihren Thermorezeptoren (es handelt sich um Neurorezeptoren, die Wärme- und Kälteempfindungen an Ihr Gehirn weiterleiten) wahrgenommene Differenz aus einer unterschiedlichen thermischen Leitfähigkeit oder aber aus einer anderen Eigenart der Wärmeleitung dieser Objekte herleiten. Ein realer Temperaturunterschied ist jedenfalls nicht ursächlich.

Dieser Sachverhalts ist natürlich wichtig, wenn es zu beurteilen gilt, wie warm oder kühl ein Hautareal ist.

Berücksichtigt man zudem den Einfluss der epidermalen Feuchtigkeit (Schweiß) in und auf den palpierten Geweben sowie der palpierenden Hand, wird die Angelegenheit noch komplizierter.

**In welcher Weise modifiziert Schweiß die Beurteilung des palpierten Gewebes?**

## Übung 3.3 Empfohlene Dauer: 10 – 15 Sekunden pro Objekt und Test

Wählen Sie zwei beliebige Objekte, die Sie zuvor auf Temperaturunterschiede hin palpiert hatten, z. B. einen Bleistift und einen Schlüssel oder einen anderen Gegenstand aus Metall. Palpieren Sie beide nochmals mit der Hand und spüren Sie die unterschiedlichen thermischen Empfindungen, die die Thermorezeptoren Ihrer Hand erreichen. Palpieren Sie beide Objekte mit demselben Teil Ihrer Hand (Hohlhand, Handrücken, Fingerspitzen etc.).

- Führen Sie diese Übung zunächst mit trockenen Händen aus.
- Befeuchten Sie dann die Fingerspitzen (bzw. den Teil der Hand, mit dem Sie die Temperaturunterschiede palpieren) und palpieren Sie die Gegenstände nochmals.

**Verändert sich die Temperaturwahrnehmung, je nachdem, ob Sie die Gegenstände mit trockenen oder feuchten Händen/Fingern palpieren (machen Sie die Übung mit jeder Hand)?**

**Falls ja, worin besteht der Unterschied?**

Dokumentieren Sie Ihren Befund.

## Übung 3.4 Empfohlene Dauer: 10 – 15 Sekunden pro Objekt und Test

Als Nächstes sollten Sie prüfen, ob Ihr Handrücken thermisch sensibler ist als die Hohlhand oder die Fingerkuppen, wenn Sie einen Holzbleistift und einen metallenen Gegenstand palpieren.

**Nehmen Sie Temperaturunterschiede mit bestimmten Teilen Ihrer Hand deutlicher wahr?**

**Ist eine Hand in dieser Hinsicht sensibler als die andere?**

Dokumentieren Sie Ihren Befund.

**Übung 3.5** **Empfohlene Dauer: 3 – 5 Sekunden pro untersuchtes Objekt**

Prüfen Sie dieselben Objekte nochmals, benutzen Sie diesmal jedoch Ihre Zungenspitze als „Palpationsorgan".
**Haben Sie die Temperaturunterschiede mit Ihrer Zungenspitze deutlicher gespürt? Ja oder Nein?**

### *Übungen 3.3 – 3.5: Diskussion*

In der Hohlhand befinden sich sehr viel mehr Thermorezeptoren als auf dem Handrücken, und weitaus noch dichter sind sie an der Zungenspitze platziert (wo sie direkt unter der Oberfläche liegen). Das macht diese Zonen besonders temperaturempfindlich. Folglich eignet sich die Hohlhand im Allgemeinen besser zur Aufnahme thermischer Information, obgleich die Epidermis dort dicker ist als auf dem Handrücken. Überprüfen Sie diese Aussage an sich selbst, da einige Menschen Wärme auf dem Handrücken intensiver als in der Hohlhand empfinden, und vielleicht gehören Sie ja dazu.

Angemerkt sei noch, dass die relative Feuchtigkeit bzw. Trockenheit der palpierenden Oberfläche die Wärmewahrnehmung beeinflusst, denn Wasser erhöht die Leitfähigkeit, wodurch sich die Temperatur der Thermorezeptoren stärker dem untersuchten Objekt annähert als bei einem trockenen Kontakt.

## Variablen

Ihr eigener Hydratationszustand, die Effizienz Ihres peripheren Kreislaufs, die Aktivität Ihres sympathischen Nervensystems sowie eine Reihe weiterer Variablen, wozu auch Umgebungsfeuchtigkeit und -temperatur zählen, beeinflussen Ihre Wärmeempfindung beim Palpieren.

Adams und Kollegen (Adams et al. 1982) fassen zusammen, weshalb es so schwierig ist, diese Variablen zu verstehen:

> „Die Thermorezeptoren in einem untersuchenden Finger sind Teil eines komplexen Wärmeaustauschsystems. Die Temperatur, die der Untersuchende spürt, hängt direkt mit der Entstehungsrate von Aktionspotentialen an den afferenten sensorischen Nerven zusammen, die an Thermorezeptoren im Bereich des dermoepidermalen Übergangs entspringen. Deren Temperatur wird weitgehend davon bestimmt, wie viel Wärme das zirkulierende Blut zur Haut transportiert (oder ihr entzieht)."

Einfluss auf die Temperaturwahrnehmung nimmt auch die Wärmeübertragungsrate zwischen der Haut des Untersuchenden und der Haut des Patienten. Diese resultiert aus der Größe der Kontaktfläche, der Hautdicke von Patient und Untersucher sowie beider Hydratationszustand. Hier spielen auch Eigenarten der Wärmeübertragung eine Rolle (die davon beeinflusst werden, ob und welche Stoffe sich zwischen den Hautoberflächen von Patient und Untersucher befinden, u.a. Luft, Wasser, Lotion, Fett oder Öl, Schmutzpartikel, Textilien usw.).

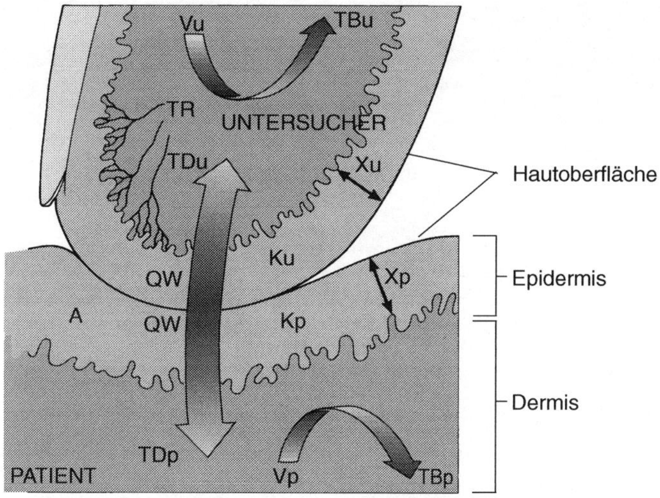


**Abbildung 3.1:** *Das Schema veranschaulicht einige der physikalischen und physiologischen Faktoren, die die Entladungsrate der Thermorezeptoren (TR) und folglich die Temperaturempfindung beeinflussen, sobald die Haut des Untersuchers mit der des Patienten in Berührung kommt. Die Temperatur und ihre Veränderungsrate an den Thermorezeptoren des Untersuchers sind eine Funktion der Zeitspanne, über die die Gewebe in Kontakt bleiben, der Größe ihrer Kontaktfläche (A), der Temperaturen (TBu und TBp) und des Fließvolumens (Vu und Vp) in den Hautkapillaren von Untersucher und Patient, des Weiteren der Dicke der Epidermis (Xu und Xp), der thermischen Leitfähigkeit (Ku und Kp) beider, ihrer Hauttemperatur (TDu und TDp) und schließlich der Netto-Wärmeaustauschrate (QW) zwischen den Geweben. QW unterliegt dem Einfluss der Wärmeleiteigenschaften von den Materialien, die sich zwischen den beiden Hautoberflächen befinden, z. B. Luft, Wasser, Öl, Talg, Handlotion, Schmutz, Hautschuppen, Textilfasern. [Adams et al. 1982]*

Jede beliebige dieser Variablen oder auch alle zusammen wirken sich beim Palpieren immer aus. Dieser Umstand ist zu berücksichtigen. ☞ Abbildung 3.1 veranschaulicht die Wechselwirkung zwischen einigen die thermische Wahrnehmung beeinflussenden Variablen.

## Palpation der Haut auf Temperatur und weitere Merkmale

Nachdem geklärt wurde, inwiefern es aufgrund der oben diskutierten Variablen zur Fehlinterpretation vermeintlicher Temperaturunterschiede kommen kann, gilt es nun, Verständnis für den menschlichen Körper zu entwickeln, den man auf bestimmte, für eine Evaluierung relevante Merkmale hin palpiert.

Die folgenden Übungen (3.6–3.8) sollen verdeutlichen, welchen Wert die Haut als Informationsquelle besitzt und wie sie die intelligente Erkundung tiefer liegender Gewebe erlaubt. Die drei folgenden Übungen sollten möglichst in der angegebenen Reihenfolge im Rahmen derselben Übungseinheit absolviert werden, sodass sich die Ergebnisse miteinander vergleichen lassen.

## Übung 3.6 Empfohlene Dauer: 3–4 Minuten pro Übungsabschnitt (A, B und C)

Ihr „Patient" liegt auf dem Rücken oder Bauch. Einige Hautareale sind entblößt (Beine, Brustkorb, Rücken etc.). Stellen Sie nun ohne Druck Hand- oder Fingerkontakt zu den Geweben her, die Sie untersuchen wollen. Reiben Sie die Gewebe nicht. Schmiegen Sie nur einige Sekunden lang ihre Hand (Hände) an die Hautoberfläche und wechseln Sie dann zu einem anderen Hautbezirk. Palpieren Sie auf diese Art Rücken oder Abdomen langsam und sorgfältig bezüglich unterschiedlicher Hauttemperaturen. Setzen Sie beide Hände ein, entweder nacheinander oder gleichzeitig:
A Wenn Ihr „Patient" zuvor einige Minuten lang in einem Raum mit normaler Temperatur und Luftfeuchtigkeit geruht hat
B Nachdem Ihr „Patient" zuvor einige Minuten lang gehüpft oder gejoggt ist, etliche Minuten lang getanzt oder andere Körperübungen ausgeführt hat
C Nachdem *Sie selbst* einige Minuten lang derartige Übungen ausgeführt haben.
Können Sie Unterschiede zwischen den Übungsabschnitten A, B und C feststellen?
Variieren Sie Ihre Kontaktfläche, sodass Sie Ihren Befund einmal mit der Palmar- und einmal mit der Dorsalfläche der Hand unter vergleichbaren Bedingungen erheben.
**Ist eine Hand sensibler als die andere?**
**Liefert die Palpation mit der Palmar- oder Dorsalfläche der Hand genauere Informationen?**
**Spüren Sie Temperaturunterschiede zwischen den verschiedenen Stellen der Körperoberfläche?**
**Wie beeinflusst Ihr eigener oder der Hydratationszustand des Probanden Ihre Empfindungen?**
Dokumentieren Sie Ihre Befunde.

## Übung 3.7 Empfohlene Dauer: 3–5 Minuten

Prüfen Sie, ob Sie tatsächlich Temperaturveränderungen registrieren, und wenn ja, wie die Ergebnisse in den Kategorien A, B und C (☞ Übung 3.6) ausfallen, wenn Sie 0,5 cm oberhalb der betreffenden Körperoberflächen palpieren.
Viola Frymann (1963) schreibt:

> „Selbst wenn man die Hand ca. 0,5 cm oberhalb der Haut führt, empfängt man Informationen über die Körpertemperatur. Eine Zone mit einer akuten Läsion wird ungewöhnlich warm, ein Bereich einer seit langem bestehenden, chronischen Schädigung kann im Vergleich mit anderen Hautarealen ungewöhnlich kalt sein."

Bewegen Sie Ihre Hand langsam weiter, während Sie auf diese Weise „über dem Körper" nach Temperaturabweichungen „scannen". Wenn die Hand ruht oder sich zu langsam bewegt, haben Sie keinen Vergleich. Bei zu schneller Bewegung dagegen nehmen Sie die leichten Veränderungen zwischen den Bezirken, über die Ihre Hand gleitet, nicht wahr. Führen Sie diese Übung sowohl mit der Palmar- als auch mit der Dorsalfläche der Hand aus, um deren relative Sensibilität zu erkunden.
Richten Sie Ihre Aufmerksamkeit nicht nur auf Wärmeempfindungen, sondern auch auf Temperaturunterschiede insgesamt sowie auf Bezirke, die Ihnen „kühl" oder „kalt" erscheinen.
**Bestätigt Ihre Erfahrung die Aussage, die Palmarfläche der Hand sei sensibler als die Dorsalfläche?**
**Entsprechen die erspürten Variationen den Informationen, die Sie im direkten Palpationskontakt mit der Haut gewonnen hatten?**
**Mit anderen Worten, werden warme Zonen zumindest in gewissem Umfang sowohl bei Berührung als auch bei Palpation oberhalb der Körperoberfläche erkennbar?**
Dokumentieren Sie Ihre Befunde.

## Übung 3.8 **Empfohlene Dauer: 7 – 10 Minuten**

Palpieren Sie dieselben Hautzonen wie in ☞ Übung 3.6, versuchen Sie diesmal jedoch, Variationen der Hautreibung zu bestimmen, indem Sie eine Fingerspitze leicht über die Hautoberfläche führen (benutzen Sie kein Gleitmittel).
Führen Sie diese Übung mit verschiedenen Fingern einer Hand aus.
Es ist nur minimaler Druck erforderlich – Haut auf Haut genügt („hauchfeine Berührung") (☞ Abbildung 3.2).
Die Bewegung des jeweils palpierenden Fingers sollte zielstrebig, nicht zu langsam und keinesfalls zu schnell erfolgen. Etwa 5 – 7 cm pro Sekunde sind ein gutes Tempo.
Achten Sie auf eine Art „Spannung" ähnlich einem Widerstand gegen das leichte Gleiten des Fingers über die Hautoberfläche.
Ein Eindruck von „Trockenheit", ein „Sandpapiergefühl", eine etwas grobe oder raue Textur kann auf eine verstärkte Schweißsekretion hindeuten.
Führen Sie anschließend dieselben Variablen wie in ☞ Übung 3.6 B und C ein, d. h., entweder Sie selbst oder Ihr Proband betätigen sich körperlich in der beschriebenen Weise, bevor Sie die Befunderhebung wiederholen.
Vermerken Sie Ihre Ergebnisse, insbesondere, wenn Hautreibung und Temperaturunterschiede, die Ihnen in vorangegangenen Übungen auffielen, in demselben Hautareal zu spüren waren.
Fertigen Sie eine Skizze an und notieren Sie vornehmlich Merkmale wie Hautspannung/Reibung und stärkere Erwärmung als im umgebenden Gewebe.

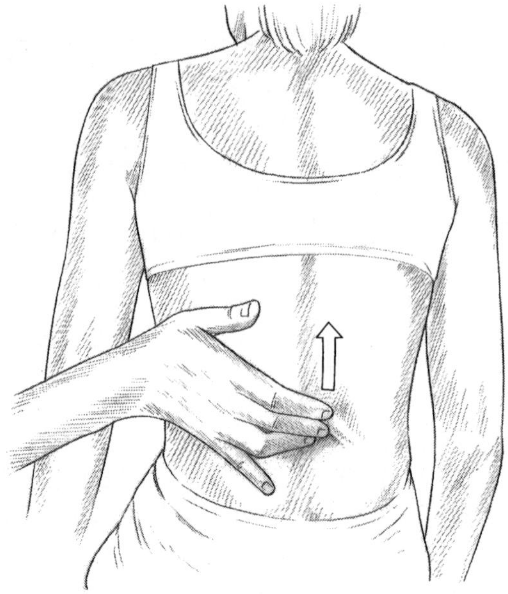

**Abbildung 3.2:** *Prüfung der Hautreibung (Spannung, Widerstand) zur Befunderhebung*

## Übung 3.9

**Empfohlene Dauer: 20 Sekunden**

Wenn Sie sich auch nur im Geringsten darüber unsicher sind, was Sie in der letzten Übung zu spüren versuchten, nehmen Sie Ihre Armbanduhr oder Ihr Armband ab. Palpieren Sie zunächst die Haut, die nicht vom Uhrenarmband oder Armband bedeckt gewesen ist, und anschließend den Hautstreifen unter dem Armband auf „Hautspannung". Lassen Sie ihre Fingerspitze(n) von der „trockenen" zur „feuchten" Haut gleiten. Spüren Sie, wie sich Hautspannung, Reibung und Widerstand unterscheiden.
Danach warten Sie fünf Minuten, ohne das Armband wieder anzulegen, und wiederholen dann die Übung. Sie werden merken, dass in dem zuvor vom Armband bedeckten Hautstreifen jetzt keine veränderte Hautspannung mehr besteht und er sich deshalb beim Palpieren nicht von der umgebenden Haut unterscheidet.
Bei anderer Gelegenheit untersuchen Sie den Hauttemperaturunterschiede zwischen dem vom Armband bedeckten Hautstreifen und der umgebenden Haut, und zwar einmal unmittelbar nach Ablegen des Armbands und dann erneut 5 – 10 Minuten später. Dokumentieren Sie Ihre Befunde.

### *Übungen 3.6 – 3.9: Diskussion*

Sie müssen sich fragen, ob eine Hautzone, die Ihnen kühler „erscheint" als das umgebende Hautareal, tatsächlich kälter (oder wärmer) ist oder ob Ihre Wahrnehmung durch die Wirkung einer höheren Wärmeleitfähigkeit verzerrt wird, möglicherweise

aufgrund erhöhter epidermaler Hydratation (bei Ihnen oder beim Probanden) infolge lokal vermehrter Aktivität der ekkrinen Schweißdrüsen.
Dem wiederum können Reflexaktivität, emotionaler Distress oder ein lokal wirksames Phänomen zugrunde liegen.

Wenn dasselbe Hautareal, das sich in seiner Temperatur vom umgebenden Gewebe zu unterscheiden scheint, auch hinsichtlich einer vermehrten Hautreibung (Hautspannung) auffällig ist, haben Sie Grund zu der Annahme, dass die Aktivität der ekkrinen Schweißdrüsen vermehrt ist.

Außerdem müssen Sie beim Palpieren Ihren eigenen physischen und durch das sympathische Nervensystem bedingten Zustand in Betracht ziehen, da er sich auf den peripheren Kreislauf und die epidermale Hydratation auswirkt.

Sie sollten sich folgende Fragen stellen:

- Schwitzen meine Hände?
- Haben sie zuvor geschwitzt?
- Bin ich entspannt oder angespannt?

Sollten Sie eine dieser Fragen bejahen, liefern Ihre Thermorezeptoren beim Palpieren nach Temperaturunterschieden u. U. ungenaue Informationen. Zusätzlich kompliziert würde der Sachverhalt durch Schwitzen Ihres Patienten oder eine hohe relative Luftfeuchtigkeit und Raumtemperatur.

Verwirrung könnte außerdem beim Versuch entstehen, Veränderungen der Gewebetextur zu bestimmen (Reibung oder „Hautspannung“), ließen Sie dabei außer Acht, dass diese Merkmale ebenfalls durch interagierende Faktoren (Hydratation, Feuchtigkeit etc.) beeinflusst werden.

Das Phänomen der Hautspannung zeigt sich normalerweise über aktiven myofaszialen Triggerpunkten und Reflexaktivitätszonen. Es ist ein ausgezeichneter Anhaltspunkt für die Befunderhebung.

## *Zum Stand der palpatorischen Fertigkeit*

Nach Bewältigung der vorstehenden Übungen sind Sie imstande, Veränderungen von Haut-/Oberflächentemperaturen zu erkennen und anhand des Phänomens der „Hautspannung“ Gebiete mit vermehrter Schweißsekretion zu lokalisieren. Falls Ihnen der erlangte Grad an Sensibilität beim Aufspüren von Temperaturunterschieden und Abweichungen der „Hautspannung“ ungenügend erscheint, wiederholen Sie die Übungen in regelmäßigen Abständen, nach Möglichkeit täglich, zumindest jedoch einige Male pro Woche, bis Ihnen die Methoden theoretisch und praktisch vertraut sind.

Des Weiteren sollten Sie internalisiert haben, dass die verschiedenen Teile Ihrer Hand unterschiedlich sensibel sind und dass es dem Einfluss vielfältiger Variablen unterliegt, wie genau Sie treffen, was Sie zu erspüren meinen.

Schließlich müssen Sie Ihre Palpationsbefunde nahezu unverzüglich mit Variablen wie Raumtemperatur, Grad der Schweißsekretion des Patienten (und Ihrer eigenen), vorangegangene Aktivität, ängstliche Anspannung etc. abgleichen und vor dem Hintergrund Ihres Wissens deuten können, damit diese Interpretation als integraler

Bestandteil in Ihre Beurteilung des aktuellen Allgemeinzustands und Bedarfs des Patienten eingeht.

Sie sollten sich fragen:

- Verstehe ich die Physiologie des Phänomens „Hautspannung“?
- Kann ich Temperaturunterschiede per Palpation sicher erkennen?
- Kann ich mich zuverlässig ohne Körperkontakt über Temperaturunterschiede orientieren?
- Verstehe ich, worauf die palpierten Phänomene hinweisen?

Ziehen Sie einschlägige Lehrbücher heran und dokumentieren Sie den derzeitigen Stand Ihrer Wahrnehmungsfähigkeit hinsichtlich der genannten Themen.

## *Lewits diagnostische und therapeutische Methoden an der Haut*

Karel Lewit hat einen wahren Hort an Informationen zusammengetragen (Lewit 1992). Es lohnt sich, seine Abhandlung über den Wert der Hautpalpation durchzusehen. Wie Lewit ausführt, beschrieb Head im ausgehenden 19. Jahrhundert als Erster eine vermehrte Empfindlichkeit gegen Nadelstiche in bestimmten, mit Reflexaktivität zusammenhängenden Zonen. Ein derart subjektives Symptom machte den Therapeuten jedoch von genauen Rückmeldungen seines Patienten abhängig, der diesen Test als langwierig und nicht gerade angenehm erleben musste.

Lewit erläutert die Technik des „Hautrollens“. Hierbei wird eine Hautfalte abgehoben und zwischen den Fingern weitergerollt. Vermehrter Widerstand ist vom Therapeuten unschwer zu bemerken, ebenso der Umstand, dass diese Hautfalten „derber“ sind, wo immer eine Reflexaktivität vorliegt.

Leider verursacht diese Technik dem Patienten oft Schmerzen und lässt sich zudem in Bereichen, wo die Haut darunter liegendem Gewebe eng anhaftet, nur schwer anwenden.

Das in Deutschland entwickelte Verfahren der Bindegewebsmassage (BGM) nutzt eine Variante dieser diagnostischen Methode. Die Haut wird über der darunter liegenden Faszie leicht gedehnt, indem die Fingerspitzen einen vom Therapeuten weggerichteten Druck ausüben. Gewöhnlich wird dieses Verfahren beidhändig ausgeführt, sodass der Grad der Elastizität von beiden Körperseiten verglichen werden kann. Eine geringere „Dehnbarkeit“ im Seitenvergleich liefert einen Anhaltspunkt für Reflexaktivität (☞ Übung 3.17).

Das Abheben einer Hautfalte stellt eine weitere diagnostische Methode im Rahmen der BGM dar (☞ Übung 3.18).

Nachteilig ist, dass die genannten Methoden relativ grobe Hinweise liefern. Dies spielt für die Anwender der BGM allerdings nur eine untergeordnete Rolle, denn ihnen geht es normalerweise um die Bestimmung ausgedehnter Reflexzonen, die mit einer Organ- oder Systemdysfunktion in Zusammenhang stehen, und nicht um eng umgrenzte Bereiche von Reflexaktivität, anhand derer z. B. myofasziale Triggerpunkte identifizierbar sind.

Lewit berichtet über eine von ihm entwickelte schmerzlose und effektive Methode mit höherer diagnostischer Verlässlichkeit als die oben beschriebenen. Sie geht letztendlich von der diagnostischen in die therapeutische Funktion über (☞ Übung 3.10).

Er bezeichnet diese Methode als „Hautdehnung". Zunächst dehnt er die Haut mit minimaler Kraft, bis Vorspannung erreicht ist, und dehnt diese dann ohne Kraftaufwand bis zu einer Barriere, an der ein leichter „federnder Widerstand" spürbar ist.

Lewit führt diese Dehnungen in verschiedene Richtungen über dem zur Befunderhebung gewählten Bereich aus.

Handelt es sich bei diesem Gebiet aufgrund einer Reflexaktivität um eine hyperalgetische Zone (HAZ), ist nach Überschreiten der Vorspannung ein „unelastischer" Widerstand statt einer elastischen „Barriere" zu spüren.

Gleiches muss mit Gleichem verglichen werden. Es wäre wenig sinnvoll, die Elastizität der Haut z. B. über den lumbalen paraspinalen Muskeln mit der über den dorsalen paraspinalen Geweben zu vergleichen. Erstere dürfte, den natürlichen Gegebenheiten entsprechend, eher „locker", letztere eher „straff" sein. Vergleicht man dagegen die Hautelastizität in einem dorsalen paraspinalen Areal mit der in einem anderen dorsalen paraspinalen Areal und ist die Haut in einem dieser Bereiche deutlich weniger elastisch als im anderen, weist dies auf eine mögliche Reflexaktivität unterhalb der „straffen" Hautzone hin.

Die Behandlung derartiger Zonen, die in gewissem Umfang die verursachende Reflexaktivität normalisiert, besteht darin, die Dehnung etwa weitere zehn Sekunden zu halten.

In Lewits Worten:

> „Wird nun diese Endspannung gehalten (üblicherweise ungefähr zehn Sekunden lang), lässt nach kurzer Zeit der Widerstand nach, bis die neue, normale Barriere erreicht ist und damit auch das Federn. Danach kann die HAZ im Normalfall nicht mehr getastet werden. *Wenn diese die Ursache der Schmerzen ist, ist die Methode genauso wirksam wie Nadeln, Elektrostimulation u. a. m.* [Hervorhebung des Verfassers.]

Lewit zufolge gestattet diese Methode die Diagnose (und Therapie) auch sehr kleiner Reflexzonen (HAZ), die palpatorisch nicht zugänglich oder potenziell schmerzhaft sind, etwa zwischen den Zehen, über Knochenvorsprüngen wie etwa den Procc. spinosi oder in der Umgebung von Narben. Aber was passiert in diesen HAZ?

Gelegentlich sind sie über Zonen viszerosomatischer Reflexaktivität oder eines als „segmentale Hyperirritabilität" bekannten Geschehens festzustellen. Letzteres ist dadurch gekennzeichnet, dass neurale Strukturen in einem beliebigen Spinalabschnitt aufgrund anhaltender Stressfaktoren unterschiedlicher Art eine Hyperreaktivität zeigen. Hierdurch kommt es sowohl lokal als auch in den von Nerven des betreffenden Spinalsegments versorgten Bereichen zu unerwünschten Folgeerscheinungen. Im Zusammenhang mit dem Palpieren von Muskeln (☞ Kapitel 4) werden Palpationsmethoden vorgestellt, die es (außer mit Hilfe der HAZ) gestatten, eine spinale segmentale Hyperirritabilität zu bestimmen.

Zu einer lokalen myofaszialen Reizbarkeit kommt es auch, wenn sich Triggerpunkte herausbilden. Hierbei handelt es sich um lokale Störungen im Weichteilgewebe, die entfernt liegende Gewebe mit oft Schmerz auslösenden Nervenimpulsen „bombardieren". Über den aktiven (desgleichen „entstehenden" und latenten) Triggerpunkten und ebenso über der vom Triggerpunkt beeinflussten Übertragungszone ist eine HAZ lokalisierbar.

Therapeuten, die sich für Therapiemöglichkeiten durch Akupunktur interessieren, werden wissen, dass Zonen über aktiven Punkten auf den Meridianen durch einen verminderten elektrischen Widerstand gekennzeichnet sind. Diese Zonen sind mit Hilfe von Lewits Methode der Hautdehnung leicht aufzufinden (und seiner Ansicht nach würden sie auf anhaltende Dehnung ebenso gut ansprechen wie auf Nadelung).

In ☞ Kapitel 4 wird das Triggerpunktphänomen eingehender behandelt. Unter anderem wird ein Überblick über Methoden zur Identifikation dieser häufig vorkommenden und Schwierigkeiten bereitenden Punkte gegeben. Bei dieser Gelegenheit sollen auch Lewits Methoden rekapituliert werden.

## Hautdehnungsübungen

Im Idealfall werden die Übungen 3.10 – 3.12 in der angegebenen Reihenfolge während einer Übungseinheit/-stunde ausgeführt. Gleiches gilt für die Übungen 3.13 – 3.15, die ebenfalls in einer Übungseinheit bewältigt werden sollten.

### Übung 3.10 Empfohlene Dauer: 10 – 15 Minuten

Anfangs ist eine langsame Ausführung dieser Methode geboten.
Nach einer gewissen Zeit sollte es dann möglich sein, relativ rasch über ein Areal zu streichen und es auf Anzeichen für Reflexaktivität (oder Akupunkturpunkte) hin zu überprüfen.
Der Proband nimmt die Bauchlage ein.
Wählen Sie für die Überprüfung zwei Areale aus. Das eine sollte 7,5 × 7,5 cm groß sein, neben der dorsalen Wirbelsäule liegen und den muskulären paraspinalen Bereich sowie Hautzonen über der Skapula und/oder den Rippen abdecken.
Das zweite Areal sollte im Bereich der lumbalen Wirbelsäule/des Gesäßes liegen, etwa gleich groß sein und erheblich elastischere, „locker sitzende" Haut umfassen.
Markieren Sie diese Areale mit einem Blei- oder Filzstift und beginnen Sie mit der Untersuchung.
Legen Sie Ihre beiden Zeigefinger auf die Haut, entweder nebeneinander oder so, dass die Fingerspitzen aufeinander zuweisen. Üben Sie keinerlei Druck aus; Berührungskontakt ist ausreichend (☞ Abbildung 3.3 A).
Führen Sie nun ohne Druck Ihre Finger langsam auseinander und spüren Sie, wie sich dabei die Haut unter Ihren Fingern dehnt (☞ Abbildung 3.3 B).
Führen Sie die Dehnung bis zu einer „sanften" Endposition, d. h. dehnen Sie die Haut nicht gewaltsam, sondern nur so weit, bis Sie einen ersten Widerstand spüren. Jetzt haben Sie die „Barriere" erreicht. Mit etwas mehr Nachdruck sollten Sie die Haut

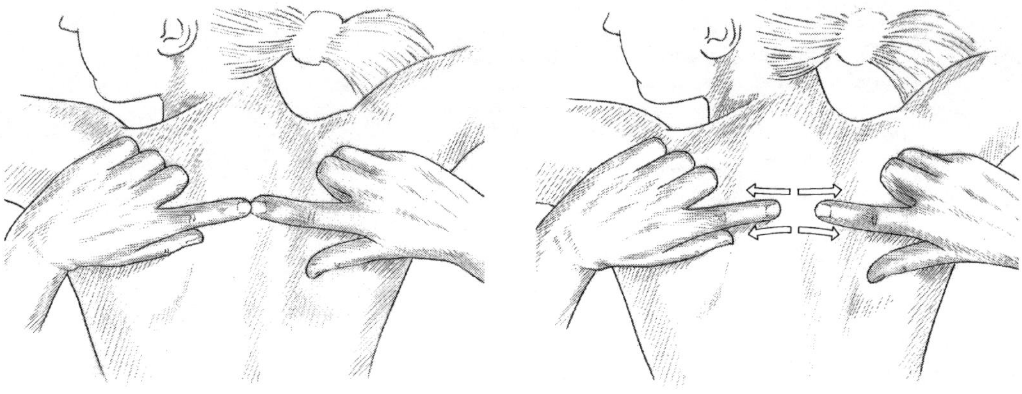

A B

**Abbildung 3.3:** **(A)** *Die Finger stoßen auf dem getesteten Hautareal aneinander – ganz leichter Hautkontakt genügt.* **(B)** *Ziehen Sie die Finger auseinander und prüfen Sie damit die Hautelastizität – vergleichen Sie das Ergebnis mit dem der benachbarten Hautareale.*

noch ein wenig bis zur aktuell absoluten Elastizitätsgrenze „auseinander ziehen" können.

Lösen Sie die Dehnungsspannung behutsam und legen Sie beide Finger anschließend 0,5 cm neben die zuvor getestete Stelle. Verfahren Sie in der eben beschriebenen Weise *mit beiden Fingern und in derselben Dehnungsrichtung.*

Wiederholen Sie die Sequenz unverändert, bis Sie die gesamten 56 $cm^2$ Gewebe untersucht haben.

Achten Sie darauf, die Dehnung im Verlauf dieser Übung nicht zu langsam auszuführen (man kann die propriozeptive Erinnerung an die vorangegangene Dehnung normalerweise nicht wahren, wenn der zeitliche Abstand zur folgenden zu lang ist). Erfolgen die Dehnungen andererseits zu schnell, wird die einzelne Dehnung kaum die elastische Barriere erreichen, die es zu erkunden gilt. Ich empfehle nach Möglichkeit einen Rhythmus von je einer Dehnung pro Sekunde.

An einigen Stellen spüren Sie vielleicht, dass die Haut weniger elastisch ist als bei der vorherigen Dehnung. Hier könnte eine hyperalgetische Hautzone vorliegen. Markieren Sie diesen Bereich mit Blei- oder Filzstift, um später dorthin zurückkehren können.

Wenn Sie auf das Zentrum dieses kleinen Areals leichten Fingerdruck ausüben, lokalisieren Sie vermutlich eine Kontraktur, die bei anhaltendem Druck eine Empfindung an einer entfernten Stelle auslöst. (In diesem Fall handelt es sich um einen Triggerpunkt. Markieren Sie auf der Haut – oder auf einer Karteikarte – zusätzlich die Richtung, in die die Empfindung übertragen wird.) Strahlt von dem besagten Punkt keine Empfindung aus, handelt es sich entweder um einen Akupunkturpunkt, einen entstehenden Triggerpunkt oder eine anders geartete Reflexmanifestation.

Dokumentieren Sie Ihre Befunde.

## Übung 3.11 Empfohlene Dauer: 5 – 10 Minuten

Nun überprüfen Sie dasselbe Hautareal nochmals, verändern jedoch die Richtung, in die Sie die Haut dehnen, z. B. parallel statt rechtwinklig zur Wirbelsäule.
Beobachten Sie, ob Sie hierbei dieselben Reflexzonen/Triggerpunkte antreffen wie zuvor.
Dokumentieren Sie Ihre Befunde.

## Übung 3.12 Empfohlene Dauer: 10 Minuten

Wenn Sie sicher sind, mit Hilfe der Hautdehnung, wie in den vorausgehenden beiden Übungen dargestellt, umschriebene Gebiete mit einer manifesten Dysfunktion effektiv lokalisieren zu können, untersuchen Sie jetzt andere, zuvor markierte Abschnitte der Wirbelsäule. Beachten Sie dabei Folgendes:

- Unterscheidet sich die Hautelastizität über den dorsalen und den lumbalen Wirbelsäulenabschnitten/dem Glutealbereich und in welcher Art ist diese unterschiedlich?
- Wie können Sie die Dehnungsrichtung ändern, während Sie die Finger innerhalb eines Hautareals bewegen, und dennoch zwischen elastischer und weniger elastischer Haut unterscheiden?
- Wie können Sie den Vorgang beschleunigen, sodass eine zunächst fünf Minuten dauernde, sorgsam ausgeführte, sukzessive Dehnung schließlich nur noch ein bis zwei Minuten ohne Einbuße an Genauigkeit in Anspruch nimmt?

Dokumentieren Sie Ihre Befunde.

## Übung 3.13 Empfohlene Dauer: 12 Minuten

Um die Hautdehnung als diagnostisches Instrument noch effizienter einzusetzen, sollten Sie nun versuchen, Unterschiede der Hautelastizität an schwer zugänglichen Körperstellen zu erfassen:

- Über dem Sternum/Proc. xiphoideus
- Über den Procc. spinosi
- In den Interdigitalfalten zwischen Fingern und Zehen.

Falls Ihnen kein Proband zur Verfügung steht, führen Sie so viele der oben beschriebenen Übungen wie möglich an sich selbst aus.
Denken Sie daran, dass bei keiner dieser Befunderhebungen ein Gleitmittel eingesetzt werden soll. Die Methoden zeigen bei „trockener" Durchführung die besten und genauesten Ergebnisse. Vorsicht an behaarten Hautstellen, wo eine Untersuchung unangenehm sein kann.
Vermerken Sie die Unterschiede der Hautelastizität an den jeweiligen anatomischen Orten.

**Übung 3.14** **Empfohlene Dauer: 5 – 10 Minuten**

Wenden Sie sich nun einer markierten HAZ zu, die Sie bei einer der vorigen Übungen lokalisiert haben. Dehnen Sie die Haut behutsam bis zum Erreichen der Barriere und halten Sie diesen Dehnungszustand ohne Kraftaufwand zehn Sekunden lang. Spüren Sie, wie verfestigte Haut sich allmählich entspannt?
Halten Sie diese neue Dehnungsspannung noch einige Sekunden lang und verfahren Sie dann entsprechend an weiteren zuvor ermittelten HAZ.
Testen Sie die betreffenden Hautzonen dann erneut und überzeugen Sie sich, ob die zuvor reflektorisch verspannte Haut wieder vergleichsweise elastisch geworden ist.
Dokumentieren Sie Ihre Befunde.

**Übung 3.15** **Empfohlene Dauer: 2 – 4 Minuten**

Lewit beschreibt, wie durch Kontakt mit den Handkanten der gegenüber aufgelegten Hände ausgedehnte Hautflächen (etwa im Bereich der Lendenwirbelsäule) auf sehr ähnliche Weise wie die kleineren Flächen per Fingerzug untersucht werden können. Stellen Sie mit der gesamten Handkante, vom kleinen Finger bis zum Handgelenk, festen Kontakt her. Üben Sie leichten Druck gegen die Haut aus, führen Sie die Hände etwas auseinander und versuchen Sie zu spüren, wann die Hautdehnung die Barriere erreicht.
Fahren Sie in derselben Weise über einem benachbarten Hautareal fort, bis Sie einen Bereich wie den Rücken oder Oberschenkel durchgetestet haben. Vermerken Sie, wenn Sie einen Bezirk erhöhten Dehnungswiderstands gefunden haben. Auf diese Weise lassen sich ausgedehnte Reflexzonen lokalisieren, in denen sich möglicherweise eine Organdysfunktion manifestiert oder die auf ein anderweitiges neurologisches Geschehen hinweisen.
„Lösen" Sie diesen Widerstand, indem Sie die Dehnung ungefähr zehn Sekunden lang ohne Kraftaufwand an der Barriere halten, bis Sie spüren, wie der Tonus sinkt. Überprüfen Sie anhand der Elastizität der umgebenden Haut, ob das Verfahren tatsächlich eine Veränderung bewirkt hat.
Dokumentieren Sie Ihre Befunde.

### *Übungen 3.10 – 3.15: Diskussion*

Als Ursache einer Reflexaktivität, die sich in einer hyperalgetischen Hautzone manifestiert, kommen organische, systemische oder strukturelle Funktionsstörungen infrage. Es kann auch ein Zusammenhang mit anderen, seit längerem existierenden Problemen bestehen. Setzt man also eine erhöhte Hautspannung auf die von Lewit beschriebene Weise herab, wird der Erfolg nur von kurzer Dauer sein, sofern nicht auch die zugrunde liegenden Ursachen behandelt werden. Die oben dargestellten

Methoden eignen sich folglich zur Identifikation von in die Reflexaktivität involvierten Geweben; ihre therapeutische Wirksamkeit ist jedoch eher kurz- als langfristig einzustufen.

In diesem Kapitel wurden bereits einige sehr wichtige Überlegungen zum Palpieren der Haut angeführt. Eine Reihe von Experten, darunter William Walton (1971), hat sich zur Aussagekraft dessen geäußert, was der Therapeut beim Palpieren der Haut spürt. Walton schreibt:

> „Während der Oberflächenpalpation streicht der Therapeut mit den Fingerkuppen sanft, jedoch mit ausreichend Kontaktdruck über das zu untersuchende Hautareal, sodass eine Wahrnehmung möglich ist. Fünf verschiedene Veränderungen lassen sich bei akuten sowie chronischen Zuständen durch oberflächliche Palpation erkennen:
> - Hautveränderungen,
> - Temperaturveränderungen,
> - oberflächliche Muskelverspannungen,
> - Drucksensibilität,
> - Ödeme.
>
> Bei akuten Läsionen ist vielleicht im darüber liegenden Gewebe eine Temperaturerhöhung spürbar. Dieses Anzeichen ist jedoch vage und flüchtig und sollte nicht allzu hoch bewertet werden. Die Haut oberhalb der Läsion wird wegen der Flüssigkeitsansammlung im darunter liegenden Gewebe bei Berührung gespannt und unbeweglich erscheinen. Temperaturveränderungen können eine chronische Läsion begleiten, sind jedoch nicht obligatorisch … Die Haut oberhalb einer chronischen Läsion kann normal dick oder infolge einer Ischämie der unteren Gewebeschicht atrophiert sein. Dergleichen ist für chronische fibröse Veränderungen kennzeichnend."

Myron Beal (1983) hat häufige paraspinale Palpationsbefunde (hauptsächlich im Zusammenhang mit vermehrt reizbaren Segmenten in der oberen BWS) bei Patienten mit akuten und chronischen Erkrankungen des Herz-Kreislauf-Systems untersucht. Im Vergleich mit in der Tiefe palpierbaren Veränderungen wertet er die Zuverlässigkeit von oberflächlich gewonnenen Informationen gering:

> „Veränderungen von Hauttextur und -temperatur als durchgängig vorhandene, eindeutige Befunde ließen sich *nicht* ermitteln, wohl dagegen ein hypertoner Zustand der tiefen Muskulatur. Im Falle eines akuten Myokardinfarktes war der subkutane Flüssigkeitsgehalt merklich erhöht."

John Upledger dagegen pflichtet Beal hinsichtlich der Aussagekraft von Hautbefunden bei derartigen Diagnosen nicht bei (Upledger 1983). Er beschreibt, wie die Haut mittels Haut-„Spannungs"-Palpation zur lokalen Diagnose in genau den Arealen eingesetzt wird, in denen laut Beal die tiefe Palpation die zuverlässigeren Ergebnisse liefert (vgl. Upledgers Beschreibung im ☞ Spezialthema 5 „Rote, weiße und schwarze Reaktion").

Wenn Beal und Upledger zu unterschiedlichen Auffassungen kommen, mag dies in unterschiedlichen Palpationsmethoden oder aber – was wahrscheinlicher ist – darin begründet sein, dass Beal muskulären Befunden mehr vertraut (☞ Kap. 4). Immerhin schreibt er, die an der Haut erhobenen Befunde seien weniger „konsistent" als die an den Muskeln erhobenen. Er behauptet nicht, die Haut liefere keine einschlägige Information oder diese sei unzuverlässig.

# Narben

Karel Lewit (1987) beleuchtet ein weiteres, oft übersehenes Hautphänomen, die Narben. Im Rahmen seiner Erörterung von therapieresistenten Zuständen sowie Symptomen, die mit den Befunden scheinbar nicht in Einklang zu bringen sind, empfiehlt er, nach Narbengewebe zu suchen:

> „Die deutschsprachige Literatur kennt den Begriff des *Störfeldes*. Häufig handelt es sich hierbei um eine alte Narbe, die nach Verletzung oder Operation zurückgeblieben ist, nicht selten um eine Narbe nach Tonsillektomie. Diese Narbe erweist sich bei der Untersuchung gewöhnlich als empfindlich, weist Schmerzpunkte auf und ist von einer hyperalgetischen Zone umgeben."

Derartige Narben können seiner Ansicht nach wie „Saboteure" wirken und verdienen besondere Beachtung. Er empfiehlt die tiefe Palpation auf Schmerzpunkte in der Nähe von Narben und eine Untersuchung auf erhöhten Widerstand („Verklebungen") sowie auf HAZ mittels Hautdehnung. Falls der Situation mit Hautdehnung nicht zu begegnen ist (die einfache Hautdehnung ist Lewit zufolge bei Narben sehr erfolgreich), kann die Nadelung (der Schmerzpunkte) oder eine Infiltrationsbehandlung geboten sein. War die Behandlung erfolgreich, sollten der lokale Hautwiderstand und die Schmerzpunkte verschwinden und die Symptomatik des Patienten sich allmählich verbessern.

Auch Upledger und Vredevoogt (1983) äußern sich zu Narbengewebe. Sie veranschaulichen dessen Bedeutung am Beispiel eines Patienten mit chronischer Migräne, die aus einer chronischen, durch eine Appendektomienarbe hervorgerufenen Hautspannung resultierten:

> „Tiefer Druck medial der Narbe rief den Kopfschmerz hervor, lateral der Narbe applizierter Druck linderte ihn. Durch anhaltenden, tiefen, aber behutsamen Druck wurde das Narbengewebe mobilisiert."

Damit waren die Kopfschmerzen beseitigt, wie die beiden anerkannten Autoren schreiben. Sie fügen hinzu:

> „Des Weiteren wurde eine spontane Linderung von lumbalen Rückenschmerzen, Menstruationsbeschwerden sowie chronischen und rezidivierenden zervikalen somatischen Funktionsstörungen nach der Mobilisation von Narbengewebe beobachtet."

Im folgenden Kapitel wird der Einfluss der Faszien auf Funktion und Dysfunktion von Weichteilgewebe betrachtet.

**Übung 3.16** **Empfohlene Dauer: 3 Minuten**

Palpieren Sie eine Narbe. Spüren Sie, wie sich das Narbengewebe anfühlt und wie sich das umgebende Gewebe dazu verhält. Sofern möglich, palpieren und vergleichen Sie eine frische und eine sehr alte Narbe. Prüfen Sie, ob die Narbenumgebung lokal empfindlich ist. Können Sie dabei unterschiedliche Hautelastizität entdecken?

Lässt sich die Haut durch anhaltende, schmerzlose Dehnung entspannen?
Dokumentieren Sie Ihre Befunde von möglichst vielen frischen und alten Narbengeweben.

## Befunderhebung durch Bindegewebsmassage

Bei der Behandlung der von Lewis postulierten hyperalgetischen Hautzonen zu Beginn dieses Kapitels wurde kurz das in Deutschland entwickelte System der Bindegewebsmassage (BGM) erwähnt, wie es die Physiotherapeutin Elizabeth Dicke (1954) nannte. Die dabei eingesetzten Techniken – wiederholter trockener Kontakt, stark reibende Striche, die Reflexantworten hervorrufen sollen – sind für dieses Buch nicht relevant. Wichtig sind dagegen die diagnostischen Methoden, mittels derer die zur Therapie geeigneten Zonen bestimmt werden.

### Übung 3.17 Empfohlene Dauer: 3 – 5 Minuten pro Methode

Irmgard Bischof und Ginette Elmiger (1960) diskutieren Dickes diagnostische Methode. Der Patient sitzt auf einem Hocker oder liegt auf dem Bauch (☞ Abbildung 3.4).

> „Beide Hände werden flach aufgelegt. Sie verschieben das subkutane Gewebe gegen die Faszie durch gleichzeitiges leichtes Hin- und Herschieben. Der Grad der Verschieblichkeit hängt von der Gewebespannung ab. Unbedingt müssen symmetrische Gebiete [d. h. beide Seiten des Körpers] gleichzeitig untersucht werden."

Nehmen Sie dies als Anweisung für eine Palpationsübung und versuchen Sie, Areale zu bestimmen, wo durch „Verschieben" von Haut auf Bindegewebe im Vergleich mit der Gegenseite Einschränkungen erkennbar werden.
Setzen Sie ein oder alle bereits erprobten Verfahren ein („Hautspannung", orientierende Untersuchung, Hautelastizität etc.), um die so ermittelten Zonen genauer zu bestimmen.
Kommen Sie mit den verschiedenen Methoden zu übereinstimmenden Befunden?

### Übung 3.18 Empfohlene Dauer: 3 Minuten

Weiter empfiehlt Dicke folgendes Verfahren:

> „Indem man eine Hautfalte von der Faszie abhebt, lässt sich der Grad von Gewebespannung und Verschieblichkeit bestimmen. Es werden drei Verschieblichkeitsniveaus unterschieden (☞ Abbildung 3.5):
> 1. Die oberflächlichste Verschiebung erfolgt zwischen Haut und subkutanem Gewebe. Sie lässt sich bei Kindern und alten Menschen leichter vornehmen, weil die Verschiebung gering ist.
> 2. Die deutlichste Verschiebung erfolgt zwischen subkutanem Gewebe und Faszie.

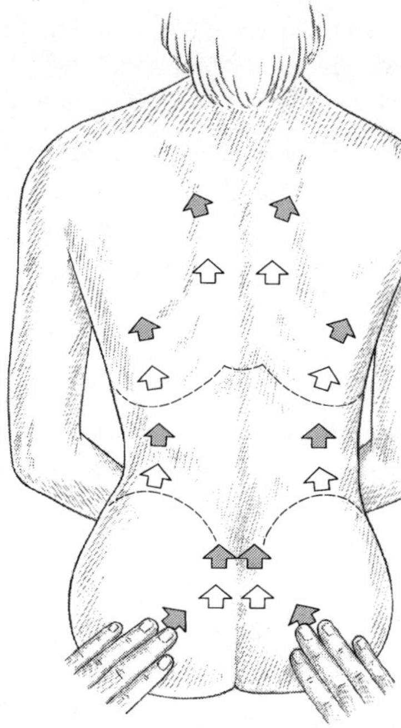

**Abbildung 3.4:** *Test der Gewebemotilität durch beidseitiges „Verschieben" von Haut mit den Fingerspitzen*

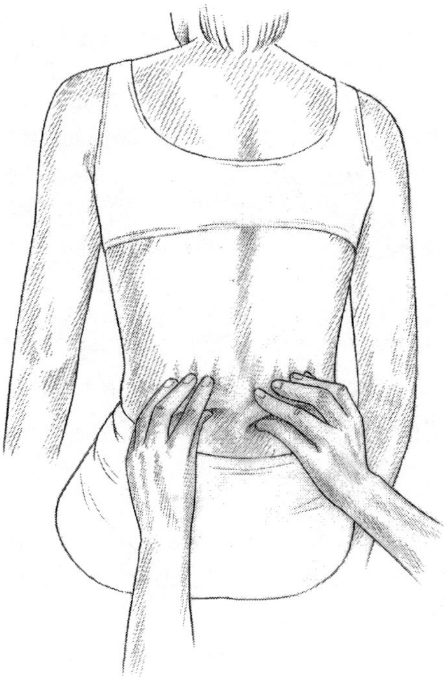

**Abbildung 3.5:** *Beurteilung der Hautelastizität durch beidseitiges Abheben einer Hautfalte.*

3. Die tiefste Verschiebeschicht liegt zwischen Faszie und interstitiellem Bindegewebe. Am deutlichsten ist die Verschiebung über ausgedehnten, ebenen Flächen, z.B. im Lumbosakralbereich, über dem Sakrum und im Bereich des M. tensor fasciae latae.“

Heben Sie behutsam mit beiden Händen Hautfalten ab und prüfen Sie, ob, gestützt auf Dickes Aussagen, eine Beurteilung möglich ist.
Vergleichen Sie Ihre Befunde anhand dieser Methode mit den durch „Verschiebung der Haut über der Faszie“ erhobenen (☞ Übung 3.17) sowie den mittels „Hautspannung“, „Hautdehnung/Hautelastizität“ und „orientierende Untersuchung“ gewonnenen.
Dokumentieren Sie Ihre Befunde.
**Liefern die Methoden übereinstimmende Ergebnisse?**
**Stellt eine Methode (in Ihrem Sinne) ein präziseres Mittel der Befunderhebung dar als die andere?**

### *BGM-Übungen 3.17 und 3.18: Diskussion*

Abgesehen von diesen erwähnten diagnostischen Methoden bedient sich die BGM eines weiteren „diagnostischen Strichs“ („paravertebraler Gang“), der mit zwei Fingern vorgenommen wird (der Patient sitzt in der Regel auf einem Hocker) und paravertebral vom Proc. spinosus L5 bis zur Höhe von C7 verläuft. Zunächst ist der Strich (Zug) leicht, die Verschiebung erfolgt oberflächlich und sanft. Daran schließt sich ein langsamerer, tieferer Strich an, der Zug auf subkutanes Gewebe und Faszie ausübt. Eine Verschiebung des tieferen Gewebes sowie des interstitiellen Gewebes wird durch einen tiefen, langsamen Zug entlang derselben „Spur“ erreicht.

Dies verdeutlicht einen wichtigen Sachverhalt: Der gewünschte Tiefeneffekt wird gleichermaßen durch die *Geschwindigkeit wie* auch durch die *Druckstärke* erreicht. Genau dasselbe gilt ebenfalls für die neuromuskuläre Technik. Generell sollte jeder, der an der Erweiterung palpatorischer Fertigkeiten arbeitet, diesen Tipp beherzigen.

„Langsamer. Die Information ist da. Sie lässt sich nicht überhastet erschließen.“

## Was lassen diese Striche erkennen?

Gesundes Gewebe wölbt sich oder bildet eine Welle vor den streichenden Fingern (2–3 cm). Erreicht man eine Zone vermehrten Widerstands, ist eine erhöhte Spannung spürbar, und es wird schwierig oder unmöglich, die Haut weiter zu verschieben. In diesen Zonen faltet sich die Haut vor der jeweiligen Strichhöhe immer weiter auf. Die streichenden Finger kommen hier auch langsamer voran als in gesundem Gewebe. Faktoren wie Alter des Patienten, Konstitution, Haltung und untersuchtes Areal beeinflussen die zu erwartenden Ergebnisse.

Derartige Hautverschiebungen gegen das darunter liegende Gewebe lassen sich an schlanken Personen mit wenig Fettgewebe einfacher vornehmen. Bei beleibten Personen sind subkutaner Fett- und Wassergehalt des Gewebes größer, was die Verschiebung erschwert.

Dicke weist darauf hin, dass Reflexzonen oft schon erkennbar sind, bevor man den diagnostischen Strich ansetzt. Merkmal dieser Zonen ist eine Einziehung oder Aufwölbung der Hautfläche. Solche Einziehungen finden sich häufig z. B. am Nacken, am unteren Rand des Thorax und oberhalb des Becken- und Glutealbereichs. Eingesunkene oder abgeflachte Bezirke zeigen sich über Thorax, Schulterblättern, zwischen BWS und Schulterblättern sowie über den oberen Beckengeweben und dem Sakrum. Flache Aufwölbungen sind vielfach in der Umgebung des Proc. spinosus C7, am Außenrand der Schulterblätter und in der Umgebung des Os sacrum anzutreffen.

Diese erhabenen oder eingedellten Gewebe sind nicht durch Massage zu normalisieren und repräsentieren chronische Reflexaktivität. Man nimmt an, dass sich hier viszerokutane (anders ausgedrückt: viszerosomatische) Reflexe manifestieren, die auf einer veränderten Blutversorgung beruhen, welche wiederum zu kolloidalen Veränderungen in Zellen und Geweben führt.

Diese diagnostischen Striche decken demnach veränderte vaskuläre Hautreaktionen auf, Gewebespannung, Gewebedichte, Gewebesensibilität und oft auch Gewebeverschieblichkeit.

Diese Striche und „Schübe" können zu wertvollen diagnostischen Erkenntnissen verhelfen.

Wer Dickes System besser verstehen will, sollte sich eingehend mit ihrer Arbeit auseinander setzen. Erfreulicherweise wird ihr System von ihren Nachfolgern weltweit gelehrt und hat bei Physiotherapeuten, Masseuren, einigen Ärzten, Osteopathen und Chiropraktikern, die Weichteilmethoden einsetzen, Anklang gefunden.

Wir haben jetzt so etwas wie eine erste (wenngleich, wie sich zeigen wird, noch recht vage) Antwort auf Fragen, wie sie der Arzt für Osteopathie Paul Van Allen (1963) stellte:

> „Wie palpiert man? Diese Frage scheint zu simpel, als dass sie einer Antwort bedürfte. Und doch verfasste Pottenger ein ganzes Buch über *Palpation durch leichte Berührung bei viszeralen Erkrankungen*, ohne das Thema erschöpfend behandelt zu haben, wie er betonte. Durch ‚Streichen' kann man die Textur der Haut erkunden und Vibrationen im Gewebe auslösen. Pottenger konnte auf diese Weise Herz, Leber, Milz oder einen verhärteten Lungenbezirk in Umrissen darstellen."

Kehren Sie zu ☞ Übung 2.5 in Kapitel 2 zurück. Hier finden Sie eine Methode zur Verfeinerung spezifischer palpatorischer Fertigkeiten für die Befunderhebung von „Gewebedichte", wie sie Dr. Van Allen vorschlägt. Wie viel Zeit benötigen Sie, um mit Hilfe leichter Berührung die Grenzen eines Organs zu ertasten?

## Übung 3.19 **Empfohlene Dauer: 20 – 30 Minuten**

Wenn Sie nun die diversen Übungen, in denen es um die Bestimmung von Temperaturunterschieden und der „Hautspannung" geht (☞ Übungen 3.1 – 3.9) sowie Lewits Methode zur Identifikation hyperalgetischer Hautzonen mittels Hautdehnung (☞ Übungen 3.10 – 3.16) ausgeführt und sich mit Dickes Methode vertraut gemacht haben (☞ Übungen 3.17 und 3.18), sollten Sie eine Befunderhebung an einem Pro-

banden vornehmen und dabei Zuverlässigkeit und Genauigkeit dieser Methoden miteinander vergleichen.
Es liegt auf der Hand, dass ein derartiger Vergleich nur Sinn hat, wenn er an ein und demselben Probanden durchgeführt wird. Stellen Sie sicher, dass Sie alle beschriebenen Hautpalpationstechniken an derselben Person erproben. Vergleichen Sie die Ergebnisse der folgenden Methoden:

- direkte Palpation auf Temperaturunterschiede
- Palpation von Temperaturunterschieden 0,5 cm oberhalb der Hautoberfläche
- leichte Striche zur Bestimmung abweichender „Hautspannung“
- Hautdehnung zur Bestimmung von HAZ (Kontakt mit Fingern und äußerer Handkante)
- Beurteilung von Narbengewebe (falls vorhanden)
- „Verschiebung“ zur Bestimmung von Verklebungen zwischen Haut und darunter liegendem Bindegewebe
- die Methode des „diagnostischen Strichs“ aus dem BGM-System.

Stimmen die Befunde überein?
Dies sollte der Fall sein; ansonsten versuchen Sie es wieder und wieder.
Integrieren Sie all jene Methoden, die Ihnen präzise erscheinen und mit denen Sie sich vertraut fühlen, in Ihre Routine der Befunderhebung.
Ihre Geschicklichkeit bei der Hautpalpation gestattet es Ihnen, funktionsgestörte Bezirke unterhalb der Oberfläche ausfindig zu machen. Im nächsten Kapitel richten wir unsere Aufmerksamkeit auf die strukturelle Information, die in den Muskeln selbst verborgen liegt.

**Quellen**

Adams, Steinmetz, Heisey et al. Physiologic basis for skin properties in palpatory physical diagnosis. Journal of the American Osteopathic Association, 1982
Beal M. Palpatory testing of somatic dysfunction in patients with cardiovascular disease. Journal of the American Osteopathic Association, July 1983
Bischof I, Elmiger G. Connective tissue massage. In: Licht S (ed) Massage, manipulation and traction. Licht, New Haven, Connecticut, 1960
Dicke E., Meine Bindegewebsmassage. Stuttgart, 1954
Ford C. Where healing waters meet. Station Hill Press, New York, 1989
Frymann V. Palpation – its study in the workshop. Yearbook of the American Academy of Applied Osteopathy, 1963, S. 16–30
Juhan D. Job's body. Station Hill Press, New York, 1987
Lewit K. Manipulation in rehabilitation of the locomotor system. Butterworths, London, 1987
Lewit K. Manipulative therapy in rehabilitation of the locomotor system. Butterworths, London, 1992
Upledger J. Craniosacral therapy – beyond the dura. Eastland Press, Seattle, 1983
Upledger J, Vredevoogt W. Craniosacral therapy. Eastland Press, Seattle, 1983
Van Allen P. Academy of Applied Osteopathy Yearbook, 1963
Walton W. Palpatory diagnosis of the osteopathic lesion. Journal of the American Osteopathic Association 71, 1971, S. 117–131

## Ein Problem der Muskeln oder der Gelenke?

Sind die Schmerzen des Patienten durch Probleme der Muskulatur oder der Gelenke verursacht?
Welche Verfahren gestatten eine rasche Unterscheidung?
Einige einfache orientierende Tests, basierend auf den Untersuchungen des norwegischen Professors Freddy Kaltenborn, liefern dafür Anhaltspunkte (Kaltenborn 1980):

1. Steigert passives Dehnen (Traktion) des empfindlichen Bereichs die Schmerzen? In diesem Fall handelt es sich wahrscheinlich um eine Weichteilproblematik (extraartikulär).
2. Steigert Kompression des empfindlichen Bereichs die Schmerzen? Dann ist die Ursache vermutlich in einem Gelenk zu suchen (intraartikulär), wobei zu diesem anatomischen Gelenk gehörige Gewebe in das Geschehen involviert sind.
3. Sofern aktive (vom Patienten kontrollierte) Bewegung in eine Richtung sowie passive (vom Therapeuten kontrollierte) Bewegung in die *Gegen*richtung schmerzhaft (und/oder eingeschränkt) sind, sind die kontraktilen Gewebe (Muskeln, Bänder etc.) betroffen. Dieser Befund lässt sich durch die unten beschriebenen Tests gegen Widerstand bestätigen.
4. Sind aktive und passive Bewegungen in *dieselbe* Richtung schmerzhaft (und/oder eingeschränkt), liegt wahrscheinlich eine Funktionsstörung des Gelenks vor.

Bestätigt wird dieser Befund durch Traktions- und Kompressions- (sowie Gleit-) Tests des Gelenks (☞ Spezialthema 8 zum „Gelenkspiel“).

Anhand von Tests gegen Widerstand werden Kraft und schmerzhafte Reaktionen auf Muskelkontraktion entweder des Muskels selbst oder seiner sehnigen Ansätze geprüft.

Dazu müssen die betreffenden Muskeln maximal kontrahiert werden, während das Gelenk ungefähr in der Mitte seines Bewegungsausmaßes ruhig gestellt bleibt. Jede Gelenkbewegung ist zu unterbinden. Dieser Test wird im Anschluss an den oben genannten Test 3 durchgeführt und soll eher eine Beteiligung des Weichteilgewebes als des Gelenks bestätigen. Es empfiehlt sich, vorab anhand des Kompressionstests eine mögliche Gelenkbeteiligung auszuschließen:

- Erscheint der Muskel beim Test gegen Widerstand (Cyriax 1962) kräftig und schmerzhaft, liegt lediglich eine geringfügige Läsion/Funktionsstörung von Muskel oder Sehne vor.
- Erweist sich der Muskel als schwach und schmerzhaft, handelt es sich um eine schwerere Läsion/Funktionsstörung von Muskel oder Sehne.
- Ist der Muskel schwach und schmerzfrei, können eine neurologische Läsion oder ein Sehnenriss vorliegen.
- Ein gesunder Muskel zeigt sich im Test kräftig und schmerzfrei.

Es empfiehlt sich, die obigen Aussagen an Zuständen, deren Ursache bekannt ist, zu überprüfen.

Natürlich geht eine Funktionsstörung des Weichteilgewebes in vielen Fällen mit einer Gelenkdysfunktion einher (bzw. geht dieser voraus oder entwickelt sich nachfolgend). Im Anfangsstadium einer Funktionsstörung des Weichteilgewebes ist eine

Gelenkbeteiligung weniger wahrscheinlich als (beispielsweise) in den chronischen Stadien einer Muskelverkürzung. Es gibt nur wenige akute oder chronische Gelenkerkrankungen ohne eine gewisse Beteiligung des Weichteilgewebes.

Die oben beschriebenen Tests lassen jedoch zweifelsfrei erkennen, ob in einem gegebenen Zustand vorrangig Weichteil- oder knöcherne Strukturen betroffen sind.

Beispiele für eine Befunderhebung am Gelenk mittels Kompression sind die von Blower und Griffin (1984) beschriebenen Tests bezüglich einer Störung im Iliosakralgelenk. Druck auf die untere Hälfte des Os sacrum oder auf die Spinae iliacae anteriores superiores lieferte diagnostische Anhaltspunkte für Probleme im Iliosakralgelenk (mit Hinweis auf eine mögliche Spondylitis ankylosans), sofern dabei Schmerzen im Os sacrum und im Gesäß auftraten. Bei einer Funktionsstörung des Weichteilgewebes würde diese Art von Kompressionstest keine Schmerzreaktion hervorrufen.[1]

## *Gelenk- oder Muskelfunktionsstörung – was kommt zuerst?*

Janda (1988) beantwortet diese viel diskutierte Frage mit der Aussage, niemand könne sagen, ob eine muskuläre Dysfunktion eine Gelenkfunktionsstörung nach sich ziehe oder umgekehrt.

Er betont jedoch, es sei klinisch eindeutig belegt, dass eine Gelenkmobilisation (Stoß oder sanfte Mobilisation) sich auf die Muskeln auswirke, die in anatomischer oder funktioneller Beziehung zum behandelten Gelenk stünden. Demnach sei es denkbar, dass der Therapiegewinn sich letztlich aus der Normalisierung des überhöhten Muskeltonus herleite. Folglich müsste eine auf anderem Wege erreichte Normalisierung des Muskeltonus (z.B. durch Muskel-Energie-Techniken [MET]) ebenfalls einen günstigen Therapieverlauf bewirken und zur Gelenkmobilisation führen. Da eine Reduktion der muskulären Spastik/Kontraktur normalerweise auch einen Rückgang der Gelenkschmerzen mit sich bringt, ließen sich viele dieser Probleme vielleicht durch eine geeignete Weichteiltherapie lösen.

Liebenson (1990) betrachtet das Problem aus chiropraktischem Blickwinkel:

> „Zu den häufigsten Funktionsanomalien (von Skelett und Muskulatur) zählen Hypertonus und Gelenkblockade. Da es sich hier eher um funktionelle als um strukturelle Anomalien handelt, sind sie auch reversibel … Wenn ein bestimmtes Gelenk seinen normalen Bewegungsumfang eingebüßt hat, werden die umgebenden Muskeln versuchen, den Stress am betroffenen Segment zu minimieren."

Er beschreibt dann den Prozess einer progressiven Kompensation, in dessen Verlauf einige Muskeln hyperton werden und dabei ihre Antagonisten inhibieren, und fährt fort: „Was vielleicht als einfache Bewegungseinschränkung in einem Gelenk beginnt, kann zu einer generalisierten muskulären Dysbalance und Haltungsänderung führen. Diese Ereigniskette verdeutlicht, was wir durch Korrektur von Subluxationen zu verhindern suchen."

[1] Lumbaler Rückenschmerz nach Druck auf das Os sacrum ist nicht aussagekräftig, da das Lumbosakralgelenk und die gesamte LWS hierdurch in gewissem Umfang bewegt werden.

Der Auffassung, wonach durch Verminderung der Muskelspannung häufig Bewegungseinschränkungen in den Gelenken normalisiert werden, steht also die Ansicht gegenüber, wonach die Normalisierung der Gelenkfunktion Probleme im Weichteilgewebe beheben kann. Damit bliebe die direkte Arbeit an den Muskeln der Rehabilitation und einer Behandlung erst dann vorbehalten, wenn auch die Mobilisation der Gelenke langfristig bestehende Veränderungen (Fibrosen etc.) nicht beheben kann.

Vermutlich ist beides in gewisser Weise korrekt. Wo immer ein Therapeut seinen Schwerpunkt auch setzt – sei es auf die Gelenke, sei es auf das Weichteilgewebe –, ist eine rein lokale Sichtweise mit Sicherheit alles andere als wünschenswert, wie Janda zu verstehen gibt.

## Übung zum Spezialthema

Überprüfen Sie die verschiedenen oben angeführten Anleitungen (aktive und passive Bewegung in derselben und in unterschiedlichen Richtungen sowie Kompression und Traktion) und verschaffen Sie sich Klarheit darüber, ob Sie es mit einer reinen Funktionsstörung eines Gelenks oder der Weichteile zu tun haben. Stellen Sie fest, ob diese Methoden exakte Ergebnisse liefern. Vergessen Sie nicht, dass Gelenk und Weichteilgewebe gleichzeitig Stress unterliegen und Ihnen dadurch widersprüchliche Hinweise geben können (d. h. sowohl Gelenk- als auch Weichteilgewebebeteiligung). In diesem Fall könnte sich das Wissen um eine Gelenkbeteiligung auf Ihren therapeutischen Ansatz auswirken.

**Quellen**

Blower, Griffin. Annals of Rheumatic Disease 43, 1984, S. 192–195
Cyriax J. Textbook of orthopaedic medicine. Cassell, London, 1962
Janda V. In: Grant R (ed) Physical therapy of the cervical spine. Churchill Livingstone, New York, 1988
Kaltenborn F. Mobilization of the extremity joints. Olaf Novlis Bokhandel, Oslo, 1980
Liebenson C. AMRT, part 1. Journal of Manipulative and Physiological Therapeutics 13 (1), January 1990, S. 2–6

# 4 Palpation muskulärer Strukturveränderungen

Die Haut kann man unmittelbar sehen und berühren. Sobald man jedoch beginnt, die inneren Körperregionen zu erkunden, und abzuleiten versucht, in welchem Zustand sich die Weichteilgewebe befinden, sind ausgefeiltere Techniken erforderlich, um Informationen zum aktuellen Gewebezustand, zu den möglichen Ursachen und zur Prognose zu erhalten.

Allgemeine Aussagen darüber, wie sich das oberflächliche Muskelgewebe unter gegebenen Umständen anfühlen *sollte*, sind schnell zur Hand. Es ist auch nicht schwer zu lernen, wie man die entsprechende Information durch behutsame Palpation erhebt.

Doch nicht nur relative Zustände wie Tonus, Spannung, Kontraktur, Schlaffheit usw. müssen beurteilt werden, auch wenn dies wichtige Faktoren sind. Es geht auch um Flüssigkeitsschwankungen im Bindegewebe und andere rhythmische Muster, die etwas über den gegebenen oder nicht gegebenen Normalzustand des Weichteilgewebes aussagen und u.U. eine noch umfassendere Bedeutung haben. Es bedarf einer recht ausgefeilten Technik, um beim Palpieren in größerer Körpertiefe diese Flüssigkeitsbewegungen oder noch subtilere Energien zu erkennen und zu verstehen.

Einige dieser Techniken sind gut erforscht und schlüssig dargestellt. John Upledger (1987) z.B. erörtert die Gesetze, denen lebenswichtige physiologische Bewegungen gehorchen, auf die sich einige Übungen in ☞ Kapitel 2 des vorliegenden Buches beziehen. Weiter sind zu nennen: Rollin Becker mit seinen Beiträgen zur „diagnostischen Berührung" (Becker 1963, 1964, 1965), Fritz Smith (1986) und insbesondere Stanley Lief, der Urheber der neuromuskulären Technik, dessen Arbeit ich in meinen Büchern beschrieben habe (Chaitow 1988, 1996 a).

Aus dem Werk dieser und anderer Protagonisten der Kunst und Wissenschaft des Palpierens gingen Techniken und Übungen hervor, die das Potential einer sachkundigen Befunderhebung mit Blick auf den pathophysiologischen Status der Muskulatur und anderer Weichteilgewebe enorm erweiterten. Im vorliegenden Kapitel werden Methoden zur Bestimmung *struktureller* Veränderungen der Weichteilgewebe besprochen (Tonuserhöhung, Verkürzung, fibröse Alteration, Periostschmerzpunkte, Triggerpunkte etc.). ☞ Kapitel 5 thematisiert dann die *funktionellen* Veränderungen, die sich aus der Muskulatur und anderen Weichteilgeweben ablesen lassen.

# Wie und warum kommt es zu Veränderungen in Weichteilgeweben?

Vor der Vertiefung in Methoden der Weichteilpalpation sei kurz rekapituliert, weshalb es zu den beobachteten Veränderungen kommt. Eine Vielzahl von interagierenden Faktoren kann den Muskeltonus erhöhen. Zu nennen sind Stress, Haltungsanomalien und Haltungsüberlastung, sich ständig wiederholende, einseitige körperliche Betätigung (bei Sport, Beruf, Freizeit etc.), emotionaler Distress, Traumata. Dazu kommen noch strukturelle Faktoren (angeborene Beinlängendifferenz, kraniale Distorsion während der Geburt) sowie viszerale und andere Reflexe. Sie alle lassen sich unter den Begriffen *Überlastung*, *Fehlgebrauch* und *Missbrauch* der muskuloskelettalen Strukturen zusammenfassen.

Kommt es erstmals für einige Zeit zu einer Muskeltonuserhöhung, resultiert aufgrund zweier Faktoren eine lokale Irritation:

1. Lokale Hypoxie oder Ischämie durch eine unzureichende Sauerstoffversorgung der Gewebe infolge eines erhöhten Muskeltonus und gesteigerten Bedarfs.
2. Relativ unzureichende Drainage und Abtransport von Stoffwechselendprodukten.

Diese Faktorenkombination führt zunächst zu Ermüdung, dann zu Irritation und in einigen Fällen mit der Zeit zu einer Entzündungsreaktion. Man könnte dies als „Akutphase" der Körperreaktion auf eine anhaltende Tonuserhöhung bezeichnen. In diesem Stadium treten Missempfindungen, eventuell auch Schmerz auf, was vermutlich zu einem Circulus vitiosus aus Tonuserhöhung und dadurch vermehrtem Schmerz führt. Palpatorisch sind eine Gewebeerwärmung im Vergleich zu den umgebenden Geweben, möglicherweise Ödeme und in der Regel eine erhöhte Empfindlichkeit festzustellen.

## *Lokales Adaptationssyndrom*

Diese Phase entspricht der „Alarmstufe" in Selyes Konzept (1984) des generalisierten Adaptationssyndroms (GAS). Im Grunde lassen sich alle Stadien des GAS auch auf einzelne Strukturen übertragen (z. B. einen Muskel oder ein Gelenk). Diese werden nacheinander durchlaufen (Alarm-, Adaptations-, Kollapsstadium); man spricht dann von einem lokalen Adaptationssyndrom (LAS).

Den Konzepten GAS und LAS entsprechend folgt auf die akute die Adaptationsphase. Für den Muskel bedeutet das, dass bei länger als einige Wochen anhaltender Tonuserhöhung ein chronischer Zustand erreicht wird. Dieser ist durch Anzeichen struktureller Veränderungen im Stützgewebe und beginnende fibröse Gewebeumwandlungen charakterisiert.

Einige Autoren verstehen diese Alterationen als einen „Reorganisationsprozess" im Organismus, wobei Muskeltonus durch Stützgewebefasern ersetzt wird. Der Körper passt sich dem offenbar anhaltenden Bedarf an erhöhter Muskelspannung an.

In diesem Stadium steigt der Grad der relativen Ischämie, Hypoxie und des Gehalts an toxischen Metaboliten je nach Individuum (und Körperregion) sowie Alter, Trainings- und Ernährungsstatus usw. Ein als tief und dumpf empfundener Schmerz tritt auf, und palpatorisch sind neben anderen tastbaren Veränderungen eventuell ödematöse Gewebezustände und eine fibröse, strangartige Konsistenz zu erfassen. In diesem Adaptationsstadium bemerkt man erste Zeichen einer myofaszialen Triggerpunktentwicklung, wobei umschriebene Gebiete des betroffenen Weichteilgewebes sich zu einer hyperirritablen Reizzone umbilden.

Es kommt zu hochgradig empfindlichen, abgegrenzten und palpierbaren Gewebeveränderungen, die Störimpulse in entfernt liegende Übertragungszonen senden können, wo Schmerz und „haufenweise" neue potentielle Triggerpunkte entstehen. In dem hypertonen Gewebe zeigen sich normalerweise Stressfaserbündel, und die Sehnen und Insertionsstellen am Knochen solchermaßen betroffener Muskeln geraten unter zunehmende Zugspannung. (Vgl. die Anmerkungen zur Bindegewebsdiagnostik in ☞ Kapitel 3 zum Palpieren von Faserbündeln und Bindegewebszonen.)

Im Verlauf dieser Entwicklung setzen in den Sehnen Umbauprozesse ein, die zunächst einen akuten, dann einen Adaptationsprozess hervorrufen, der nach und nach in degenerative Umbauprozesse übergeht. Wenn der Stress sich auf die Sehnen auswirkt und deren Umbau beginnt, sind meist erste Periostschmerzpunkte (PSP) palpierbar oder frühe Anzeichen einer Gelenkfunktionsstörung zu erkennen.

Der von Selye beschriebene natürliche Ablauf, bei dem Gewebe aus einer Akutphase in eine Adaptationsphase (die viele Jahre dauern kann) und schließlich (nach Ausschöpfung aller Anpassungsmöglichkeiten) in die durch Degeneration und Erkrankung gekennzeichnete Schlussphase eintritt, folgt zwangsläufig auf jeden unbehandelten chronischen Hypertonus. Der Endzustand manifestiert sich als arthrotische Gelenkveränderung oder auch chronische Dysfunktion von Muskeln oder anderen Weichteilen.

### Unterschiedliche Reaktionsweisen der statischen und dynamischen Muskulatur

Wie sich zeigen wird, hat der oben skizzierte Ablauf eines LAS in der statischen (stabilisierenden, Halte-) Muskulatur ganz andere Auswirkungen als in der aktiven, in gleicher Weise gestressten dynamischen Muskulatur.

Aufgrund der Forschung von Lewit, Janda und anderen ist bekannt, dass die statischen Muskeln bei chronischem Missbrauch, Fehlbelastung oder Überlastung dazu neigen, sich zu verkürzen und irgendwann kontrakt zu werden (☞ Erläuterung dieses Phänomens auf S. 110). Dynamische Muskeln hingegen reagieren auf dieselbe Art schädigender Belastung tendenziell mit Schwäche, jedoch nicht mit Verkürzung.

## *Aufgabenstellung für das Palpieren*

Die palpierende/n Hand/Hände müssen Lokalisation, Art, Ausmaß und möglichst das Alter im oben skizzierten Ablauf bei aufgetretenen Weichteilveränderungen erschließen.

Beim Palpieren sind folgende Fragen zu stellen:

- Handelt es sich bei der palpierten Veränderung um eine akute oder chronische (oder wie so oft um eine Akutphase bei einem chronischen Zustand)?
- Wie verhalten sich diese palpierbaren Veränderungen der Weichteile zu den Symptomen des Patienten?
- Handelt es sich bei den palpierbaren Veränderungen um Elemente stressinduzierter Veränderungen, die sich räumlich zuordnen lassen?
- Sind die Veränderungen des Weichteilgewebes schmerzhaft? Falls ja, wie äußert sich der Schmerz?
- Zeigen die palpierbaren Veränderungen Reflexaktivität? Handelt es sich um Triggerpunkte (leiten sie Symptome anderswohin weiter)?
- Resultieren sie aus andernorts gelegenen Triggerpunkten oder aus anderer Reflexaktivität (vgl. viszerosomatische Reflexaktivität ☞ S. 77)?
- Betreffen die Veränderungen eine statische oder eine dynamische Muskelgruppe? (Zur Befunderhebung in verkürzten statischen Muskeln ☞ S. 110 in diesem Kapitel.)
- Sind die palpierbaren Veränderungen Ergebnis einer Bewegungseinschränkung im Gelenk („Blockade“, Subluxation, Läsion) oder tragen sie zu einer derartigen Funktionsstörung bei?
- Man muss sich mit anderen Worten fragen: *„Was spüre ich, und was bedeutet dies?“*

Viola Frymann (1963) verdeutlicht, in welche Richtung die Überlegung gehen muss, wenn man in die Tiefe palpierend nach solchen akuten oder chronischen Veränderungen sucht:

> „Mit ein wenig mehr Druck kommt der Untersucher in Kontakt mit den oberflächlichen Muskeln, sodass er deren Tonus, Turgor und Stoffwechselstatus bestimmen kann. Dringen wir noch tiefer ein, ist dies an tieferen Muskelschichten möglich, [und] es lässt sich der Status von Faszienblättern und deren Verdichtungsgrad erkennen.“

## Leichte und variable Berührung ist notwendig

Nimmt man „Druck“ und „tiefer eindringen“ zu wörtlich, kann das Palpieren „kontraproduktiv“ werden, denn bei merklich mehr Druck wären zweierlei negative Folgen denkbar.

Erstens könnte es im Sinne einer Abwehr zum Rückzug des palpierten Gewebes oder zur Verspannung der oberflächlichen Muskulatur kommen, was die Befunderhebung erschwert oder deren Interpretation vereitelt. Zweitens dürfte die Sensibilität des palpierenden Fingers mit zunehmendem Druck abnehmen, insbesondere wenn der Druck nicht nur kurzfristig ausgeübt wird, da die Wahrnehmungsgenauigkeit hierdurch stark beeinträchtigt wird.

## *Problemlösungen*

Für dieses Problem fanden sich verschiedene Lösungsmöglichkeiten. Lief begegnet diesem in seinem System der neuromuskulären Evaluierung (mehr dazu später in diesem Kapitel ☞ S. 85) durch sog. „variablen Druck", wobei die Intensität des Fingerkontakts dem Widerstand entspricht, den das Gewebe leistet. Damit steht eine subtile, effiziente Methode der Befunderhebung in ziemlich tief liegenden Weichteilen zur Verfügung ohne das Risiko, eine Abwehrspannung des Gewebes hervorzurufen oder einem Sensibilitätsverlust beim Daumen- oder Fingerkontakt Vorschub zu leisten.

Andere Autoren gingen das Problem auf unterschiedliche Weise an. Besonders zu erwähnen sind John Upledgers „Verschmelzen" und „Synchronisieren". Hierbei soll das Palpationsinstrument „exakt tun, was der Körper des Patienten vorgibt und was dieser auch täte, wenn Sie nicht zugegen wären".

Rollin Becker (1963) bedient sich der von ihm so bezeichneten „Hebel"-Palpationstechnik, die die Tiefenwahrnehmung des Gewebes erhöht, ohne den Druck auf die Hautoberfläche beträchtlich vermehren zu müssen. Fritz Smith (1986) erhebt seine Befunde wiederum anders und verwendet u.a. einen sog. „Halbmond"-Vektorkontakt. Der erste Abschnitt des vorliegenden Kapitels befasst sich mit dem Palpieren von Strukturen (im Gegensatz zum Palpieren von Funktion, worum es bei der Erhebung rhythmischer Fluktuation und Pulse geht). In diesem Rahmen wird eine Vielzahl von Ideen und Empfehlungen zum Palpieren von Weichteilgeweben vorgestellt, die führende Ärzte und Forscher aus unterschiedlichen Schulen und Disziplinen formuliert haben. Genannt seien Magoun, Tilley, Lief, Nimmo, Dicke, Lewit und Beal. Dem folgt eine Zusammenfassung der empfohlenen Methoden zur sequentiellen Befunderhebung an verkürzten statischen Muskeln, auf deren Bedeutung an späterer Stelle noch eingegangen wird.

In diese Übersicht eingestreut findet der Leser eine Reihe von Übungen, die seine Sensibilität bei der Anwendung der einen oder anderen vorgestellten Methode steigern können. Gewisse Überschneidungen bei der Darstellung der Konzepte dieser Begründer von palpatorischen (und therapeutischen) Techniken lassen sich nicht vermeiden. Jede einzelne widmet sich jedoch in besonderer Weise den Bedürfnissen des Therapeuten, der sich beim „Entziffern" des Körpers um Verständnis der physischen Probleme bemüht.

Es empfiehlt sich, alle im vorliegenden und im folgenden Kapitel vorgestellten Methoden auszuprobieren, praktisch anzuwenden und auf ihren jeweiligen Nutzen hin zu überprüfen. Viele Therapeuten nutzen alle erwähnten Methoden (und weitere), den jeweils gegebenen Umständen entsprechend.

# Palpation und Befunderhebung an Strukturen

Jiři und Vaclav Dvořak skizzieren ihre Grundvoraussetzungen für das gründliche Palpieren von Strukturen an der Skelettmuskulatur (Dvořak und Dvořak 1984). Sie betonen, eine gesunde anatomische Struktur lasse sich von umgebenden Strukturen nicht unterscheiden, wohingegen „eine pathologisch veränderte Struktur vom umgebenden gesunden Gewebe genauestens differenzierbar ist".

Rolf (1962) erinnert an die große Bedeutung der Faszien, um das Palpierte zu verstehen:

> „Unsere Ignoranz bezüglich der Rolle der Faszien reicht weit. Daher wird selbst in der Theorie leicht übersehen, dass durch eine bessere Organisation der oberflächlichen, den Körper einhüllenden Faszienschichten weitreichende Veränderungen nicht nur am strukturellen Profil, sondern auch an der Funktionalität erreicht werden können ... Osteopathische Manualtherapeuten beobachteten und dokumentierten das Ausmaß, in dem sich alle degenerativen Umbildungen im Körper, mögen sie Muskeln, Nerven, Kreislauf oder das Organsystem betreffen, in den oberflächlichen Faszien reflektieren. Wie geringfügig auch immer eine Degeneration sein mag, sie verändert Umfang und Höhe der Faszie und zieht diese Faszienleisten oberhalb von Verspannungen und Steifigkeit hinein."

Abgesehen von der Forderung, von dort aus zu palpieren, wo der Patient das Symptom (in der Regel Schmerz) spürt, erwarten die Dvořaks vom Therapeuten auch eine „dreidimensionale anatomische Wahrnehmung" dessen, was er palpiert – eine treffende Umschreibung für die Notwendigkeit solider anatomischer Kenntnisse.

Nach Ansicht der beiden Autoren führt dieses Wissen zur Anwendung eines „dem Areal, der Kraft und Richtung angemessenen Drucks", da der Therapeut „die Anordnung der Muskeln, Bänder und anderen Strukturen in einer topographischen Region lokalisiert".

Sie empfehlen, am Ort der Schmerzmanifestation zu beginnen, diesen zu lokalisieren und präzise auf harte, knöcherne Strukturen zu palpieren. Anschließend sind die Sehnen auf Information an den Insertionsstellen zu palpieren; dabei sollten keine Vergleiche zu symmetrisch angeordneten Stellen, sondern zu „Lokalisationen mit dem gleichen anatomischen Aufbau sowie zu Orten, an denen keine Umbildungen stattfinden" gezogen werden. Ähnliche Veränderungen in angrenzenden Strukturen sind durch Palpieren von deren Verlauf, Form und gegenüberliegenden Ansatzstellen (Ursprung und Ansatz) abzugrenzen. Myotendinosen lassen sich durch streichende und komprimierende Palpation, rechtwinklig zum Faserverlauf bis hin zu Ursprung und Ansatz, bestimmen.

Vergleichen Sie diese Angaben mit der unten skizzierten Diagnostik nach Liefs neuromuskulärer Technik und Nimmos Methode. Entscheiden Sie, welcher Ansatz Ihrer eigenen Arbeitsweise am besten entspricht.

## Das hyperreaktive Segment

Harold Magoun gilt als herausragender Repräsentant der osteopathischen Medizin in Theorie und Praxis. Mit einen im *Journal of the American Osteopathic Association* erschienenen Artikel (Magoun 1948) leistete Magoun einen wichtigen Beitrag zum Verständnis der Strukturanalyse von Muskelgewebe. Er beschreibt, was der Therapeut bei einer Untersuchung vorfinden wird:

„Was soll Palpation erkennen lassen? Zunächst stellt der Untersucher eine Anomalie des Weichteilgewebes fest, dann ist zu bestimmen, ob eine primäre Läsion (lokal) oder ein viszerosomatischer Reflex vorliegt. Da diese häufig in Kombination auftreten, zumal bei längerfristigen Zuständen, ist die Differentialdiagnose außerordentlich wichtig."

Magoun unterscheidet zwischen dem Palpationsgefühl bei lokalisierter und reflexbedingter Gewebeveränderung.

Die primäre Läsion betrifft hauptsächlich die tiefen Muskeln und ruft einen teigigen und irregulären Rigor hervor. Bei einer älteren Läsion sind die oberflächlichen Gewebe u. U. atonisch oder strangartig umgebildet. Hypersensitivität findet sich meist nur in den tiefen Geweben.

Magoun weist darauf hin, dass das Bindegewebe mitunter ödematös sei. Sollte der Zustand bereits seit Jahren bestehen,

„... kommt es zur fibrösen Degeneration mit Wucherung von Bindegewebe, Kalzifizierung, Verdickung des Periosts usw."

Dann grenzt er die oben zitierte Beschreibung vom zu erwartenden Befund bei einer reflexbedingten (auf einer Organerkrankung beruhenden) Gewebeveränderung ab:

„Der unkomplizierte viszerosomatische Reflex manifestiert sich durch eine Konzentration von gleichermaßen hypersensitivem oberflächlichem und tiefem Gewebe [im Falle einer primären Läsion wäre lediglich eine Empfindlichkeit der tiefen Gewebe zu erwarten]. *Diese anhaltende Kontraktion bzw. dieser überhöhte Tonus zieht eine Verhärtung und Verspannung der Gewebe in regulärer und homogener Form nach sich.*" [Hervorhebung des Verfassers.]

Vergleichen Sie diese Beschreibung mit Beals Forschungsergebnissen (1983) rund 35 Jahre später. Er unterscheidet klar die generellen somatischen Auswirkungen einer Reflexveränderung: „Die Versorgung der Muskulatur ist unverändert. Andernfalls wären ein Zelluntergang oder ein strangartiger Umbau in den Muskeln erkennbar. Es kommt zu keiner Veränderung des Kreislaufs, was Blutungen und Ödeme nach sich ziehen könnte, und zu keiner Verdickung der Bänder, zu Bindegewebsentzündung oder Ödemen in der Umgebung des Gelenks."

Beal lenkt den Blick zu Recht auf die Notwendigkeit einer Korrektur der viszerosomatischen Reflexaktivität, indem u. U. durch Ernährungsmaßnahmen, Manipulation oder chirurgische Intervention auf die Ursachen der Funktionsstörung des betroffenen Organs eingewirkt werde.

## Tilley und Korr zum hyperreaktiven Segment

R. McFarlane Tilley (1961) fasst seine Vorstellungen über die digitale Palpation der Wirbelsäule folgendermaßen zusammen:

„1. Mit leichter Palpation können auf der Hautoberfläche Bereiche mit erhöhter Hautfeuchtigkeit aufgefunden werden, was auf eine vermehrte Tätigkeit der Schweißdrüsen hinweist.

2. Mit mäßiger Reibung der Haut mittels etwas druckvoller ausgeführter Striche kann die ‚rote Reaktion' ausgelöst werden [☞ Spezialthema 5].
3. Mit tiefer Palpation können eine muskulärer Verspannung und Druckempfindlichkeit der Gewebe aufgedeckt werden."

Des Weiteren befasst er sich mit den Themen Bewegungsausmaß und -einschränkung. Wie er ausführt, könne eine Reihe von körperlichen und emotionalen Faktoren Stressphänomene auslösen, wodurch spinale Nervenbahnen und Rückenmarkszentren hyperreaktiv würden. In diesem Fall seien in der entsprechenden Spinalmuskulatur Stressanzeichen palpierbar. Auch Reflexbeziehungen könnten hierbei eine Rolle spielen einschließlich der viszerosomatischen und somatoviszeralen Wege.

Professor Irvin Korr (1976) vergleicht einen hyperreaktiven Wirbelsäulenabschnitt mit einer „neurologischen Linse": Jeder Stressfaktor, der in irgendeiner Weise auf Körper oder Geist einwirke, werde automatisch durch das hyperreaktive Segment gelenkt, wobei dessen neurologische Strukturen die Aktivität bündelten und verstärkten.

Weiter unten (S. 80) wird eine einfache diagnostische Palpationsmethode vorgestellt, die durch „Kompression" oder „Federung" der paraspinalen Gewebe in der Regel schnell erkennen lässt, ob ein Wirbelsäulensegment hyperreaktiv ist.

Üblicherweise zeigt sich an einem hyperreaktiven Segment in der paraspinalen Muskulatur bei der Palpation ein Gefühl von relativer Rigidität und Empfindlichkeit im Vergleich zu den darüber und darunter liegenden Segmenten. In der Regel sind eher zwei oder mehrere benachbarte Segmente und nicht nur eines betroffen. Liegt der Rigidität eine viszerale Erkrankung zugrunde, bleibt eine Reaktion auf die manuelle Behandlung der betroffenen Muskeln und Gelenke aus bzw. hält nur kurz an. Die Muskelrigidität kann jedoch während der Behandlung des funktionell beeinträchtigten Organs als prognostischer Indikator für Veränderungen – zum Besseren oder Schlechteren – dienen.

Tilley (1961) führt die *mögliche* Bedeutung einer solchen Hyperreaktivität in verschiedenen Wirbelsäulenabschnitten auf und stützt sich dabei auf praktische osteopathische Beobachtungen:[1]

- Myokardischämie: rigide Muskulatur in zwei beliebigen benachbarten Segmenten zwischen Th1 und Th4 (normalerweise, aber nicht zwingend linksseitig).
- Kardiopulmonale Erkrankung: paraspinale Rigidität in zwei beliebigen benachbarten Segmenten der oberen BWS, ein- oder beidseitig.
- Pathologisches Geschehen im Duodenum: paraspinale muskuläre Rigidität und Empfindlichkeit in zwei beliebigen benachbarten Segmenten auf der rechten Seite der BWS auf Höhe Th6, Th7 und Th8.

[1] Es ist unbedingt zwischen segmentaler Hyperreaktivität und spinalem „Hartspann" zu unterscheiden, der infolge eines ursächlichen Krankheitsgeschehens auftritt, etwa einer Wirbelsäulen-Tuberkulose, vertebraler Metastasen (primärer oder sekundärer) oder einer Osteoporose. Ein derartiger Hartspann ist normalerweise weiträumiger und umfasst nicht nur zwei benachbarte Segmente wie bei segmentaler Hyperreaktivität. Dieser Hartspann sollte unbehandelt bleiben, da es sich um eine Schutzmaßnahme des Körpers handelt.

- Funktionsstörung des Pankreas: paraspinale muskuläre Rigidität und Empfindlichkeit in zwei beliebigen benachbarten Segmenten, beidseitig, auf Höhe Th6, Th7, Th8 und Th9.
- Leber und Gallenblase: paraspinale muskuläre Rigidität und Empfindlichkeit in zwei beliebigen benachbarten Segmente auf der rechten Seite der BWS auf Höhe Th8, Th9 und Th10.
- Chronische Müdigkeit im Zusammenhang mit „Erschöpfung der Nebennieren" oder Stress: paraspinale Rigidität und Empfindlichkeit in zwei beliebigen benachbarten Segmenten auf Höhe Th9, Th10, Th11 und Th12.
- Nierenerkrankung: Empfindlichkeit und Druckschmerz, verstärkt durch Perkussion, auf Höhe Th11 und Th12 sowie L1 und L2.
- Beschwerden an den weiblichen und männlichen Genitalorganen: Empfindlichkeit oder Rigidität im Lumbosakralbereich.

**Übung 4.1** **Empfohlene Dauer: 5 Minuten**

Falls Sie einen Patient mit bekannter viszeraler Erkrankung (Herz-Kreislauf-System oder Verdauungsapparat) untersuchen können, palpieren Sie die oberflächliche und tiefe paraspinale Muskulatur und prüfen Sie, ob Sie ein Segment bestimmen können, auf welches Magouns Beschreibung zutrifft (☞ S. 76). Die oberflächlichen und tiefen Gewebe auf einer oder beiden Seiten der Wirbelsäule und auf Höhe eines entsprechenden Segments müssten kontrakt sein (zu den von Tilley genannten paraspinalen Lokalisationen ☞ S. 78) und beide Schichten hypersensibel reagieren.
Vergleichen Sie Ihren Palpationsbefund nach Möglichkeit mit dem bei bekannter struktureller (spinaler) Problematik. In diesem Fall sollten nur die tiefen Gewebe kontrakt und empfindlich sein.
Dokumentieren Sie Ihre Befunde.

**Übung 4.2** **Empfohlene Dauer: 10 Minuten**

Folgen Sie an einem geeigneten Patienten/Probanden Tilleys Empfehlung, mittels leichter Palpation nach Hinweisen auf vermehrte Feuchtigkeit (Aktivität der Schweißdrüsen) und „Hautspannung" zu suchen. Führen Sie anschließend druckvollere Striche aus, um die „rote Reaktion" hervorzurufen (☞ Spezialthema 5). Palpieren Sie in Bereichen, in denen diese beobachtet wird, auf tiefe muskuläre Verspannung und Empfindlichkeit.

## Bestimmung segmentaler Hyperreaktivität durch Palpation

Myron Beal, Professor für Allgemeinmedizin am College of Osteopathic Medicine der Michigan State University, untersuchte im Rahmen einer Studie mehr als 100 Patienten mit Herz-Kreislauf-Erkrankung auf Beteiligung von Spinalsegmenten (Beal 1983).

Bei rund 90 % der Patienten fand sich eine „segmentale Funktionsstörung an zwei oder mehreren benachbarten Wirbeln auf Höhe Th1 bis Th5, linksseitig".

Bei mehr als der Hälfte der Patienten lag zudem linksseitig eine Dysfunktion im Bereich C2 vor. Beal zufolge korrelierten geschätzte Intensität der spinalen Funktionsstörung und Schwere des pathologischen Geschehens (es reichte von Myokardinfarkt und kardiovaskulärer Hypertonie bis hin zur koronaren Herzerkrankung).

Die intensivsten kardialen Reflexe beobachtete er auf Höhe Th2 und Th3, linksseitig. Bemerkenswert sind seine Ausführungen zur Beschaffenheit des Weichteilgewebes:

> „Veränderungen von Haut und Temperatur waren im Gegensatz zu einem hypertonen Zustand der tiefen Muskulatur keine durchgängigen, deutlichen Befunde."

Palpatorischer Muskelbefund war vorrangig eine Hypertonizität der oberflächlichen und tiefen paraspinalen Muskeln mit fibröser Verdickung. In der Regel fiel eine Druckempfindlichkeit auf, die in dieser Studie jedoch nicht näher untersucht wurde. Der Spannungszustand der oberflächlichen Muskeln nahm bei Rückenlage des Patienten ab, was die Befunderhebung an der tiefen Muskulatur in dieser Position erleichterte.

## *Beals Palpationsmethode zur Bestimmung segmentaler hyperreaktiver BWS-Abschnitte*

Der Therapeut untersucht die BWS des in Rückenlage befindlichen Patienten. Dazu schiebt er die Finger unter die Querfortsätze, übt einen nach anterior gerichteten Druck aus und erfasst damit den Status der oberflächlichen und tiefen paraspinalen Gewebe sowie die Reaktion der Querfortsätze auf eine anterior gerichtete, komprimierende und federnde Krafteinwirkung (Beal bezeichnet seine Methode daher als „Kompressionstest") (☞ Abbildung 4.1).

In dieser Form wird die gesamte BWS Segment für Segment von oben nach unten komprimiert, bis die Prüfung schwierig wird oder die Gewebe nicht mehr zugänglich sind. Der Test kann auch am sitzenden oder auf der Seite liegenden Patienten durchgeführt werden. Beide Stellungen sind jedoch weniger geeignet als die Rückenlage.

### Übung 4.3 **Empfohlene Dauer: 5 – 10 Minuten**

Diese Übung dient der Entwicklung dieser besonderen Palpationsfertigkeit. Sie sollten einige Zeit darauf verwenden, die paravertebralen Gewebe der BWS (sowie die Querfortsätze) sorgfältig an einem in Rückenlage befindlichen Patienten/Probanden/Partner in der von Beal im vorigen Abschnitt beschriebenen Weise zu federn.

Palpieren Sie nach Möglichkeit Personen mit und ohne diagnostizierte kardiovaskuläre (oder andere viszerale) Funktionsstörung, um normale und anomale Gewebebeschaffenheit besser unterscheiden zu lernen.

Dokumentieren Sie Ihre Befunde und vergleichen Sie diese mit denen der ☞ Übungen 4.1 und 4.2.

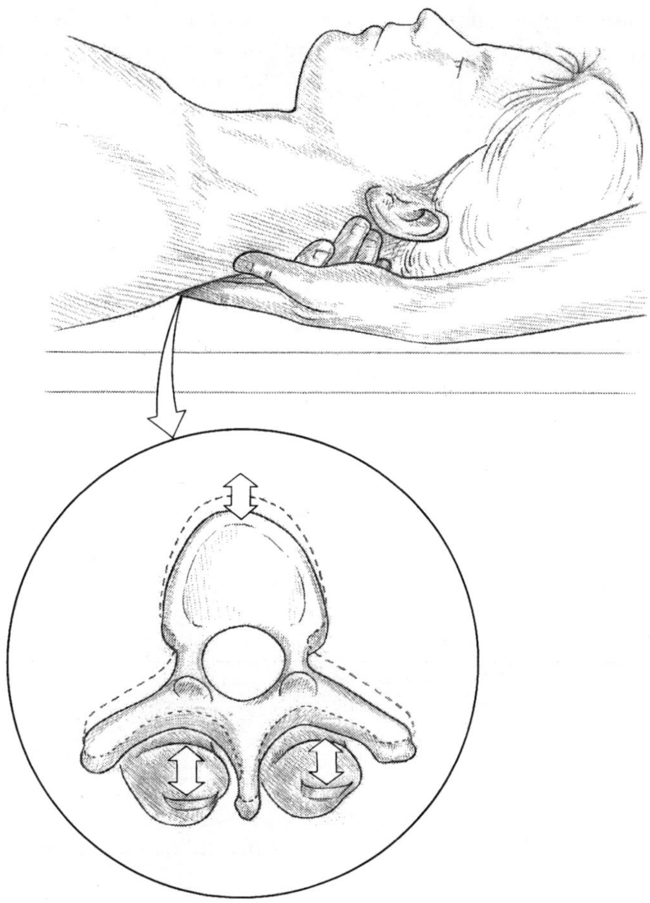

**Abbildung 4.1:** *Beals Bestimmung paraspinaler Rigidität durch „Federn" bei segmentaler Hyperreaktivität.*

**Übung 4.4** **Empfohlene Dauer: 10 – 12 Minuten**

Setzen Sie alle in den ☞ Übungen 4.1 – 4.3 erprobten Elemente gleichzeitig an demselben Patienten ein und stellen Sie fest, welche Methode die zuverlässigsten Aussagen über viszerosomatische Reflexaktivität liefert.

## Muskeln und Hyperreaktivität

Bei der Betrachtung der paraspinalen Weichteilgewebe dürfen die sehr kleinen intersegmentalen Muskeln in diesem Bereich keinesfalls vernachlässigt werden, die bei einer Hyperreaktivität ganz erheblich in Mitleidenschaft gezogen werden. Korr (1976) schreibt dazu:

> „Die Beweglichkeit der Segmente gegeneinander wird durch die kleinen und gern vernachlässigten Muskeln, die sich von Segment zu Segment spannen, außerordentlich fein abgestimmt. Nicht immer wird ihre Rolle ausreichend gewürdigt, wenn seit langem andauernde degenerative Veränderungen zu bedenken sind. Es liegt auf der Hand, dass die großen Muskeln, z. B. der M. erector spinae, auch große Bewegungen induzieren. Wie aber werden die Kräfte von einem Segment auf das nächste übertragen? Was konzentriert die Kraft einer bestimmten Bewegung an einer bestimmten Stelle – nicht nur einmal, sondern hunderttausendmal im Verlauf von rund 20 Jahren?
> Die intersegmentalen Muskeln gewährleisten diese Bewegungsvoraussetzung. Im Falle ihrer Funktionsbeeinträchtigung kann es zu Veränderungen der jeweiligen Gelenkführung und nachfolgend zu einer Schädigung kommen."

Korr erinnert auch daran, dass ein Muskel umso mehr Muskelspindeln enthält, je feinere Bewegungen er zu leisten hat (wie im Fall der Hände). Er fährt fort:

> „Studien z. B. an den tiefen Nackenmuskulatur haben grob gesagt ergeben, dass in den großen und kleinen Muskeln dasselbe Verhältnis an Muskelspindeln vorliegt [wie in der Hand, d. h. 26 : 1,5]. *Störungen an dieser Stelle werden bei Routineuntersuchungen nicht offenkundig. Ein Kliniker mit gut geschultem palpatorischen Sinn wird sie jedoch entdecken.* [Hervorhebung des Verfassers.] Für eine präventiv ausgerichtete Medizin ist es nur logisch und wichtig, solche Störungen zu lokalisieren und sie bestmöglich zu beseitigen oder abzuschwächen."

## Beschreibungen

Es kann von Nutzen sein, sich vor Augen zu führen, wie die in Beals Studie eingebundenen Ärzte beschrieben, was sie tatsächlich spürten.

Hugo Rosero und Kollegen (Rosero et al. 1987) untersuchten in einer gesonderten Studie zur Zuverlässigkeit der Palpation die Begriffe, mit denen die palpierenden Therapeuten ihre Befunde beschrieben. Es standen 16 beschreibende Ausdrücke zur Wahl; nur fünf davon wurden durchgängig zur Bezeichnung dessen benutzt, was die Therapeuten beim Palpieren spürten:

- „Widerstand" (fest, gespannt)
- „Temperatur/warm"
- „Strangartig" (saitenartig)
- „Schwere Muskulatur" (vermehrte Dichte)
- „Ödematös".

Von diesen Begriffen wurden wiederum „Widerstand" und „Temperatur/warm" am häufigsten gebraucht.

Haben Sie bei der Ausführung der ☞ Übungen 4.1 – 4.4 „Widerstand und Wärme" in den Geweben gespürt?

Falls nicht, sollten Sie die Übungen wiederholen.

## *Untermauerung durch die Traditionelle Chinesische Medizin*

Der Traditionellen Chinesischen Medizin zufolge verläuft paraspinal der Blasenmeridian. Eine Studie an 33 Patienten mit Magen- oder Duodenalulzera kam zu signifikanten Ergebnissen.

Diese Patientengruppe war zur subtotalen Gastrektomie vorgesehen (Cunxin et al. 1986), wurde jedoch vor dem Eingriff paraspinal palpiert:

> „Die Patienten lagen auf einer Seite. Sie wurden zwei- oder dreimal palpiert, wobei der Therapeut den Daumen entlang der medialen Linie des Blasenmeridians (Fuß-Taiyang) von oben nach unten führte (11/2mal die Daumenbreite lateral von und parallel zu den Procc. spinosi). Die Lokalisation aller empfindlichen Punkte (im Weiteren: ‚Reaktionspunkte') sowie Form und Lokalisation von darunter liegenden, palpierbaren Gewebeansammlungen wurden dokumentiert."

Die Forscher vermerkten, wie viel Druck erforderlich war, um an diesen Punkten eine Empfindlichkeitsreaktion auszulösen. Des Weiteren erhoben sie 10 cm lateral der Reaktionspunkte einen Kontrollwert. Eine Woche nach der Operation wurden dieselben Reaktionspunkte (und Kontrollpunkte) nochmals überprüft.

Vor der Operation wiesen 89,4 % der Patienten mit peptischem Ulkus Reaktionspunkte über den traditionellen Akupunkturpunkten Pishu (Bl 20) und Weishu (Bl 21) auf Höhe Th9 – Th12 auf.

Die zu diesem Zeitpunkt palpierten Strukturen werden als „überwiegend strangartig, weich und beweglich" sowie durchschnittlich 1,19 $cm^2$ groß beschrieben.

Bei der Kontrolluntersuchung waren diese Stellen kaum noch palpierbar, und es wurde erheblich mehr Druck benötigt, um eine Empfindlichkeitsreaktion hervorzurufen – 3,22 kg gegenüber durchschnittlich 1,89 kg Druck bei der Erstuntersuchung. Prä- und postoperativ waren dagegen annähernd unverändert 3,5 kg erforderlich, bis die Kontrollpunkte „schmerzten".

Diese Ergebnisse sind in folgender Hinsicht aufschlussreich:

- Somatische Referenzpunkte infolge eines viszeralen pathologischen Geschehens sind palpierbar.
- Der Befund reicht von Rigidität bei Vorliegen einer segmentalen Hyperreaktivität bis zu „weich und strangartig" bei deren Fehlen.
- Sowohl die Empfindlichkeit als auch die strukturellen Veränderungen ändern sich oder verschwinden, wenn das viszerale Krankheitsgeschehen sich wandelt oder erlischt.

*Palpationsbefunde dieser Art besitzen somit prognostischen Wert.*

Im Rahmen der chinesischen Studie wurde außerdem an mehr als 100 Patienten untersucht, wie sich die Nadelung ähnlicher Reaktionspunkte auswirkte, die im Zusammenhang mit nicht ulkusbedingten Magenschmerzen standen. Die chinesischen Ärzte erzielten eine Ansprechrate von 93,8 % (Zustandsverbesserung oder „Heilung"), was sie zu folgender Aussage veranlasste:

> „Anomalien der Baucheingeweide manifestieren sich an der Körperoberfläche. Die Nadelung dieser oberflächlichen Reaktionspunkte (Akupunkturpunkte) wirkt sich regulierend auf die Eingeweidefunktion aus und kann somit die Anomalie korrigieren."

Ob diese Behauptung einer Überprüfung standhielte, mag bezweifelt werden, da Ursachen (Rauchen, Stress, Ernährung usw.) wohl kaum durch Akupunktur allein zu ändern sind. Eine günstige Beeinflussung des Krankheitsgeschehens ist den dargestellten Methoden dagegen gewiss zu attestieren.

Mit palpatorischem Geschick lassen sich den paraspinalen Muskeln somit Informationen über Funktionsstörungen der Eingeweide entnehmen. Beals „Kompressionstest" liefert Anhaltspunkte dafür, was man bei einem ausgeprägten pathologischen Zustand und betroffenem Spinalsegment zu erwarten hat.

## Neuromuskuläre Technik

Die neuromuskuläre Technik (NMT) wurde in den 30er Jahren in Europa entwickelt. Sie verschmilzt traditionelle ayurvedische (indische) und anderen Quellen entlehnte Methoden. Der Therapeut Stanley Lief begründete diese diagnostisch und therapeutisch wertvolle Methode. Er, sein Sohn Peter (Absolvent des National College of Chiropractic, Chicago) und sein Cousin Boris Chaitow (Absolvent derselben Institution) entwickelten die heute unter der Bezeichnung NMT bekannte Technik zu einem vorzüglichen und kostengünstigen diagnostischen (und therapeutischen) Instrument. Wir werden uns schwerpunktmäßig mit dem palpatorischen diagnostischen Potential der NMT befassen. Damit steht nämlich ein System zur Verfügung, das es erlaubt, methodisch, sequentiell, systematisch und kontrolliert die häufigsten (den palpierenden Fingern) zugänglichen Bereiche zu durchforsten, in denen Triggerpunkte und andere umschriebene Formen von Weichteildysfunktion anzutreffen sind.

### Nimmos Beitrag

Anderen häufig eingesetzten Verfahren zum Aufsuchen von Triggerpunkten wie dem von Raymond Nimmo erarbeiteten (in den USA unter der missverständlichen Bezeichnung „neuromuskuläre Technik" gelehrten) mangelt es gelegentlich an dieser systematischen, sequentiellen und *umfassenden* Untersuchungsweise, die nichts dem Zufall überlässt. Inzwischen verschmelzen die beiden Varianten der NMT jedoch zunehmend, sodass eventuell vorhandene Triggerpunkte mit Hilfe der NMT vermutlich aufgespürt werden.

## *Vielfältige „Punkt"-Systeme*

Verkürzte (zur Befunderhebung in verkürzten Muskeln ☞ weiter unten in diesem Kapitel) und auch geschwächte Muskeln beherbergen oft eine Fülle von palpierbaren, lokalen, diskreten, empfindlichen Gebieten veränderter Struktur. Dabei kann, muss es sich aber nicht um aktive Triggerpunkte handeln, aber sie sind in jedem Fall als potentielle Triggerpunkte zu betrachten.

Alle palpierbaren, empfindlichen Gewebeveränderungen sind für die palpatorische Analyse von Belang. Gleichgültig, ob es sich um Triggerpunkte handelt oder ob diese „Punkte" keine Symptome an andere Stellen im Körper weiterleiten, besitzen sie potentiellen diagnostischen Wert. (Es könnte sich um Punkte handeln, wie sie in anderen diagnostischen Systemen beschrieben werden, z. B. um neurolymphatische Reflexe nach Chapman, um neurovaskuläre Reflexe nach Bennet, um aktive Akupunkturpunkte oder um „Tender Points" nach Jones). Kennzeichnend sind eine verminderte Hautelastizität oberhalb der betreffenden Punkte (☞ Kapitel 3) oder ein deutlich herabgesetzter elektrischer Hautwiderstand verglichen mit dem umliegenden Gewebe.

Einer einfachen Definition zufolge handelt es sich bei einem Triggerpunkt um eine palpierbare, empfindliche, lokalisierte Struktur im Weichteilgewebe, die atypische, schädigende neurologische Impulse an eine entfernte Stelle leitet und auf Druck Symptome – normalerweise Schmerz, aber auch andere Symptome – in eine voraussagbare Übertragungszone überträgt.

Dr. Janet Travell und Dr. David Simons, Verfasser der bislang überzeugendsten Arbeit über myofasziale Triggerpunkte (Travell und Simons 1992), definieren Triggerpunkte umfassender. Eine Zusammenfassung findet sich an späterer Stelle in diesem Kapitel (☞ S. 98).

## *Die Methoden von Stanley Lief*

Am häufigsten liegen diese sich selbst erhaltenden Störenfriede (Triggerpunkte) nahe den Muskelursprüngen und -ansätzen. Genau hier untersucht man mit Hilfe der NMT erfolgreicher als mit den meisten anderen Verfahren.

Es gibt zahlreiche Möglichkeiten, solche lokalisierte funktionsbeeinträchtigte Zonen ausfindig zu machen. Das zeigen die von Travell, Pruden und Nimmo verfochtenen, in diesem Kapitel beschriebenen und weitere Methoden. Viele Therapeuten aus dem Vereinten Königreich und den Vereinigten Staaten sind jedoch zu dem Schluss gelangt, dass kaum ein anderes Verfahren zur Triggerpunkterfassung die von Lief entwickelte Methode überbietet, was einfache Ausführung, geringen Zeit- und Arbeitsaufwand sowie Wirkungsgrad betrifft.

Lief empfahl, stets – sei es bei der Befunderhebung oder der Behandlung – die Palpationsabfolge exakt einzuhalten. Die Modi unterschieden sich nur durch Wiederholung der Striche und in einem graduell vermehrten Druck während der Therapie. Liefs Empfehlung bedeutete jedoch nicht, dass immer in derselben Weise behandelt wurde. Wesentlich für die NMT ist vielmehr der bei Diagnose und Therapie *variable* Druck, der vom Gewebe selbst vorgegeben wird.

So mögen zwei auf einander folgende diagnostische oder therapeutische Striche identisch *erscheinen*. Sie unterscheiden sich jedoch aufgrund des Zustands der Gewebe, durch die sie geführt werden.

Im Lauf dieses Kapitels wird das Konzept verständlicher werden.

## Der palpierende Finger

In der NMT wird stets ein leichtes Gleitmittel verwendet, um eine Hautspannung zu vermeiden. Der Kontakt wird hauptsächlich mit den Daumenspitzen hergestellt – genauer gesagt, in der Regel mit dem mittleren Teil der Daumenspitze (☞ Abbildung 4.2). An einigen Körperstellen wird stattdessen die Spitze von Zeige- oder Mittelfinger eingesetzt (☞ Abbildung 4.3), da diese sich leichter zwischen die Rippen schieben lassen, wenn es in der Interkostalmuskulatur einen Befund zu erheben oder dort zu therapieren gilt. Dieser „Fingerkontakt" wird auch für die Bindegewebsmassage empfohlen, nur dass im deutschen System kein Gleitmittel verwendet wird.

# *Stellung und Körpereinsatz des Therapeuten*

Haltung und Ausgangsstellung des Therapeuten sind bei der NMT wichtig, denn bei korrekt übertragenem Druck reduzieren sich die aufzuwendende Kraft und somit die für Befunderhebung/Therapie erforderliche Zeit beträchtlich.

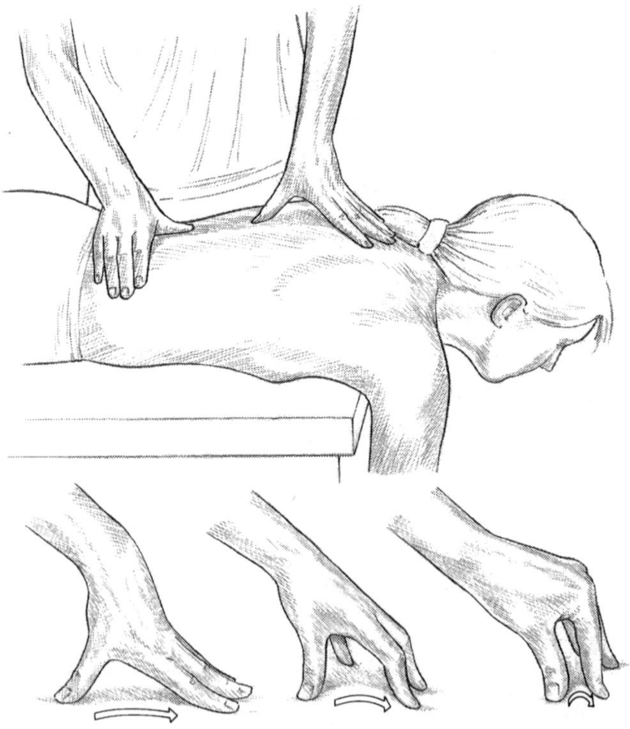

**Abbildung 4.2:** *Neuromuskuläre Daumentechnik. Der Therapeut setzt (im Idealfall) die mediale Daumenspitze ein, um schrittweise der Gewebedichte und -spannung „zu begegnen und [sich] anzupassen" und den Finger auf der Suche nach einer lokalisierten Funktionsstörung in das Gewebe einzusenken.*

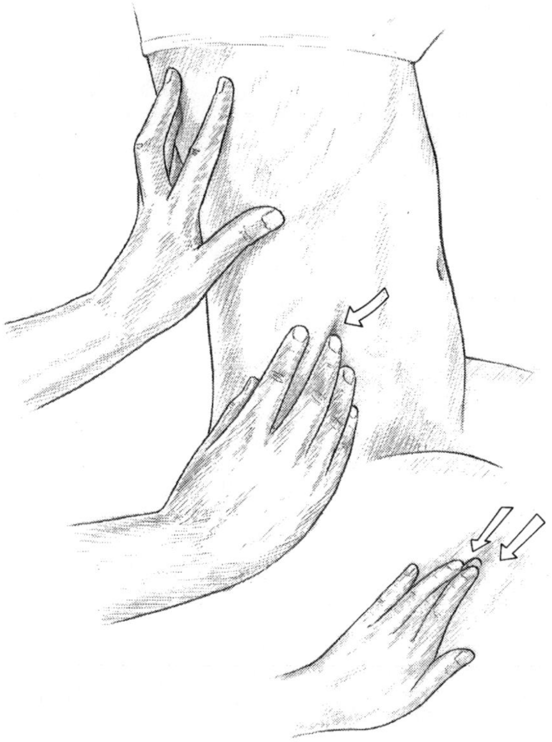

**Abbildung 4.3:** *Neuromuskuläre Fingertechnik. Der Therapeut setzt Zeige- oder Mittelfinger, unterstützt von einem (oder zwei) benachbarten Finger(n) ein, um die Gewebe zwischen den Rippen auf Funktionsstörungen hin zu palpieren und zu untersuchen. Der Fingerkontakt ersetzt jenen mit dem Daumen, wenn dieser nicht den erforderlichen Druck ausüben kann.*

Die Untersuchungsliege sollte sinnvollerweise so hoch sein, dass der Therapeut aufrecht und zur Gewichtsverlagerung in Schrittstellung stehen kann; der untersuchende Arm muss im Ellenbogengelenk gestreckt sein. Auf diese Weise kann der Therapeut sein Körpergewicht durch den gestreckten Arm auf den Daumen übertragen und die erforderliche Kraft exakt dosieren – von sehr wenig bis ziemlich viel –, indem er sich einfach auf seinen Arm stützt. (Dies bereitet einigen wenigen Therapeuten, deren Daumen zu biegsam sind, Schwierigkeiten. Ihnen bleibt nur der unten beschriebene Fingerkontakt.)

Durch Gewichtsverlagerung vom hinteren auf das vordere Bein bei leicht gebeugten Knien lassen sich der Druck genau dosieren und zugleich Energie sparen. Die Finger der untersuchenden/therapierenden Hand wirken als Hebel und müssen vor der Kontaktstelle liegen, sodass der Strich, den der Daumen zieht, unter der Handfläche zum Ring- oder Kleinfinger verläuft (☞ Abbildung 4.4).

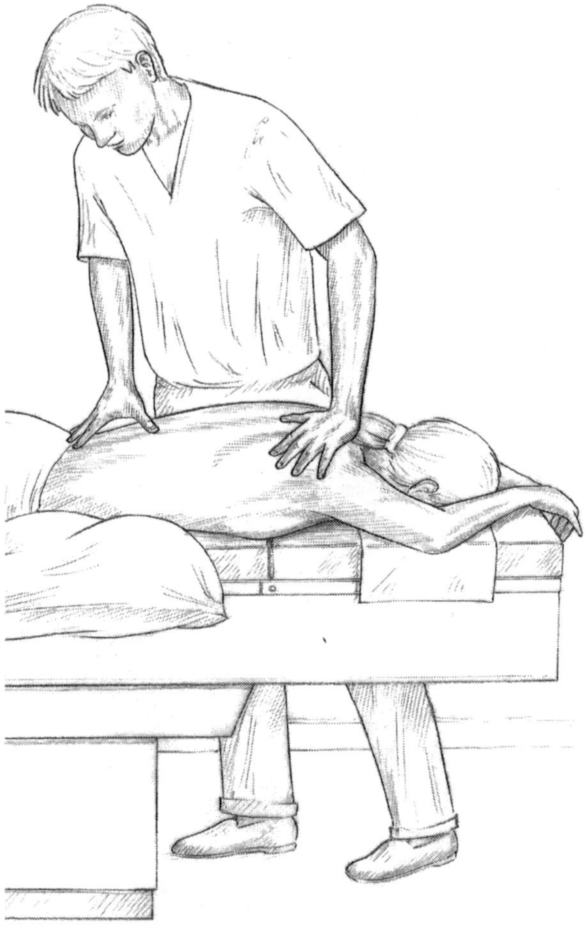

**Abbildung 4.4:** *Anwendung der neuromuskulären Technik. Zu beachten sind Fußstellung, gestreckter rechter Arm, Position der rechten Hand, Daumenstellung.*

## Entscheidende Kriterien: Kontrolle und Feingefühl

Der wichtigste der zahlreichen Vorteile dieser Technik besteht in der kontrollierten Ausführung. Würde der Daumen einfach nur durch das Gewebe geschoben, wäre die äußerst differenzierte Kontrolle auf keinen Fall zu erreichen, die Liefs NMT verlangt.

Der Finger/Hebel bewegt sich nicht, während der Daumen unter der Handfläche auf ihn zu streicht.

Jeder Strich, ob diagnostisch oder therapeutisch, ist etwa 4 – 5 cm lang, ehe der Daumen in seiner Bewegung innehält und die Finger/Hebel nun weiter in die Richtung vorbewegt werden können, in die der Daumen streichen muss. Danach setzt der Daumen seinen spürenden, suchenden Weg durch das Gewebe fort.

## *Variabler Druck: Der Schlüssel zur erfolgreichen NMT*

Maßgeblich, ja entscheidend für den Daumenkontakt ist der variabel übertragene Druck (diagnostischer Druck wird anfangs in Zehntelgramm gemessen), wodurch der Daumen „einsinken" und sich durch alle angetroffenen fibrösen, verhärteten oder kontrakten Strukturen vortasten kann.

Der Grad an Widerstand oder Obstruktion im Gewebe bestimmt, wie viel Kraft eingesetzt werden muss.

So ist bei stark verspannten Geweben zur Durchführung eines diagnostischen Strichs u. U. Druck im Kilogrammbreich erforderlich. Verspannte, kontrakte oder fibröse Gewebe sind niemals mit bloßer Gewalt zu überwinden, denn dies würde sie reizen und die Dysfunktion verstärken. Vielmehr werden die Fasern „durchgearbeitet". Dabei muss gelegentlich beträchtlicher Druck ausgeübt werden, jedoch in ständig variierender Übertragung, wobei sowohl der Druckwinkel als auch die Druckstärke sich fortwährend ändern, um den besonderen Anforderungen des Gewebes zu genügen.

### Intelligente Daumen- und Fingerspitzen

Ein gewisses Maß an vibrierendem Kontakt sowie der variable Druck lassen Strich und Kontakt „intelligent" werden, und es kommt selten zur Traumatisierung oder Quetschung von Gewebe, selbst wenn starker Druck ausgeübt werden muss. Wie schon in vorstehenden Kapiteln angeführt, verlangt das Befunderhebungs- und Palpationsverfahren der NMT, den Daumen als Verlängerung des Gehirns zu verstehen und ihn nicht nur mechanisch, sondern mit Verstand über und durch die Gewebe zu führen. Der Patient merkt das schnell und spürt, dass nicht einfach mechanisch vor-, sondern einfühlsam auf seine durch Schmerz und Dysfunktion entstandenen Bedürfnissen eingegangen wird.

Wie so oft beim Palpieren wird empfohlen, auch die NMT mit geschlossenen Augen auszuüben. Der Patient klagt gewöhnlich nur über einen „wohltuenden Schmerz", selbst wenn der Druck recht tief reicht.

Man sollte sich bemühen, den Kontakt exakt mit der medialen Daumenspitze herzustellen. Mit etwas Übung ist das in der Regel auch zu erreichen, es sei denn, eine Hypermobilität der Daumengelenke verhindert einen stabilen Kontakt.

### Entspannen des Arbeitsarms

Gleichgültig, ob der Kontakt mit Daumen oder Fingern hergestellt wird (☞ Ausführungen zum Fingerkontakt weiter unten), ist es unter dem Gesichtspunkt von Energieeinsparung und einfacher Ausführung der NMT wichtig, dass Arbeitsarm und auch Arbeitshand relativ entspannt bleiben.

Das scheint ein Widerspruch in sich zu sein. Es lohnt sich daher, näher darauf einzugehen: Sind die Muskeln des Unterarms unnötig angespannt oder werden die als Hebel dienenden Finger, auf die der Daumen sich zubewegt, steif gehalten, wird unnötig

Energie verbraucht. Der Arm ermüdet rasch, der Therapeut büßt Kontrolle ein, und der Patient erlebt einen eher groben als behutsamen Zugriff. Läuft der gesamte Prozess nicht in einem relativ entspannten Zustand ab, verschwimmt die Wahrnehmung.

Die Finger/Hebel greifen oder „graben" sich nicht in das Gewebe. Sie liegen lediglich unbewegt mit minimalem Gewicht auf, während der Daumen sich auf sie zubewegt. Falls überhaupt Energie im Sinne von zusätzlichem Druck aufgebracht werden muss, geschieht das durch Gewichtsverlagerung auf den annähernd gestreckten Arm, jedoch nicht durch Arm- oder Handkraft.

### Striche mit dem Finger

Bei Anwendung von Finger- anstelle von Daumenkontakt (der Daumen bewegt sich dabei stets in kontrollierter Form vom Therapeuten weg auf den Finger/Hebel am Ende des gestreckten Armes zu) wird die Hand zum Körper des Therapeuten hin gezogen. Dabei ist der behandelnde Finger, wie auch bei der Bindegewebsmassage beschrieben ist, leicht gekrümmt. Dadurch lässt sich die Hand besser kontrollieren und das Körpergewicht anders einsetzen, als wenn der Daumen die Arbeit übernehmen würde. Abgesehen von der Interkostalstrukturen eignet sich der laterale Beckenbereich als zweite wichtige Körpergegend für den Fingerkontakt. Das leuchtet unmittelbar ein, wenn man sich vorstellt, wie die palpierende Hand über eine gewölbte Fläche hinweg auf den Therapeuten zubewegt wird. Dadurch, dass sich der Therapeut zurücklehnt, das Gewicht auf das hintere Bein verlagert und den gekrümmten Finger durch die Gewebe zieht, nutzt er gewissermaßen die Trägheit des Patientenkörpers als Gegengewicht und dringt damit tiefer in das Gewebe ein, ohne hier zusätzliche Kraft aufwenden zu müssen.

Der Therapeut nimmt einen Platz gegenüber der zu behandelnden Seite des Patienten ein und legt den gekrümmten Finger – eventuell unterstützt vom benachbarten Finger – tief in den Interkostalraum oder die laterale Beckenmuskulatur oberhalb des Trochanter. Während er sich nun zurücklehnt und das Körpergewicht des Patienten Zug ausüben lässt, werden die Finger langsam durch das Gewebe gezogen, und er kann die Art der Funktionsstörung in diesem Gebiet ermitteln (bzw. bei eher therapeutisch als diagnostisch eingesetztem Kontakt einen quer zu den Fasern verlaufenden oder inhibitorischen Kontakt herstellen).

## Einsatz der NMT

Die von Lief und Chaitow erarbeitete Strichfolge gewährt in kürzester Zeit und mit dem geringsten Bedarf an Positionsveränderungen und Energieaufwand den besten Zugang zu potentieller Dysfunktion. Die ☞ Abbildungen 4.5–4.10 veranschaulichen die Strichführung und empfohlene Fußstellung des Therapeuten bei der Behandlung der einzelnen Körperregionen.

Die Befunderhebung erfordert lediglich einen oberflächlichen und einen mäßig tiefen Kontakt. Entscheidet man sich danach zu einer Therapie, werden die Strukturen mit mehreren weiteren Strichen aus unterschiedlichen Winkeln entspannt. Man dehnt, verhindert eine Kontraktion oder bearbeitet Triggerpunkte, die bei der Untersuchung gefunden wurden. Eine Triggerpunktbehandlung sieht einen direkten, inhibierenden Druck mit anschließender Dehnung der betroffenen Muskulatur vor. (Vgl. die ausführliche Beschreibung bei Chaitow 1991 und 1996 a).

## NMT zur Behandlung der Gelenke

Sind Funktionsstörungen der Gelenke bzw. eine in den Extremitäten angesiedelte Problematik zu diagnostizieren (oder zu behandeln), sollten alle auf das jeweilige Gelenk wirkenden Muskeln vom Ursprung bis zum Ansatz mit NMT behandelt und die Muskelbäuche auf Triggerpunkte und andere Funktionsstörungen untersucht werden. Der Therapeut darf sich außerdem nicht nur dem offensichtlich betroffenen Gelenk widmen, sondern muß zumindest die unmittelbar kranial und kaudal davon gelegenen Gelenke einschließen.

Eine vollständige Befunderhebung an der Wirbelsäule mit Hilfe der NMT sollte mühelos in 12–15 Minuten zu bewältigen sein, sobald man die Methode beherrscht. (Für eine etwaige gesonderte Behandlung bestimmter Bezirke sind weitere 5–10 Minuten zu veranschlagen.)

Es wird empfohlen, jeden Patienten einmal zu Beginn jedes Therapieprogramms einer vollständigen NMT-Untersuchung von Wirbelsäule und Abdomen (einschließlich des Thorax) zu unterziehen und diese Untersuchung in Abständen zu wiederholen. So lässt sich evaluieren, welche Veränderungen die Behandlung bewirkt, zu der man sich entschlossen hatte. Eine umfassende Befunderhebung ist natürlich nicht bei jedem Termin erforderlich; hier dürfte die diagnostische Beurteilung eines umschriebenen Gebietes ergänzt von anderen diagnostischen Verfahren normalerweise ausreichen.

Indem man einen feststehenden, die dargestellten Körperregionen umfassenden Behandlungsplan folgt und vor allem durch *ständige Befunddokumentation*, erhält man eine patientenspezifische Karte der Dysfunktionen und strukturellen Veränderungen, anhand derer Fortschritte oder deren Ausbleiben unmittelbar ersichtlich sind.

Bei richtigem Einsatz der NMT kann man umschriebene, diskrete „Punkte“ ermitteln, des Weiteren stressbedingt veränderte Faserzüge, eine veränderte Weichteilmechanik, Kontrakturen und Verkürzungen. Die von Beal so bezeichneten rigiden paraspinalen Gewebe (☞ S. 80) sind ebenso mühelos zu identifizieren wie die verschiedenen Veränderungen infolge viszerosomatischer Aktivität und lokal begrenzter Dysfunktion, die Magoun beschrieben hat (☞ S. 76).

Therapeutisch hat sich die NMT als ergänzendes Verfahren zur Manipulation bewährt. Oft macht sie weitere, auf Weichteile oder Knochen einwirkende Verfahren überflüssig. Selbst bei ausschließlicher Nutzung des diagnostischen Potentials dieser Methode hat der Patient eine Art „Behandlung“ erfahren und bemerkt gewöhnlich eine spürbare Besserung.

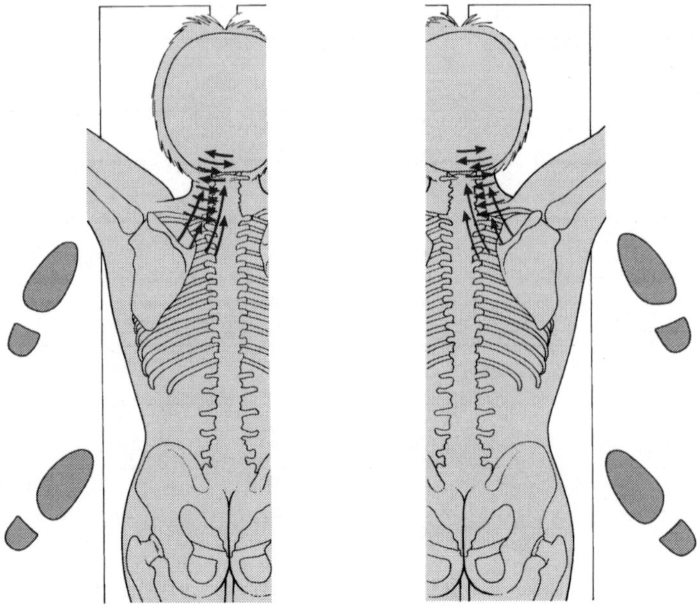

A B

**Abbildung 4.5 A, B:** *Neuromuskuläre Technik. Darstellung der Therapeutenposition und Strichrichtung.*

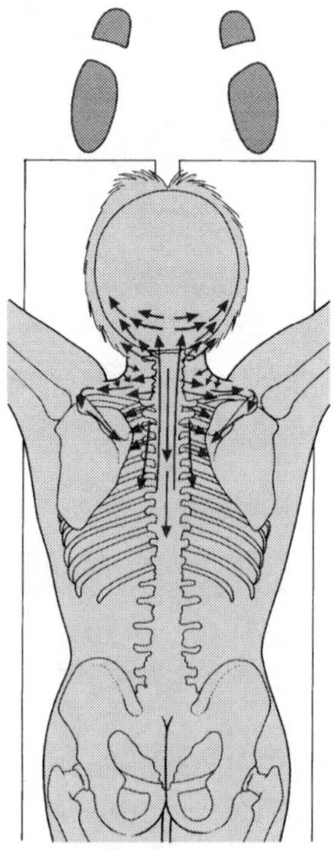

**Abbildung 4.6:** *Neuromuskuläre Technik. Darstellung der Therapeutenposition und Strichrichtung.*

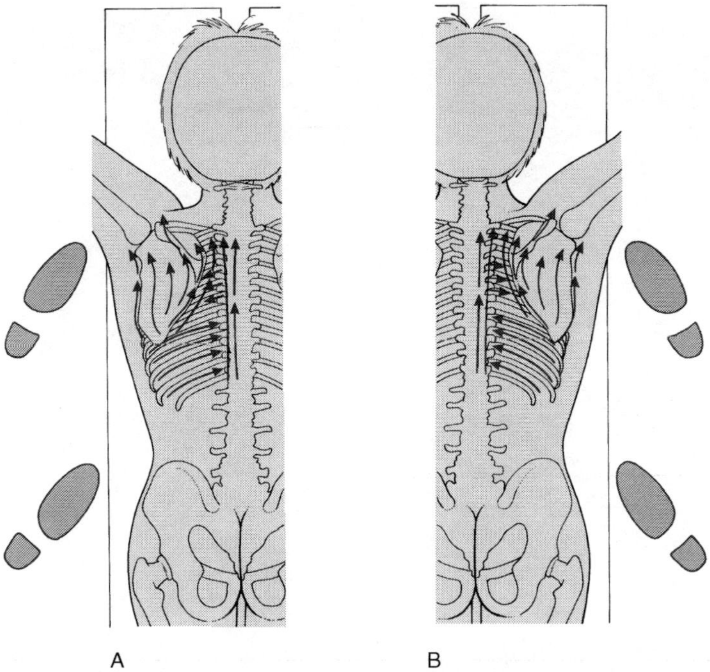


**Abbildung 4.7 A, B:** *Neuromuskuläre Technik. Darstellung der Therapeutenposition und Strichrichtung.*

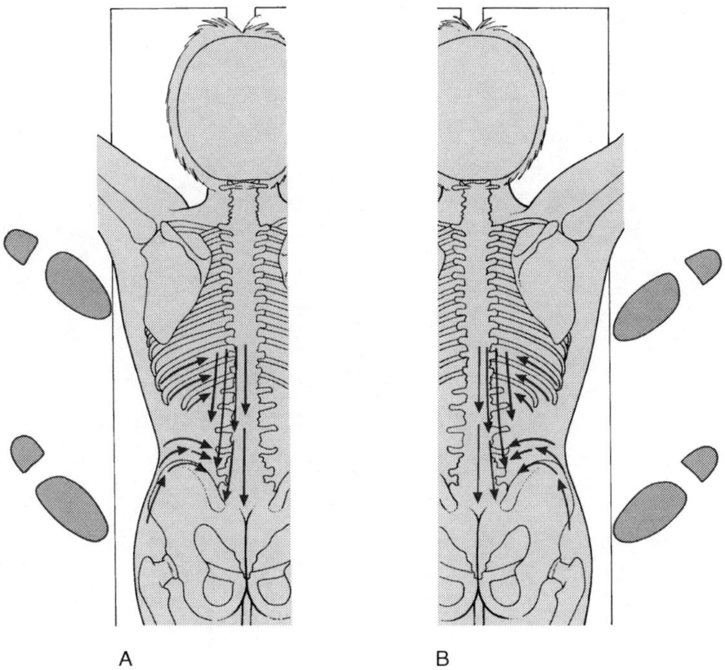


**Abbildung 4.8 A, B:** *Neuromuskuläre Technik. Darstellung der Therapeutenposition und Strichrichtung.*

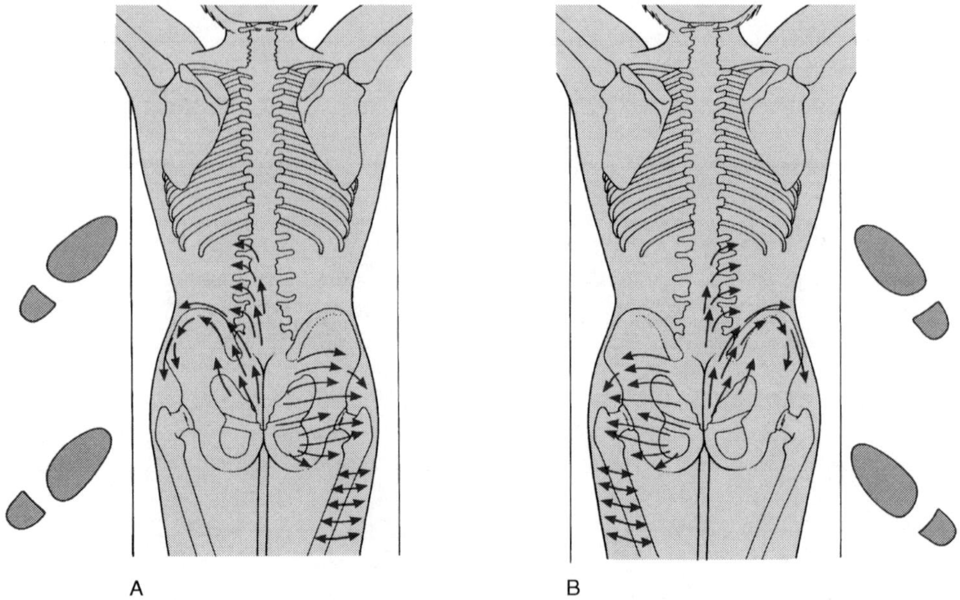


**Abbildung 4.9 A, B:** *Neuromuskuläre Technik. Darstellung der Therapeutenposition und Strichrichtung.*

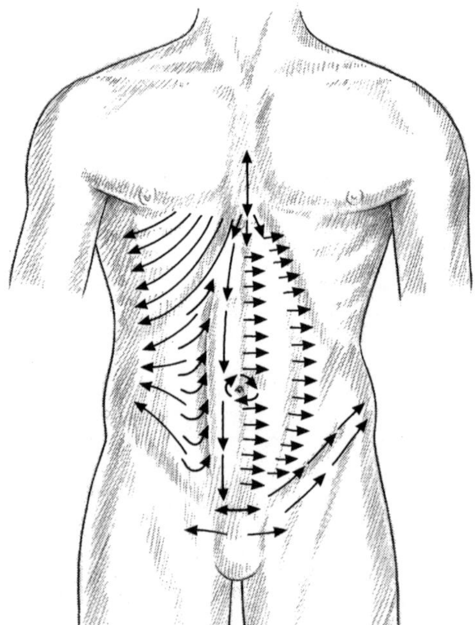

**Abbildung 4.10:** *Neuromuskuläre Technik für das Abdomen allgemein. Darstellung der Strichrichtung.*

## *Ist der Begriff „neuromuskuläre Technik" zutreffend?*

Da die Funktionsweise der neuralen „Meldestellen", etwa der verschiedenen Komponenten der Muskelspindeln und der Golgi-Sehnenorgane, bekannt ist, lässt sich die Wirkungsweise der NMT nachvollziehen.

Bei Anwendung der NMT an Muskelursprüngen und -ansätzen werden die Dehnungsrezeptoren, die Golgi-Sehnenorgane, mechanisch erregt, insbesondere dann, wenn der Strich zum Muskelbauch hin geführt wird. Jeder von Ursprung oder Ansatz zum Muskelbauch gerichtete Druck erhöht zunächst den Muskeltonus; hält er an, löst er eine reflexartige Entspannung des Muskels aus.

Ist der Druck vom Muskelbauch weggerichtet und wird er gleichzeitig nahe von Ursprung und Ansatz ausgeübt, verliert der Muskel tendenziell an Tonus. Die Muskelspindel registriert die Muskellänge und die Längenveränderung. Mittels NMT ausgeübter Druck bewirkt eine lokale Längenveränderung und hemmt die neurale Entladung. Auf dieser durch Druck erzielten Inhibition beruht der wichtigste Beitrag der NMT zur Triggerpunktbehandlung. Die Gesamtwirkung der NMT über neurale Vermittlung beruht auf der Erzeugung einer Tonusverminderung in hypertonen Strukturen, die über die rein mechanische Wirkung von Dehnung, Reibung sowie Drainage von Flüssigkeiten und Stoffwechselendprodukten hinausgeht.

Es erfordert viele NMT-Arbeitsstunden am Patienten, um die Feinfühligkeit zu erreichen, die es erlaubt, kleinste, lokalisierte funktionsgestörte Zonen aufzuspüren. NMT-Anwender sollten diese optimierte palpatorische Feinfühligkeit immer als Ziel vor Augen haben.

**Übung 4.5** **Empfohlene Dauer: 15 Minuten**

Konzentrieren Sie sich zu Beginn der NMT-Übungen auf Ihre Körperstellung. Die Behandlungsfläche sollte so hoch sein, dass Sie in der beschriebenen Weise aufrecht stehen können, ohne sich unnötig bücken oder strecken zu müssen (☞ Abbildung 4.4). In dieser Haltung müssen Sie den Arm strecken (sofern Sie mit Daumenkontakt arbeiten), das Körpergewicht verlagern und ohne Anspannung der Armmuskulatur Druck verstärken können.

Tragen Sie ein leichtes Gleitmittel auf, stellen Sie sich korrekt hin und platzieren Sie die Hand entsprechend der Beschreibung und Abbildung. Die Finger wirken als Hebel, der Daumen (mediale Spitze) fühlt sich langsam und mit variablem Druck in die Gewebe ein.

Üben Sie den gesamten Ablauf, ohne eine bestimmte Strichsequenz einzuhalten, bis Ihnen die Körper-Arm-Hand-Daumen-Abfolge vertraut ist und Sie keine Anstrengung kostet.

## Übung 4.6 Empfohlene Dauer: 20 – 30 Minuten pro Segment

☞ Abbildungen 4.5 – 4.10. Wählen Sie eine der dargestellten NMT-Sequenzen aus (4.7 A oder B eignen sich am besten) und führen Sie die Striche genau wie dargestellt durch (die Strichrichtung kann jedoch abweichen).
Legen Sie eine Skizze an und zeichnen Sie alle Befunde ein: druckempfindliche Zonen, stressbedingt veränderte Faserbündel, kontrahierte Fasern, Triggerpunkte usw. Falls Sie Triggerpunkte lokalisieren, vermerken Sie auch die Übertragungszone.
In den genannten Sequenzen sind auch Interkostalstriche abgebildet.
Untersuchen Sie die entsprechende Körperregion mit gekrümmtem Finger.
Stellen Sie sich links neben den Patienten, wenn Sie die rechte Interkostalregion untersuchen.
Dokumentieren Sie alle Befunde.
Gehen Sie langsam und möglichst genau gemäß obiger Beschreibung vor, was die Art und Weise betrifft, wie der Daumen in die Gewebe einsinkt, sich nie aufdrängt, diese niemals blind eindrückt oder wegschiebt.
Lassen Sie den Palpationskontakt Ihre Augen sein.
Palpieren Sie mit geschlossenen Augen.
Dokumentieren Sie Ihre Empfindungen und Befunde.

## Übung 4.7 Empfohlene Dauer: 15 – 20 Minuten

Führen Sie die Sequenz für Abdomen/unteren Brustkorb wie dargestellt aus.
Wenden Sie leichteren Kontakt an als für die paraspinale Muskulatur angemessen.
Beobachten Sie, welche Veränderungen Sie hier in den Weichteilgeweben entdecken, insbesondere in der Nähe der Ansatzstellen, unterhalb des Brustkorbs, nahe den Ansatzstellen an Becken und Schambein sowie in den unteren interkostalen Strukturen.
Bei vorhandenen Narben suchen Sie deren Umgebung sorgfältig nach empfindlichen und verspannten Strukturen ab. Eine eingehendere Anleitung hierzu sowie zu anderen NMT-Sequenzen finden Sie in *Modern neuromuscular techniques* (Chaitow 1996 a).

## Übung 4.8 Empfohlene Dauer: 30 – 60 Minuten

Im Lauf mehrerer Wochen sollten Sie sich die NMT-Befunderhebung für die einzelnen Spinalsegmente wie dargestellt erarbeiten und pro Segment mehrfach wiederholen (rechnen Sie anfangs pro Segment 20 Minuten, verkürzen Sie den Zeitraum mit zunehmender Übung auf zunächst 8 – 10, dann ca. 5 – 6 Minuten).
Danach führen Sie eine Beurteilung der gesamten Wirbelsäule durch und verzeichnen alle Befunde. Dies wird zunächst bis zu einer Stunde dauern. Mit zunehmender Übung lässt sich die Aufgabe gründlich und effektiv in 20 – 30 Minuten erledigen.
Verzeichnen und dokumentieren Sie Ihre Befunde.

## Die Tenderpoints nach Jones und ihre Bedeutung

Lawrence Jones (1981) beschrieb die Entwicklung seiner therapeutischen Methoden. Diese beruhen zum Teil auf der Bestimmung von „Druckpunkten" (Tenderpoints) in der Umgebung von Gelenken, die stark gedehnt, gezerrt oder traumatisiert worden waren. Dvořak und Dvořak zufolge sind sie als „geschwollene, flache Bereiche in bestimmten Körperteilen" zu erkennen.

Solche Phänomene finden sich in tiefen Muskelschichten, oft in Muskeln, die den gezerrten oder traumatisierten gegenüber liegen (d.h. in den Antagonisten). Somit würde sich eine Wirbelsäulenproblematik aufgrund einer Überlastung beim Vorbeugen mit nachfolgenden Kreuzschmerzen in Tenderpoints auf der anterioren Körperseite manifestieren. Diese Punkte sind beim Palpieren außerordentlich empfindlich, ansonsten jedoch nicht schmerzhaft. Man nutzt sie zur Reposition der Zone/des Körpers, damit der Palpationsschmerz verschwindet oder erheblich abnimmt.

Die Verminderung der Gewebespannung geht fast immer mit Schmerzlinderung im palpierten Punkt einher. Wird die „lösende Stellung" rund 90 Sekunden gehalten, ist die traumainduzierte Dysfunktion oft behoben oder doch merklich gebessert.

Jones beschreibt diese Methode in seinem Buch ausführlich. In meinen *Positional release techniques* (Chaitow 1996 b) stelle ich eine modifizierte Version vor. Diese wurde in diesen Überblick zum Thema Palpation aufgenommen, weil die Kenntnis ihrer Grundsätze dem Therapeuten hilft, unklare und bis dahin nicht erwähnte empfindliche Körperzonen zu deuten, die er beim Palpieren entdeckt. Es ist unerheblich, ob anschließend die von Jones entwickelten therapeutischen Methoden zur Anwendung kommen oder nicht. Die erwähnten Punkte ähneln den Ah-Shi-Punkten (spontan empfindliche Punkte), die in der Traditionellen Chinesischen Medizin (TCM) seit mehreren tausend Jahren bekannt sind. Die TCM bedient sich ihrer jedoch nicht in der beschriebenen Weise, sondern betrachtet diese als für die Akupunktur oder Akupressur geeignet, solange sie empfindlich sind. Sofern diese Punkte Schmerz in eine entfernte Übertragungszone weiterleiten, handelt es sich auch um Triggerpunkte.

**Übung 4.9 a** **Empfohlene Dauer: 5 – 10 Minuten pro Faserbündel oder Druckpunkt**

Palpieren Sie nach Möglichkeit die Gewebe der gegenüberliegenden Körperseite, die nicht durch Überlastung oder Traumatisierung eines Gelenks oder der Wirbelsäule überdehnt wurden. Das palpierte Areal sollte nicht schmerzhaft sein.

Sofern Sie auf einen umschriebenen, stark druckempfindlichen Bezirk in diesem Gewebe stoßen, könnte es sich um einen Tenderpoint nach Jones handeln. Üben Sie genügend Druck auf diesen Punkt aus, um leichtes Unbehagen hervorzurufen. Dann positionieren Sie das Gelenk oder den Körperbereich so, dass die Empfindlichkeit des Punktes abklingen kann. Um zu erreichen, dass sich ein solcher Punkt „löst", muss normalerweise für mehr Nachgiebigkeit im palpierten Gewebe gesorgt werden. Halten Sie die Position 90 Sekunden lang, gehen Sie dann langsam in eine neutrale Position zurück und palpieren Sie erneut.

**Wurde die Empfindlichkeit reduziert oder aufgehoben?**
**Hat sich das Gelenkgefühl etwas normalisiert?**
**Sind die Gewebe entspannter?**
Dokumentieren Sie Ihre Befunde und versuchen Sie, mehrfach nach diesem Ansatz zu verfahren, bis das Konzept sich Ihnen eingeprägt hat.

**Übung 4.9 b** **Empfohlene Dauer: 5 Minuten pro Schmerzpunkt**

Wenn Ihnen kein Patient zur Verfügung steht, an dem Sie die Zuverlässigkeit des Jones'schen „Überlastungs"-Konzepts beurteilen können, nehmen Sie die Überprüfung an sich selbst vor.
Suchen Sie per Palpation (indem Sie lediglich die einfachen, in ☞ Kapitel 3 beschriebenen Hautpalpationsmethoden wie „Hautspannung" einsetzen) nach einem empfindlichen Bereich am oberen Brustkorb direkt unterhalb des Schlüsselbeins (kaum jemand ist in diesem Bereich nicht druckempfindlich).
Setzen Sie sich auf einen Stuhl mit senkrechter Lehne und üben Sie genug Druck aus, um leichten Schmerz auszulösen.
Bewerten Sie diesen Schmerz mit „10", Schmerzlosigkeit dagegen mit „0".
Bringen Sie Kopf und Hals durch Annäherung Ihres Kinns an die Brust in Flexion.
Verringert sich dadurch der palpierte Schmerz? Wie würden Sie ihn jetzt einstufen?
Finden Sie heraus, in welchem Flexionswinkel der Schmerz am geringsten ist. Neigen Sie den Kopf etwas zur Seite und rotieren Sie ihn dann von der schmerzenden Seite weg.
Verstärkt sich der Schmerz?
Jetzt neigen und rotieren Sie den Kopf zur schmerzenden Seite hin.
Nimmt der Schmerz ab?
Finden Sie einen Flexionswinkel und stimmen Sie die anderen Variablen (Rotation usw.) auf diesen so ab, dass der Schmerzindex 3 oder weniger beträgt.
**Fühlt sich das Gewebe, auf das Sie Druck ausüben, „schlaffer", „gelöster" an, wenn der Schmerz am geringsten ist oder nicht?**
Für Schmerzpunkte am Rücken, z. B. hinter der Schulter, müssen Sie (normalerweise) eine Extension und „Feinabstimmung" anderer Variablen vornehmen, um Schmerz und Verspannung zu lindern.
Dokumentieren Sie Ihre Befunde.

## Die Triggerpunkt-Definition nach Travell und Simons

Travell und Simons (1992), ärztliche Pioniere auf dem Gebiet der Triggerpunktforschung, nennen charakteristische Merkmale, die Triggerpunkte von anderen myofaszialen Anomalien unterscheiden:

1. Ein aktiver Triggerpunkt leitet Schmerz in eine voraussagbare Übertragungszone. Nur selten ist er dort lokalisiert, wo der Patient über Schmerzen klagt.

2. Ein mit Triggerpunkten durchsetzter Muskel weist verspannte (palpierbare) Faserbündel auf. Bringt man ein solches Faserbündel (durch aktive oder passive Dehnung des betreffenden Muskels) unter Spannung, wird Schmerz in der Übertragungszone erzeugt.
3. Mit Triggerpunkten durchsetzte Muskeln weisen palpierbare strangartige Strukturen oder Knötchen auf, und der betreffende Muskel ist in seinem Bewegungsausmaß eingeschränkt.
4. Ein Triggerpunkt findet sich an der Stelle der ausgeprägtesten Empfindlichkeit/Druckempfindlichkeit in einem verspannten Muskelfaserbündel.
5. „Rollt" man von Triggerpunkten durchsetzte Gewebe kräftig mit Fingern oder Daumen (Travell und Simons bezeichnen dieses Verfahren als „schnellende Palpation"), sodass es zu einer raschen Druckveränderung kommt, ist eine „Zuckungsreaktion" zu beobachten. Die Autoren betrachten dies als eindeutigen Hinweis auf latente oder aktive Triggerpunkte. Zu einer „unwillkürlichen Ausweichbewegung" kommt es, wenn sich der empfindliche Muskelteil während passiver Dehnung des entspannten Antagonisten sichtbar verkürzt und gleichzeitig das verspannte Faserbündel des betroffenen Muskels „schnellend" palpiert wird.
6. Anhaltender Fingerdruck auf einen Triggerpunkt (oder Nadelung) reproduziert normalerweise das für diesen Triggerpunkt typische Übertragungsschmerzmuster.

Außer Schmerz lassen sich auch andere autonome Phänomene auslösen.

Nach Ansicht von Dr. Travell kann die große Intensität der von einem aktiven Triggerpunkt ausgesendeten Nervenimpulse reflexhaft Vasokonstriktion sowie eine verminderte Blutversorgung in spezifischen Arealen von Gehirn, Rückenmark und peripherem Nervensystem bewirken und damit eine breite Palette von Symptomen hervorrufen, die fast jeden Bereich des Körpers in Mitleidenschaft ziehen können. In ☞ Kasten 4.1 sind einige der Symptome aufgeführt, die laut Travell und anderen in direktem Zusammenhang mit einer Triggerpunktaktivität stehen (wie das Verschwinden der Symptome nach Auflösung der Triggerpunkte beweist).

**Kasten 4.1: Mögliche Symptome, die durch Triggerpunktaktivität hervorgerufen werden können**

Schmerz
Drüsenüber- oder -unterfunktion
Taubheitsgefühl
Jucken
Lokales Kältegefühl
Überempfindlichkeit gegenüber normalen Stimuli
Blässe
Geweberötung
Spasmen
Hitzewallungen im Klimakterium
Muskelzucken
Veränderte Hautbeschaffenheit (sehr fettig, sehr trocken)
Muskelschwäche und -zittern
Vermehrte Schweißproduktion

**Bei Triggerpunkten in der Abdominal- und Thorakalmuskulatur:**
Halitosis (schlechter Mundgeruch)
Sodbrennen
Erbrechen
Blähungen
Nervöser Durchfall und nervöse Verstopfung
Sehstörungen
Atemwegssymptome
Hautempfindlichkeit

Travell berichtet auch über „Hysterie"-Symptome, die nach erfolgreicher Behandlung der Triggerpunkte verschwinden.

**Übung 4.10** Empfohlene Dauer: 15 Minuten

Suchen Sie an sich selbst oder einem geeigneten Probanden mit Hilfe der NMT (oder einer anderen Palpationsmethode wie der „Hautspannung") nach Triggerpunkten. Bestimmen Sie genau die Übertragungszone bzw. Referenzzone, in die Schmerz geleitet wird, sobald leichter Druck auf den jeweiligen Triggerpunkt ausgeübt, dieser leicht „zusammengedrückt" oder „gekniffen" wird. Prüfen Sie den M. sternocleidomastoideus, die Mm. scaleni oder die Pars descendens des M. trapezius (da diese zu den am stärksten mit Triggerpunkten durchsetzten Muskeln zählen). Folgen Sie der Anleitung von Travell/Simons und beobachten Sie, ob weitere mögliche Auswirkungen wie oben aufgeführt (☞ Kasten 4.1) vorliegen.
Dokumentieren Sie Ihren Befund.

## Raymond Nimmos Befunderhebungsschema für Triggerpunkte

Raymond Nimmo entwickelte das von ihm so bezeichnete „Rezeptor-Tonus"-System. Es beinhaltet das systematische Auffinden von Triggerpunkten und deren „Deaktivierung" durch inhibitorischen Druck und anschließende Dehnung zuvor hypertoner bzw. Kräftigung hypotoner Muskeln. Er befasste sich außerdem mit „schädlichen" Punkten im Bandapparat, wie er sie nannte. Er diagnostizierte diese Punkte anhand ihrer Empfindlichkeit und behauptete, richtig dosierter Druck könne Schmerzpunkte in jedem hyper- und hypotonen Muskel aufdecken.

Zusammenfassend äußerte er: „Wir haben uns mit dreierlei zu befassen: schädlichen oder Triggerpunkten, Bändern und Muskeltonus."

Seine Methode der Identifikation schädlicher oder Triggerpunkte wird anhand des folgenden Zitats aus seinen Vorlesungsskripten (Nimmo 1966) verständlich. Darin befasst er sich mit der Untersuchung des Subskapularbereichs auf Triggerpunkte, die das Schultergelenk in Mitleidenschaft ziehen:

„Visieren Sie eine Stelle 6,5 cm links der Procc. spinosi auf der Ebene des unteren Schulterblattrandes an. Lassen Sie die Finger dort entlanggleiten, bis sie auf eine geringfügige Veränderung in den kleinen Muskeln stoßen. Falls solch ein Punkt empfindlich ist, sollte er behandelt werden.“

Er beschreibt dann, wie diese Punkte zu behandeln sind (Druck für 5 Sekunden, nötigenfalls wiederholt), und fährt fort:

„Nachdem Sie auf einen Punkt, z. B. auf Höhe des unteren Schulterblattrandes, anhaltenden Druck ausgeübt haben, führen Sie den Finger in gerader Linie am Innenrand des Schulterblattes etwa 2,5 cm nach oben. Hier liegt normalerweise ein weiterer Punkt. Behandeln Sie ihn in derselben Weise, führen Sie den Finger dann wiederum 2,5 cm nach oben und suchen Sie nach einem weiteren Punkt.“

Laut Nimmo lassen sich bei 90 % aller Patienten an einer der genannten Stellen Triggerpunkte finden, die Schmerz in Schulter oder Kopf fortleiten. Im Weiteren empfiehlt er dem Therapeuten, den Körper des Patienten an den in ☞ Kasten 4.2 genannten Stellen zu untersuchen, wo sich ein gewisser Prozentsatz (Nimmos Angaben zufolge) an aktiven, empfindlichen, „schädlichen“ Punkten befindet. Grundsätzlich werden nur empfindliche, niemals schmerzfreie Punkte behandelt (☞ Abbildung 4.11).

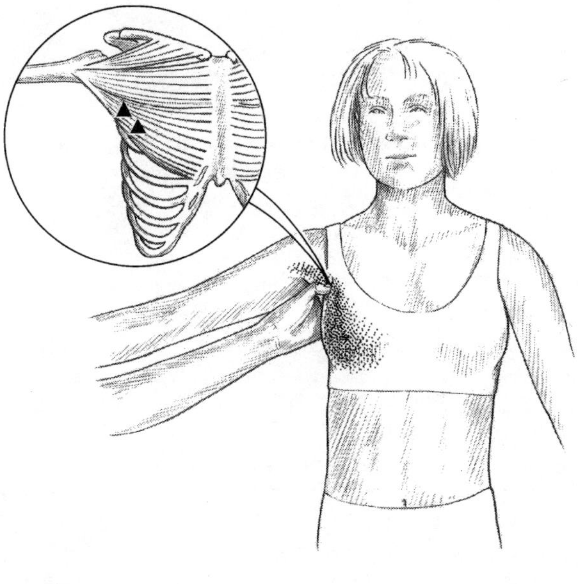

**Abbildung 4.11:** *Lokalisation von Triggerpunkten und Übertragungszone (schattiert) im M. pectoralis major (Pars sternocostalis) und Darstellung der günstigsten Palpationsmethode für diesen Bereich (gilt auch für M. trapezius, M. sternocleidomastoideus und Mm. scaleni).*
*a) Zangengriffpalpation von Triggerpunkten in der Pars sternocostalis des M. pectoralis major.*
*b) Übertragungsschmerzmuster und Triggerpunkte (▲) im rechten M. pectoralis major. Die ausgefüllte Fläche zeigt die Hauptschmerzzonen, die gepunktete Fläche die Nebenschmerzzonen. Im lateralen, nicht betroffenen Rand des Muskels laufen Fasern der Pars sternocostalis und abdominalis des Muskels zusammen und bilden die vordere Achselfalte.*

**Kasten 4.2: Triggerpunkte: empfohlene Untersuchungsareale (sowie prozentuale Inzidenz) nach Nimmo**

1. Angulus superior scapulae, Sehne des *M. levator scapulae*. Schmerzübertragung in Kopf, Gesicht, Nacken und Schultern. Inzidenz: 90 %.
2. Zwischen und auf den Rippen, zwischen den Procc. transversi und in der Umgebung der Capita costae. Triggerpunkte in diesem Gebiet deuten auf eine Dysbalance in der *paraspinalen Muskulatur* entsprechend dem Davis'schen Gesetz, das besagt: „Ein auf der einen Seite vorhandener Hypertonus bedingt eine Tonusminderung auf der anderen Seite". Bei den meisten Menschen vorhanden.
3. Angulus inferior scapulae, innere Ansatzstelle des *M. infraspinatus*. Des Weiteren am medialen Rand bis zur Spina scapulae, dann nach lateral, bis die Insertion des *M. infraspinatus* am Humerus palpierbar ist. „Anschließend untersuchen Sie den Bereich bis zum lateralen Rand des Schulterblattes, indem Sie den Daumen nach außen weggleiten und dann wieder zurückschnellen lassen, wobei Sie teilweise gegen den *M. infraspinatus* und teilweise gegen die Faszie unterhalb des *M. teres minor* und gleichfalls auf den *M. teres minor* drücken. Dies ist ein bevorzugtes Problemgebiet. Von hier aus wird der Schmerz gewöhnlich in die Rückseite der Arme sowie in den vierten und fünften Finger geleitet. Reizpunkte im oberen *M. infraspinatus* leiten Schmerz zur Vorderseite der Schulter. 90 % der Patienten haben hier Triggerpunkte.
4. Drücken Sie auf den inneren Anteil des *M. supraspinatus* und führen Sie den Druck nach lateral zum Muskelansatz. Triggerpunkte an dieser Stelle sind häufig für „müde Schultern" verantwortlich. Triggerpunktinzidenz: 40 %.
5. Untersuchen Sie den lateralen Rand des Schulterblattes auf Triggerpunkte im *M. teres major*. Sie sind häufig dafür verantwortlich, dass der Patient den Arm nicht hinter dem Rücken anheben kann. Nimmo fand bei 60 % seiner Patienten Triggerpunkte in diesen Muskeln.
6. Die *Pars descendens des M. trapezius* wird untersucht, indem man sie von der Schulterregion bis zur Wirbelsäule langsam fortschreitend zwischen Fingern und Daumen abdrückt, bis die Triggerpunkte gefunden sind. Schmerzübertragung in den Bereich des Proc. mastoideus oder zur Stirn. Sehr häufig – 90 %.
7. Druck („fester" Druck laut Nimmo) auf den oberen Rand des Os sacrum, zwischen Spina iliaca und Crista sacralis mediana, hat Druck auf das *Lig. iliosacrale* zur Folge. Verlagern Sie den Kontakt nach superior und inferior und suchen Sie nach Empfindlichkeit. Triggerpunkte in diesem Bereich spielen bei allen lumbalen Rückenproblemen eine Rolle und sind Nimmo zufolge bei 50 % der Patienten anzutreffen. Hier wie bei allen anderen Beschreibungen gilt die Empfehlung, beidseitig zu untersuchen.
8. Üben Sie knapp oberhalb der Basis ossis sacri neben der Wirbelsäule und medial der SIPS Druck aus. Hier verläuft das *Lig. iliolumbale*. Es ist beträchtlicher Druck erforderlich, um diese Triggerpunkte aufzufinden, die bei den meisten lumbalen Rückenproblemen eine Rolle spielen. Inzidenz: 90 %.
9. Krümmen Sie den Daumen unter die *Ligg. sacrospinale* und *sacrotuberale* medial und superior des Tuber ischiadicum. Sollte dies schmerzhaft sein, werden die Bänder angehoben und lateral gedehnt. Nimmo berichtet über eine Inzidenz von 30 % an diesen Stellen. *Hinweis:* An Stellen, an denen starker Druck erforderlich ist, wie z. B. am Lig. iliolumbale, setzte Nimmo ein mit Gummi bezogenes T-förmiges Stück Holz ein.
10. Der Daumen übt medial gerichteten Druck gegen den lateralen Rand des *M. quadratus lumborum* aus. Druck auf die spitzen Enden der Procc. transversi ist zu vermeiden. Der Druck wird von unterhalb der letzten Rippe bis zum Beckenkamm geführt. Liegt eine Kontraktur (und Empfindlichkeit) vor, ergibt sich ein „gummiartiges" Gefühl, während sich der normale Muskel als federnd und homogen tasten lässt. Häufig bei lumbalen Rückenproblemen. Ist der *M. latissimus dorsi* ebenfalls beteiligt, kann der Schmerz in Schulter und Arm ausstrahlen. 80 % der Patienten weisen laut Nimmos Forschungen Triggerpunkte in diesen Muskeln auf.

11. Untersuchen Sie den Bereich unterhalb der posterioren Fläche der Ossa ilia auf Reizpunkte in der gesamten *Glutealmuskulatur*.
12. Untersuchen Sie den zentralen Anteil des Muskelbauchs des *M. gluteus medius* auf Triggerpunkte, die einen ischiasartigen Schmerz hervorrufen können. Inzidenz: 90 %.
13. Untersuchen Sie in der Mitte zwischen den Trochanteren und der Crista iliaca superior den zentralen Teil des *M. gluteus minimus*. Die häufig hier anzutreffenden Triggerpunkte lenken Übertragungsphänomene auf die Außenseite von Bein und Fuß oder täuschen einen ischiasartigen Schmerz vor. Die Triggerpunktinzidenz liegt hier ebenfalls bei 90 %, während der *M. gluteus maximus* nur bei 4 % der Patienten aktive Triggerpunkte aufweist.
14. Die Schnittstelle einer gedachten Linie zwischen SIPS und Trochanter major sowie zwischen Os ischii und SIAS gewährt Zugang zum Ansatz des *M. piriformis*. Wird die Linie von der SIAS zum Os coccygis gezogen, liegt die Schnittstelle oberhalb des Bauches des M. piriformis. Diese beiden Punkte sollten palpiert und bei Empfindlichkeit der Muskel behandelt werden. Ein Übertragungsmuster in ischiasartiger Ausbreitung bis zum Knie ist häufig. Nimmo gibt eine Triggerpunktinzidenz von 40 % an.
15. Etwa 20 % der Patienten weisen Triggerpunkte in den *ischiokruralen Muskeln* eine Handbreit oberhalb des Kniegelenks auf.
16. Die Triggerpunkte im *M. adductor magnus* befinden sich in der Nähe von Ursprung und Ansatz, insbesondere an der sehnigen Insertion und am Os ischii.
17. Triggerpunkte an der *posterioren Tibiaseite* sind für Wadenschmerzen verantwortlich. Laut Nimmo finden sie sich bei 90 % der Patienten.
18. Zahlreiche Triggerpunkte finden sich im Bereich des *Malleolus lateralis*, insbesondere nach wiederholten Verstauchungen des oberen Sprunggelenks.
19. Der Patient befindet sich in Seitenlage, und der Therapeut steht auf Höhe des Thorax vor ihm. Der Therapeut führt nun mit der kopfnahen Hand das Schulterblatt vorsichtig in Abduktion, schiebt den Daumen der fußnahen Hand unter das Schulterblatt und versucht, die *Mm. serratus anterior* und *subscapularis* zu tasten (für beide wird eine Triggerpunktinzidenz von 90 % angegeben). Durch behutsames Sondieren ertastet man bei 90 % aller Individuen Triggerpunkte und Bewegungseinschränkungen.
20. Zur Untersuchung auf Triggerpunkte in der *oberen Nackenmuskulatur* liegt der Patient auf dem Rücken. Der Daumen des Therapeuten wird mit gegen diese Muskeln nach medial und oben (zur Decke hin) gerichtetem Druck vom Okziput zur Nackenbasis entlang der Nackenfurche geführt. Bei 90 % der Patienten finden sich Triggerpunkte in diesen Muskeln.
21. Gleiche Ausgangsstellung. Die rechte Hand des Therapeuten fasst unter den Nacken und stützt ihn. Der Daumen liegt vor den Fasern des M. trapezius. Der Kopf wird nach rechts rotiert, wobei sich die Hand Richtung Fußboden senkt. Der Daumen darf in die sich bei dieser Kopfposition bildende „Tasche" gleiten. Wenn der Daumen so weit wie möglich vorgeschoben ist, erlaubt Druck in Richtung auf die gegenüberliegende Brustwarze Kontakt mit der Insertionsstelle des *M. splenius capitis* (etwa auf Höhe von Th2). Ein Übertragungsschmerz zur Nackenbasis ist häufig. Bei wiederum 90 % der Patienten liegen an dieser Stelle Triggerpunkte.
22. Der Therapeut steht hinter dem Kopf des Patienten. Der rechte Daumen wird oberhalb des Schlüsselbeins, lateral vom äußeren Rand des M. sternocleidomastoideus, angelegt. Durch Anheben des Kopfes des Patienten mit der anderen Hand wird der Nacken gebeugt, sodass der rechte Daumen Zugang zum Bereich unterhalb des Schlüsselbeins und über der Ansatzstelle des *M. scalenus anterior* erhält. Der Kopf des Patienten wird nach rechts rotiert, wodurch der M. scalenus direkt unter den Daumen kommt. Lateraler Daumendruck lässt hier lokalisierte Triggerpunkte erkennen, ein häufiger (90 %) Befund.

23. Die *anterioren Halsmuskeln* werden auf Veränderungen und Triggerpunkte palpiert. Dazu stellt sich der Therapeut vor den sitzenden Patienten, legt die Daumen unterhalb der Kinnlinie an und stellt Kontakt mit der anterioren Fläche der oberen Procc. transversi her. Lässt er die Daumen nach inferior gleiten, sind die Mm. longus capitis, colli usw. zu tasten (Triggerpunktinzidenz 70 %). Vorsicht bei Druck und Palpationsdauer im Bereich der A. carotis.
24. Der Patient liegt auf dem Rücken, den Kopf zur untersuchten Seite gewendet. Der *M. sternocleidomastoideus* wird palpiert, indem Daumen und Finger ihn „in die Zange" nehmen, da direkter Druck auf diesen Muskel vermieden werden sollte (ebenso wie auf den *M. scalenus* außer an seinen Ansätzen).
25. Palpation von Triggerpunkten in den *Mm. masseter* und *pterygoideus lateralis*: Der Patient liegt auf dem Rücken, der Therapeut sitzt hinter seinem Kopf. Triggerpunktaktivität in diesen Muskeln spielt bei Funktionsstörungen des Kiefergelenks, bei Tinnitus und Dysfunktion der Speicheldrüsen eine Rolle.
26. Durch aktive Triggerpunkte im *M. temporalis* kann es zu funktionellen Augenbeschwerden kommen. Dieser Muskel wird in derselben Ausgangsstellung wie unter 25. beschrieben palpiert.
27. Der Therapeut steht neben dem in Rückenlage befindlichen Patienten. Das Handgelenk wird mit der kopfnahen Hand ergriffen und der Arm abduziert. Die andere Hand nimmt Kontakt mit dem Proc. coracoideus auf, der Daumen gleitet in Richtung Sternum und prüft den *M. subclavius*. Ein ähnlicher Strich vom Proc. coracoideus zum Proc. xiphoideus erlaubt die Befunderhebung am *M. pectoralis minor* (Nimmo gibt eine Triggerpunktinzidenz von 90 % in beiden Muskeln, jedoch von nur 10 % im *M. pectoralis major* an).
28. Ein Triggerpunkt, der Schulterprobleme verursachen kann, wird durch Daumendruck auf den Ansatz der *Bizepssehne* ungefähr 2,5 cm unterhalb ihrer Insertionsstelle lokalisiert.
29. Am Sternum sind Triggerpunkte im *rudimentären M. sternalis* (Triggerpunktinzidenz 40 %) sowie in den *Knorpelansätzen* der Rippen am Sternum zu finden.
30. Der Patient befindet sich in Rückenlage, die Knie sind flektiert. Kontakt wird mit der flachen Hand (mehr mit den Fingern als mit der Handfläche) bei darüber liegender zweiter Hand hergestellt. Knapp unterhalb des Rippenbogens wird Druck ausgeübt. Der Therapeut versucht, so weit wie möglich unter die Rippe zu gelangen, um Triggerpunkte in der *oberen Abdominalmuskulatur* zu erreichen (90 %). Die Fingerkuppen streichen wiederholt vom obersten, unterhalb der Rippen erreichten Punkt in Richtung Nabel. Verspannte Faserbündel mit eingelagerten Triggerpunkten sind tastbar.
31. Der *M. serratus anterior* wird mit der flachen Hand durch Dehnung in Richtung auf seine Ansatzstelle untersucht (Inzidenz 90 %).
32. Gleiche Ausgangsstellung des Patienten. Der Therapeut steht gegenüber der untersuchten Seite. Die Untersuchung, die rund 7,5 cm unterhalb des Nabels beginnt und von dort auf einer Linie zur SIAS verläuft, wird unter festem Kontakt mit der flachen Hand durchgeführt. Der Kontakt wird nach unten und dann nach medial fortgesetzt, sodass das Gebiet *anterior von L4 und L5* erreicht wird (Plexus hypogastricus und Grenzstrang). Hier ist bei 70 % der Patienten mit einer Übertragungszone (die bis in den Brustraum reicht) zu rechnen. Bei Älteren, Adipösen oder bei Patienten mit Aneurysma oder sklerotischer Aorta ist von diesem Kontakt abzusehen.
33. Gleiche Ausgangsstellung des Patienten. Der Therapeut steht auf der untersuchten Seite. Die Fingerspitzen werden knapp oberhalb der SIAS aufgelegt und drücken zuerst Richtung Boden und dann in Richtung der Füße. Dadurch wird unterhalb des Beckenkamms Kontakt zum *M. iliacus* hergestellt. Durch gleitenden Kontakt mit anschließendem Krümmen der untersuchenden Finger wird dieses Areal auf Triggerpunkte untersucht (90 %).

34. Der Zugang zum *M. psoas* sollte vom lateralen Rand des M. rectus abdominis erfolgen, wobei die Finger links unter das Colon sigmoideum und rechts unter das Zäkum geführt werden. Bei schlanken Patienten ist so der Muskelbauch des M. psoas zu erreichen. Ein weiterer Zugang führt von der Mittellinie, etwa 7,5 cm unterhalb des Nabels, aus direkt auf die Wirbelsäule zu (der Patient liegt mit flektierten Knien auf dem Rücken). In der Nähe der Wirbelsäule (vermehrte Dichte zu tasten) gleiten die Fingerkuppen seitlich über die LWK (L2, 3 oder 4) zur gegenüberliegenden Seite. Hier ist der Ursprung des M. psoas zu tasten, eine häufige Triggerpunktlokalisation (50–70 %).
35. Die *Mm. adductor longus* und *pectineus* können in derselben Ausgangsstellung des Patienten palpiert werden. Die Daumen gleiten den M. adductor entlang bis zu dessen Ansatzstelle am Schambein und dann weiter nach lateral, wo der M. pectineus getastet wird. Bei 50 % der Patienten enthält dieser Muskel Triggerpunkte.
36. Der *M. quadriceps femoris* wird mit Daumen, Handballen oder Fingern kontaktiert und untersucht, während der Patient auf dem Rücken liegt. Es finden sich zahlreiche Triggerpunkte sowohl im *M. rectus femoris* (Inzidenz 90 %) als auch in den *Mm. vasti* (70 %).
37. Bei der Untersuchung des *M. tensor fasciae latae* nimmt der Patient am besten die Seitenlage ein. Das untersuchte Bein ruht gestreckt auf dem flektierten unteren Bein. Triggerpunkte in diesem Muskel können einen ischiasartigen Schmerz hervorrufen (70 %).
38. Die Ansatzstelle des *M. gracilis* (durch seine Sehne) ist eine häufige Triggerpunktlokalisation (90 %). Der Muskel sollte in voller Länge von seiner Ansatzstelle an der Tuberositas tibiae bis zum Os pubis untersucht werden.
39. Triggerpunkte des *M. tibialis anterior* sind selten; gegebenenfalls manifestieren sich ihre Symptome an Füßen oder Zehen.

## *Lewits Meinung zur klinischen Bedeutung der Triggerpunkte*

Nach Karel Lewits Auffassung sind Triggerpunkte über ihre lokale Bedeutung in Bezug auf Schmerz und ihre Wirkung auf Übertragungszonen hinaus aufgrund ihrer Beziehung zu bestimmten pathologischen Zuständen klinisch von Belang. Er sieht folgende Zusammenhänge: Triggerpunkte

- in den Adduktoren des Oberschenkels deuten auf eine Erkrankung des Hüftgelenks hin.
- im M. iliacus verweisen auf Läsionen der Segmente L5/S1 (Os coccygis).
- im M. piriformis lassen auf Läsionen im Segment L4/L5 (Os coccygis) schließen.
- im M. rectus femoris deuten auf Läsionen im Segment L3/L4 (Hüfte) hin.
- im M. psoas deuten auf Läsionen im thorakolumbalen Übergang (Th10–L1) hin.
- im M. erector spinae verweisen auf Läsionen auf entsprechendem Spinalniveau.
- im M. rectus abdominis zeigen eine Problematik am Proc. xiphoideus, Os pubis oder im Lumbalbereich an.
- im M. pectoralis lassen auf eine Problematik im Bereich der oberen Rippen oder der Brusteingeweide schließen.
- im M. subscapularis sind häufig bei der „frozen shoulder“ (Periarthropathia humeroscapularis).

- in der Pars transversa des M. trapezius deuten auf Wurzelsyndrome der oberen Extremität hin.
- in der Pars descendens des M. trapezius verweisen auf eine Läsion im Zervikalbereich.
- im M. sternocleidomastoideus deuten auf eine Läsion im Segment C0/1 und C2/3 hin.
- in der Kaumuskulatur stehen im Zusammenhang mit Kopf- und Gesichtsschmerzen.

**Übung 4.11** **Empfohlene Dauer: 5 – 7 Minuten pro „Nimmo-Areal"**

Wählen Sie verschiedene der von Nimmo vorgeschlagenen Übertragungszonen (☞ Kasten 4.2). Ziehen Sie z. B. Beschreibung 1 oder 2 heran und versuchen Sie, aktive Triggerpunkte anhand von Liefs Methode der Befunderhebung mittels NMT (Daumen- oder Fingerkontakt) und/oder der in ☞ Kapitel 3 beschriebenen Hautpalpationsmethoden („Hautspannung", Hautelastizität etc.) aufzufinden. Prüfen Sie, wie exakt sich mit diesen Methoden Triggerpunkte in den von Nimmo genannten Gebieten lokalisieren lassen.
Prüfen Sie, ob zwischen einigen Triggerpunkten, die Sie lokalisieren konnten, und Einschränkungen an den Gelenken oder anderen Strukturen ein Zusammenhang besteht, wie Lewit es beschreibt (hilfreich sind hier die in ☞ Kapitel 8 vorgestellten Methoden der Gelenkpalpation).
Überprüfen Sie im Lauf der Zeit möglichst alle von Nimmo angegebenen Übertragungszonen.
Dokumentieren Sie Ihre Befunde.

## Periostschmerzpunkte (PSP)

Lewit postuliert auch einen Zusammenhang zwischen Periostschmerzpunkten und spezifischen funktionellen oder strukturellen Problemen.

Bei zunehmendem und chronisch erhöhtem Muskeltonus kommt es zu palpierbaren Veränderungen der Weichteilstruktur mit vermehrten fibrösen und verminderten elastischen Anteilen, und die Sehnen sowie Knochenansätze am Periost geraten unter Stress. Dieser Vorgang ist für bestimmte Läsionen typisch und verleiht ihnen somit diagnostische Relevanz.

Das Tastgefühl bei Periostschmerzpunkten ist unterschiedlich. Häufig wird jedoch ein empfindlicher „weicher Knoten" an den Ansatzstellen von Sehnen und Bändern getastet. Oft ist dies an Dornfortsätzen zu beobachten, wo dann eine Seite empfindlich ist, was mit einer Verspannung oder Spastik der Muskeln auf dieser Seite zusammenhängt, die auch eine fließend ausgeführte Rotation des Wirbelkörpers in diese Richtung behindert. In einigen Abschnitten sind die Artt. intervertebrales direkt palpierbar; so sind z. B. die Zervikalgelenke zugänglich, wenn der Patient auf dem

Rücken liegt. Mehr Druck ist durch das paraspinale Gewebe erforderlich, wenn der Patient auf dem Bauch liegt und andere Wirbelsäulengelenke untersucht werden sollen (z. B. mit Hilfe der NMT wie oben beschrieben).

Viele Extremitätengelenke lassen sich direkt palpieren. Mit Vorsicht kann man das Hüftgelenk durch die Leistengegend erreichen.

Das Akromioklavikular- und das Sternoklavikulargelenk sind leicht zugänglich, desgleichen das Kiefergelenk anterior des Tragus.

In ☞ Tabelle 4.1 sind die Lokalisationen einiger PSP und die diesen von Lewit zugeschriebenen Phänomene angegeben.

**Tabelle 4.1: Einige Periostschmerzpunkte (PSP) und ihre Bedeutung nach Lewit**

| Periostschmerzpunkt (PSP) | Bedeutung |
|---|---|
| Caput ossis metatarsi | Plattfuß |
| Fersensporn (ein klassischer PSP) | Erhöhte Spannung der Plantaraponeurose |
| Tuberositas tibiae | Verspannung der langen Adduktoren, möglicherweise Läsion des Hüftgelenks |
| Ansatzstellen der Ligg. collateralia des Knies | Läsion des entsprechenden Meniskus |
| Caput fibulae | Verspannung des M. biceps femoris oder Beweglichkeitseinschränkung des Caput fibulae |
| SIPS | Häufig, aber keine spezifische Bedeutung |
| Laterale Fläche der Symphysis pubica | Verspannung der Adduktoren, Blockade des Iliosakral- oder Läsion des Hüftgelenks |
| Os coccygis | Verspannung des M. gluteus maximus, M. levator ani oder M. piriformis |
| Crista iliaca | Verspannung des M. gluteus medius, M. quadratus lumborum oder Dysfunktion des thorakolumbalen Übergangs |
| Trochanter major | Verspannung der Abduktoren oder Läsion des Hüftgelenks |
| Proc. spinosus Th5/6 | Läsion der unteren HWS |
| Proc. spinosus C2 | Läsion auf Höhe von C1/2 oder C2/3 oder Verspannung des M. levator scapulae |
| Proc. xiphoideus | Verspannung des M. rectus abdominis oder Dysfunktion der 6., 7. oder 8. Rippe |
| Rippen auf Höhe der Medioklavikular- oder Axillarlinie | Verspannung der Ansatzstellen der Mm. pectoralis major und minor oder Erkrankung der Eingeweide |
| Artt. sternocostales der oberen Rippen | Verspannung der Mm. scaleni |
| Sternum, nahe an der Klavikula | Verspannung des M. sternocleidomastoideus |
| Proc. transversus des Atlas | Läsion des Segments Atlas/Okziput oder Verspannung im M. rectus capitis lateralis oder im M. sternocleidomastoideus |
| Proc. styloideus radii | Ellenbogenläsion |
| Epikondylen | Ellenbogenläsion oder Verspannung der an den Epikondylen ansetzenden Muskeln |
| Ansatz des M. deltoideus | Läsion der Art. humeroscapularis |
| Proc. condylaris mandibulae | Läsion des Kiefergelenks oder Verspannung der Kaumuskulatur |

**Übung 4.12** **Empfohlene Dauer: 3 – 5 Minuten pro PSP und assoziiertem Muskel**

Gehen Sie die PSP wie in ☞ Tabelle 4.1 beschrieben durch und prüfen Sie, wie viele bei Ihrem Patienten/Probanden als empfindliche, palpierbare Strukturen vorliegen. Bestimmen Sie die potenziell beteiligten Weichteile anhand der in der Tabelle gegebenen Beschreibung. Sind sie tatsächlich an dem Geschehen beteiligt?
Versuchen Sie, durch Bestimmung von Tonus und allgemeinem „Tastgefühl" der assoziierten Muskeln einen Zusammenhang zwischen einem PSP und der ursächlichen Weichteildysfunktion herzustellen.
Dieses Vorgehen gewinnt an Relevanz, wenn Sie zusätzlich, wie weiter unten in diesem Kapitel ausgeführt, diejenigen Muskeln auf Verkürzung testen, die Lewits Untersuchungen zufolge bei PSP eine spezifische Rolle spielen.
Dokumentieren Sie Ihre Befunde.

## Neurolymphatische Reflexpunkte nach Chapman

Wie sich zeigen ließ, geht eine viszerosomatische Reflexaktivität normalerweise mit der Entwicklung einer Hyperreaktivität von Spinalsegmenten einher (☞ Übungen 4.1 – 4.3), und eine weitere Form lokalisierter Hyperirritabilität ist mit der Entstehung von Triggerpunkten assoziiert.

Die daraus resultierenden Veränderungen der Weichteilgewebe sind an der Haut sowie in den betroffenen Muskeln und anderen beteiligten Weichteilen direkt palpierbar. In diesem Zusammenhang sind u.U. auch die bei Gelenküberlastung oder -trauma auftretenden Tenderpoints nach Jones anzutreffen.

Nun gilt es, wenn auch nur kurz, ein weiteres Reflexsystem zu untersuchen, das durch sorgfältiges Palpieren beurteilt wird.

In den 30er Jahren registrierten der Osteopath Frank Chapman und nach ihm sein Schwager Charles Owens eine Gruppe palpierbarer Reflexveränderungen, die sie als neurolymphatische Reflexe bezeichneten. Owens (1963) beschrieb diese palpierbaren Veränderungen, die stets in Bezug zu den gleichen Organen stehen und in den Faszien lokalisiert sind:

> „Diese extrem eng umschriebenen Gewebeveränderungen (einem Ganglion ähnliche, kontrahierte Bezirke) finden sich anterior im Interkostalraum nahe dem Sternum. Ihre Größe variiert: Sie können halb so groß wie die Einstichstelle einer Injektionsnadel sein oder die Maße einer kleinen Bohne haben. Gelegentlich ist ein multiples Vorkommen zu beobachten. Entsprechende Veränderungen treten auch bei einigen Reflexen am Becken auf, jedoch sind die in der unteren Extremität (Kolon, Parametrium und Prostata) vorzufindenden Gewebeveränderungen andersartig. Hier sind u.U. Bereiche mit ‚amorphen, versprengten Plaques' oder ‚schnurartigen Gebilden' tastbar."

Den Autoren zufolge bedingen die Kombination von Art und Ausmaß der viszeralen Beteiligung sowie die Konstitution des Patienten die Varianten der Gewebebeschaffenheit.

Diese Bezirke unterscheiden sich von „Fetttröpfchen", wie die Autoren sie nennen, aufgrund ihrer palpierbaren Empfindlichkeit. In einigen Gebieten, z.B. im M.rectus femoris, vermitteln die Reflexe (aus den Nebennieren) ein Gefühl akuter Kontraktion. Am Rücken treten Reflexe hauptsächlich zwischen den Procc. spinosi und den Spitzen der Procc. transversi auf. Hier vermitteln sie eher ein ödematöses Tastgefühl, bei tiefer Palpation erscheinen sie auch „strangartig".

In ihrer ausgezeichneten Sammlung *Selected writings of Beryl Arbuckle* diskutiert die Autorin (Arbuckle 1977) Chapmans Entdeckung. Sie schreibt:

> „Chapman stieß an unterschiedlichen Stellen der Faszie auf hochgradig verdichtete Bezirke. Wie er feststellte, gingen mit einigen ganz bestimmten Ansammlungen auch bestimmte Erkrankungen einher. Umgekehrt fand er im Zusammenhang mit einer bestimmten Krankheit diese Gewebeveränderungen auch stets in einer bestimmten Region. Er folgerte daraus, dass diese Stauungszustände auf eine Stase der Lymphe entweder in einem Eingeweideorgan oder in einer Drüse zurückgingen, die sich durch Schmerz oder Druckempfindlichkeit an den distalen Spinalnervenendigungen manifestierte. Es setzt Kenntnis des Lymphsystems, des autonomen Nervensystems, der Wechselbeziehung zwischen den endokrinen Drüsen und der embryonalen Segmentation des Körpers voraus, will man diese Argumentation nachvollziehen."[2]

Arbuckle untermauert Chapmans Konzept durch die Forschungsarbeit von Speransky (1944), der zeigen konnte, dass sich der Liquor über die Lymphgefäße im gesamten Körper ausbreitet. Dieser (durch Ehrlinghausers Arbeiten bestätigte) Umstand spricht zusammen mit dem Wissen, dass die Nervenaxone viele Nährstoffe transportieren – deren Endprodukte (Metaboliten) wieder in das Lymphsystem eintreten – deutlich für Chapmans Konzept der neurolymphatischen Reflexe. Graphische Darstellungen dieser Reflexe und Anleitungen zu deren klinischer Nutzung finden sich in Owens Buch *An endocrine interpretation of Chapman's reflexes* (Owens 1963) sowie in meinem Werk *Modern neuromuscular techniques* (Chaitow 1996 a).

Arbuckle schreibt:

> „Geschulte, sehende, spürende, fühlende Finger ... können ‚einige der Fenster und Türen öffnen' und so den fehlgeleiteten Strom der Flüssigkeiten korrigieren."

Lässt sich dies leicht bewerkstelligen? Owens schreibt dazu:

> „Zunächst werden Sie die einem Ganglion ähnlichen, kontrakten Bezirke vielleicht nicht ohne Weiteres auffinden. Übung jedoch schärft Ihre taktile Wahrnehmungsfähigkeit, und das erleichtert Ihnen die Arbeit. Üben Sie weder anterior noch posterior zu viel Druck aus." (☞ Abbildungen 4.12–4.17)

Chapman, Owens und Arbuckle zufolge ist eine Aktivität dieser Punkte nur dann anzunehmen – und damit therapeutisch nutzbar –, wenn *sowohl* der anteriore *als auch* der posteriore Punkt als Paar aktiv sind. Dies zeigt sich daran, dass beide gleich-

[2] Man sollte an Arbuckles Überlegungen denken, wenn in ☞ Kapitel 5 Ehrlinghausers Forschung zur zerebrospinalen Flüssigkeitszirkulation durch tubuläre Bindegewebsfibrillen besprochen wird (☞ S. 142).

zeitig palpierbar und empfindlich sind. Das Ausmaß der Empfindlichkeit des anterioren Punkts verweist auf den Grad der assoziierten Lymphstauung.

Die Autoren empfehlen ein Vorgehen in folgender Reihenfolge: Zunächst werden die anterioren Reflexe palpiert. Erweisen sie sich als leicht palpierbar und druckempfindlich, was auf Aktivität hindeutet, wird der dazugehörige posteriore Punkt palpiert. Ist auch dieser palpierbar und druckempfindlich, beginnt die Behandlung am anterioren Punkt.

Zur Behandlung wird ein sanfter Rotationsdruck eingesetzt; die Druckstärke ist durch Palpation zu ermitteln. Ziel ist es, das Ödem abzubauen, die einem Ganglion ähnliche Kontraktur in der tiefen Faszie zu lösen und die Empfindlichkeit in den anterioren Reflexzonen zu mindern. Der effektive Zeitaufwand für die Behandlung eines Punktes beträgt 20 Sekunden bis zwei Minuten.

Es empfiehlt sich, mittels sanfter Palpation eine Nachuntersuchung auf verbliebene Empfindlichkeit durchzuführen.

Hieran lässt sich der Erfolg bzw. der erreichte Stand der Behandlung recht genau ablesen. Da es sich um Reflexzonen handelt, dürfte die darüber liegende Haut den in ☞ Kapitel 3 diskutierten Einflüssen unterliegen. Weiß man um die Existenz dieser Punkte, kann man entweder gezielt oder durch Hautdehnung bzw. durch eine systematische Befunderhebung am Weichteilgewebe, wie von Lief befürwortet, danach suchen.

**Übung 4.13** **Empfohlene Dauer: 7 – 10 Minuten zum Auffinden und Behandeln eines Reflexpunktpaares**

Sollte dieses System Ihr Interesse geweckt haben, widmen Sie sich eine Zeit lang dem Palpieren neurolymphatischer Reflexpunktpaare, wie dargestellt (☞ Abbildungen 4.12–4.17) und oben beschrieben. Die Legenden zu diesen Abbildungen finden Sie im Anhang (☞ S. 347).
Dokumentieren Sie Ihre Befunde.

## Befunderhebung an der verspannten statischen Muskulatur

Der letzte Teils dieses Abschnitts befasst sich mit der Untersuchung statischer Muskeln (= Haltemuskulatur) auf relative Verkürzung.

Nach Vladimir Janda (1983) neigen die statischen Muskeln nicht nur unter pathologischen, sondern oft auch unter normalen Bedingungen zur Verkürzung.

Die statischen Muskeln sind genetisch älter. Sie unterscheiden sich physiologisch und vermutlich auch biochemisch von den dynamischen Muskeln, die bei Stress oder einem pathologischen Geschehen normalerweise Schwäche und Anzeichen einer Hemmung erkennen lassen.

Bei den meisten Problemen am muskuloskelettalen System handelt es sich um Funktionsstörungen im Zusammenhang mit einer Muskelverkürzung. Wo vorder-

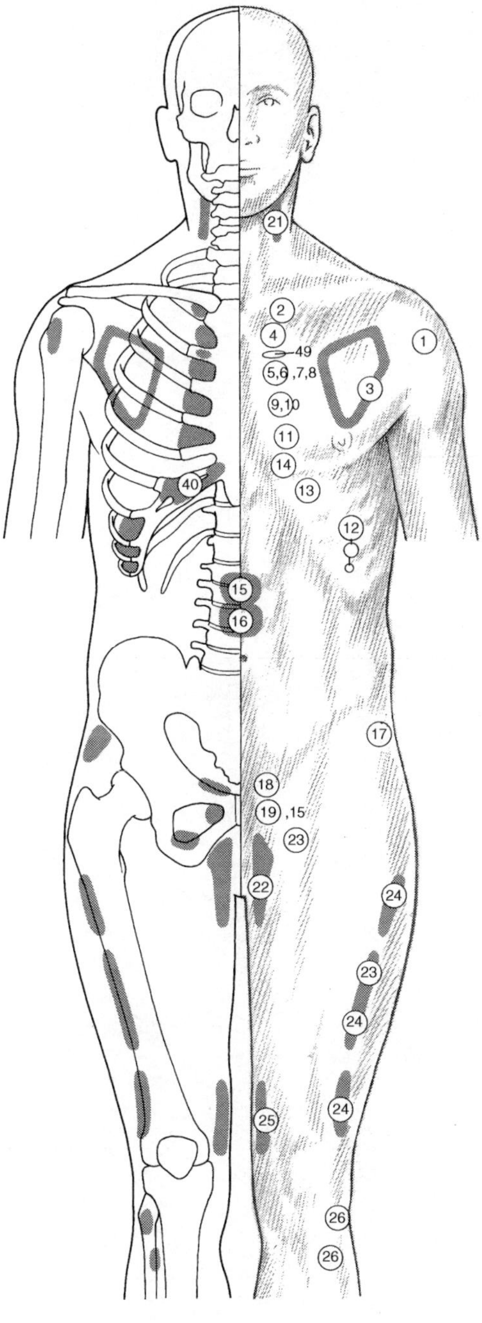


**Abbildung 4.12:** *Neurolymphatische Reflexe nach Chapman (Legende ☞ Anhang, S. 347).*

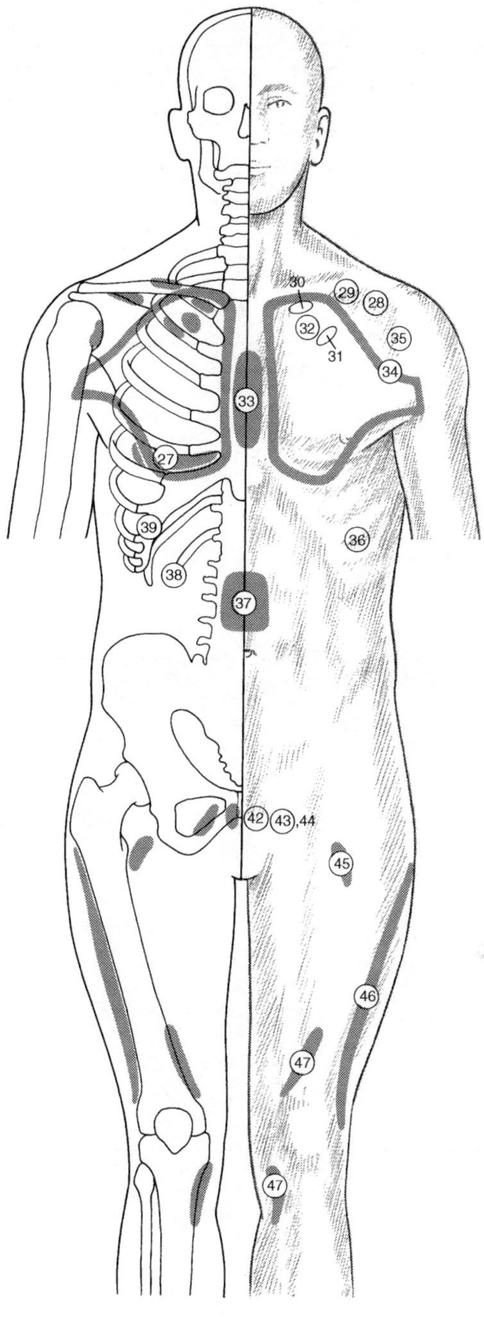


**Abbildung 4.13:** *Neurolymphatische Reflexe nach Chapman (Legende ☞ Anhang, S. 347).*

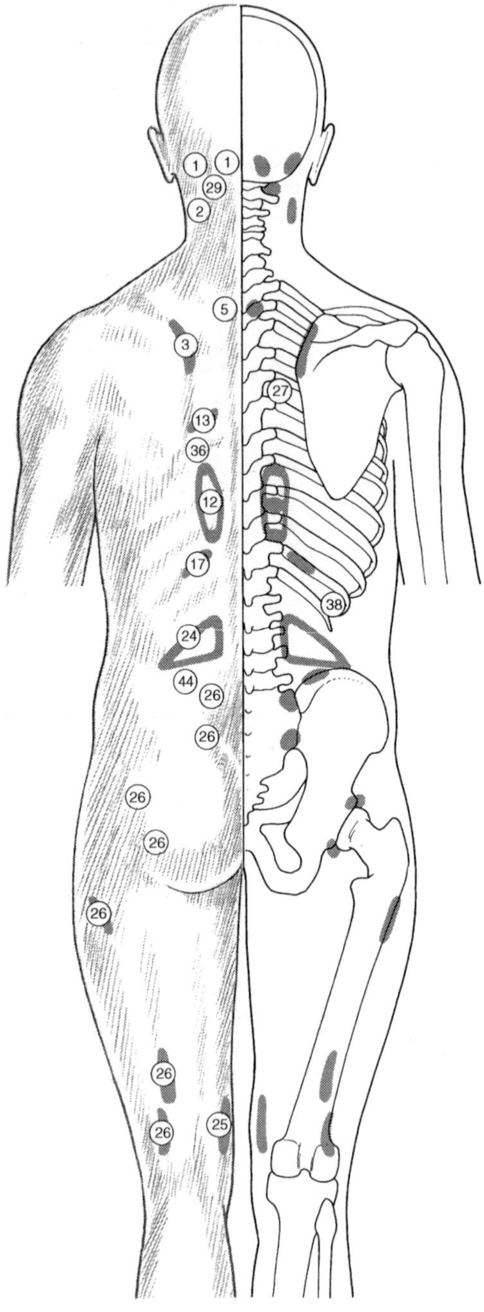


**Abbildung 4.14:** *Neurolymphatische Reflexe nach Chapman (Legende ☞ Anhang, S. 347).*

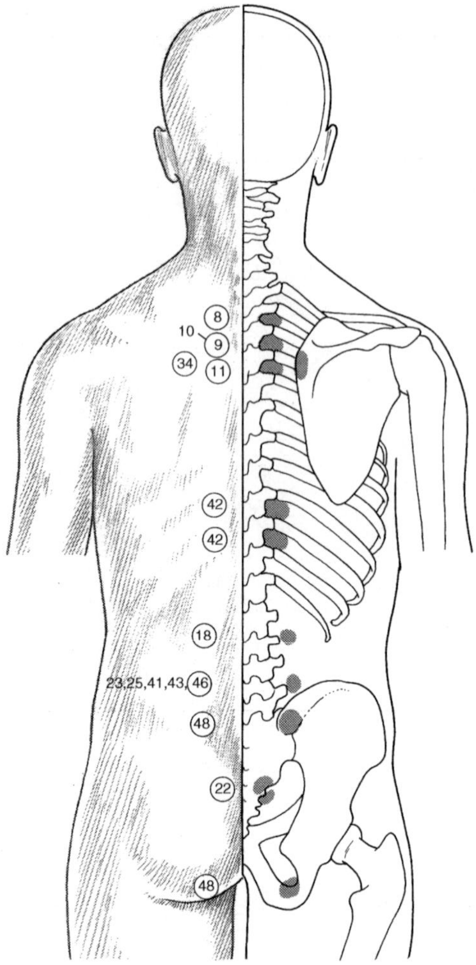


**Abbildung 4.15:** *Neurolymphatische Reflexe nach Chapman (Legende ☞ Anhang, S. 347).*

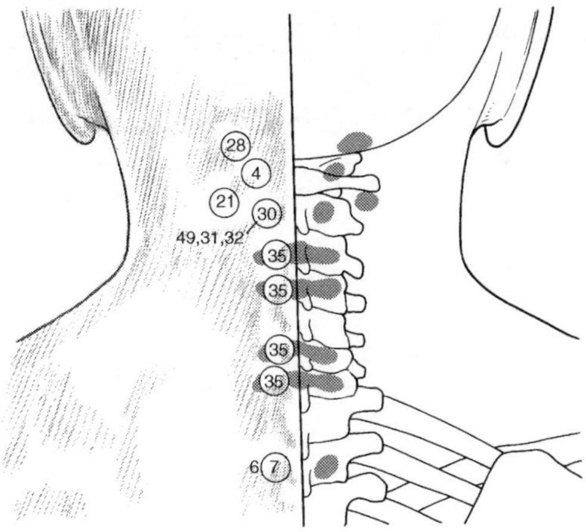


**Abbildung 4.16:** *Neurolymphatische Reflexe nach Chapman (Legende ☞ Anhang, S. 347).*

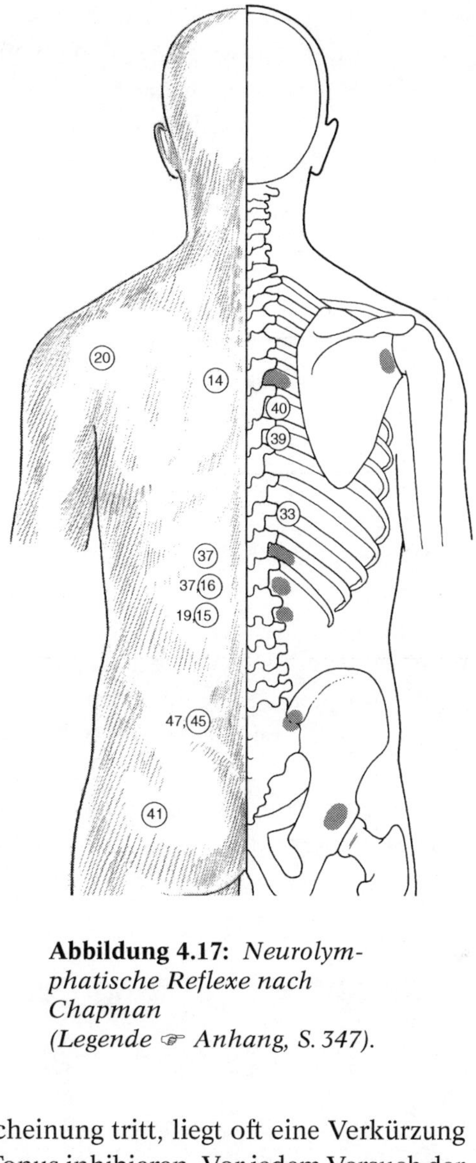


**Abbildung 4.17:** *Neurolymphatische Reflexe nach Chapman (Legende ☞ Anhang, S. 347).*

gründig Schwäche (reduzierter Tonus) in Erscheinung tritt, liegt oft eine Verkürzung der Antagonisten zugrunde, die reziprok den Tonus inhibieren. Vor jedem Versuch der Kräftigung geschwächter Muskeln sollten die hypertonen Antagonisten in angemessener Weise behandelt werden, wodurch die zuvor geschwächten oder hypotonen Muskeln oft spontan ihren Tonus zurückerlangen.

Ist der Tonus nach wie vor unzureichend – und nur dann –, sollten Übungen und/oder isotonische Verfahren zur Anwendung kommen.

Im Rahmen eines umfassenden Palpationsprotokolls ist es wünschenswert, die Befunderhebung an verkürzten, verspannten Muskeln in standardisierter Form vorzunehmen. Janda nennt die Kriterien einer zuverlässigen Beurteilung einer Muskelverkürzung:

- Ausgangsstellung; Fixationsart und Bewegungsrichtung sind genauestens zu beachten.

- Der bewegende Muskel darf keinem externen Druck ausgesetzt werden.
- Die auf den getesteten Muskel einwirkende Kraft sollte nach Möglichkeit auf ein Gelenk beschränkt bleiben.
- Der Untersucher sollte eine gleichmäßige, langsame Bewegung ausführen, die sich am Ende des Bewegungsausmaßes allmählich verlangsamt.
- Der Untersucher sollte Dehnung und Reizbarkeit des Muskels im Gleichgewicht halten; die Bewegung darf nicht abgehackt sein.
- Druck oder Zug müssen immer in der gewünschten Bewegungsrichtung erfolgen.
- Eine korrekte Untersuchung auf eine Muskelverkürzung ist nur möglich, wenn keine Bewegungseinschränkung des Gelenks, z. B. durch knöcherne Begrenzung oder Gelenkblockade, vorliegt. (Janda 1983)

Der verkürzte Muskel weist in der Regel Reflexaktivität auf. Diese manifestiert sich als lokale Dysfunktion, die je nach dem als Triggerpunkt, Tenderpoint, Reizzone, neurovaskulärer oder neurolymphatischer Reflex usw. bezeichnet wird.

Diese Bezirke sind mit den üblichen palpatorischen Methoden (NMT, „Hautspannung“, Hautelastizität etc.) oder im Rahmen einer neuromuskulären Diagnostik lokalisierbar.

Die Untersuchung verkürzter Muskeln kann auch wie unten beschrieben systematisch erfolgen. Man sollte beachten, dass die vorgestellten Methoden der Befunderhebung selbst keine Diagnose liefern. Ihre Aussagekraft hinsichtlich einer wahrscheinlichen Verkürzung der getesteten Muskeln ist jedoch groß.

Unter dem Spezialthema 8 „Endgefühl“ (☞ S. 225) werden die unterschiedlichen Qualitäten beschrieben, die dieses Endgefühl aufweisen kann.

Die nachstehend aufgeführten Tests fußen auf den Arbeiten von Janda (1983), Kendall et al. (1952) und verschiedenen anderen Autoren.

## Tests auf Verkürzung der statischen Muskulatur

### *Lockern und festigen („ease“ und „bind“)*

Vor Beginn einer Testserie, in der statische Muskeln der Reihe nach auf relative Verkürzung überprüft werden, bietet sich einer dieser Tests als Lehrmittel an, um einen Eindruck von „Spannung“, „Festigkeit“ oder Widerstand zu gewinnen. Diese stellen sich ein, wenn Muskeln oder Weichteilstrukturen gegen ihre physiologische Barriere geführt werden.

Die Gewebe sagen den palpierenden Händen oder Fingern etwas über ihren relativen Spannungszustand oder einen Zustand der Gelöstheit – diese Vorstellung und die tatsächlichen Gegebenheiten gilt es zu begreifen. Die Bedeutung der beiden Merkmale kann gar nicht genug hervorgehoben werden, denn dadurch drückt das Gewebe aus, inwieweit es gegenwärtig beschwerdefrei oder gestresst ist.

Einer der Pioniere der Osteopathie, H. V. Hoover (1969), beschreibt „ease“ („Gelöstheit“) als Gleichgewichts- oder Neutralzustand, den der Therapeut spürt, wenn er mindestens einmal mit der ganzen Hand, einem oder mehreren Fingern oder den Daumen einen völlig passiven, „lauschenden“ Kontakt mit dem zur Untersuchung vorgesehenen Gewebe herstellt.

„Bind“ („Festigkeit“) ist natürlich das Gegenteil von ease. Sie ist ganz einfach zu erkennen, indem man das Gewebe in der Umgebung eines Gelenks palpiert, während dieses zum Ende seines Bewegungsausmaßes geführt wird, d. h. an die physiologische Barriere.

Es bedarf eines ausgeprägten Palpationsgeschicks, um Hypertonizität zu „entziffern“. Als ersten Schritt empfiehlt John Goodridge (1981) folgenden Test zur Überprüfung des Zustands der medialen ischiokruralen Muskulatur und M. adductor brevis. Er ist ein Mittel, um sich konkret damit vertraut zu machen, dass so etwas wie Gelöstheit und Festigkeit des Gewebes tatsächlich existieren.

## Übung 4.14 a **Empfohlene Dauer: 5 Minuten**

Diese Übung dient dem Palpieren von „ease“ und „bind“ im Rahmen der Befunderhebung an den Adduktoren des Oberschenkels (☞ Abbildung 4.18 A, B).
Der Patient/Proband liegt auf dem Rücken, das nicht getestete Bein ist leicht abduziert; die Ferse ragt seitlich über die Untersuchungsliege hinaus. Das getestete Bein befindet sich am Rand der Liege.
Das getestete Bein ist anatomisch korrekt zu positionieren: das Knie vollständig gestreckt, das Bein nicht außenrotiert, da dies den Test verfälschen würde.

> „Der Therapeut umfasst Fuß und Sprunggelenk des Patienten, um das Bein zu abduzieren. Während der Abduktion schließt er die Augen und erspürt mit dem eigenen Körper, von der Hand über den Unterarm bis in den Oberarm, das Einsetzen eines gewissen Widerstands.
> Sobald er dieses Gefühl wahrnimmt, hält er inne, öffnet die Augen und vermerkt, wie viele Winkelgrade das Bein des Patienten durchmessen hat.“

Goodridge will erreichen, dass der Therapeut ein Gespür dafür entwickelt, wann das Ende des aktiven Bewegungsumfangs beginnt, wo die Bewegung nicht mehr mühelos, sondern mit einer gewissen Anstrengung seitens des Therapeuten auszuführen ist.
Diese „Barriere“ ist nicht pathologisch, sondern das erste Anzeichen eines Widerstands, die Stellung, ab der eine Bewegung des Gewebes nur mit einem gewissen Aufwand an passiver Kraft zu erreichen ist.
An dieser Stelle sollte sich auch „Festigkeit“ palpieren lassen. Wiederholen Sie den von Goodridge beschriebenen Ablauf mehrmals, bis Sie ein Gespür dafür entwickeln, wo der Widerstand einsetzt.
Wiederholen Sie die Übung anschließend in nachstehend beschriebener Weise.

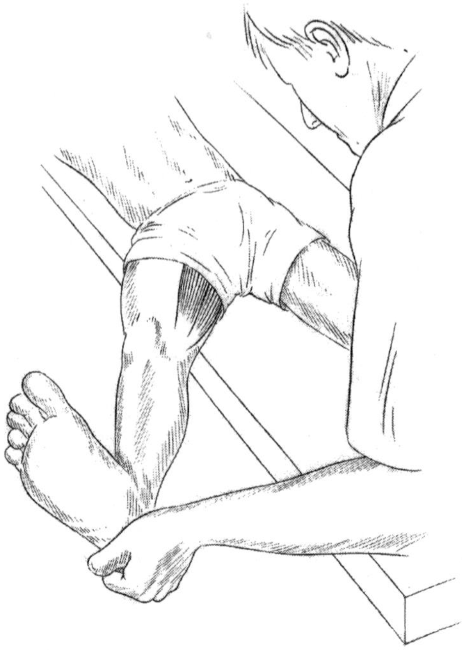

A

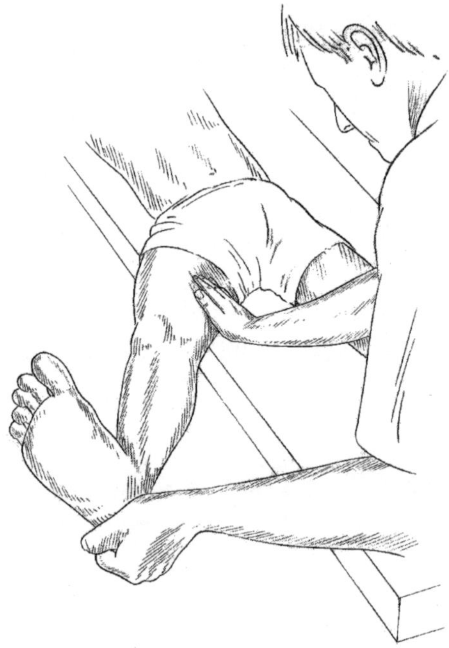

B

**Abbildung 4.18:** *Beurteilung der „Festigkeit"/restriktiven Barriere durch erste Anzeichen von Widerstand in der medialen ischiokruralen Muskulatur des rechten Beins.* **(A)** *Als physiologische Barriere gilt der Punkt, an dem der Therapeut einen Übergang wahrnimmt von einer mühelosen zu einer gewissen Anstrengung verlangenden Bewegung.* **(B)** *Die elastische Barriere ist gefunden, wenn die palpierende Hand in dem bis dahin entspannten (gelösten) Gewebe ein Gefühl der Festigkeit bemerkt.*

## Übung 4.14 b

**Empfohlene Dauer: 5 Minuten**

Stellen Sie sich zwischen das teilweise abduzierte Bein des Patienten und die Untersuchungsliege, das Gesicht dem Kopfende der Liege zugewandt. Die Kontrolle des getesteten Beines erfolgt durch die laterale Hand/den lateralen Arm, die/der das freie Bein am Knöchel hält und stützt. Die zur Mitte der Liege weisende Hand ruht auf dem inneren Oberschenkel des Patienten und palpiert die zu untersuchenden Muskeln. Diese palpierende Hand (im osteopathischen Sprachgebrauch ist oft von einer „lauschenden" Hand die Rede) berührt die Haut und schmiegt sich dem Gewebe an. Sie sollte jedoch keinen Druck ausüben und vollständig entspannt bleiben.

Die Abduktion des getesteten Beins aus der neutralen Ruhestellung wird passiv von Ihrer äußeren Hand/Ihrem äußeren Arm eingeleitet, bis die bewegungsführende, d.h. die das Bein haltende, Hand erste Anzeichen von Widerstand spürt.

Fühlen Sie in der anderen Hand, die auf der mittleren Oberschenkelinnenseite ruht, wie das Gewebe fest wird?

Dies ist „bind". Wenn Ihnen nicht klar ist, was Sie spüren, führen Sie das Bein zum Tisch zurück und dann wieder nach außen, diesmal jedoch über den Punkt hinaus, bis zu dem die Bewegung mühelos ist und keine Anstrengung erfordert, und bis zum Ende des Bewegungsumfangs. An dieser Stelle werden Sie sicherlich die Festigkeit spüren. Wenn Sie das Bein dann wieder zum Tisch zurückführen, spüren Sie, wie die Gewebe lockerer werden, sich entspannen, sich lösen.

Wiederholen Sie diese Abfolge mit dem anderen Bein, um sich besser mit dem Gefühl vertraut zu machen, das die beiden Extreme vermitteln. Versuchen Sie, exakt den Moment zu erfassen, in dem der Übergang vom einen zum anderen Zustand palpierbar ist. Es geht nicht um die Extremwerte, sondern jeweils um das Übergangsstadium zwischen den Bewegungen, sei es von Gelöstheit zu Festigkeit oder umgekehrt. Normalerweise kann das gestreckte Bein rund 45° abduziert werden. Wenn Sie die Prüfung in der beschriebenen Weise vornehmen, können Sie beurteilen, ob die Muskulatur in beiden Beinen oder nur in einem Bein verspannt und verkürzt ist. Auch bei Verspannung und Verkürzung in/von beiden Beinen kann der Zustand in einem stärker ausgeprägt sein als im anderen. Dies ist dann möglicherweise das vorrangig zu behandelnde Bein.

Dokumentieren Sie Ihre Erfahrungen mit den beiden Methoden zur Beurteilung von Verkürzungen in den besagten Muskeln (☞ Übungen 4.14 a und 4.14 b). Versuchen Sie, möglichst immer mit einer Hand direkt auf Festigkeit zu palpieren, während Sie die nachstehenden Übungen ausführen.

Jede der folgenden Übungen an einzelnen Muskeln sollte zunächst pro Seite fünf Minuten beanspruchen. Mit zunehmender Übung lässt sich dieser Zeitraum auf zwei bis drei Minuten verkürzen.

## Anmerkung

Es empfiehlt sich, Palpationsübungen zum Erspüren von „ease" und „bind" an vielen verschiedenen Muskeln, wie z. B. weiter unten aufgeführt, bei aktiver und passiver Bewegung durchzuführen, bis Sie diese Tonusveränderung mühelos „entziffern" können.

Der Punkt, an dem Sie Festigkeit spüren (bzw. ab dem die das Bein bewegende Hand spürt, dass Anstrengung erforderlich wird), ist die restriktive Barriere. Hier setzt bei Anwendung von MET die isometrische Kontraktion ein.

Goodridge schreibt dazu:

> „Der Therapeut vergleicht die Größe des einen Winkelbogens mit dem vom anderen Bein durchmessenen. Wenn z. B. während der Behandlung der rechte abduzierte Oberschenkel die Barriere früher erreicht als der linke, liegt eine Einschränkung der Abduktion vor. Um diese Einschränkung aufzuheben, wird das Bein des Patienten an denjenigen Winkelpunkt geführt, wo die Barriere zuerst zu spüren ist. An diesem Punkt setzt der Therapeut MET ein, um das Barrieregefühl zu mindern und das Bewegungsausmaß zu erweitern."

**Übung 4.15** Empfohlene Dauer: 3 – 5 Minuten

## Verspannung des M. gastrocnemius und/oder M. soleus

*Methode 1:* Der Patient liegt auf dem Rücken, die Füße ragen über den Rand der Liege hinaus. Zur Untersuchung des rechten Beins umfasst der Therapeut mit der rechten Hand die Achillessehne knapp über der Ferse, ohne Druck auf die Sehne auszuüben.

Die Ferse liegt von den Fingern umschlossen in der Handfläche.

Die linke Hand wird so platziert, dass die Finger auf dem Fußrücken ruhen (sie üben während der gesamten Übung keinerlei Zug aus); der Daumen wird auf die Fußsohle entlang der Fußaußenkante gelegt. Diese Handposition ist wichtig. Es wäre ein Fehler, den Daumen zu weit auf die Fußsohlenmitte zu legen. Die Dehnung erfolgt durch Zug an der Ferse mit der rechten Hand, während die linke Hand mit dem Daumen (in seiner ganzen Länge) den Druck oben aufrecht erhält. Die Handballen der rechten Hand verhindern seitliche Fußbewegungen (☞ Abbildung 4.19 A, B).

Angestrebt wird ein Bewegungsumfang, der *ohne Kraftanstrengung* eine Winkelstellung von 90° zwischen Fuß und Unterschenkel erlaubt. Der Unterschenkel liegt während der gesamten Übung auf der Liege. Die rechte Hand, in der die Ferse ruht, ist in Verlängerung des Unterschenkels zu platzieren und darf während der Dehnung keinen Zug nach oben zulassen. Eine oder zwei Fingerspitzen können so platziert werden, dass gegen Ende des Bewegungsumfangs u. U. eine Festigkeit im Unterschenkel zu palpieren ist.

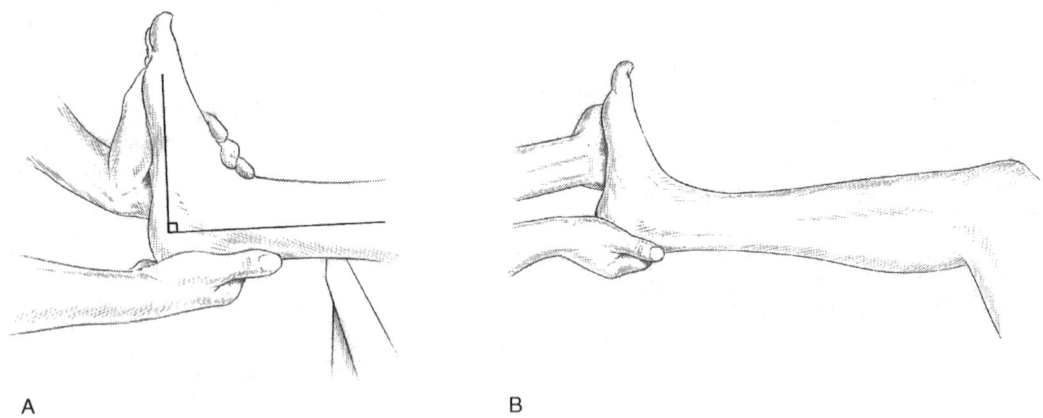


**Abbildung 4.19: (A)** *Befunderhebung an den M. gastrocnemius und M. soleus. Die Fußsohle sollte mühelos eine Vertikalstellung erreichen, nachdem durch Traktion an der Ferse eine Gewebenachgiebigkeit erzielt wurde.* **(B)** *Mit gebeugtem Knie wird auf gleiche Weise nur der Status des M. soleus erhoben.*

*Methode 2:* Sie fordern den Patienten auf, sich auf die Behandlungsliege zu setzen und sich mit ausgestreckten Armen zu den Zehen vorzubeugen. Werden die Zehen bei dieser Übung zwar erreicht, bleiben aber plantarflektiert, liegt wahrscheinlich eine Verkürzung der Mm. gastrocnemius und soleus vor.

## Verspannung des M. soleus

*Methode 3:* Mit Methode 1 wurden sowohl der M. gastrocnemius als auch der M. soleus überprüft. Bei alleiniger Befunderhebung am M. soleus wird in gleicher Weise verfahren. Die Knie sind dabei jedoch passiv flektiert (z. B. durch ein untergelegtes Kissen).
*Methode 4:* Der Patient geht in die Hocke. Der Rumpf ist leicht nach vorne gebeugt, die Füße stehen so weit auseinander, dass das Gesäß zwischen den Beinen ruht. In dieser Position sollten sich die Fersen nicht vom Boden lösen. Andernfalls liegt eine Verkürzung des M. soleus vor.

**Übung 4.16** **Empfohlene Dauer: 3 – 5 Minuten**

## Verkürzung der Hüftgelenksflexoren

Der Patient liegt auf dem Rücken, das Gesäß am Rand der Behandlungsliege, das Steißbein genau an der Kante. Das nicht getestete Bein wird so weit wie möglich in Hüfte und Knie gebeugt, um das Becken nach posterior zu kippen und die Lendenwirbelsäule an die Liege zu drücken. Dieses Bein wird zur Fixierung des Beckens (vom Patienten und Therapeuten) gehalten. Der Oberschenkel des getesteten Beins sollte parallel zur Oberfläche der Liege positioniert sein, der Unterschenkel hängt frei herab (☞ Abbildung 4.20).

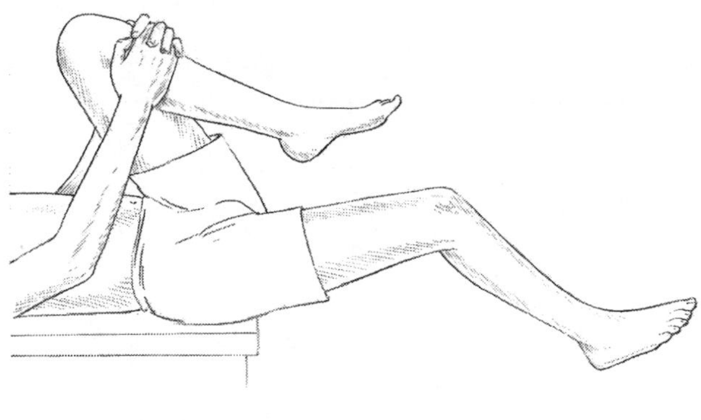

**Abbildung 4.20:** *Ist in der Testposition der Oberschenkel des getesteten Beins angehoben (d. h. liegt nicht parallel zur Liege), spricht dies für eine Verkürzung des M. iliopsoas. Kann der Unterschenkel nicht nahezu senkrecht herabhängen, ist eine Verkürzung des M. rectus femoris anzunehmen (eine Verkürzung des M. tensor fasciae latae wirkt sich ähnlich aus).*

Kann der Oberschenkel nicht horizontal zur Liege platziert werden, weist dies auf eine Verkürzung des M. iliopsoas hin. Vom Therapeuten zusätzlich ausgeübter nach unten gerichteter Druck gegen den distalen Oberschenkel sollte eine Extension im Hüftgelenk ermöglichen; anderenfalls ist der M. iliopsoas sehr stark verkürzt.
Bei unvollständiger Flexion im Kniegelenk, d. h. bei nicht senkrecht herabhängendem Unterschenkel, liegt vermutlich eine Verkürzung des M. rectus femoris vor.
Führt zusätzlich ausgeübter nach unten gerichteter Druck auf das distale Femurdrittel des getesteten Beines zur kompensatorischen Extension des Unterschenkels im Knie, ist der M. rectus femoris stark verkürzt.
Können der Oberschenkel nicht horizontal zur Liege gehalten werden und der Unterschenkel nicht senkrecht herabhängen, sind sowohl der M. iliopsoas als auch der M. rectus femoris verkürzt.

**Übung 4.17** **Empfohlene Dauer: 3 – 5 Minuten**

## Verkürzung des M. tensor fasciae latae

Ausgangsposition wie in ☞ Übung 4.16 beschrieben. Bei starker Deviation der Patella nach lateral und Auftreten einer tiefen Rinne an der Oberschenkelaußenseite ist vermutlich der M. tensor fasciae latae verkürzt. Vertieft sich die Rinne über dem Tractus iliotibialis an der Oberschenkelaußenseite, wenn zusätzlicher Druck auf das untere Drittel des getesteten Oberschenkels ausgeübt wird, um diesen etwas weiter zu adduzieren, ist der M. tensor fasciae latae stark verkürzt (☞ Abbildung 4.20).

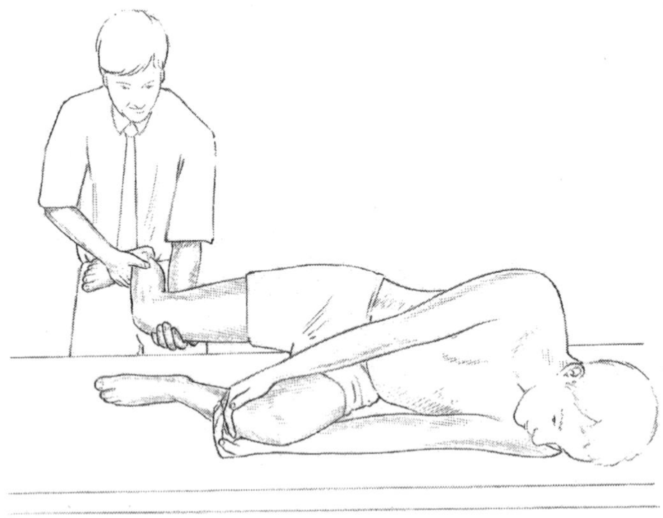

**Abbildung 4.21:** *Befunderhebung bei Verkürzung des M. tensor fasciae latae mit dem modifizierten Ober-Test. Wird am getesteten Bein die das flektierte Knie stützende Hand weggezogen, sollte der Oberschenkel bei nicht verkürztem M. tensor fasciae latae auf die Unterlage sinken.*

Der Patient liegt auf der Seite, das zu testende Bein oben. Das untere Bein wird in Hüfte und Knie gebeugt und auf der Liege festgehalten. Das oben liegende, zu testende Bein wird vom Therapeuten in Hüft- und Kniegelenk gebeugt, dann in der Hüfte abduziert und gestreckt. Dazu umfasst dieser das obere Sprunggelenk, sodass das Knie in Adduktion zur Unterlage sinken kann. Selbst bei völlig entspanntem Patienten erweist sich dies als unmöglich, wenn der Tractus iliotibialis verkürzt ist (☞ Abbildung 4.21).

**Übung 4.18** Empfohlene Dauer: 3 – 5 Minuten

## Verkürzung der ischiokruralen Muskulatur (M. biceps femoris, M. semitendinosus und M. semimembranosus)

Der Patient liegt mit ausgestreckten Beinen auf dem Rücken. Beim Test auf Verspannung der ischiokruralen Muskulatur des linken Beins steht der Therapeut auf der linken Seite des Patienten mit Blick zur Untersuchungsliege. Er greift den Unterschenkel mit seiner fußnahen Hand, sodass das Kniegelenk gestreckt bleibt und die Ferse in seiner Ellenbeuge ruht; dies verhindert eine Außenrotation des Beins. Die kopfnahe Hand wird auf die Oberschenkelrückseite gelegt und palpiert auf Festigkeit, während der Therapeut das Bein anhebt. Das nicht getestete Bein sollte nicht gebeugt oder von der Unterlage abgehoben werden. Ein Bewegungsumfang des getesteten Beins von rund 80° gilt als normal.
Hat die Befunderhebung in ☞ Übung 4.16 eine Verkürzung der Hüftgelenksflexoren ergeben, sind das Becken nach vorn gekippt und die ischiokrurale Muskulatur gedehnt. Der Test muss dann in modifizierter Form durchgeführt werden.
Der Patient befindet sich in Rückenlage. Das nicht getestete Bein ist im Hüftgelenk gebeugt, die Fußsohle auf die Untersuchungsliege aufgesetzt. Dadurch wird das Becken nach posterior gekippt, und die Lendenwirbelsäule liegt der Unterlage flach auf. Im Übrigen wird die Überprüfung der ischiokruralen Muskulatur wie beschrieben vorgenommen.
**Bemerken Sie erste Anzeichen von Widerstand oder Festigkeit, bevor 80° erreicht sind?**
In diesem Fall ist die ischiokrurale Muskulatur verkürzt.

**Übung 4.19 a** Empfohlene Dauer: 2 – 3 Minuten

## Verkürzung des M. piriformis

Dehnungstest. Bei verkürztem M. piriformis erscheint das Bein der betroffenen Seite kürzer und außenrotiert.
Der Patient liegt auf dem Rücken. Das zu testende Bein ist im Hüft- und Kniegelenk flektiert, der Fuß lateral neben das Knie des ausgestreckten anderen Beins auf die Un-

terlage aufgestellt (das getestete Bein überkreuzt mit anderen Worten das nicht getestete). Um eine Beckenbewegung während des Tests zu verhindern, wird die SIAS der nicht getesteten Seite stabilisiert. Das Knie der getesteten Seite wird adduziert, was den M. piriformis dehnt. Bei Verkürzung dieses Muskels ist nur eine geringgradige Adduktion möglich, und der Patient klagt über Beschwerden hinter dem Trochanter major.

**Übung 4.19 b** **Empfohlene Dauer: 3 – 4 Minuten**

Direkter Palpationstest. Der Patient liegt auf der Seite, das getestete Bein oben. Der Therapeut steht auf Beckenhöhe vor dem Patienten. Zur Lokalisation der Insertionsstelle des M. piriformis zieht er eine gedachte Linie zwischen SIAS und Tuber ischiadicum sowie zwischen SIPS und dem am stärksten hervortretenden Punkt des Trochanter major. Der Muskelansatz liegt am Schnittpunkt dieser Linien, knapp posterior des Trochanter. Druck ruft hier bei verkürzter oder gereizter Struktur ausgeprägte Beschwerden hervor.
Wird die häufigste Triggerpunktlokalisation im Muskelbauch des M. piriformis gesucht, ist die Linie von der SIAS zur Spitze des Os coccygis und nicht zum Tuber ischiadicum zu ziehen. Druck auf den Schnittpunkt der beiden Linien erreicht die Bauchmitte des M. piriformis, wo sich häufig Triggerpunkte finden. Ruft dort ausgeübte leichte Kompression eine Schmerzreaktion hervor, dürfte der Muskel gestresst sein.
Führen Sie beide Testversionen durch und prüfen Sie, ob sich die Ergebnisse bestätigen.

## Anmerkungen zum M. piriformis

- Wie alle anderen statischen Muskeln verkürzt sich der M. piriformis bei Stress. Die Verkürzung führt beim M. piriformis zu einer Vergrößerung seines Durchmessers und wegen seiner anatomischen Lage zur direkten Kompression des N. ischiadicus, der bei 80 % der Menschen unterhalb dieses Muskels verläuft. Bei den restlichen 20 % zieht der Nerv durch den Muskel hindurch, sodass eine Kontraktion ihn buchstäblich abschnürt.
- Zusätzlich können der N. pudendus, die A. iliaca interna sowie die Nn. peroneus communis, cutaneus femoris posterior und die die Hüftrotatoren versorgenden Nerven betroffen sein.
- Bei Auftreten ischiasartiger Schmerzen im Zusammenhang mit einer Verkürzung des M. piriformis müsste beim Anheben des die Schmerzen auslösenden gestreckten Beins eine Außenrotation des Hüftgelenks Linderung bringen, weil sich dadurch der M. piriformis entspannt.

**Übung 4.20** **Empfohlene Dauer: 4 – 5 Minuten**

## Verkürzung des M. quadratus lumborum

Der Patient liegt auf der Seite. Spürt die palpierende Hand des Therapeuten bei abduziertem Bein eine Aktivierung des M. quadratus lumborum, bevor das Bein mindestens 25° abduziert ist, dann ist dieser Muskel eindeutig überaktiv und höchstwahrscheinlich gestresst. Da sich ein gestresster statischer Muskel immer verkürzt, kann auch in diesem Fall davon ausgegangen werden. Der Einsatz von MET ist dann erforderlich (☞ Abbildung 4.22).

Der Patient befindet sich in Seitenlage. Der obere Arm wird über den Kopf gelegt, die Hand umfasst die Kante der Untersuchungsliege. Dadurch wird der Lumbalbereich „geöffnet". Der Therapeut steht vor oder hinter dem Patienten. So lässt sich der Rand des M. quadratus lumborum, wo oft Triggerpunkte angesiedelt sind, mühelos mit der kopfnahen Hand palpieren. Bei abduziertem Bein palpiert man die Aktivität des M. quadratus lumborum mit der kopfnahen Hand und gleichzeitig den M. gluteus medius mit der fußnahen Hand. Werden beide Muskeln gleichzeitig oder der M. quadratus lumborum zuerst aktiv, so steht er unter Stress und muss gedehnt werden.

*Befunderhebung*: Der stehende Patient wendet Ihnen den Rücken zu. Gleichen Sie eine etwaige Beinlängendifferenz mit einem dünnen Buch oder Polster unter dem Fuß des kürzeren Beins aus. Der Patient stellt die Füße schulterbreit auseinander und neigt sich zur Seite. Dabei lässt er die Hand an der Außenseite von Oberschenkel und Wade herabgleiten. Die Hand sollte bis knapp unterhalb des Knies geführt werden können. Beobachten Sie, auf welcher Seite die Hand weiter nach unten geführt werden kann. Ist die Seitneigung auf einer Seite nicht möglich, liegt vermutlich eine Verkürzung des M. quadratus lumborum der Gegenseite vor.

Janda bemerkt zu dieser Stellung in Seitneigung:

> „Wenn die Lendenwirbelsäule gerade erscheint und es nur vom thorakolumbalen Übergang aufwärts zu kompensatorischen Bewegungen kommt, besteht Verdacht auf Verkürzung des M. quadratus lumborum."

Diese Beteiligung der „gesamten Lendenwirbelsäule" unterscheidet sich von einer segmentalen Einschränkung, die wahrscheinlich nur einen Teil der LWS betreffen würde.

**Bestätigt Ihr Inspektionsbefund, was Sie beim Palpieren des Patienten in Seitenlage gespürt haben?**

Dokumentieren Sie Ihre Befunde aus dieser und allen anderen Übungen des vorangegangenen Abschnitts.

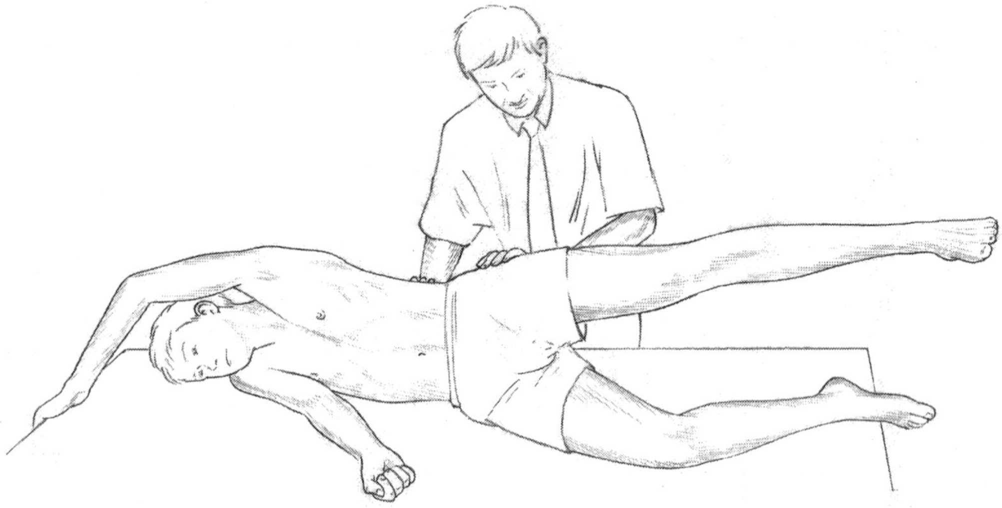

**Abbildung 4.22:** *Überaktivität des M. quadratus lumborum – palpatorische Befunderhebung. Der Muskel wird ebenso wie der M. gluteus medius bei abduziertem Bein palpiert. Bei richtiger Reihenfolge sollte zunächst der M. gluteus medius und dann bei 25° Abduktion der M. quadratus lumborum „anspringen". Ein sofortiges „Zupacken" des Letzteren spricht für Überaktivität und folglich Stress, sodass von einer Verkürzung auszugehen ist.*

**Übung 4.21 a** Empfohlene Dauer: 15 Minuten

## Verkürzung der paravertebralen Muskeln

Der Patient sitzt mit ausgestreckten Beinen und vertikal gestelltem Becken auf der Untersuchungsliege. Durch Flexion des Rumpfes nähert er die Stirn den Knien. Eine gleichmäßige Rundung des Rückens und ein Stirn-Knie-Abstand von ca. 10 cm sollten zu beobachten sein. Die Kniegelenke sollten dabei nicht gebeugt werden, die Bewegung aus der Wirbelsäule kommen und nicht von einer Beckenkippung begleitet sein (☞ Abbildung 4.23).

**Übung 4.21 b** Empfohlene Dauer: 15 Minuten

Der Patient sitzt mit gebeugten Knien und herunterhängenden Unterschenkeln am Rand der Untersuchungsliege. Die ischiokruralen Muskeln sind somit entspannt. Der Rumpf wird nach vorne geneigt, sodass sich die Stirn den Knien nähert. Das Becken bleibt fixiert. Lässt sich der Rumpf in dieser Position weiter beugen als in ☞ Übung 4.21a, kippt vermutlich das Becken und die ischiokruralen Muskeln sind verkürzt.
Bei der Befunderhebung ist möglicherweise auch eine Verkürzung der spinalen Muskulatur zu beobachten. So wird z. B. beim Vorbeugen die Lendenlordose beibehalten

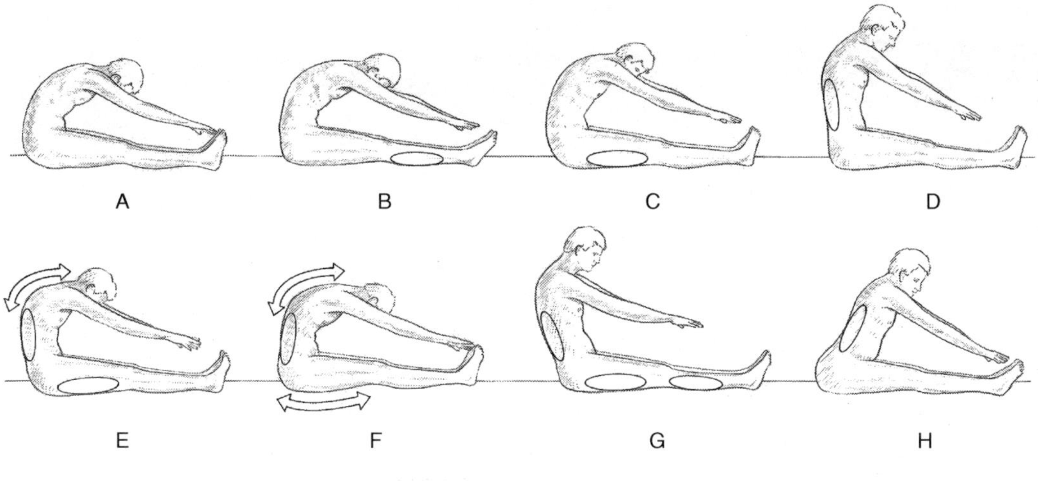


**Abbildung 4.23:** *Test auf Verkürzung des M. erector spinae und assoziierter statischer Muskeln.*
*A Normale Länge des M. erector spinae und der dorsalen Oberschenkelmuskeln.*
*B Verspannter M. gastrocnemius und M. soleus. Mangelnde Dorsalflexion der Füße weist auf Verspannungen in der Gruppe der Plantarflexoren hin.*
*C Verspannnte ischiokrurale Muskulatur, daher Beckenkippung nach posterior.*
*D Verspannung im unteren Anteil des M. erector spinae.*
*E Verspannte ischiokrurale Muskulatur, leicht verspannte Muskeln im LWS-Bereich und überdehnte obere Rückenmuskeln.*
*F Leicht verkürzte Muskeln im LWS-Bereich, überdehnte obere Rückenmuskeln und leicht überdehnte ischiokrurale Muskulatur.*
*G Verspannung der Muskeln im LWS-Bereich, der ischiokruralen Muskulatur sowie des M. gastrocnemius und M. soleus.*
*H Stark verspannte Muskeln im LWS-Bereich; Lordose sogar in Flexion erhalten.*

oder die Flexion ist auch ohne derartige Lordose sehr stark eingeschränkt. Die Muskulatur des oberen Rückens kann stark überdehnt, die des LWS-Bereichs relativ verspannt sein. Im Allgemeinen weisen „flache“ Abschnitte der Wirbelsäule auf eine lokale Verkürzung der Muskeln der Erector-spinae-Gruppe hin. Die gesamte Wirbelsäule sollte gleichmäßig flektiert werden können.

**Können Sie „flache“, verspannte Wirbelsäulenabschnitte erkennen?**

Wenn ja, palpieren Sie diese zur Beurteilung des Hypertonizitätsgrades leicht mit den Fingerspitzen und/oder wenden Sie andere, in ☞ Kapitel 3 diskutierte Methoden der Hautpalpation an, um weitere Merkmale dieser verspannten Gewebe im Vergleich zu Normalgewebe zu erkennen.

Überprüfen Sie außerdem, ob es sich bei diesen verspannten Muskeln entlang der Wirbelsäule um hyperreaktive Bereiche handelt. Führen Sie dazu nochmals die ☞ Übungen 4.1 – 4.3 aus.

Dokumentieren Sie Ihre Befunde.

## Übung 4.22 a Empfohlene Dauer: 4 – 5 Minuten

### Thorakolumbale Dysfunktionen

Dieser wichtige Übergangsbereich ist der einzige Wirbelsäulenabschnitt, an dem zwei bewegliche Strukturen aufeinander treffen. Eine Dysfunktion verändert hier die Bewegungsqualität dieser Strukturen gegeneinander (obere und untere Rumpfhälfte – thorakale und lumbale Wirbelsäulenabschnitte). Bei einer Dysfunktion sind die diese Region stabilisierenden Muskeln oft relativ verkrampft oder überspannt. Betroffen sind vor allem der M. psoas und M. erector spinae im thorakolumbalen Abschnitt, häufig auch der M. quadratus lumborum und M. rectus abdominis.
Die betroffenen Muskeln lassen sich anhand der Symptome diagnostizieren. Z. B.:

- Bei Beteiligung des M. psoas treten gewöhnlich Schmerzen im Abdomen auf, die Hüftgelenke werden gebeugt und die für Lumbago typische Entlastungshaltung ist zu beobachten.
- Eine Beteiligung des M. erector spinae führt zu lumbalen Rückenschmerzen an seiner kaudalen Ansatzstelle und zu Schmerzen zwischen den Schulterblättern an seinen thorakalen Ansatzstellen (bis hinauf zur mittleren Thoraxebene).
- Eine Beteiligung des M. quadratus lumborum verursacht lumbale Rückenschmerzen sowie Schmerzen an seinen Ansatzstellen an der Crista iliaca und den unteren Rippen.
- Eine Verkürzung des M. rectus abdominis kann Schmerzen im Abdomen vortäuschen und Schmerzen an den Ansatzstellen an der Symphysis pubica und dem Proc. xiphoideus hervorrufen. Außerdem können der Rumpf nach vorne gebeugt und die Aufrichtung der Wirbelsäule eingeschränkt sein. Bei einer thorakolumbalen Dysfunktion tritt der Schmerz selten unmittelbar an der Läsionsstelle auf.

Der Befund wird mittels direkter Palpation (NMT etc.) der verschiedenen Muskeln auf Kontraktion und Empfindlichkeit erhoben.
Führen Sie diese Untersuchung durch und notieren Sie die Ergebnisse.

## Übung 4.22 b Empfohlene Dauer: 4 – 5 Minuten

Für eine orientierenden Untersuchung sitzt der Patient rittlings in leichter Beugehaltung (schwache Kyphose) auf der Untersuchungsliege. Eine Rotation des Rumpfes in die eine oder andere Richtung lässt durch Betrachtung der Procc. spinosi erkennen, welche Segmente beeinträchtigt sind. Eine Einschränkung der Rotationsfähigkeit ist das häufigste Merkmal bei einer thorakolumbalen Dysfunktion. (☞ S. 151 Nr. 3, 269, 273 – 275 zu weiteren Einzelheiten über Dysfunktionen im lumbosakralen Übergangsbereich.)

**Übung 4.23** Empfohlene Dauer: 4 – 5 Minuten

## Verkürzung des M. pectoralis major

Der Patient liegt auf dem Rücken, die Arme neben dem Körper. Die zu untersuchende Körperseite befindet sich unmittelbar am Rand der Untersuchungsliege. Der getestete Arm wird in der Mitte des Humerus gehalten und passiv aus der Ausgangsposition nach oben und außen bewegt; dabei weist die Handfläche zur Decke. Der Oberarm sollte die Horizontalebene erreichen und bei zusätzlichem Druck seinen Bewegungsumfang vergrößern können. In dieser Position kann man den M. pectoralis major behutsam (nur mit den Fingerspitzen) auf verspannte Areale palpieren. Bei einer Verkürzung gelangt der Oberarm nicht in die Horizontalebene. Der verkürzte Gewebebezirk wird palpatorisch lokalisiert (☞ Abbildung 4.24). Während der Arm angehoben wird, sollte der Thorax stabilisiert werden, um eine Verdrehung des Oberkörpers oder eine Verstärkung der Lendenlordose zu verhindern. Der Arm sollte am Humerus und nicht vom Unterarm aus geführt werden. Zur Überprüfung der Pars sternocostalis des M. pectoralis major wird der Arm 90° abduziert. Auch bei maximaler Abduktion des Arms sollte keine erhöhte Spannung der Pektoralissehne am Sternum palpierbar sein.

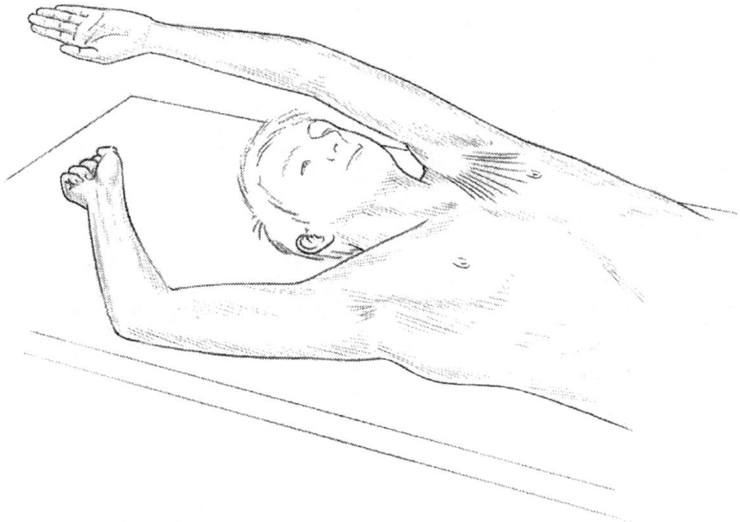

**Abbildung 4.24:** *Verkürzung des M. pectoralis major und M. latissimus dorsi: Befunderhebung. Der Befund wird durch Inspektion erhoben: Kann der Arm der getesteten Seite nicht in voller Länge auf die Untersuchungsliege gelegt werden, ist der M. pectoralis major wahrscheinlich verkürzt. Weicht der Ellenbogen deutlicher nach lateral ab, liegt eine Verkürzung des M. latissimus dorsi vor.*

## Übung 4.24 Empfohlene Dauer: 3 Minuten

### Verkürzung des M. trapezius (Pars descendens)

Der Patient sitzt. Sein Nacken wird ohne Flexion, Extension oder Rotation seitlich geneigt, bis die physiologische Barriere erreicht ist, d.h. ohne jeden Kraftaufwand. Dabei wird die Schulter der getesteten Seite von oben stabilisiert (☞ Abbildung 4.25). Das Bewegungsausmaß nach beiden Seiten wird verglichen, die Lokalisation verkürzter Fasern palpatorisch ermittelt. Falls der Patient nicht sitzen kann, erfolgt das gleiche Verfahren in Rückenlage, wobei das Ohr der Schulter angenähert wird.

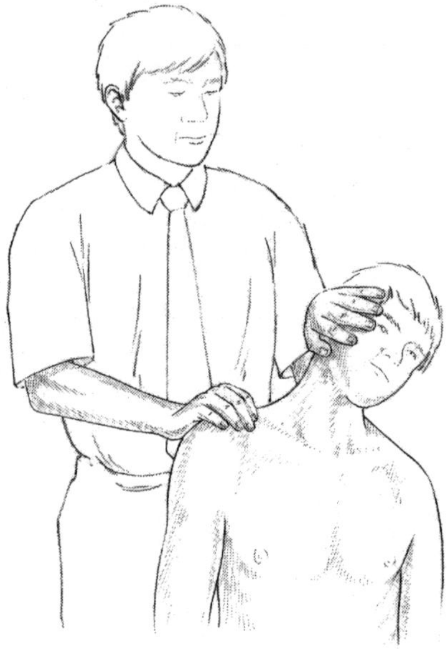

**Abbildung 4.25:** *Relative Verkürzung der Pars descendens des rechten M. trapezius: Befunderhebung. Unter Stabilisierung der rechten Schulter wird der Nacken bis zum ersten Anzeichen von Widerstand („bind") ohne Kraftaufwand zur Seite geneigt. Die beiden Seiten werden miteinander verglichen. Normal ist eine Seitneigung von ungefähr 45°.*

## Übung 4.25 Empfohlene Dauer: 3 Minuten

### Verkürzung des M. levator scapulae

Der Patient liegt auf dem Rücken. Der Nacken ist gleichzeitig flektiert, zur Seite geneigt und von der zu testenden Seite weg rotiert. Der Therapeut steht am Kopfende der Untersuchungsliege. Durch Druck auf die Schulter (getestete Seite) beurteilt er, wie leicht sich diese herabdrücken (Richtung Füße bewegen) lässt. Ein leichtes Federn

sollte zu spüren sein, wenn die Schulter in Richtung Füße geschoben wird, und das Endgefühl sollte weich sein. Findet sich ein harter, plötzlicher Endpunkt, so ist der M. levator scapulae auf der betreffenden Seite vermutlich verkürzt.
Der Patient befindet sich in Rückenlage. Der Arm der getesteten Seite ist ausgestreckt, Unterarm und Hand sind unter das Gesäß geschoben, die Handfläche zeigt nach oben. Dies trägt zu einer Bewegungseinschränkung von Schulter/Schulterblatt bei. Der Therapeut schiebt einen Arm quer unter dem Nacken durch und legt die Hand auf die getestete Schulter, während die andere Hand den Kopf stützt. Der Nacken wird mit dem Unterarm in vollständige Flexion (unterstützt durch die andere Hand) und Seitneigung gebracht und von der getesteten Seite weg rotiert (☞ Abbildung 4.26).
Alternativ kann der Therapeut mit einem Knie kaudal gerichteten Druck gegen die Schulter ausüben (und damit das Schulterblatt verriegeln). Dadurch hat er beide Hände frei, um Nacken und Kopf wie beschrieben in die gewünschte Stellung zu bringen. Ist die Schulter mit Hand oder Knie nach kaudal gedrückt und befindet sich der Kopf/Nacken in der beschriebenen Position, wird der M. levator scapulae von beiden Enden her gedehnt. Im Fall einer Dysfunktion und/oder Verkürzung wird der Patient ausgeprägte Beschwerden an der Insertion am oberen medialen Rand des Schulterblattes und/oder Schmerz in der Nähe des Proc. spinosus C2 angeben.

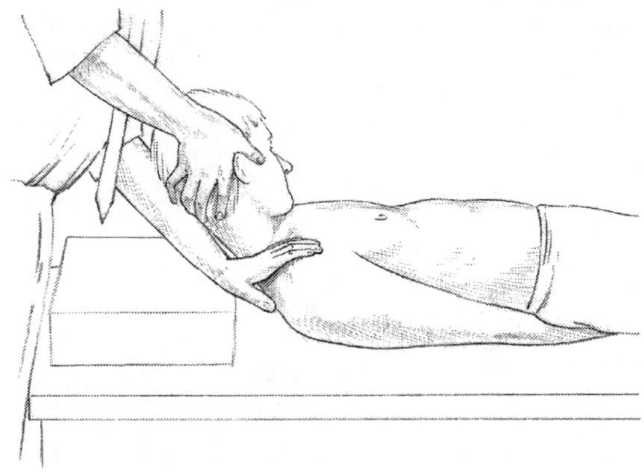

**Abbildung 4.26:** *Verkürzung des M. levator scapulae: Befunderhebung. Der Nacken wird in vollständige Flexion sowie Seitneigung und Rotation weg von der getesteten Seite gebracht. Gleichzeitig wird die Schulter der getesteten Seite fest heruntergedrückt, um ein Anheben zu verhindern. Beschwerden am oberen medialen Rand des Schulterblattes oder an der oberen Halswirbelsäule weisen auf eine Verkürzung dieses Muskels hin, ebenso die Art des bei der Befunderhebung zu spürenden Widerstands.*

## Muskelverkürzungstests als Palpationsübung

Vergleichen Sie die Ergebnisse der oben beschriebenen Muskeltests mit Ihren Befunden bei der Suche nach Triggerpunkten oder anderer Reflexaktivität.

**Sind Muskeln, in denen solche Punkte anzutreffen sind, im Test immer, meist oder nur gelegentlich verkürzt?**

Bevor Sie die letzten Übungen dieses Abschnitts in Angriff nehmen, gehen Sie mit Ihrem Patienten nochmals alle Befunderhebungen an den statischen Muskeln durch und zeichnen Sie in eine Skizze jene Muskeln ein, die sich als verkürzt erweisen.

Vergleichen Sie diese Daten dann mit Ihren Ergebnissen aus der Basisuntersuchung mittels spinaler (oder abdominaler) NMT. Vermerken Sie auf einer Skizze alle Bereiche, Punkte und Zonen von Funktionsstörungen der Weichteilgewebe (Palpationsbefund anormal, verhärtet, kontrahiert, empfindlich).

Führen Sie auch die Befunderhebungssequenz nach Nimmo durch (☞ S. 102 ff.).

Philip Greenman (1989) beschreibt ein Palpationsschema für Muskeln im Spinalbereich, das Sie mehrmals durchführen sollten, bis Sie die entsprechenden Gewebe auch tatsächlich deutlich spüren. Teile seiner „Palpationsanleitung" für diesen Bereich werden im Folgenden zusammengefasst. Begonnen wird mit oberflächlicher Palpation, einer stets wiederholenswerten Übung; sie wurde in ähnlicher Form bereits in ☞ Kapitel 3 durchgeführt.

## Übung 4.26 Empfohlene Dauer: 7 – 10 Minuten

Setzen oder stellen Sie sich hinter den sitzenden Patienten. Legen Sie Ihre Hände und Finger auf den oberen Teil seiner Schulterblätter, sodass sie gerade noch die Spinae scapulae bedecken. Palpieren Sie die Haut hinsichtlich Temperaturunterschieden, Tonus, Textur, Dicke und Elastizität, während Sie die Hände abwärts über die Schulterblätter führen.
Führen Sie Ihre Hände aus der Ausgangslage langsam und systematisch in alle Richtungen, sodass sich die Haut auf der subkutanen Faszie verschiebt. Beurteilen Sie das Ausmaß an Verklebungen von Haut und Faszie.
Heben Sie behutsam mit Daumen und Zeigefinger eine Hautfalte ab. Rollen Sie die Haut zunächst nach medial, dann nach lateral und kranial, jeweils vom Ausgangspunkt Ihrer Hände betrachtet. Dies liefert Ihnen Informationen über Dicke und Faltbarkeit der Haut sowie über schmerzhafte Gewebe. Führen Sie diese Übung symmetrisch beidseitig der Wirbelsäule aus und vergleichen Sie die Ergebnisse.

## Übung 4.27 Empfohlene Dauer: 7 – 10 Minuten

Bewegen Sie die Hände nun zu einem zentraler gelegenen Punkt auf dem Rücken. Platzieren Sie einen oder zwei Finger einer Hand direkt neben der Wirbelsäule und zwischen den Schulterblättern.
Palpieren Sie die Haut. Verschieben Sie diese in unterschiedliche Richtungen, um Verklebungen festzustellen. Vergleichen Sie diesen Befund mit dem im Gewebe weiter lateral der Wirbelsäule erhobenen.

Nun palpieren Sie in diesem Bereich durch die Haut hindurch die subkutane Faszie bis hinunter zum Bandapparat (supraspinal), der den Interspinalraum zwischen den Segmenten füllt.
Vergleichen Sie, wie das Gewebe sich hier und an der Insertionsstelle am Proc. spinosus anfühlt. Palpieren Sie den Proc. spinosus und achten Sie darauf, wie sich von Haut und Bändern überlagerter Knochen anfühlt.
Legen Sie auf dieser Höhe der Wirbelsäule je einen Finger über zwei oder drei Interspinalräume und fordern Sie den Patienten auf, den Kopf langsam zu beugen und anschließend in den Nacken zu legen. Nehmen Sie sich Zeit für diese Übung, um ein Gespür für das „Endgefühl" der jeweiligen Bewegungsumfänge bekommen.

## Übung 4.28 **Empfohlene Dauer: 15 – 20 Minuten**

Legen Sie nun die Finger einer Hand auf die Weichteile zwischen Wirbelsäule und Schulterblatt dieser Seite. Fühlen Sie durch Haut und subkutane Faszie hindurch, bis Sie die Faszie spüren, die die erste Muskelschicht umhüllt. Ertasten Sie die Verlaufsrichtung der Muskelfasern dieser Schicht. Fordern Sie den Patienten auf, die Schulterblätter an die Wirbelsäule zu ziehen, während Sie weiterpalpieren. Jetzt müssten Sie die horizontalen Fasern des gerade palpierten M. trapezius deutlich fühlen.
Palpieren Sie nun mit etwas mehr Druck die nächsttiefere Muskelschicht einer Seite, den M. rhomboideus. Versuchen Sie die schräge Verlaufsrichtung der Fasern von kranial nach kaudal zu spüren. Während Sie dies mit einer Hand palpieren, können Sie sich die Wirkweise dieser Fasern folgendermaßen verdeutlichen: Fordern Sie den Patienten auf, seinen gebeugten Ellenbogen (derselben Seite) gegen den Widerstand Ihrer freien Hand nach unten zu drücken.
Tasten Sie noch weiter in die Tiefe. Hier verläuft ein Muskel mit eher fibröser, strangartiger Textur senkrecht neben der Wirbelsäule.
Wenn Sie die tastenden Finger von einer Seite zur anderen bewegen, sind diese Fasern leichter zu erkennen. Sie gehören vermutlich zum M. longissimus thoracis, einem Teil der Erector-spinae-Gruppe.
Führen Sie Ihren palpierenden Finger jetzt an den Rand dieses Faserbündels, näher zur Wirbelsäule. Dringen Sie noch tiefer vor, bis Sie eine tiefere Muskelschicht ertasten, die Mm. rotatores und multifidi. Diese ziehen von einem Segment zum nächsten und gestatten fein kontrollierte Bewegungen. Ihre Zugrichtung verläuft schräg vom Segment nach lateral (wie auch die der Mm. rhomboidei).
Greenman empfiehlt zu ertasten, ob einige dieser kleinen Muskeln empfindlich, „voluminöser und gespannter" sind. Dies lässt auf ihre Beteiligung an einer lokalen Dysfunktion schließen.
Am Außenrand des M. longissimus thoracis palpieren Sie nun tief in das Fasziengewebe. Führen Sie die Finger dabei im flachen Winkel zur Wirbelsäule und bewegen Sie diese auf- und abwärts. Sie fühlen die Erhebungen und Vertiefungen der Procc. transversi und ihrer Zwischenräume.

**Übung 4.29** **Empfohlene Dauer: 15 Minuten pro Segment**

Befassen Sie sich nochmals mit den in ☞ Kapitel 3 eingeführten Methoden der Befunderhebung und Palpation. Überlegen Sie, ob sich einer dieser Ansätze, etwa der „Hautspannungs“-Test (☞ S. 51), z. B. mit Liefs NMT oder den Methoden von Nimmo oder Chapman, kombinieren lässt.
**Korreliert „Hautspannung“ oder verminderte Hautelastizität mit den von Chapman beschriebenen Punkten oder mit den nach Nimmos oder Liefs Ansatz lokalisierten Triggerpunkten? Erleichtern diese Hautphänomene die Identifikation der Punkte?**
Versuchen Sie außerdem, die Befunderhebung an der Haut mit den Tests an der statischen Muskulatur zu kombinieren.
Prüfen Sie nach Identifizierung eines verkürzten statischen Muskels, ob sich in der Umgebung seines Ursprungs und Ansatzes ausgeprägtere Hautveränderungen feststellen lassen (Hautspannung, verminderte Elastizität etc.) als bei einem im Test normalen Muskel.
Treten Triggerpunkte und/oder Bereiche einer lokalen Dysfunktionen in den Weichteilen und die entsprechenden Hautveränderungen häufiger in verkürzten statischen Muskeln und/oder deren Antagonisten auf?
Versuchen Sie, eine Antwort auf diese Fragen zu finden. Unterziehen Sie alle in dieser Übung erwähnten Methoden einer erneuten Überprüfung, nachdem Sie die entsprechenden Muskeln mit dem Ihrer Ansicht nach geeigneten Verfahren behandelt haben. Dokumentieren Sie Ihre Befunde.

## *Zum Stand der palpatorischen Fertigkeit*

In diesem Kapitel zur Muskelpalpation haben Sie eine Reihe von Ansätzen kennen gelernt, die Ihnen helfen, Zeichen für funktionelle Integrität oder Dysfunktionen aufzuspüren. Dadurch konnten Sie Ihr in den vorangegangen Kapiteln erworbenes Wissen erweitern. Nach Bewältigung der im vorliegenden Kapitel aufgeführten Übungen sollte es Ihnen nicht mehr schwer fallen, in der statischen Muskulatur eine Muskelverkürzung zu erkennen und umschriebene Veränderungen in dieser ausfindig zu machen.

Wenn Sie die letzten beiden Abschnitte der letzten Übung (☞ 4.29) durchgearbeitet haben, können Sie nun sowohl die der Haut innewohnenden als auch die in Muskeln und Weichteilen verschlüsselten Informationen zur Beurteilung struktureller Veränderungen nutzen.

Wie bereits ausgeführt, sind Struktur und Funktion in einer Weise miteinander verflochten, die sie tatsächlich untrennbar macht.

Man kann die strukturelle Analyse und Palpation einsetzen, um vorauszusagen, welche strukturellen Veränderungen zu erwarten sind. Umgekehrt kann man anhand der Funktion auf mögliche strukturelle Veränderungen schließen.

Bei den im folgenden Kapitel vorgestellten Methoden geht es nicht mehr allein um strukturelle Veränderungen; thematisiert wird vielmehr die damit einhergehende pathologische Funktion. Einige dieser Methoden sind sehr subtil, andere weniger. Alle haben sich als nützlich erwiesen, vorausgesetzt, Sie haben die Geduld, den erforderlichen scharfen Tastsinn zu entwickeln, der Zugang zu den vorhandenen Informationen gewährt.

**Quellen**

Arbuckle B. Selected writings of Beryl Arbuckle. National Osteopathic Institute, 1977
Beal M. Palpatory testing for somatic dysfunction in patients with cardiovascular disease. Journal of the American Osteopathic Association, July 1983
Becker R. Diagnostic touch (part I). Yearbook of the Academy of Applied Osteopathy, 1963
Becker R. Diagnostic touch (part II). Yearbook of the Academy of Applied Osteopathy, 1964
Becker R. Diagnostic touch (part III). Yearbook of the Academy of Applied Osteopathy, 1965
Chaitow L. Soft tissue manipulation. Thorsons, UK, 1988
Chaitow L. Soft tissue manipulation. Inner Traditions, Rochester, USA, 1991
Chaitow L. Modern neuromuscular techniques. Churchill Livingstone, Edinburgh, 1996a
Chaitow L. Positional release techniques. Churchill Livingstone, Edinburgh, 1996b
Dvořak J, Dvořak V. Manual medicine: diagnostics. Thieme, New York, 1984
Frymann V. Palpation – its study in the workshop. Yearbook of the Academy of Applied Osteopathy, 1963, S. 16–30
Goodridge J. MET, definition, explanation, methods of procedure. Journal of the American Osteopathic Association 81 (4), 1981, S. 249
Greenman P. Principles of manual medicine. Williams & Wilkins, Baltimore, 1989. Deutsch: Lehrbuch der Osteopathischen Medizin. Haug, Heidelberg, 1998
Hoover H. Method for teaching functional technique. Yearbook of the Academy of Applied Osteopathy, 1969
Janda V. Muscle function testing. Butterworths, London, 1983
Jones L. Strain/counterstrain. Academy of Applied Osteopathy, Colorado Springs, 1981
Kendall H, Kendall F, Boynton D. Posture and pain. Williams & Wilkins, Baltimore, 1952
Korr I. Proprioceptors and somatic dysfunction. Yearbook of the Academy of Applied Osteopathy, 1976, S. 41
McFarlane Tilley R. Spinal stress palpation. Yearbook of the Academy of Applied Osteopathy, 1961, S. 33
Magoun H. Osteopathic diagnosis and therapy for the general practitioner. Journal of the American Osteopathic Association, December 1948
Nimmo R. Vortrag vor dem British College of Neuropathy and Osteopathy, 1966
Owens C. An endocrine interpretation of Chapman's reflexes. Academy of Applied Osteopathy, 1963
Rolf I. Structural dynamics. British Academy of Osteopathy Yearbook, 1962, S. 97–102
Rosero H, et al. Journal of the American Osteopathic Association, Februar 1987
Selye H. The stress of life. McGraw Hill, 1984
Smith F. Inner bridges: a guide to energy movement and body structure. Humanics New Age 1986
Speransky. A basis for the theory of medicine. International Publishers, New York, 1944
Travell J, Simons D. Myofascial pain and dysfunction – the triggerpoint manual. Williams & Wilkins, Baltimore, 1992. Deutsch: Handbuch der Muskel-Triggerpunkte. Urban & Fischer, München/Jena, 1998 (Band 1), 2000 (Band 2)
Upledger J. Craniosacral therapy. Eastland Press, Seattle, 1987
Yuan Cunxin et al. Creative effect and mechanism of acupoints Pishu and Weishu. Journal of Traditional Chinese Medicine 6 (4), 1986

# Rote, weiße und schwarze Reaktion

Zahlreiche Wissenschaftler und Kliniker beschreiben, wie nach lokaler Reibung der Haut mit einem Finger oder einer Sonde Reaktionen in Form von „Strichen" unterschiedlicher Farbschattierungen von rot, weiß und sogar blau-schwarz auftreten.

Bereits die ersten Osteopathen im 19. Jahrhundert kannten und nutzten dieses Phänomen.

Carl McConnell (1899) schreibt dazu:

> „Ich beginne am ersten Wirbel und untersuche die gesamte Wirbelsäule bis hinab zum Os sacrum, indem ich mich hinter den Patienten stelle und meine beiden Mittelfinger auf die Dornfortsätze lege. Ich ziehe die Kuppen dieser beiden Finger vom ersten Wirbel bis zum Os sacrum so eng an den Procc. spinosi entlang, dass ein roter Strich entsteht, wo die Hautgefäße gegen die Dornfortsätze gedrückt werden. Diese rote Linie lässt selbst geringfügige laterale Abweichungen in der Wirbelstellung genauestens erkennen. Wenn ein oder mehrere Wirbel zu weit nach posterior herausstehen, zeigt sich ein dunkelroter Strich; wenn einer oder mehrere Wirbel zu weit nach anterior stehen, erscheint der Strich weniger ausgeprägt."

In jüngerer Zeit beschreibt Marshall Hoag (1969) die Untersuchung des paraspinalen Bereichs mittels Hautreibung:

> „Mit festem, aber nicht zu starkem Druck reiben die Fingerkuppen wiederholt die Haut, und zwar paraspinal in möglichst langen Strichen. Das stumpfe Ende eines Instruments oder eines Bleistiftes dient dem gleichen Zweck, denn es geht einzig darum, eine Farbveränderung zu evozieren. Die Haut darf dabei jedoch nicht verletzt werden. Im Vergleich mit den übrigen Bereichen wird man Areale bemerken, in denen die Färbung weniger intensiv ist und schnell verblasst. Vermutlich ist eine vermehrte Vasokonstriktion in diesen Bereichen die Ursache, was auf eine Störung der autonomen Reflexaktivität hinweist. Die Forschung ist der Bedeutung dieser roten Reaktion und anderer Anzeichen für abweichende Reflexaktivität im Zusammenhang mit (osteopathischen) Läsionen nachgegangen. Andere Autoren werten ein verstärktes Erythem oder das längere Persistieren der roten Linie als bedeutsam."

John Upledger (Upledger und Vredevoogd 1983) notiert zu diesem Phänomen:

> „Veränderungen der Hautbeschaffenheit, die von einem hyperreaktiven Segment hervorgerufen werden [umschriebener, hyperirritabler Bereich im Weichteilgewebe infolge einer neuralen Sensibilisierung durch anhaltenden Stress], sind palpierbar, indem man die Fingerspitzen mit leichtem Druck paravertebral und eng an den Procc. spinosi über den Rücken führt. Ich beurteile die Hautspannung gewöhnlich im Zuge einer einzigen Bewegung vom oberen Ende des Nackens bis zur Sakralregion. An der Stelle, an der Ihre Fingerspitzen eine Art Verzögerung in der Haut spüren, liegt wahrscheinlich ein hyperreaktives Segment vor. Nach mehreren, mit zunehmendem Druck ausgeführten Wiederholungen ist das betroffene Gebiet stärker gerötet als die Umgebung. Dies ist der ‚rote Reflex'. Muskeln und Bindegewebe auf dieser WS-Etage zeigen spezifische Merkmale:
> 1. ‚knotige' Struktur (wie Schrotkügelchen unter der Haut);
> 2. Druckempfindlichkeit;
> 3. Festigkeit mit Beeinträchtigung der Beweglichkeit der Wirbel gegeneinander;
> 4. Druckschmerzhaftigkeit der Procc. spinosi bei leichter Perkussion mit dem Finger oder einem Gummihämmerchen."

Roger Newman Turner (1984) berichtet über die Forschungsarbeit von Keith Lamont, einem Osteopathen und Naturheilkundler. Dieser beschrieb als Erster das Phänomen des „schwarzen Strichs“:

> „Osteopathen, die besonders aktive Läsionen mit Hilfe eines Spinalmaßes untersuchen, wissen aus Erfahrung, dass Druck neben der Wirbelsäule, ausgeführt mit einer Kugelsonde von ungefähr 0,5 cm Durchmesser, bei einigen Patienten einen dunkelblauen oder schwarzen Strich hervortreten lässt. Der Druck der Sonde ist normalerweise nur ganz leicht, denn es sollen ja Veränderungen des Hautwiderstands registriert werden. Dieser Druck reicht jedoch aus, um die Arteriolen und Venolen im Netzwerk der Kapillaren unter der Haut abzudrücken. Wenn sich die Kapillargefäße lokal mit sauerstoffarmem Blut füllen, tritt der besagte Strich in Erscheinung. Er verblasst allmählich, wenn die Durchblutung wieder einsetzt.“

Dieses Zeichen wird als Hinweis auf ein Ernährungsdefizit bei dem betreffenden Patienten interpretiert.

Keith Lamont, der als Erster auf das Phänomen des schwarzen Strichs aufmerksam machte, konnte das Defizit durch Gabe von Vitamin E, Bioflavonoiden und homöopathischem Ferrum phosphatum ausgleichen.

Bertrand DeJarnette, der die Kraniosakraltechnik entwickelte, äußert sich in seinem grundlegenden Beitrag *Reflex pain* (DeJarnette 1934) ausführlich über die „rote Reaktion“ und bietet ein komplexes Interpretationsschema an.

DeJarnette ordnet die Patienten zunächst (teilweise aufgrund ihrer Blutdruckwerte) bestimmten Kategorien zu. Dann versucht er, durch eine spezielle Behandlung den Grad der relativen Sauerstoffsättigung des Blutes zu beeinflussen, der den verschiedenen Kategorien zugeschrieben wird. Diese Methoden sind für unsere Betrachtung der Hautreaktionen unerheblich. Sie müssen jedoch vorab erwähnt werden, da seine Ausführungen sonst unverständlich blieben. DeJarnette beschreibt die Untersuchung eines „Typ-I-Patienten“, der zuvor in der skizzierten Weise behandelt worden war („Kohlendioxideliminationsverfahren“):

> „Setzen oder stellen Sie sich direkt hinter den Patienten. Der Patient beugt sich leicht nach vorne. Achten Sie darauf, dass das Licht gleichmäßig auf den Rücken fällt, damit sich keine Schatten bilden. Legen Sie Zeige- und Mittelfinger Ihrer rechten Hand auf den siebten Halswirbel, und zwar so, dass die beiden Finger jeweils 2,5 cm lateral seines Dornfortsatzes anliegen. Behalten Sie diesen Abstand bei, während Sie entlang der Wirbelsäule einen möglichst geraden Strich nach unten ziehen. Bei einem ‚Typ-I-Patienten‘ (normaler Blutdruck nach entsprechender Behandlung) genügt leichter Druck. Gleichmäßigen Druck erzielen Sie, wenn Sie die linke Hand über die palpierenden Finger legen. Der Fingerdruck muss die Haut lediglich eindellen.
> *Nun führen Sie die Finger sehr rasch die Wirbelsäule herab* bis zum Os coccygis. Treten Sie einen Schritt zurück und beobachten Sie die Reaktion. Normalerweise zeigt sich ein roter Strich entlang der gesamten Wirbelsäule. Er verblasst rasch, und eben dieses Verblassen müssen Sie beobachten: Der *beim Verblassen* am meisten gerötete Bereich ist der Zentralbereich [der Läsion]. Markieren Sie ihn mit einem Stift. Häufig ist der Zentralbereich bei diesem Patiententypus ausgedehnter als alle anderen Striche auf dem Rücken. Hierfür ist eine Gewebeinfiltration die Ursache.“

Der „Typ-II-Patient" ist nach DeJarnettes vorbereitender Behandlung leicht hyperton. Der Therapeut nimmt dieselbe Ausgangsstellung ein:

„Ziehen Sie die Finger mit festem Druck und ziemlich langsam die Wirbelsäule hinab nach unten. Sie sollten während dieser Bewegung vom siebten Halswirbel bis zum Os coccygis bis 15 zählen können. Wenn der Patientenrücken gut beleuchtet ist, sollte ein Strich erkennbar werden, der in Teilen leuchtend rot, in anderen Abschnitten blasser ist. Beobachten Sie, wie der Strich insgesamt verblasst: Der farbloseste Bereich entspricht dem Zentralbereich [der Läsion] dieses Patienten, denn diese spinale Muskelpartie ist am wenigsten durchblutet. Auch im Vergleich mit anderen Hautarealen am Körper des Patienten erscheint der Bereich blasser."

Auch bei Patienten der letzten Kategorie (mit hohem Blutdruck) verlangt DeJarnette dieselbe Ausgangsposition vom Therapeuten:

„Mit starkem Druck streichen Sie langsam, während Sie bis 20 zählen, vom siebten Halswirbel bis zum Os coccygis an der Wirbelsäule herab. Anschließend beobachten Sie die Reaktion. Der blasseste Abschnitt zeigt Ihnen den Zentralbereich [der Läsion] an. Bei diesem Patiententyp liegt der Blutdruck über 180 mmHg (systolisch). Der hellste Abschnitt des Strichs wirkt wächsern blass und verschwindet erst nach einigen Minuten."

In einem Rückblick auf seine osteopathische Forschung beschreibt Professor Irvin Korr (1970) das Phänomen des roten Reflexes. Es sei nachweislich annähernd deckungsgleich mit Zonen verminderten elektrischen Widerstands. Eine niedrige Schmerzschwelle sowie die kutane und tiefe Druckempfindlichkeit seien weitere Kennzeichen dieser Gebiete. Korr gibt zu bedenken:

„Man darf keine vollständige Übereinstimmung zwischen Hautwiderstand (oder dem roten Reflex) und pathologischen Zuständen in der Tiefe des Körpers erwarten. Ein Hautareal, das zu demselben Segment gehört wie ein bestimmter Muskel, bedeckt diesen Muskel nämlich nicht unbedingt. Im Falle des M. latissimus dorsi z. B. könnte sich die myofasziale Störung an der Hüfte äußern. Die Reflexmanifestation würde dagegen in wesentlich höheren Dermatomen liegen, da der Muskel vom zervikalen Abschnitt des Rückenmarks aus innerviert wird."

Korr benutzte ein mechanisches Messinstrument, das den mit konstanter Geschwindigkeit ausgeübten Druck quantifizierte, und maß anschließend, wie lange die durch Reibung hervorgerufene Hautrötung anhielt. So ermittelte er Bereiche mit intensiver Vasokonstriktion. Diese deckten sich mit Zonen manuell diagnostizierter Dysfunktionen. Man könnte einwenden, bei all diesen „Strichen" und mit den Fingern über die Rückenmuskulatur gezogenen „Drucklinien" sei es versäumt worden, sich in die Gewebe „einzufühlen".

Marsh Morrison (1969) teilt diese Ansicht. Er schreibt:

„Streichen Sie mit den Fingern die Brust- und Lendenwirbelsäule hinab (in einem Abstand von bis zu 5 cm neben den Procc. spinosi). Verharren Sie, sobald Sie unter den Fingern Gewebe spüren, das ‚härter' zu sein oder sich anderweitig von normalem Gewebe zu unterscheiden scheint. Diese verdickten Bezirke, strangartigen Bänder und knotigen Muskeln stellen verhärtetes Gewebe dar. Ihr Zustand ist eine Schutzmaßnahme des Körpers und deutet auf eine Irritation und Dysfunktion hin. Wenn Sie einen solchen verhärteten Bezirk tasten, verstärken Sie den Druck. Fast immer reagieren die Stellen empfindlich und zeigen damit ihre Behandlungsbedürftigkeit an."

Morrison löste derartige Verspannungen mit einer ähnlichen Technik, wie sie Lawrence Jones später in seinem „Strain/Counterstrain"-System beschrieb (Jones 1981).

Die osteopathischen Ärzte und Forscher Cox, Gorbis, Dick und Rogers (Cox et al. 1983) beschreiben im Zusammenhang mit der Identifikation palpierbarer Veränderungen der Skelettmuskulatur bei koronarer Herzerkrankung (☞ vgl. den Abschnitt zum hyperreaktiven Segment in Kapitel 4), wie sie die „rote Reaktion" im Rahmen der körperlichen Untersuchung einsetzen (darüber hinaus prüfen sie u. a. das Bewegungsausmaß von Spinalsegmenten und Rippen, Palpation von Schmerzpunkten und Anomalien der Weichteiltextur). Die beiden letztgenannten Parameter (eingeschränktes Bewegungsausmaß und veränderte Gewebetextur) erlaubten in ihrer Studie besonders zuverlässige Aussagen hinsichtlich einer Koronarstenose.

> „Zur Auslösung des ‚roten Reflexes' wurde die Haut paraspinal beidseitig stimuliert [Th4 und Th9–11] und die Finger gleichzeitig mit kräftigem Druck nach kaudal geführt. Die Patienten wurden willkürlich in drei Gruppen eingeteilt:
> - Grad 1: Dauer des Erythems im spinalen Gewebe nach Stimulierung weniger als 15 Sekunden.
> - Grad 2: Dauer des Erythems nach Stimulierung 15–30 Sekunden.
> - Grad 3: Dauer des Erythems nach Stimulierung mehr als 30 Sekunden."

Grad 3 – anhaltendes Erythem – erwies sich als Ausdruck der stärksten Dysfunktion.

## *Interpretation der „roten Reaktion"*

Der simple Vorgang, Striche über die paraspinale Muskulatur zu ziehen, birgt offensichtlich Lernstoff in Hülle und Fülle. Man mag DeJarnettes vorbereitende Maßnahmen für sinnvoll halten oder nicht. Beachtenswert sind jedoch zweifellos seine Beobachtungen dessen, was passiert, wenn unterschiedlicher Druck ausgeübt wird, und der Ansatz, das Verblassen der Rötung eher als die „rote Reaktion" selbst als Beleg für eine abweichende Gewebefunktion anzusehen.

Auch Lamonts Beobachtungen zur Ernährung müssten verifiziert werden. Unbestritten ist dagegen, dass sich bei manchen Patienten dieser ungewöhnliche „schwarze Strich" hervorrufen lässt. Wie so oft beim Palpieren steht auch hier völlig außer Frage, dass tatsächlich „etwas" gespürt oder beobachtet wird. Die Diskussion entzündet sich daran, wie dieses „Etwas" zu verstehen ist.

Die Beobachtungen von Upledger, Hoag, Morrison und McConnell sind ohne Weiteres nachzuvollziehen. Sie sollten in der Praxis an einer bekannten Dysfunktion getestet und auf ihre diagnostische Aussagekraft hin überprüft werden.

Die Untersuchungen von Cox und seinen Kollegen lassen erkennen, dass nur eine einzige Befunderhebungsmethode an der Skelettmuskulatur diagnostisch vermutlich nicht ausreicht. Ein ernst zu nehmender Hinweis auf eine Dysfunktion ist dagegen das Auftreten von Veränderungen der Gewebebeschaffenheit, des Bewegungsausmaßes, von Schmerzen und der „roten Reaktion". Einem derartigen Mehrfachbefund könnte eine Hyperreaktivität zugrunde liegen.

## *Einfache Nutzung der Reaktion*

McConnell nutzte die „rote Reaktion“ im vergangenen Jahrhundert weniger umfassend, wie zu Beginn der Ausführungen zu diesem Spezialthema beschrieben. Er machte auf diese Weise Krümmungsabweichungen der Wirbelsäule sichtbar. Durch Hervorrufen eines Erythems paraspinal durch feste Fingerstriche tritt das Wirbelsäulenprofil insgesamt deutlich hervor, und auch lokal begrenzte Abweichungen sind gut sichtbar.

### Frage

**Woran erkennen Sie, ob Sie im Zuge einer beidseitigen palpatorischen Befunderhebung mit den Fingern paraspinal oder an anderer Stelle gleichmäßigen Druck ausüben?**

**Einen guten Anhaltspunkt für gleichmäßig ausgeübten Druck gibt die relative Blässe des Nagelbetts: Sind diese gleichmäßig blass, rosa oder rot?**

### Übung zum Spezialthema

**Empfohlene Dauer: 20 Minuten**

Führen Sie die verschiedenen „Striche“ nach McConnell, Hoag, Upledger, Morrison, Cox et al. aus.
Führen Sie die Finger oder eine Sonde nahe und parallel zur Wirbelsäule über die Gewebe.
Beobachten Sie die „rote Reaktion“ und deren Verblassen.
Achten Sie auf Areale, die im Vergleich zum umgebenden Gewebe stärker oder weniger gereizt werden.
Markieren Sie die Areale mit der auffälligsten bzw. der unauffälligsten Reaktion. Palpieren Sie die Gewebe anschließend erneut und setzen Sie dabei alle in den ☞ Kapiteln 3, 4, 5 und 8 diskutierten Verfahren ein. Verschaffen Sie sich Klarheit darüber, worin die im Gewebe ertasteten Unterschiede bestehen.
**Reagieren anscheinend hypertone Gewebe anders als normale oder im Tonus reduzierte Gewebe?**
**Bemerken Sie eine erhöhte Empfindlichkeit in Geweben, die bei dieser Strichtechnik erröten oder erblassen, oder stellen Sie kaum Unterschiede fest?**
**Wie „straff“ ist die Haut über diesen Bereichen?**
**In welchem Umfang ist die Haut in den verschiedenen Bereichen mit dem darunter liegenden Bindegewebe verklebt (Test durch Rollen oder Abheben der Haut)?**
**Spüren Sie Temperaturunterschiede, wenn Sie diese Bereiche ohne direkte Berührung untersuchen?**
**Glauben Sie, dass das Auslösen der „roten Reaktion“ von klinischem Nutzen für Sie sein kann?**

**Quellen**

Cox, Gorbis, Dick et al. Journal of the American Osteopathic Association 82, 1983, S. 11
DeJarnette B. Reflex pain. Nebraska, 1934
Hoag M. Osteopathic medicine. McGraw Hill, 1969
Jones L. Strain/counterstrain. Academy of Applied Osteopathy. Colorado Springs, 1981
Korr I. The physiological basis of osteopathic medicine. Postgraduate Institute of Osteopathic Medicine and Surgery, New York, 1970
McConnell C. The practice of osteopathy. Kirksville, MO, 1899
Morrison M. Lecture notes. London, 1969
Newman Turner R. Naturopathic medicine. Thorsons, Wellingborough, 1984
Upledger J, Vredevoogd W. Craniosacral therapy. Eastland Press, Seattle, 1983

# 5 Die Palpation subtiler Bewegungen (einschließlich Liquorzirkulation und Energie; „Gibt es ein Gewebegedächtnis?")

## Beurteilung von Bewegung

Auf der Suche nach Methoden zur Beurteilung von subtilen Bewegungen wird Viola Frymann (1963) nochmals zitiert. Sie beschreibt, was zu erwarten ist, wenn Muskelgewebe nicht allein auf seinen rein mechanischen Status hin palpiert wird:

> „Legt man die Hand auf die gesunde Muskulatur einer ruhenden Extremität kann man sich innerhalb von Sekunden auf die inhärente Bewegung ‚einstimmen'. Es entsteht eine Art Austausch, ein fließender Übergang zwischen dem Untersucher und dem Untersuchten, und es eröffnet sich ein ganz neues Feld der Erkundung. Im gesunden Organismus ist der Strom der Körperflüssigkeiten nie unterbrochen – intra- und interzelluläre Flüssigkeit, Lymphe und Liquor befinden sich ständig in rhythmisch strömender Bewegung."

Frymann behauptet, man könne die Vitalität des Gewebes anhand der Kraft dieser Bewegung beurteilen. Dabei trete Gewebevitalität in vielfältigsten Abstufungen in Erscheinung. Als Beispiel führt Frymann an, wie unterschiedlich sich Gliedmaßen, die gelähmt waren oder sind, beim Palpieren „anfühlen". Im ersten Fall wird ein „Raunen" an Bewegung zu spüren, im zweiten keinerlei rhythmische Bewegung zu tasten sein. Frymann geht noch weiter und postuliert, dass aufgrund dieser Art von Information sogar prognostische Aussagen möglich seien.

**Übung 5.1** **Empfohlene Dauer: 3 – 5 Minuten**

Wenn Sie einen Patienten haben, der unter partieller oder vollständiger Paralyse einer Extremität leidet (vielleicht ein Schlaganfallpatient?), empfiehlt Frymann, zunächst beide Hände gleichzeitig anzulegen, und zwar die eine an das die Extremität hauptsächlich innervierende Wirbelsäulensegment, die andere an die betroffene Extremität selbst.

Verharren Sie so einige Minuten lang und konzentrieren Sie sich auf die „Vorgänge" unter Ihren Händen. Die Hand am Spinalsegment sollte einen Rhythmus fühlen. Die Stärke der („rhythmisch integrierten") Reaktion, die die zweite Hand wahrnimmt, lässt auf die verbliebene/potenzielle Lebensfähigkeit des momentan gelähmten Gewebes schließen. Frymann nennt diesen Vorgang – in gesundem Gewebe ist er an- und abschwellend sowie rhythmisch – die „Gezeitenbewegung der Lebensflüssigkeit".

**Spüren Sie diese Gezeitenbewegung?**

Steht Ihnen kein Patient mit vollständiger oder teilweiser Extremitätenlähmung zur Verfügung, palpieren Sie die von Frymann beschriebenen Rhythmen an gesundem Gewebe, bis Sie dieses mühelos „entziffern" können. Palpieren Sie dann bei Gelegenheit eine gelähmte Extremität und registrieren Sie den grundlegenden Unterschied.

Was ist der rhythmische Gezeitenstrom, der palpiert werden kann? Wie in ☞ Kapitel 3, wo wir uns mit der Haut beschäftigten, gilt es auch hier, sich zunächst bestimmte Aspekte der physiologischen Funktion des Vorgefundenen vor Augen zu führen. Vorrangig geht es um das Verständnis der Liquorzirkulation, namentlich darum, wie der Liquor möglicherweise den ganzen Körper durchströmt. Des Weiteren müssen wir uns kurz mit der Stoffwechselfunktion der Nerven befassen.

## Untersuchungen zur Liquorzirkulation (nach Ehrlinghauser)

Die hier diskutierten Konzepte sind eingehend in einem Artikel von Ralph Ehrlinghauser (1959) sowie in dem Buch *Craniosacral therapy* (Upledger und Vredevoogd 1983) dargestellt.

Ehrlinghauser beginnt damit, dass Kollagen (Bindegewebe) eine tubuläre Struktur besitzt (Kennedy 1955, Wyckoff 1952). Diese Entdeckung wird seiner Meinung nach unser Verständnis der menschlichen Physiologie revolutionieren. Nach Überzeugung vieler Kranialosteopathen stellt die Bewegung des Liquors einen wesentlichen Faktor in einem lebensnotwendigen „halb geschlossenen" hydraulischen System dar. Dieses System wird durch die Schädelknochen und die Dura mater begrenzt und gleichzeitig geformt.

Der Plexus choroideus und die Arachnoidalzotten sind die Ein- und Austrittspforten in diesem hydraulischen System. Dieser weitgehend nicht komprimierbare Liquor verleiht dem System Form und Stabilität (außerdem Bewegung, wie einige Fachleute meinen) und strömt durch die tubulären Kollagenfibrillen des Bindegewebes im ganzen Körper. Der Liquor gilt als Transportmedium zwischen dem Subarachnoidalraum und den Körperzellen.

Die tubuläre Kollagenstruktur impliziert, dass das Bindegewebe nicht nur eine Stützfunktion ausübt (da es anatomisch Epithel-, Muskel- und Nervengewebe verbindet), sondern dass vermutlich darüber hinaus auch eine histologische, biochemische, physiologische und, im Fall einer Funktionsstörung oder Erkrankung, pathologische Beziehung zu diesen Geweben besteht.

Das Bindegewebe mit seiner hohlen, tubulären Fibrillenstruktur durchzieht den gesamten Körper; es reicht von den Faszien des Schädels bis zu denen der Füße. Es bildet Faszienblätter, -hüllen, Falze und Faszienräume sowie Bänder und Sehnen. Es schützt und es gibt dem Kreislauf-, lymphatischen und Nervensystem Zusammenhalt, Form, Gestalt und Unterstützung. Auch hier trennt, formt und verbindet es.

Nachdem W. G. Sutherland erkannt hatte, dass die Schädelknochen über eine konstante rhythmische physiologische Bewegung verfügen, postulierte er 1939, dass die Liquorfluktuation den Mechanismus dieser Bewegung bilde. Seither wurde in mehreren Studien bestätigt, dass die Schädelnähte zwar einen festen Zusammenhalt der Schädelknochen geben, aber dennoch Bewegung erlauben. Andere Wissenschaftler vermuten einen Zusammenhang zwischen den beobachteten Bewegungen und Varianten des venösen, arteriellen und respiratorischen Drucks (☞ Abbildung 5.1 A und B).

Möglicherweise gibt es zudem innerhalb des Gehirns Zellen, die durch einen weiteren rhythmischen Puls die Bewegung des Liquors beeinflussen (die Oligodendroglia). Die Kranialosteopathie postuliert beim gesunden Organismus eine Frequenz von sechs bis zwölf Zyklen pro Minute für den so genannten „primären respiratorischen Mechanismus". Diese Rhythmen haben keinen Bezug zur normalen Atmung oder zur Herzfrequenz und kommen offenbar bei allen Säugetieren vor. Nachweislich erreicht Sauerstoff die feinen neuralen Strukturen in dieser Geschwindigkeit (acht bis zwölf

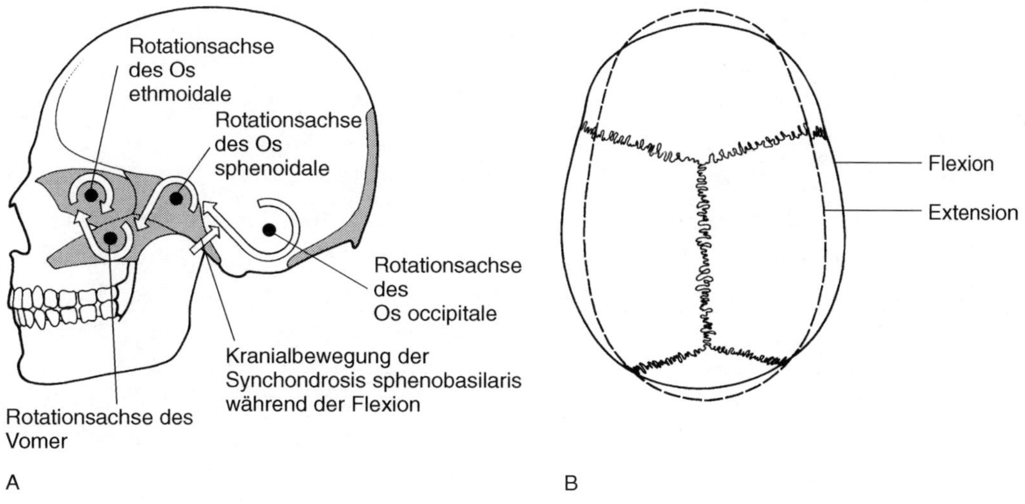


**Abbildung 5.1: (A)** *Schematische Darstellung der Kranialbewegung. In Flexion bewegt sich das Okziput nach anterosuperior. Dadurch hebt sich das Os sphenoidale in seiner Synchondrose. Die Stirn-, Gesichts- und Nasenknochen bewegen sich simultan, wie gezeigt. In der Extensionsphase kehren die Knochen in die Neutralstellung zurück.* **(B)** *In der Flexionsphase der Kranialbewegung (inspiratorischen Phase) wird der gesamte Schädel breiter und flacher.*

Wellen pro Minute). Nach Zufuhr von Kohlendioxid (30 %) bleiben die Wellen beim Menschen aus. Am Tiermodell war bei betäubten Hunden nach Gabe von hochkonzentriertem Kohlendioxid ein steiler Anstieg des Liquordrucks nachweisbar.

Die rhythmischen Ein- und Ausrollbewegungen der Oligodendrogliazellen, worauf der Liquorpuls zumindest zum Teil zurückzuführen ist, bieten eine mögliche Erklärung dafür, wie sich der Liquor durch die im Bindegewebe vorhandenen Kanäle bewegen kann.

Ehrlinghauser liefert umfangreiches Material für sein Konzept der Liquorzirkulation (hier stark vereinfacht dargestellt). Demzufolge strömt der Liquor aus dem Subarachnoidalraum durch die tubulären Kollagenfibrillen in die Interzellularräume. Dort mischt er sich mit Gewebeflüssigkeit, wird von den Lymphgefäßen resorbiert und dann in das Lymph- und weiter zum Venensystem geleitet. Folglich muss jede Störung im Bindegewebssystem eine Behinderung des physiologischen Liquorflusses in den Kollagenfibrillen nach sich ziehen und die Gesundheit der Zellen negativ beeinflussen.

Will man palpatorisch eine Funktionsstörung nachweisen, die das muskuloskelettale System beeinträchtigt (was sich immer auch auf das Bindegewebe auswirkt), ist es entscheidend, dass der Palpierende die rhythmischen Liquorpulsationen „entziffern" kann. Diese stellen die „Bewegung der Lebensflüssigkeit" dar, von denen Frymann zu Beginn dieses Kapitels spricht.

Upledger gewichtet die für den Liquorfluss relevanten Faktoren anders. Er versteht die Fließstruktur dieses Systems in erster Linie als „biphasisch". Innen befinde sich mehr oder weniger der stationäre, visköse und außen der leichtere, fast nicht visköse Liquor. Über die hydraulischen Komponenten dieses Systems sagt Upledger:

> „[Sie sind] dem Puls des arteriellen, des venösen und des pulmonalen Systems unterworfen, der über die Wirbelverbindungen der Halswirbelsäule auf die Dura mater wirkt. Die genannten Systeme führen zu einer lateralen Verschiebung der Regionen, durch die der Liquor strömt, und setzen ihn damit in Bewegung."

Es sei dahingestellt, ob Ehrlinghausers oder Upledgers Modell den Sachverhalt besser beschreibt. Für unsere Palpationsstudien ist entscheidend, dass Liquor fluktuiert, dass man die Fluktuation palpieren kann und dass diese aussagekräftig ist. Upledger fasst die Bewegungen des Kraniums (und anderer knöcherner und Weichteilstrukturen) zusammen, die aus der rhythmischen Liquorbewegung resultieren oder daran teilhaben. Der Rhythmus beträgt im Normalfall sechs bis zwölf Zyklen pro Minute, wie Sie sich erinnern werden. Der Extremwert des Bewegungsausmaßes während jedes Zyklus wird als primäre respiratorische Flexion bezeichnet. Hierbei wird der Kopf nach lateral breiter und in anteroposteriorer Richtung flacher. Gleichzeitig führt der gesamte Körper eine Außenrotation aus und weitet sich. Nach einer kurzen Pause kehrt er in seine Ausgangsstellung zurück. Während dieser Extension wird der Kopf schmaler und höher, der übrige Körper führt eine Innenrotation aus. All diese Bewegungen sind kaum merklich, doch wenn man von ihrer Existenz weiß, lernt man relativ rasch, sie während eines vollständigen, sechs bis acht Sekunden dauernden Zyklus zu palpieren.

Upledger schreibt:

> „Sobald Sie sich auf diese Bewegungen eingestimmt haben, nehmen Sie auch die Flexions-Extensions-Zyklen Ihres eigenen Körpers wahr, während Sie gehen oder stehen. Nach einiger Zeit können Sie sich nach Belieben in Ihre eigene physiologische Körperbewegung einstimmen oder sie ignorieren."

## *Die kraniosakrale Verbindung*

Zum besseren Verständnis dieses Konzeptes muss noch ein weiteres anatomisches Verbindungsglied erklärt werden, nämlich die Verbindung zwischen Kranium und Os sacrum. Die Dura mater spinalis verbindet Okziput und Os sacrum und geht ihrerseits aus der Dura mater encephali hervor. Wenn sich das Okziput zu Beginn der Flexionsphase im kranialen respiratorischen Zyklus (nur ganz wenig) nach vorn bewegt, kommt es synchron zu einer Bewegung (Zug) an der Basis des Os sacrum (☞ Abbildung 5.2). Diese ist in dieser Phase nach posterior gerichtet (wodurch die Spitze des Os sacrum und das Os coccygis nach vorne geführt werden).

Was sollte uns beim Palpieren dieser Rhythmen und Zyklen klar werden? Upledger fasst es zusammen:

> „Unter diagnostischen, prognostischen und therapeutischen Gesichtspunkten liegt uns daran, qualitativ abschätzen zu können, wie stark die inhärente Energie ist, die die physiologische Bewegung antreibt. Uns interessieren des Weiteren die Symmetrie der reaktiven Körperbewegung (sowohl im kraniosakralen System als auch im äußeren Bindegewebe) sowie Ausmaß und Qualität jedes Bewegungszyklus. Stößt diese Energie an eine Widerstandsbarriere?" (☞ Abbildung 5.2).

Palpiert man in diesem Kontext die kranialen und sakralen Komponenten, erschließen sich wertvolle Informationen. Man kann diese Zyklen zudem in allen Körpergeweben tasten, sogar bei komatösen Patienten.

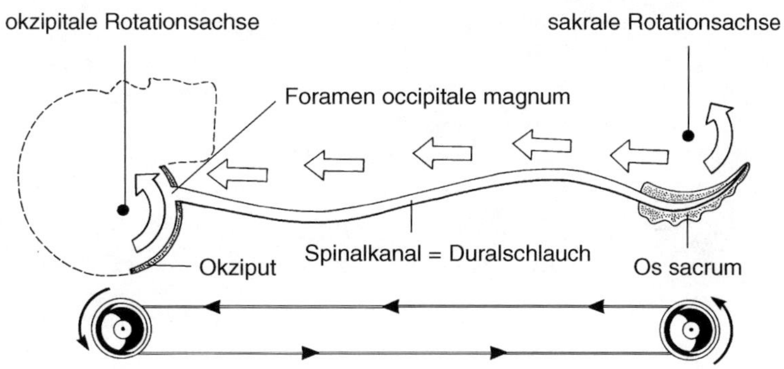


**Abbildung 5.2:** *Schematische Darstellung der synchronen Bewegung von Os sacrum und Okziput.*

**Übung 5.2** **Empfohlene Dauer: Wie für Übungen 2.17, 2.19, 2.20 plus 5 – 8 Minuten**

Wiederholen Sie die ☞ Übungen 2.17, 2.19 und 2.20 aus Kapitel 2, die kraniale und sakrale Rhythmen zum Thema hatten. Führen Sie anschließend folgende Übung aus. Der Patient befindet sich in Seitenlage, den Kopf mit einem Kissen abgestützt, um jede Seitneigung des Nackens zu unterbinden. Setzen Sie sich hinter den Patienten und legen Sie eine Hand an das Okziput (die Finger weisen in Richtung Schädeldecke), die andere an das Os sacrum (die Finger weisen in Richtung Os coccygis).
Palpieren Sie die Bewegungen von Okziput und Os sacrum. Sind die Bewegungen synchron?
Wenn Ihnen die Palpationserfahrung genügt (fünf Minuten sollten ausreichen), entfernen Sie das Kissen, sodass der Nacken Ihres Patienten zur Seite geneigt ist (☞ Abbildung 5.3).
Palpieren Sie erneut und vergleichen Sie die Ergebnisse.
**Spüren Sie die synchronen Bewegungen unter Ihren Händen? Was ändert sich, wenn der Nacken nicht durch ein Kissen abgestützt ist?**

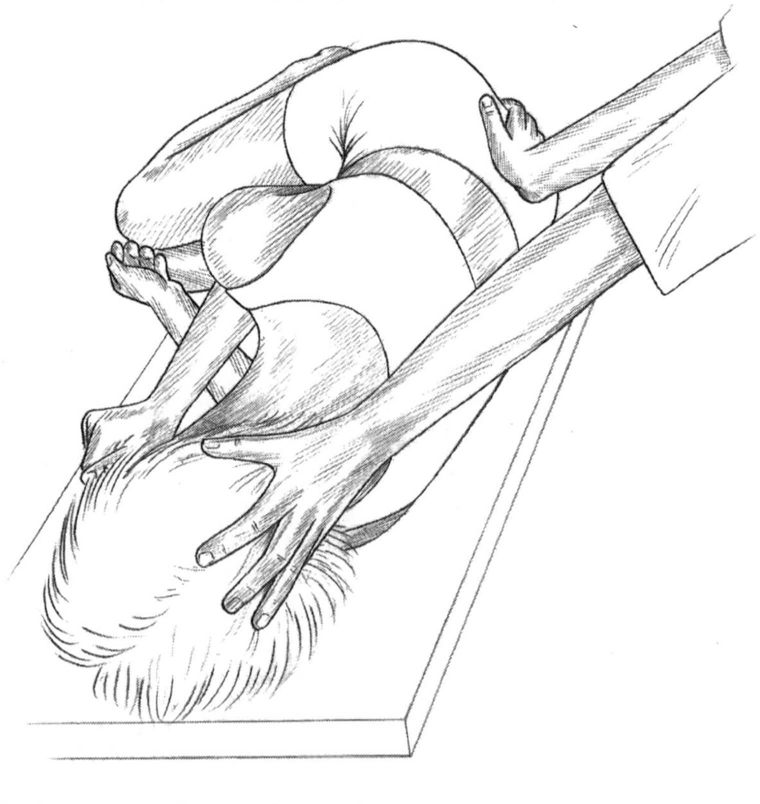

**Abbildung 5.3:** *Palpation der synchronen Bewegung von Os sacrum und Okziput.*

**Übung 5.3** **Empfohlene Dauer: 10 – 15 Minuten**

Der Patient liegt auf dem Bauch oder sitzt auf der Untersuchungsliege. Palpieren Sie die paraspinale Muskulatur auf kraniosakrale Bewegung. Upledger zufolge sollten dabei die Procc. spinosi zwischen Ihren Fingern liegen. Nach seinen Worten erhöht sich bei Denervierung eines Muskels der Rhythmus auf 20 – 30 Zyklen pro Minute. Das liefert einen Anhaltspunkt zur Abgrenzung von Schmerzen aufgrund einer Nervenwurzelkompression gegenüber anderen Schmerzursachen.

Upledger betont nochmals, dass man nur durch Übung mit dieser Palpationsform vertraut werde: „Lassen Sie es nicht zu, dass Ihr Intellekt die Entwicklung Ihrer palpatorischen Fähigkeiten behindert."

Er wiederholt dies sicher zu Recht, denn anfangs fühlt man nur eine Bewegung, und der skeptische Verstand ist geneigt, dies abzuwerten.

*Palpationstipp:* Denken Sie anfangs bei allen Übungen, in denen es um Kranialbewegung oder kraniosakrale Rhythmen geht, an ein leichtes „Anschwellen". Gelegentlich wird es beschrieben mit „als komme die Flut" oder als Gefühl der „Fülle" unter den Händen. Eine ausgeprägtere Bewegung sollten Sie dagegen nicht erwarten. Nach wenigen Sekunden zieht sich die „Woge" zurück; Sie werden ein „Abschwellen" bemerken. Es handelt sich um eine höchst subtile Empfindung, aber wenn Sie sich einmal darauf eingestimmt haben, ist sie unmissverständlich und sehr konkret.

**Übung 5.4** **Empfohlene Dauer: 3 – 5 Minuten**

Der Patient liegt auf dem Rücken. Stellen Sie sich an das Ende der Untersuchungsliege und nehmen Sie einen Fuß (Ferse) des Patienten in jede Hand. Schließen Sie die Augen und erspüren Sie die Außenrotation der Beine in der Flexionsphase des kraniosakralen Zyklus sowie die in der Extensionsphase erfolgende Innenrotation zurück in die Neutralposition (☞ Abbildung 5.4).

Sobald Sie diese Bewegung deutlich merken, vergleichen Sie, ob die Rotationsbewegung von beiden Beinen gleich leicht vor sich geht.

**Fühlt sich die Außen- oder die Innenrotation leichter an? Wird das Gefühl symmetrisch vermittelt oder jeweils nur in einem Bein?**

## Induktion eines Stillpunkts

In Upledgers Büchern findet jeder Therapeut, der die kraniosakrale Arbeit in sein Behandlungsrepertoire aufnehmen möchte, eine Fülle an wertvollen Informationen. Eine gründliche Einweisung im Rahmen eines Workshops oder eines Seminars ist jedoch unabdingbare Voraussetzung, bevor man diese Methode therapeutisch einsetzt.

Schon ein Student der Palpation kann und sollte im Rahmen der Ausbildung lernen, kurzzeitig den kranialen Zyklus zu unterbrechen – ein als Induktion eines „Stillpunkts" (= Ruhepunkts) bekannter Eingriff. Dieses kann von vielen beliebigen Stellen

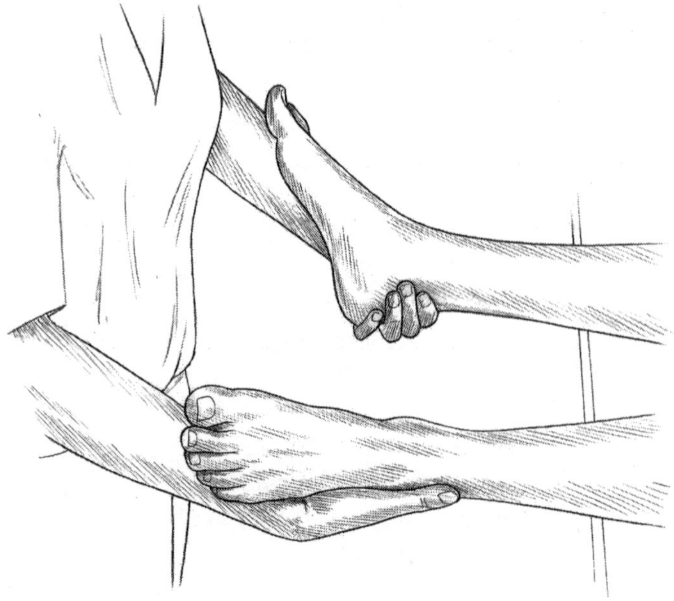

**Abbildung 5.4:** *Palpation der rhythmischen kraniosakralen Bewegung über die Füße.*

im Körper aus erfolgen, z. B. von den Füßen wie in ☞ Übung 5.4, aber auch vom Os sacrum oder dem Okziput.

Die palpierenden Hände müssen den betreffenden Körperteil bis zum Ende der Flexions- oder Extensionsphase begleiten und dann den (die) Körperteil(e) an dieser Stelle „verriegeln". Das geschieht nicht durch Druck, sondern dadurch, dass der Übergang in die nächste Phase des Zyklus unterbunden wird.

Dieses Anhalten der normalen Bewegung wird durch mehrere Zyklen wiederholt, bis der Rhythmus sekunden- oder sogar minutenlang vollständig zum Erliegen kommt.

Jetzt ist der „Stillpunkt" erreicht (☞ Übung 5.5).

Nach einiger Zeit spürt die palpierende (die Bewegung zurückhaltende) Hand, wie die Bewegung wieder einsetzt. Der Gegenhalt wird aufgegeben. Meist ist dann hinsichtlich Amplitude und Symmetrie der Bewegung eine Besserung festzustellen. Durch diese Intervention werden die Flüssigkeitsfluktuation verbessert, die Beweglichkeit wiederhergestellt, und das Gewebe schwillt ab.

## Übung 5.5 Empfohlene Dauer: 10 – 12 Minuten

Kehren Sie vor Induktion des „Stillpunkts" nochmals zu ☞ Übung 5.4 zurück. Wenn Sie ganz klar den Rhythmus der Außen- und Innenrotation der Beine während der Flexions- bzw. Extensionsphase der Liquorfluktuation erkannt haben, begleiten Sie

die Außenrotation und verhindern Sie die Innenrotation, wenn sich diese Phase anbahnt. Sie selbst dürfen die Beine Ihres Patienten nicht rotieren. Es genügt, wenn Sie der Außenrotation jedes Mal weiter in die neue Bewegungsgrenze folgen. Dann widerstehen Sie der Rückkehr in die Neutralposition. Nach einigen Zyklen (Upledger spricht von 5–20 Wiederholungen), in deren Verlauf sich die Außenrotation ein wenig erweitern lässt, verebben die Impulse. Die den Kontakt haltenden Hände spüren dann möglicherweise ein leichtes Vibrieren, Beben oder Pulsieren, das von einer anderen Stelle im System ausgeht (da die kranialen Pulse die Einschränkung aufzuheben versuchen). Wenn auch diese Aktionen nachlassen, ist der „Stillpunkt" erreicht. In dieser Phase ist der Patient tief entspannt, die Atmung kann sich verändern und es kommt zu spontanen Korrekturen im muskuloskelettalen System.
**CAVE:** Der „Stillpunkt" ist über die kranialen oder sakralen Strukturen leicht zu induzieren. Diese Technik sollte jedoch nicht ohne vorherige eingehende Anleitung eingesetzt werden. Das Risiko ist groß, die störanfälligen kraniosakralen Mechanismen zu traumatisieren.

### *Übungen 5.1 – 5.5: Diskussion*

Damit ist der Rahmen abgesteckt, in dem Palpationsübungen zum Zweck der Befunderhebung und Manipulation kranialer Liquorfluktuationen und Rhythmen stattfinden können.

Der primäre respiratorische Mechanismus ist bei der kranialen Manipulation außerordentlich aussagekräftig und therapeutisch nützlich. Wenn Sie die Übungen in der beschriebenen Weise ausführen, sollte es Ihnen gelingen, sich für dieses subtile und zugleich eindrucksvolle Phänomen zu sensibilisieren.

Je nach Interesse an und eingehender Beschäftigung mit diesem Ansatz werden Sie ihn in Ihre Arbeit einbeziehen. Die vorangegangenen Palpationsübungen dürften jedenfalls Ihre Wahrnehmungsfähigkeit für subtile Rhythmen geschärft haben. Das ist ein Gewinn, unabhängig davon, ob Sie letztendlich kraniale Manipulationsmethoden in Ihr Behandlungsrepertoire aufnehmen oder nicht.

## Energie

Die Forschungsarbeiten einiger herausragender praktisch tätiger Osteopathen führen uns im nächsten Schritt von der Liquorzirkulation zu einem Gebiet, das sich am treffendsten als das Palpieren von Energiefluss bezeichnen lässt. Hierbei handelt es sich um einen Bereich, der sich vielen Therapeuten intellektuell und praktisch wohl nur schwer erschließen wird. Trotzdem sollte der rationale Zweifel schweigen. Es lohnt sich, die vorgeschlagenen Übungen in Angriff zu nehmen, die auf den Arbeiten von Becker, Smith, Upledger und anderen basieren.

Es sei dahingestellt, ob Sie sich dem Ansatz dieser anerkannten Wissenschaftler bezüglich Dechiffrierung und Manipulation von Energiefluktuationen im Körper, wie sie es auffassten, anschließen.

Mit etwas Geduld werden Sie im Lauf der Übungen bestimmt Rhythmen und Bewegungen spüren. Da es darum geht, das „Fühlen“ zu lernen, sollten Sie das Erspürte als „Energie“ in der einen oder anderen Erscheinungsform akzeptieren. In ☞ Kapitel 10 werden wir noch weitaus subtilere Manifestationen von Energie betrachten, etwa im Zusammenhang mit der „therapeutischen Berührung“. Rufen Sie sich bei der Lektüre des besagten Kapitels die folgenden Ausführungen ins Gedächtnis. Dieser Bereich ist nämlich nur unpräzise definiert, die Trennung zwischen Funktion und Vorstellungen von Energieinteraktionen ist unscharf.

Die Existenz von etwas Palpierbarem, das viele Forscher und Praktiker als Energie bezeichnen, steht außer Frage. Strittig sind dagegen dessen Eigenart und Funktion.

## Energieschichten

Dr. Fritz Smith (1986) skizziert in seinem ausgezeichneten Buch *Inner bridges – a guide to energy movement and body structure*, wie Energie im Körper und in dessen Umfeld angeordnet ist:

> „Ein nicht differenziertes Feld durchzieht den gesamten Körper und reicht über dessen physische Grenzen hinaus. Die Ströme innerhalb des Körpers sind in Schichten organisiert:
> 1. Eine tiefe Schicht durchzieht das Skelettsystem.
> 2. Eine mittlere Schicht füllt die Weichteilgewebe (neurovaskuläre Bündel, Faszien, Muskelspalten usw.), wie in der Traditionellen Chinesischen Medizin beschrieben.
> 3. Eine oberflächliche Schicht ist direkt unter der Haut anzutreffen.
>
> Diese Energiemuster können reißen, wenn ihr physisches Substrat (Knochen, Weichteile, Haut) traumatisiert oder gestresst wird. Das nicht differenzierte Feld kann zudem „Abdrücke“ von Dysbalancen aufweisen, die von physikalischen, toxischen oder emotionalen Schädigungen und Traumata verursacht wurden, insbesondere, wenn diese nicht von spezifischen Geweben oder Systemen absorbiert wurden.“

## Energiezysten und Chakren

Vor einer Auseinandersetzung mit den Untersuchungen von Fritz Smith und Rollin Becker über diese Energiemuster muss man sich mit Upledgers Konzept der „Energiezysten“ vertraut machen. Dazu wiederum muss man sich zunächst dem System der Chakren zuzuwenden, wie in der ayurvedischen Medizin beschrieben.[1]

Die Chakren oder Energiezentren gelten als palpierbare Manifestation des Energiesystems. Sie liegen an definierten Stellen des Körpers und sind an oder knapp über der Körperoberfläche zu palpieren.

[1] Man kann Chakren palpieren ohne deren Existenz zu akzeptieren. Sie lassen sich vielmehr als Orte auffassen, wo die zirkulierende Energie stärker organisiert oder dichter ist oder durch neurologische Aktivität vermehrte rhythmische Muster subtiler Bewegung entstehen.

Das Konzept der Chakren hat seinen Ursprung in der ayurvedischen Medizin (Indien), ebenso das Wort *prana* (Energie). Es bezeichnet die Lebens-„Substanz“, mit der sie verbunden sind. Am Ort der Chakren zirkulieren die Energien im Uhrzeigersinn, wie es heißt. Es werden insgesamt sieben Chakren mit einem Durchmesser zwischen 3 und 15 cm erwähnt.

1. Das Wurzelchakra wird direkt oberhalb des Os pubis palpiert. Upledger empfiehlt, dazu eine Hand unter das Os sacrum und die andere auf den Unterleib zu legen. Dieses Chakra wird im Zusammenhang mit der Sexualfunktion gesehen.
2. Das Nabelchakra wird am besten ähnlich palpiert: Eine Hand liegt unter der Lendenwirbelsäule, die andere knapp unterhalb des Nabels (kein Druck, lediglich Berührung). Emotionen und Sensibilität sollen mit diesem Chakra in Zusammenhang stehen.
3. Das Milzchakra wird laut Upledger am besten palpiert, indem man eine Hand auf den lumbodorsalen Übergang und die andere auf das Epigastrium legt. Diesem Chakra werden Energieassimilation und Immunität zugeschrieben.
4. Das Herzchakra wird palpiert, indem man eine Hand unter die Mitte der Brustwirbelsäule legt und mit der anderen das Zentrum des Sternum berührt. Gefühle wie Liebe und auch „Kränkung“ stehen im Zusammenhang mit diesem Chakra.
5. Das Halschakra wird mit einer Hand am Nacken und der anderen an der Kehle palpiert. Man kann es als zwei Zentren einer wirbelnden Energie tasten; sein Einflussbereich sind privater Kontakt und Beziehungen.
6. Das Stirnchakra wird palpiert, indem man eine Hand an das Okziput und drei Finger an die Glabella legt. Hier ist ein intensives Energiegefühl zu spüren. Das Stirnchakra soll mit intuitiver Wahrnehmung in Verbindung stehen.
7. Das Scheitelchakra wird am Schädeldach getastet. Es wird eher als Energieausfluss denn als drehendes Energiezentrum spürbar. Epiphyse und spirituelle Faktoren sollen damit zusammenhängen.

**Übung 5.6** **Empfohlene Dauer: 2 Minuten pro Chakra**

Palpieren Sie die Chakren wie oben beschrieben (☞ Abbildung 10.3, S. 312).
**Spüren Sie eine wogende, vibrierende, schäumende fluktuierende Bewegung unter Ihren Händen?**
Wenn das Konzept der Chakren Sie interessiert, sollten Sie diese Übung erneut aufgreifen, nachdem Sie einige der folgenden Übungen durchgearbeitet haben.

## *Der eingeschränkte Energiefluss: die Modelle von Varma und Upledger*

Sowohl die Traditionelle Chinesische als auch die ayurvedische Medizin gehen davon aus, dass Körperoberfläche und -inneres von Kanälen durchzogen sind, die den Energiefluss leiten. Werden diese Kanäle verstopft oder in ihrem Verlauf geändert, kommt es zu Funktionsstörungen oder Krankheit. Der interessierte Leser kann auf umfangreiche Literatur zurückgreifen, die ihm das System der Chakren und Meridiane näher bringt.

Es ist interessant, wie stark sich die Konzepte der verschiedenen Forscher trotz des großen zeitlichen und kulturellen Abstands überschneiden: Stanley Lief, der Urheber der neuromuskulären Technik (☞ Kapitel 4), wurde stark von Dr. Dewanchand Varma beeinflusst, einem ayurvedischen Praktiker, der zu Beginn der 30er Jahre in Paris tätig war. Er behandelte Energiedysbalancen mit einer Art Frühform der NMT, die er als „Pranotherapie" bezeichnete.

In seinen Schriften erörterte Varma (1935), wie „elektromagnetische Ströme", die (von den Chakren) aus der Atmosphäre aufgenommen werden, verstopft werden können. Als Ursache vermutete er

> „... eine bestimmte Art von Adhäsion, wobei Muskelfasern so miteinander verkleben, dass die Nervenströme sie nicht mehr durchziehen können."

Mit der pranotherapeutischen Methode, einer Form der manuellen Weichteilmanipulation, wollte er die palpierbaren Obstruktionen lösen. Lief nahm diese Methode in die von ihm entwickelte NMT auf.

Varma zufolge kommt es bei Vorliegen solcher Obstruktionen zu Hautveränderungen:

> „Wenn die Haut mit dem darunter liegenden Muskel verklebt, kann der Strom nicht fließen, und der Körperteil verliert seine Sensibilität."

Erinnert diese Aussage nicht stark an Lewits Beschreibung der hyperalgetischen Hautzonen (☞ Kapitel 3)?

Wie verfuhr Varma mit diesen Obstruktionen und Adhäsionen?

Er empfahl eine Behandlung in zwei Schritten, wobei – je nach Einschätzung des Therapeuten und ähnlich wie bei der NMT – Befunderhebung und Behandlung gleichzeitig erfolgten. Im ersten Schritt wurden die Gewebe durch Einreiben der Haut mit Öl vorbereitet. Die eigentliche Gewebemanipulation bestand darin, die Haut zunächst vom darunter liegenden Gewebe „abzuheben"; anschließend wurden die Muskelfasern behutsam voneinander „getrennt". Dieser Vorgang verlangte

> „... außerordentlich sensible Finger, die zwischen dicken und dünnen Fasern unterscheiden können, sowie .... ein hoch entwickeltes Bewusstsein und eine ebensolche Sensibilität, die in vielen Stunden geduldiger täglicher Praxis am lebenden Körper erworben werden."

Diese Beschreibungen sind zwar interessant, als Anleitung taugen sie jedoch nicht. Wie sah Varmas Praxis tatsächlich aus?

Mein Onkel Boris Chaitow (beim Schreiben war er knapp 90 Jahre alt) war einer der Mitbegründer der NMT (gemeinsam mit seinem Cousin Stanley Lief). In seinen Anmerkungen zu Varmas Methoden (Chaitow 1983) meinte er, er habe die wichtigsten Erkenntnisse durch die wiederholten Behandlungen gewonnen, denen er selbst sich bei Varma unterzogen hatte.

Während einer dieser Behandlungen wurde ihm die Bedeutung des „variablen Drucks“ klar, den Chaitow noch heute für einen Schlüsselfaktor bei Befunderhebung und Behandlung hält. Diese Feinfühligkeit, mit der die palpierende Hand bzw. der palpierende Finger „dem Gewebe begegnet“ statt es zu überwältigen, wird uns weiter unten in diesem Kapitel erneut beschäftigen, wenn es um die Untersuchungen von Smith geht.

John Upledger (1987) beschreibt, wie sein Konzept der „Energiezysten“ in Zusammenarbeit mit Biophysikern, Psychologen, Biochemikern, Neurophysiologen und Vertretern anderer Sparten am College für Osteopathische Medizin der Universität des Staates Michigan entstand:

> „Die Energiezyste ist ein Konstrukt unserer Vorstellung, eine reale Entsprechung ist durchaus möglich. Unserer Ansicht nach manifestiert sie sich, indem sie die Leitungen der Elektrizität durch die Körpergewebe (in erster Linie die Faszien) beeinträchtigt. Außerdem trägt die Energiezyste als Reizfaktor zur Bildung hyperreaktiver Segmente (☞ Kapitel 4) bei und wirkt als lokaler reizbarer Fokus.“

60 Jahre, bevor Upledger seine Theorie der „Energiezyste“ formulierte, stellte Varma die Hypothese von den „Verstopfungen“ des Energieflusses auf. Die Konzepte weisen erstaunliche Ähnlichkeit auf. (Es gibt keinen Anhaltspunkt dafür, dass Upledger oder seine Mitarbeiter Kenntnis von Varma und seinen Arbeiten hatten oder haben. Varma und sein Werk gerieten im Zweiten Weltkrieg fast völlig in Vergessenheit.)

Upledger vertritt die Meinung, dass die Zyste den Fluss des *chi* („Energie“ im Verständnis der Traditionellen Chinesischen Medizin) unterbreche und man diese Verstopfungen palpatorisch lokalisieren könne. Sie resultieren, so Upledger, aus Traumata, Infektionen und physiologischen Funktionsstörungen (☞ vgl. den Kommentar in Kapitel 4 zur Entstehung und Entwicklung von Veränderungen in den Weichteilgeweben). Des Weiteren tragen mentale oder emotionale Problemen oder Störungen der Chakren zur Entstehung dieser Zysten bei.

Welches Tastgefühl vermitteln „Energiezysten“? „Die Zyste ist heißer, energiereicher, weniger organisiert und weniger funktionell als das umgebende Gewebe.“

Wie lokalisiert Upledger eine Zyste? Er nennt die von ihm verwandte Methode „Interferenzbogenbildung“. Dabei „tastet“ er nach Energiewellen bzw. nach Energiebögen, die auf derartige dysfunktionale Zentren hinweisen. Die Zysten erzeugen anscheinend Interferenzwellen. Diese lassen sich erkennen (in der Regel pulsieren sie sehr viel schneller als gesundes Gewebe), weil sie den normalen Geweberhythmus überlagern.

Man stelle sich diese Wellen wie die konzentrisch gekräuselte Oberfläche eines Teiches vor, in den man einen Kieselstein geworfen hat. So kann man sich ein Bild davon machen, wie die palpierenden Hände den „Nullpunkt“ dieses Musters treffen und von dort zur Ursache, der Zyste, vordringen.

Es ist dabei unerheblich, aus welcher Richtung bezogen auf die Zyste sich die Hände annähern, da Zentrum und Wellenmuster konstant bleiben.

(Vergleichen Sie Upledgers Bild einer Energiezyste mit dem „Auge“ der Störung nach Becker, wovon später noch die Rede sein wird.)

**Übung 5.7** **Empfohlene Dauer: 10 – 15 Minuten**

Palpieren Sie Weichteilgewebe des Patienten in einem Bereich mit einer lokalen Funktionsstörung (Triggerpunkt oder andere Reflexaktivität, die zuvor mit Hilfe der Methoden nach Lewit, Lief oder Nimmo identifiziert wurden) auf „Energiezysten/-bögen", wie oben beschrieben. Legen Sie Ihre Finger oder Hände ohne Druck an die betreffende Oberfläche und warten Sie, bis Sie die Rhythmen in den Geweben spüren. Verändern Sie die Position Ihrer Hände nach Belieben, wann immer Sie den Fokus eines erspürten Musters präziser lokalisieren wollen.
**Spüren Sie die Wellen?**
**Können Sie das Zentrum einer Störungszone lokalisieren?**
Wenn Ihnen diese Übung Mühe bereitet, weil die gesuchten Muster schwer zu identifizieren sind, kann Ihnen der unten beschriebene Ansatz von Smith vielleicht weiterhelfen.

## *Einführung in das Zero-Balancing*

In seinem Werk *Inner bridges* (Smith 1986) hat Fritz Smith sein Konzept und seine Methoden dargelegt. Er nennt seinen Ansatz „Zero-Balancing". Der Untertitel des Buches *A guide to energy movement and body structure* gibt genaueren Aufschluss darüber, in welche Richtung Smiths Überlegungen gehen, welche Dysbalancen und Veränderungen er zu erfassen und therapeutisch zu beeinflussen hofft.

Nach zehnjähriger Beschäftigung mit abendländischen schulmedizinischen und traditionellen (hauptsächlich östlichen) medizinischen Methoden kam er zu folgender Erkenntnis:

> „Ich erkannte, dass es im Individuum einen spezifischen Bereich gibt, wo sich Bewegung und Struktur nebeneinander befinden. Vergleichbar ist das mit einem Segelboot, wenn sich Wind (Bewegung) und Segel (Struktur) treffen. Ausgehend von der Erklärung der Grenzbereiche, die ich 1973 erarbeitet hatte, kam ich zum strukturellen Akupressursystem des Zero-Balancing, mit dessen Hilfe die Beziehung zwischen Energie und Struktur evaluiert und ausbalanciert werden kann."

Smiths Buch ist kein Leitfaden für die Praxis. Der Autor untersucht vielmehr die Beziehung zwischen überlieferten Vorstellungen von Energie und der modernen Medizin, zwischen der östlichen esoterischen und der westlichen naturwissenschaftlichen Anatomie, zwischen subjektiver innerer Erfahrung und objektiver Beobachtung. Sein Ansatz könnte alle jene Therapeuten ansprechen, die versuchen, die Widersprüche zwischen Theorie und Methodologie in westlicher und östlicher Medizin zu überwinden.

Smith erforscht die von ihm so bezeichnete „Basis der energetischen Brücke" und sucht u.a. nach „Basisgelenken". Seiner Ansicht nach handelt es sich dabei um die

- kranialen Schädelknochen
- Iliosakralgelenke

- Artt. intercarpales
- Symphysis pubica
- Artt. intertarsales.

Nach Smith finden hier zwar auch Bewegung und Fortbewegung statt, vor allem aber werden Energien des Körpers übertragen und ausbalanciert. Insgesamt verfügen diese Körperstellen über ein geringes Bewegungsausmaß und wenig bis kein willkürliches Bewegungspotential.

Bewegung erfolgt hier eher als Reaktion auf von außen einwirkende Kräfte, als dass sie von den betreffenden Teilen selbst ausgehen.

Wenn es also in einem dieser Gelenke zu einer Dysbalance oder Funktionsveränderung kommt, ist der Körper gezwungen zu kompensieren, da er das Problem nicht durch Adaptation lösen kann. Derartige Kompensationen können ausgedehnt sein und assoziierte Strukturen mit einbeziehen. Oft werden sie in den Körper „eingekapselt" und behindern seine normale Funktionsfähigkeit. Smith zufolge besteht zwischen diesen Gelenken und dem subtilen Körper eine überaus enge Beziehung. Jegliche Beeinträchtigung ist daher als direkter Ausdruck der Energiekomponente des Körpers zu sehen.

Smith erinnert an ein physikalisches Grundgesetz, wonach sich *Stressauswirkungen in einem Mechanismus ausbreiten, bis sie absorbiert werden oder der Mechanismus zusammenbricht.*

Anders ausgedrückt: Stress pflanzt sich in die „Basisgebiete" fort. Da diese sich nicht willkürlich bewegen können, absorbieren sie die Belastung, bis sie in ihnen verkapselt ist oder bis durch externe Krafteinwirkung wieder Normalität einkehrt. Betrachten wir Gelenkdysfunktionen unter dem Gesichtspunkt ihrer Auswirkungen auf Muskeln, die in den entsprechenden Strukturen ansetzen, dann wird deutlich, dass jeder anhaltende Stress wahrscheinlich Verkürzungen und Kontrakturen nach sich zieht (☞ vgl. Kapitel 4).

Als Beispiel seien die Auswirkungen einer Beckendysfunktion auf die Muskulatur dieser Region (M. piriformis, M. quadratus femoris, M. psoas etc.) genannt. Veränderungen in diesen Weichteilgeweben können Beschwerden im Becken (einschließlich der Iliosakralgelenke und der Symphysis pubica) hervorrufen oder unterhalten. Es erweist sich als vorteilhaft, derartige Muskelverspannungen identifizieren und lösen zu können, wie in ☞ Kapitel 4 erörtert.

Als „sekundäre Basisgelenke" bezeichnet Smith folgende gelenkige Verbindungen: die

- Artt. intervertebrales
- Rippengelenke (Artt. costovertebrales, costochondrales, costotransversales)
- gelenkigen Verbindungen der Klavikula mit der ersten Rippe und dem Sternum.

Er beschreibt eine Reihe von Methoden, mit deren Hilfe eine Reduktion des normalen Energieflusses in jenen Geweben diagnostizierbar ist, die in Beziehung zu gestressten Basisgelenken und sekundären Basisgelenken stehen. Weiter legt er dar, wie bei reduziertem Energiefluss die normale Funktion wiederhergestellt werden kann. Eine wichtige Rolle spielt dabei der Befund, der das „Ende des Bewegungsumfangs" beim Gelenkspiel erkennen lässt (☞ Spezialthema 8 zu Gelenkspiel und Endgefühl).

## *Palpation durch „essentielle Berührung" nach Smith*

Smiths Arbeit schlägt sozusagen eine Brücke zwischen den eher groben Verfahren der westlichen physiologischen Methodologie und den abstrakten Vorstellungen einer mit „Energie" operierenden Medizin. Er erläutert, wie er den Kontakt mit dem Patienten herstellt, und spricht in diesem Zusammenhang von der „essentiellen Berührung". Zu Recht betont er, dass in der Körperarbeit normalerweise eine Berührung nur auf physischer Ebene erfolge und kein wesentlicher Energieaustausch stattfinden müsse. Die von ihm angestrebte Verbindung dagegen geht über die rein physische Berührung hinaus in Richtung auf eine instinktiv geleitete, intuitive und doch bewusste Aktion des achtsamen Therapeuten.

Was sollte zu spüren sein, wenn dies erreicht ist?

Smith formuliert es folgendermaßen:

> „Eine Reihe von Empfindungen, die meist mit dem Gefühl von Bewegung oder Lebendigkeit zu tun haben, lässt uns wissen, dass wir ein Energiefeld berühren. Vielleicht nehmen wir eine schwache Vibration im Körper oder in der Aura der anderen Person wahr, ein Gefühl, als kämen wir in Berührung mit niederfrequentem Strom. Man kann es mit Kribbeln, Summen, einer Art Frösteln, ‚Gänsehaut' oder einem subtilen Gefühl umschreiben, das manchmal mit einer Vibration verglichen wird. Vielleicht erleben wir auch ein deutlicheres Bewegungsgefühl, so als ob der Körper der anderen Person oder unser eigener sich ausdehnte oder zusammenzöge, obgleich keinerlei physische Veränderungen wahrnehmbar sind."

Diese Ausführungen ähneln Frymanns Beschreibung weiter vorn in diesem Kapitel. Smith setzt wie andere Forscher auf diesem Gebiet, namentlich Becker und Lief, ein Fulcrum, um den Kontakt aufzunehmen. Die genannten Autoren formulieren ihr Konzept allerdings ganz anders. Smith definiert ein Fulcrum als einen Balancepunkt, eine Position, ein Element oder Stelle, wodurch, worum oder womit Vitalkräfte ausgeübt werden können.

> „Das einfachste Fulcrum wird durch direkten Druck mit einem oder mehreren Fingern in den Körper geschaffen. Er gibt eine sichere Stütze, um die herum der Körper sich orientieren kann."

Das Fulcrum muss „tief" genug in den Körper gelegt werden, sodass das Gewebe gespannt wird; an diesem Punkt leistet das Gewebe unter den Fingern weiterem Druck Widerstand. *Man kommt also mit dem Energiefeld einer Person „in Berührung", indem man das Gewebe spannt, sodass jede zusätzliche therapeuteninduzierte Bewegung sich direkt in das Erleben der anderen Person überträgt.*

Vergleichen Sie diese Beschreibung mit Liefs und Chaitows Forderung, im Rahmen der NMT müsse Finger- oder Handdruck „variabel" sein und dem Druck der palpierten Gewebe entsprechen.

**Übung 5.8** **Empfohlene Dauer: 2 – 3 Minuten**

Smith empfiehlt, an einem mit Wasser gefüllten Ballon von ungefähr 25 cm Durchmesser zu üben. Legen Sie einen solchen Ballon auf einen Tisch, schieben Sie Ihre Finger darunter, heben Sie diese an und spüren Sie den Druck auf Ihren Fingerspitzen. Beim Anheben der Finger wird sowohl die Spannung Ihres eigenen Gewebes als auch die des Ballons aufgenommen. Wenn Sie den Druck steigern, kommen Sie irgendwann mit dem Wasser im Ballon „in Verbindung“, und Ihre Fingerspitzen fungieren dann als Fulcrum für den Ballon.

> „An jedem Stütz- oder Balancepunkt besteht fester Kontakt mit dem Material. Es orientiert sich um die Finger herum, und jeder weitere Druck wirkt sich auf die Energie aus.“[2]

Außer durch direkten Finger- oder Handdruck lässt sich u. a. auch durch dehnenden, wringenden, beugenden oder gleitenden Kontakt ein Fulcrum herstellen.

**Übung 5.9** **Empfohlene Dauer: 10 – 15 Minuten**

Smith empfiehlt, ein Gummiband zu dehnen, bis es gespannt ist. Diesen Punkt vergleicht er mit dem, an dem Sie zu Ihrem Patienten „Kontakt haben“. Jede weitere Bewegung oder Dehnung wirkt sich auf das Gummi selbst aus.

Nehmen Sie eingedenk dieser Erfahrung und der Übung mit dem Wasserballon Kontakt zu Ihrem Patienten auf. Legen Sie an einer beliebigen Körperstelle eine Hand auf. Ziehen Sie die Hand leicht zu sich heran, um diese dann vom Gewebe „abzuheben“. Smith beschreibt diesen Vorgang als „Halbmond-Vektor“. Dabei werden hebende und ziehende Bewegungen kombiniert, wodurch es zu einem gekrümmten Zug kommt. Dies ist Smiths wichtigste Technik.

Sobald Sie die Gewebespannung aufgenommen und ein Fulcrum gefunden haben, spürt der Patient jede weitere Ihrer Bewegungen, und Sie spüren jede Bewegung im Körper des Patienten.

**Jetzt sind Sie mit der Energie in Berührung. Spüren Sie diese?**

Bleiben Sie eine Weile in Kontakt und vergegenwärtigen Sie sich, was Sie spüren.

Dokumentieren Sie Ihre Empfindungen.

## Feinabstimmung

Laut Smith erlaubt Ihnen dieser Kontakt, Schwingungen und Ströme zu spüren. Wenn Sie mehr Bewegung in den Kontakt geben, können Sie beurteilen, wie die Gewebe

[2] Smith verlangt bei der Durchführung von Energieübungen oder -therapien häufige Kontaktunterbrechungen (er spricht von „Entkopplung“) vom Patienten. Andernfalls komme es zum Verlust der Sensibilität – er nennt es „Anpassung“ –, und der Therapeut erschöpfe seine Vitalreserven.

(bzw. der Patient insgesamt) reagieren. Wie fühlt sich das für den Patienten an? Wie würde ich das empfinden, wenn es mit mir geschähe? Diese Fragen stellt sich Smith, um den Kontakt über sein Fulcrum fein abzustimmen.

Aufgrund der Antwort entscheidet er, ob mehr Zug erforderlich ist, ob mehr oder weniger verdreht werden sollte. Er erkundigt sich bei den Patienten, wie sie das Verfahren empfinden, und sagt ihnen, dass beim direkten, über das Fulcrum vermittelten Druck ein „angenehmer Schmerz" entstehen soll.

Lange bevor ich Smiths Arbeiten kennen lernte (aber möglicherweise nach der Lektüre von Beckers Büchern), machte ich mir eine Art der Kontaktaufnahme zu Eigen, die in diagnostischer Hinsicht ganz ähnliche Resultate wie die von Smith beschriebene erzielt. Ich nehme den Kontakt hauptsächlich mit der Handfläche auf, wobei die Finger zwar berühren, aber nicht eigentlich beteiligt sind. Ich stelle mir die Handfläche so vor, als legte ich ein Saugglas an. Ich hebe die gewölbte Kontaktfläche ein wenig an und drehe sie, bis ein „saugendes" Gefühl zwischen meiner Hand und dem Patienten entsteht. Fast sofort ist ein schlängelndes, pulsierendes oder flackerndes Gefühl spürbar, das vom Energiefeld vermittelt wird. Probieren Sie es, und ergründen Sie, was Sie empfinden.

Stellen Sie einen Vergleich mit der oben erwähnten „Halbmond-Vektor-Übung" an. Entsprechen sich die Erfahrungen?

Smith empfiehlt folgende Übung zur Befunderhebung des Knochenstatus.

## Übung 5.10 **Empfohlene Dauer: 7 – 10 Minuten**

Fassen Sie den Unterarm des Patienten oberhalb des Handgelenks und unterhalb des Ellenbogens. Nehmen Sie die Gewebespannung auf, indem Sie die beiden Hände auseinander ziehen, bis Sie das Fulcrum gefunden haben. Nun „biegen" Sie den Arm behutsam.

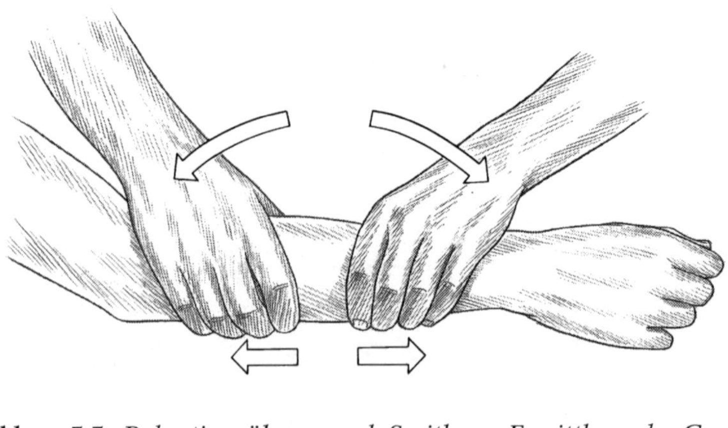

**Abbildung 5.5:** *Palpationsübung nach Smith zur Ermittlung der Grenzstelle zwischen den physischen und den „energetischen" Strukturen des Arms.*

Wenn Sie durch Auseinanderziehen Ihrer Hände die Spannung des physischen Körpers und der Weichteile ausgeschöpft haben (☞ vgl. die Anmerkungen zum Endgefühl im Spezialthema 8), treffen Sie auf einen Widerstand, den der Knochen selbst leistet. Therapeut und Patient nehmen gleichermaßen jede Bewegung wahr, die von dieser Grenzstellung aus weiterführt. „Biegen" Sie den Arm so weit in eine Richtung, wie die Gewebe es erlauben. Lösen Sie dann die Spannung und wiederholen Sie den Vorgang anschließend in die entgegengesetzte Richtung (☞ Abbildung 5.5).
Wiederholen Sie die Übung mehrmals, jeweils mit geöffneten bzw. geschlossenen Augen. Wiederholen Sie die Übung am anderen Unterarm des Patienten und vergleichen Sie die Ergebnisse.
Dokumentieren Sie Ihre Befunde.

## Interpretation

Smith zufolge biegt sich ein normal beschaffener und unverletzter Arm möglicherweise in eine Richtung leichter als in die andere. Eine Biegungsrichtung kann sich auch verklemmt anfühlen, u. U. deutet sich eine verdrehte Bewegung an, oder aber der Arm fühlt sich wie eine Stahlstrebe oder eher gummiartig an.

Die Palette an Variationen ist breit. Wir als Therapeuten müssen bestimmen, was ein „normaler" Palpationseindruck ist, was noch akzeptabel und was behandlungsbedürftig ist.

Smith empfiehlt dann, diese Übung an den langen Röhrenknochen des Unterschenkels zu wiederholen. Sie eignen sich zum Üben wahrscheinlich besser als der Unterarm, bei dem ohnehin eine Rotationstendenz besteht, was zur Verwirrung führen kann.

## Übung 5.11 **Empfohlene Dauer: 2 – 4 Minuten**

Legen Sie eine Hand oberhalb des Fußgelenks, die andere unterhalb des Knies an den Unterschenkel. Nehmen Sie die Gewebespannung auf (ziehen Sie die Hände auseinander) und führen Sie behutsam eine Verdrehung durch (die Hände machen eine Rotationsbewegung in entgegengesetzter Richtung). Erspüren Sie dabei den Widerstand der Knochen; bewegen Sie die Hände weiter, so als wrängen Sie einen Pullover aus.
Wiederholen Sie den Vorgang in die andere Richtung.
Was spüren Sie?
Smith schreibt:

> „Da die Knochen des Unterschenkels dichter als die des Unterarms und die Muskeln massiger sind, braucht man etwas länger, um die Energieströme zu spüren, die in der Verdrehung wirken. Etwas überspitzt, aber im Prinzip stimmig, könnte man sagen, auf dieser Ebene bewege sich die Energie so schnell wie Sirup."[3]

[3] Smiths Übung dient nicht der Feststellung, ob ein Zustand befriedigend ist oder nicht. Vielmehr soll sie dazu beitragen, Sie für zuvor unbemerkte Bewegungen und Energie zu sensibilisieren.

## Wiederholung und Vergleich

Diese Übung sollte wie die meisten anderen im vorliegenden Buch zum Vergleich möglichst innerhalb kurzer Zeit an verschiedenen Personen durchgeführt werden. Tauschen Sie Ihre Erfahrungen mit Kollegen aus. Auf diese Weise können Sie die bei diesen Palpationsübungen gewonnenen subtilen Erfahrungen besser überprüfen.

Wenn die Möglichkeit besteht, Extremitäten mit einer ausgeheilten Fraktur zu palpieren, lernen Sie höchst aufschlussreiche Varianten von Energieströmen kennen.

Smith schreibt dazu:

> „Die Energiefelder über einer Fraktur können sich schwer und dicht anfühlen, geringe Vitalität besitzen und desorganisiert und chaotisch sein. Dies ist im Zusammenhang mit dem Prozess zu verstehen, bei dem die Energiefelder über den gebrochenen Knochen sich wieder zusammenfügen oder Überbrückungen bilden."

Kann man die palpierten Muster beeinflussen?

Smith hält es für möglich. Er greift z. B. einen Unterarm mit einer alten Fraktur wie in ☞ Übung 5.9 beschrieben und nimmt die Gewebespannung durch Auseinanderziehen der Hände auf.

> „Ich verharre an dieser Stelle und kann nun zusätzlich eine dehnende und anschließend eine beugende oder verdrehende Kraft einsetzen. Ich halte diese Position etwa 15 – 20 Sekunden, spüre die Elastizität des Knochens und löse die Haltung dann behutsam auf."

Bei der Nachuntersuchung sollten eine geringere Asymmetrie der ursprünglichen Kraftfelder und eine freiere Energiebewegung durch den langen Knochen festzustellen sein. Laut Smith ist mit drei Wiederholungen innerhalb einer Sitzung die bestmögliche „Änderung" zu erreichen.

*Vorsicht beim Krafteinsatz:* Wenn Sie mit Verdrehung, Biegung oder in einer anderen gerichteten Weise an Knochen oder Weichteilen arbeiten, sollten Sie diese Kraft nicht allein mit Ihren Händen erzeugen. Wenn Sie den Initialkontakt hergestellt und sich Zeit genommen haben, die Konturen Ihrer Hände mit dem Gewebe zu verschmelzen, setzen Sie Ihre Arme ein, um die Gewebespannung aufzunehmen oder eine gerichtete Bewegung zu induzieren. Sie sollten die Hände in dieser Situation lediglich als Kontaktfläche benutzen und die bewegende Kraft aus Schultern und Armen kommen lassen.

Müssten Sie mit einem Schraubenschlüssel eine verkantete Mutter lösen, würden Sie auch nicht nur Handkraft einsetzen, sondern mit dem ganzen Arm arbeiten. Bei der beschriebenen Übungsart erreichen Sie die Bewegung oder gerichtete Kraft mit Hilfe subtiler Armbewegungen in weitaus feinerer Dosierung, als wenn Sie nur die Hände einsetzen.

Wer (nach fachgerechter Anleitung) am Schädel gearbeitet hat, weiß, dass sich Bewegungen der Schädelknochen in ähnlicher, wesentlich wirkungsvollerer Weise – und zudem mit geringerem Verletzungsrisiko – palpieren oder induzieren lassen, wenn die Hand über den Hebel einer fein abgestimmten Armmuskulatur geführt wird, als wenn man allein mit der Handkraft arbeitet.

## *Weichteilpalpation nach Smith*

Smith zufolge ist es nicht einfach, Energiebewegung in Weichteilgeweben wahrzunehmen. Da es erheblich schwieriger ist, die Spannung in sich verschieblicher Gewebe aufzunehmen, ist es auch mühsamer, die Energieströme und -bewegungen in diesen Geweben zu entziffern. Als für den Anfang geeigneten Ansatz empfiehlt er, mit den Fingern zwei Energiekontakte herzustellen und den Strom zu erspüren, der von einem Punkt zum anderen fließt.

**Übung 5.12** **Empfohlene Dauer: 3 – 4 Minuten**

Legen Sie einen Finger auf das Gewebe unterhalb des Ellenbogens und einen Finger der anderen Hand am Handgelenk an. Nach kurzer Zeit spüren Sie eine Verbindung zwischen den Kontaktpunkten.
Sie spüren vielleicht ein Pulsieren, eine Bewegung, ein Schwirren oder nur eine „Verbindung" (☞ vgl. Sie dies mit Viola Frymanns Übung 2.10).
Dokumentieren Sie für diese Übungen sowohl die Zeitspanne bis zu diesem Verbindungsaufbau als auch Stärke und Qualität der Verbindung.

## *Verbindung zur Traditionellen Chinesischen Medizin*

Smith stellt zur Diskussion, ob die rechte Hand diese Impulse empfängt oder sendet. Seiner Ansicht nach bestimmen die Gedanken des Therapeuten die Flussrichtung (Upledger vertritt dieselbe Ansicht). Er rät, die beiden Hände neutral zu lassen. Der Körper des Patienten soll sich selbst um die beiden „Kontaktpole" ausrichten. Dadurch werden sie zu Fulcra der Selbstorganisation, statt dass der Therapeut festlegt, in welche Richtung der Strom fließen soll.

Smith ist der Ansicht, die Traditionelle Chinesische Medizin (TCM) lese seit langem in eben dieser Weise die Körperenergien, was bei der Pulsdiagnostik am deutlichsten werde. Wenn Sie sich davon überzeugt haben, dass man Energiefluss tatsächlich spüren kann, müssen Sie zu verstehen beginnen, wie Sie anhand der so feinsinnig gewonnenen Information den Zustand des Patienten beurteilen können. Von der Palpation zur Therapie mit Hilfe dieser Energieströme ist es dann nur ein kleiner Schritt. (☞ Vgl. Spezialthema 10)

Laut Smith wird die oberflächliche Schicht der inneren Energie (die TCM bezeichnet sie als *schützendes chi*) am besten dadurch beurteilt, dass man die Hände knapp über der Körperoberfläche hält. Das entspricht dem Verfahren bei der „therapeutischen Berührung" (☞ Kapitel 10) oder beim Untersuchen/Palpieren der Hauttextur und -temperatur (☞ Kapitel 3).

Jenseits der Energiefelder, die zu den oberflächlichen Weichteilgeweben und Knochen in Beziehung stehen, liegt ein von Smith als „Hintergrundenergie" bezeichnetes Energiefeld. In der Vergangenheit erlebte Traumata können sich hier „eingeprägt" haben – Traumata chemischer, emotionaler, psychischer und physikalischer Natur. Damit nähern wir uns Beckers Vorstellung von einem „Gewebegedächtnis“. Darauf wird weiter unten näher eingegangen.

Eine weitere interessante Ähnlichkeit besteht zwischen dem Konzept des Stillpunkts in der Kraniosakraltherapie und bestimmten Merkmalen der von Smith beschriebenen Energiearbeit.

**Übung 5.13** **Empfohlene Dauer: 5 – 7 Minuten**

Der Patient befindet sich in Rückenlage. Üben Sie von den Fußgelenken her eine Traktion aus, bis alle Gewebespannung aufgenommen ist. Erspüren Sie die Verbindung zum Energiefeld des Patienten.
**Verlängert sich dieses? Versucht es irgendwann, sich zusammenzuziehen?**
Geben Sie in diesem Fall langsam nach, als hätten Sie ein Gummiband in der Hand.

## Manipulation der Energie

Smith zufolge ist eine Reihe von Empfindungen möglich, sobald ein Fulcrum zwischen Therapeut und Patient gefunden wurde (☞ Übungen 5.10, 5.11 und 5.13). Wird der Patient z. B. wie in ☞ Übung 5.13 in Traktion gehalten, spürt man vielleicht, wie dessen Energiekörper sich verlängert, sich „dehnt“ oder in die Hände des Therapeuten „fließt“ – ein Vorgang, der an irgendeinem Punkt anhält.

Wenn in diesem Moment nicht das Gefühl entsteht, als kontrahiere sich der Energiekörper und kehre in seine Ausgangsstellung zurück, sondern wenn er zu ruhen, in der „Verlängerung“ zu verharren scheint, reduziert Smith allmählich die Traktion und legt die Beine des Patienten auf der Behandlungsliege ab. Der Patient bleibt einige Augenblicke lang in tiefer Entspannung, bevor er in seinen Normalzustand zurückkehrt (zur Beurteilung des Bewusstseinszustands des Patienten beobachtet Smith Augenbewegungen, Hautfarbe und Atembewegung).

Will Smith jedoch – aus therapeutischen Gründen – das Energiefeld von einer erneuten Kontraktion abhalten, erreicht er das durch Traktion. Dieses Verfahren ähnelt dem in der Kraniosakraltherapie praktizierten Verharren im Stillpunkt, während der Körper versucht, sich um dieses Fulcrum herum zu normalisieren (sich zu „organisieren“ oder „aufzuwickeln“). Auch die funktionale Technik in der Osteopathie kennt dieses Verfahren (☞ Kapitel 7). Sollte er sich jedoch entscheiden, dem erneuten Zusammenziehen zu folgen statt es aufzuhalten, wäre dies so, „als ließe man ein gedehntes Gummiband langsam in den entspannten Zustand zurückgleiten“.

Haben Sie etwas Entsprechendes erlebt?

Wenn nicht, ist der folgende Textabschnitt für Sie wichtig.

### *Übungen 5.6 – 5.13: Diskussion*

In dieser Übungsreihe haben Sie versucht zu beurteilen, ob in den weichen und harten Geweben des Körpers fluktuierende Bewegungen vorhanden sind. Die Erläuterungen zum Realitätsgehalt der Chakren sowie der Konzepte von Smith und Upledger, die palpierbare Energien annehmen, sind insofern irrelevant, da in der Realität „etwas" palpierbar ist. Jeder Therapeut muss entsprechend seinem individuellen Körperverständnis, seiner Überzeugung und dem von ihm gewählten Weg zur Verbesserung der Gesundheit entscheiden, was dieses „Es" ist, was es bedeutet und wie es diagnostisch, prognostisch und therapeutisch zu nutzen ist.

Wenn es Ihnen in diesem Stadium gelingt, subtile Bewegungen zu spüren, ist das der Ausgleich für Zeit und Mühe, die Sie bislang in die Übungen investiert haben. Andernfalls sollten Sie alle bisher beschriebenen Methoden unbedingt wiederholen und nochmals anwenden, bevor Sie sich an die restlichen Übungen dieses Kapitel wagen.

## *Das Entziffern einer früheren Traumatisierung*

Smith unterscheidet zwischen palpierbaren Energiefeldern, die jenseits der Körperoberfläche liegen und den gegenwärtigen Zustand von Körper und Geist widerspiegeln (wobei sich diese Vibrationen dem Energiefeld nicht „einprägen"), und Energiemustern, die sich aus starken Traumata oder Stimuli physikalischer, chemischer, emotionaler oder psychischer Natur herleiten.

Letztere Störungen liegen als freie Formen von Energiewellen, als anormale Strömungen, Wirbel oder auch als Überschuss oder Mangel an Energie im betreffenden Feld vor. Solche Veränderungen stellen eine Reaktion auf physische Traumata dar, die mit emotionalen Traumata interagieren. Sie entstehen auch, wenn der Betroffene sich zum Zeitpunkt der Traumatisierung in einem hochgradig erregten oder deprimierten Zustand befand.

Diese Kombination aus interagierenden Stressfaktoren zerreißt den Energiekörper. Smith benutzt das Bild von „zerknitterter Kleidung", um diese Veränderungen an den subtilen Energiefeldern um uns herum zu veranschaulichen. Manchmal verschwinden diese von allein, manchmal jedoch muss man sie „ausbügeln".

Zwei Voraussetzungen müssen erfüllt sein, um solche Veränderungen erkennen zu können:

1. Erstens ist der physische Körper zur Ruhe zu bringen, damit die tieferen Energiemuster spürbar werden.
2. Zweitens muss „die Spannung aufgenommen werden" – ein immer wiederkehrendes Thema bei Smith. Dies geschieht, indem der Therapeut entweder über die Beine ein Traktions-Fulcrum oder über die Schultern ein Druck-Fulcrum setzt.
   Smith beschreibt dies folgendermaßen:

> „Ich sitze an der Stirnseite der Untersuchungsliege, lege meine Hände fest und bequem auf die Schultern des Patienten und drücke behutsam in Richtung der Füße, wobei der Körper bis zum Punkt des energetischen Kontaktes komprimiert wird. Während ich so

drücke, ... bewegt sich der Körper unter meinen Händen, bis er im Verhältnis zum angewandten Druck seine Kompressionsgrenze erreicht hat. Auf diese Weise nehme ich die Gewebespannung auf. Wenn ich somit in vollständiger Berührung mit dem physischen Körper bin, drücke ich ein wenig mehr und komme dadurch mit den Energiefeldern in Verbindung. Habe ich mit diesen einen guten Kontakt hergestellt, halte ich einfach den Druck. Falls es in diesem Bereich anormale Wellen gibt, dringt die entsprechende Empfindung aus dem Körper des Patienten in meine Hände."

**Übung 5.14** **Empfohlene Dauer: 5 Minuten (mit zunehmender Übung auf 30 Sekunden reduzieren)**

Versuchen Sie, diesen energetischen Kontakt von den Schultern aus herzustellen, wie Smith es im zitierten Text beschreibt.
Lassen Sie sich Zeit und beobachten Sie, was Sie (und der Patient) empfinden.
Eine gute Ausführung verlangt viel Übung, also üben Sie immer und immer wieder.
Smith benötigt für diese spezielle Beurteilung 10–30 Sekunden. Diesen Zeitrahmen sollten Sie anstreben, sobald Sie mit dem Konzept vertraut sind und die hierfür erforderliche palpatorische Fertigkeit erlangt haben.

## *Ausbalancieren von Energie*

Wie balanciert Smith anormale Energiewellen aus? Er nennt mehrere Möglichkeiten:
- Ein anormales Muster mit einem stärkeren, klareren Energiefeld überdecken.
- Ein Kraftfeld einführen, das dem abweichenden Muster entspricht. Durch dessen Fixierung kann sich das ursprüngliche Feld abbauen und auflösen.
- Eine „essentielle Verbindung" zum abweichenden Muster herstellen und es fixieren, wenn sich der Körper zu entziehen versucht.

Unabhängig von der gewählten Methode lässt sich das abweichende Muster bei der unmittelbaren Nachuntersuchung oft noch nachweisen. Bei einer erneuten Befunderhebung nach etlichen Tagen oder sogar Wochen hat es sich dann jedoch normalisiert. Dies entspricht vielen physiotherapeutischen Behandlungsergebnissen (insbesondere bei Triggerpunkten): Zum Behandlungszeitpunkt sind die Veränderungen zwar nachweisbar, aber geringfügig. Der Großteil an Veränderung tritt erst später ein, wenn homöostatische Mechanismen ihre selbstregulierenden Aufgaben erfüllen.

### Beispiel

Smith verdeutlicht seine Vorstellungen an praktischen Beispielen. Ein Patient litt seit einem Verkehrsunfall ein Jahr zuvor unter ständigen Schmerzen, obwohl er sich damals außer einigen Prellungen keine ernsthaften Verletzungen zugezogen hatte. Smith konnte keine Schmerzursache ermitteln, bis er eine starke Verdrehung des Energiefeldes von der rechten Seite des Brustkorbs zum linken Abdomen fand. Diese entsprach der verdrehenden Kraft, der der Patient beim Unfall ausgesetzt gewesen war.

Durch Traktion von den Beinen her nahm Smith „Verbindung“ zu diesem Energiefeld auf (eine Alternative zu der zuvor beschriebenen Methode, Druck über die Schultern auszuüben) und ließ durch seinen Körper ein etwas stärkeres Energiefeld entstehen. Er bemerkte

> „…ein Gefühl wie einen Abprall entlang der eigentlichen Energieeinwirkung. Indem ich das neue Feld verankerte, konnte sich dieses Zurückfedern abschwächen.“

Smith ließ zunächst den Energiekörper und anschließend den physischen Körper des Patienten entspannen. Dann legte er dessen Beine auf die Behandlungsliege, und der Patient erlebte einen Moment des Wohlbefindens und der Stille. Bei der Nachuntersuchung zwei Tage später war dieser schmerzfrei, und es fanden sich keine verdrehten Ströme mehr. Bei Vorliegen ausgeprägterer Krafteinwirkungen können mehrere Zero-Balancing-Sitzungen erforderlich sein.

**Übung 5.15** **Empfohlene Dauer: 5 – 7 Minuten**

Bis auf einen wesentlichen Unterschied ähnelt diese Übung der ☞ Übung 5.13.
Üben Sie von den Fußgelenken her Traktion aus, bis alle Gewebespannung aufgenommen ist. Halten Sie diese mit nur einer Spur mehr Kraft, sodass Sie Verbindung zum Energiefeld bekommen.
Was spüren Sie?
Halten Sie diese Position und setzen Sie eines der von Smith empfohlenen Verfahren ein, sobald Sie eine „Verlängerung“ des Feldes und nachfolgend einen „Stillpunkt“ oder einen „Rückzug“ spüren (Sie können es überdecken, eine andere Kraft dagegen setzen oder eine „essentielle Verbindung“ herstellen, wie oben beschrieben).
Seien Sie aufmerksam und konzentrieren Sie sich.

## Pferde und Kamele

Smith beschreibt die unterschiedlichen Muster, die je nach Verletzungsart in traumatisierten Zonen zu palpieren sind.

Dazu zieht er die altchinesische Unterscheidung zwischen „Hufschlagverletzung“ und „Kameltrittverletzung“ heran. Erstere, von harten Hufen verursacht, führt zu einem lokalen physischen Trauma, das anfangs sehr schwer ist und nach einigen Tagen oder Wochen ausheilt. Eine Trittverletzung durch die weicheren Klauen des Kamels scheint zunächst weniger gravierend zu sein. Die Symptome verstärken sich allerdings im Lauf der Zeit, wenn nämlich die Verletzung „tiefer eindringt“. Es scheint fast, als löse die „weiche“ Verletzung keine Abwehrmechanismen aus und könne sich daher in Körper, Geist und Energiefeld des Betroffenen ausbreiten. In der Folge treten dann die Symptome zutage.

Überaus wichtig ist folgende Feststellung von Smith:

> „Energieverbindungen können verloren gehen, wenn unsere Gedanken abschweifen oder wir uns auf etwas anderes fokussieren. Die Energie folgt den Gedanken.“

Upledger formulierte es wie die meisten anderen Therapeuten, die mit Energien arbeiten, ganz ähnlich. Für den Anfänger mag das eine Hilfe sein: Wenn Sie einmal keine Ergebnisse erzielen, fragen Sie sich, wo Ihre Aufmerksamkeit war.

## *Gewebegedächtnis*

Upledger zufolge sind dezerebrierte Laborratten imstande, in einem Labyrinth Futter zu finden. Das deutet darauf hin, dass es im Rückenmark eine „Erinnerungs"- und Entscheidungsfunktion gibt. Er zitiert auch Studien, wonach die Hände von Musikern in gewissem Umfang Entscheidungen treffen können, ohne dass das ZNS beteiligt ist.

> „Vielleicht kommt es zu solchen peripher lokalisierter Kompetenzen, wenn ein Individuum bestimmte besondere Fertigkeiten entwickeln muss."

Upledger setzt z. B. die sog. somatoemotionale Entspannung zur Behandlung emotionaler „Narben" ein. Wie Smith (☞ oben) vertritt er die Auffassung, dass als Reaktion auf physikalische, chemische und emotionale Traumata im Energiefeld des Körpers palpierbare Veränderungen entstünden.

Ist das physiologisch möglich? Professor Irvin Korr, ein Physiologe von Weltrang, hat sich vom neurologischen und nicht vom energetischen Standpunkt aus an dieser Debatte beteiligt. In seinem Aufsatz „Somatic dysfunction, osteopathic manipulative treatment and the nervous system" (Korr 1986) heißt es:

> „Man kann Spinalreflexe durch Wiederholung oder Verlängerung der gegebenen Stimuli konditionieren. Dieser Hypothese folgend ist das Rückenmark ebenso wie das Gehirn fähig, neue Verhaltensmuster zu erlernen und sich daran zu erinnern. Ungeklärt ist noch, ob das einmal hergestellte Gedächtnis durch irgendeine Art afferenter Stimulation verstärkt werden muss."

Weiter schreibt er über den Einfluss somatischer Veränderungen auf den Geist:

> „Aufgrund praktischer Erfahrung können wir von einer eindeutigen Auswirkung einer somatischen Dysfunktion (und Manipulation) auf die Gehirnfunktion, auf die Wahrnehmung und sogar auf die Persönlichkeit eines Patienten ausgehen. Diese Erfahrung … gibt Anlass zu grundsätzlichen Erwägungen und hat eine höchst interessante klinische Bedeutung."

Korr unterstützt offenbar sowohl die Vorstellung von einem „Gedächtnis", das unabhängig vom Gehirn ist, als auch von Gewebeveränderungen (gleich welcher Genese), die sich nachhaltig auf „Wahrnehmung und Persönlichkeit" auswirken.

Den Abschluss dieses Überblicks über diverse Expertenmeinungen soll eine Stellungnahme von Hans Selye, dem Vorreiter der Stressforschung (Selye 1976), bilden:

> „Bei den dauerhaften körperlichen Veränderungen (struktureller oder biochemischer Art), die einer gelungenen Adaptation oder aber deren Kollaps zugrunde liegen, handelt es sich um Stressnachwirkungen. Sie sind Ausdruck eines Gewebegedächtnisses, das unser künftiges somatisches Verhalten unter vergleichbaren Stressbedingungen beeinflusst, und sie können gespeichert werden."

Speransky (1944), ein bedeutender russischer Forscher, formulierte Hypothesen über einen derartigen Zustand und wies diesen auch nach. Er zeigte außerdem, wie sich dieser umkehren lässt:

> „Ein chemisches oder infektbedingtes Trauma der Nervenstrukturen führt zu einer Nervendystrophie, die wiederum andere pathologische Gewebeveränderungen auslöst, darunter auch solche entzündlicher Art. Wir können ihr Auftreten an der Peripherie vorhersagen. Sie bleiben in ihrem Umfang oft über lange Zeiträume hinweg unverändert."

Laut Rollin Becker (☞ unten) hat Speransky diese eingeprägten Botschaften gelöscht, indem er „das ZNS mit dem eigenen Liquor des Tieres bzw. des Menschen manuell flutete oder wusch. Danach normalisierte sich der Zustand des lädierten Gewebes" (Becker 1963).

Becker selbst erklärt:

> „Das ZNS merkt sich alle Fälle von Traumatisierung. ... Ein ernsthaft verletzter Bereich des Körpers sendet tausende von sensorischen Botschaften in die Rückenmarkssegmente und Areale des Gehirns, von denen es versorgt wird. Wenn es sich um eine schwere oder langwierige Verletzung handelt, prägen sich diese Botschaften dem Nervensystem ein, als würde ein Text auf ein Tonband gesprochen."

Die Gewebe und das Nervensystem „erinnern" sich also noch lange nach deren Ausheilen an die Verletzung und das resultierende Muster der Dysfunktion.

Lange nach dem Trauma bleibt eine „Hyperreaktivität" gemäß dieses Musters erhalten.

Das Auge des Wirbelsturms, den Stillpunkt zu finden, lautet die Formel, mit der Smith, Upledger und Becker versuchen, diese nach Trauma oder Missbrauch zurückbleibenden abweichenden Energiemuster zur Ruhe zu bringen.

Weiter unten folgt ein Überblick über die aufschlussreichen Untersuchungen von Bjorn Nordenstrom. Der ehemalige Leiter der Abteilung für Röntgendiagnostik am berühmten Karolinska-Institut in Stockholm konnte ein bis dahin unbekanntes Energiesystem nachweisen, mit dem sich die Arbeit von Forschern wie Smith und Becker erklären lässt.

Der Beschäftigung mit seinen Ergebnissen soll jedoch eine Darstellung der eingehenden Studien und Palpationstechniken von Rollin Becker (1963, 1964, 1965) und Alan Becker (1973) vorangehen.

## *Die diagnostische Berührung nach Becker*

Becker beschreibt die Situation beim ersten Kontakt von Therapeut und Patient:

> „Der Patient stellt intelligente Vermutungen, der Arzt fachlich fundierte Erwägungen hinsichtlich der Diagnose an. Der *Körper* des Patienten *kennt* das Problem und drückt es in den Geweben aus."

Aufgabe der Diagnostik ist es zu entziffern, was der Körper zu sagen hat. Dazu ist sie weitgehend auf die Palpation angewiesen.

> „Wenn es gilt, Tastgefühl und palpatorische Berührung zu verfeinern, besteht der erste Schritt darin, den Patienten dahingehend zu betrachten, was sein Körper eigentlich sagen will.“

Danach dürfen die Meinung des Patienten und die Eingangsdiagnose des Therapeuten keine Rolle mehr spielen.

> „Legen Sie Ihre Hände oder Finger auf den Körperbereich, wo der Patient seine Beschwerden angibt. Lassen Sie die Gewebe aus ihrem Inneren heraus zu Ihren berührenden Fingern sprechen. Entziffern Sie, ‚erlauschen‘ Sie, was die Gewebe zu sagen haben. Sie sollten über die Potenz Bescheid wissen und auch über das Fulcrum, um diese Mitteilungen erfassen zu können.“

„Potenz“ und „Fulcrum“ sind zwei Themen, die einer näheren Betrachtung bedürfen, um Beckers Palpationsmethode zu verstehen.

**Potenz** bezeichnet die Größe der Kraft, die dem jeweils erörterten Phänomen innewohnt. Des Weiteren, so Becker, bezieht sich der Ausdruck auf die Fähigkeit, zu kontrollieren und Einfluss auszuüben. Das Fulcrum ist das diagnostische Werkzeug, dessen Gebrauch uns Becker lehrt, um die Potenz zu entziffern und zu verstehen. Hierbei schaffen Finger und Hände die Voraussetzung, unter der Potenz erkennbar wird.

Gemäß Becker muss Folgendes erkannt werden:

> „Bei umfassender Gesundheit wohnt dem menschlichen Körper eine Potenz inne, die sich in einem guten Gesundheitszustand ausdrückt. Bei jedem traumatischen oder krankhaften Zustand wohnt dem menschlichen Körper eine Potenz inne, die ihre Wechselwirkung mit dem Körper durch Trauma und Krankheit ausdrückt. Wir müssen lernen, diese Potenz zu erspüren.“

Becker vergleicht dieses Konzept mit dem Auge des Wirbelsturms, in dem die gesamte Potenz, die Gewalt des Sturms, geballt ist. Entsprechend gibt es bei jedem Trauma und jeder Erkrankung ein „Auge“, „innerhalb oder außerhalb des Patienten“ mit der Potenz, den Zustand zutage treten zu lassen. Dieses Auge ist ein Punkt der Stille. Becker empfiehlt, ihn als gegeben hinzunehmen, während man einen Berührungssinn entwickelt, der diesen Punkt wahrzunehmen erlaubt.

Am **Fulcrum** setzt ein Hebel an, mit dem etwas gehoben oder bewegt werden soll. Es handelt sich also um ein Mittel, Druck bzw., allgemeiner, Einfluss auszuüben.

- Bei den NMT bezeichnet Lief mit dem Begriff Fulcrum die ruhenden Finger, auf die sich der Daumen suchend und erspürend zubewegt.
- Smith verwendet den Begriff für einen „Balance-Punkt“, durch den der Therapeut mit dem Energiekörper „in Berührung“ kommt. Er ist erreicht, sobald alle „Gewebespannung aufgenommen“ ist und die Grenzstelle zur Energie gefunden wurde.
- Becker will sein Fulcrum als Übergang zwischen „Ruhepunkt und Hebelwirkung“ verstanden wissen. Er kann an unterschiedlichen Orten ansetzen und behält stets seine Hebelfunktion.

Der Palpationsanfänger legt dazu seine Hand oder Hände nahe der Stelle an, wo der Patient seine Beschwerden lokalisiert. Mit Hilfe der Ellenbogen, Unterarme, gekreuzten Beine oder anderer geeigneter Körperteile wird das Fulcrum gebildet. Dieser erlaubt es, die kontaktierenden Finger oder Hände sanft an das Gewebe zu schmiegen. Das Fulcrum stellt sozusagen eine Arbeitsplattform dar. Bei Bedarf kann es verschoben werden. Beim Palpieren bleibt es jedoch stationär.

## Ein Beispiel für das Becker'sche Fulcrum

Becker zitiert das Beispiel eines Patienten mit Kreuzschmerzen. Der Patient liegt auf dem Rücken. Der Therapeut sitzt neben dem Patienten. Eine Hand ist unter das Os sacrum geschoben, wobei die Finger nach kranial weisen und der Ellenbogen entweder auf der Untersuchungsliege oder auf den Knien des Therapeuten ruht. „Der Arzt stützt sich auf dem Ellenbogen ab und schafft sich damit ein Fulcrum, von dem aus er erkennt, welche Veränderungen im Rücken des Patienten stattfinden."

Der Ellenbogen bildet dabei das Fulcrum.

*Durch Steigerung des Drucks am Fulcrum erreicht der Therapeut eine leichte Kompression am Os sacrum* und „initiiert eine kinetische Energie, die es der Struktur-Funktions-Einheit im gestressten Areal erlaubt, ihm allmählich ihr Muster zurückzumelden."

Würde die zweite Hand des Therapeuten in ähnlicher Weise unter der Lendenwirbelsäule des Patienten angelegt, wäre die Kante der Untersuchungsliege, auf der der Unterarm abgestützt ist (oder ein Ellenbogen auf dem Knie), das Fulcrum. Jeder einzelne oder beide Fulcra können dazu beitragen, „das Ziehen der tief liegenden Gewebe" zu spüren.

Becker zufolge wird der Therapeut einen „Ruhepunkt, einen Stillpunkt, eine Zone der Stille innerhalb des Stressmusters wahrnehmen. Dies ist der Potenzpunkt des betreffenden Überlastungsgeschehens."

Er betont ausdrücklich, dass er im Zusammenhang mit dem Potenzpunkt über die Kinetik des Energiefeldes als Urheber des Stressgeschehens spricht und nicht über anatomische oder physiologische Gewebeeinheiten.

**Übung 5.16** **Empfohlene Dauer: 5 Minuten**

Palpieren Sie das Os sacrum und verwenden Sie dabei das Becker'sche Fulcrum wie oben beschrieben. Vergleich Sie den Befund mit dem Ergebnis, das Sie mit Upledgers Methode erzielten (☞ Abbildung 5.6).

## Was wird palpiert?

Welche Art von Energie wird hier erfasst? Becker weiß die Antwort nicht und hält es auch für ebenso belanglos, wie die Natur von Elektrizität kennen zu müssen, um sie gefahrlos verwenden zu können.

Diese Auffassung stellt insbesondere jene Therapeuten zufrieden, die von der Effektivität der Methode überzeugt sind, sich jedoch nicht mit den „Energie-Konzepten" von Upledger, Smith, der Chakren oder Akupunktur anfreunden können.

Gibt es ein Alternativmodell?

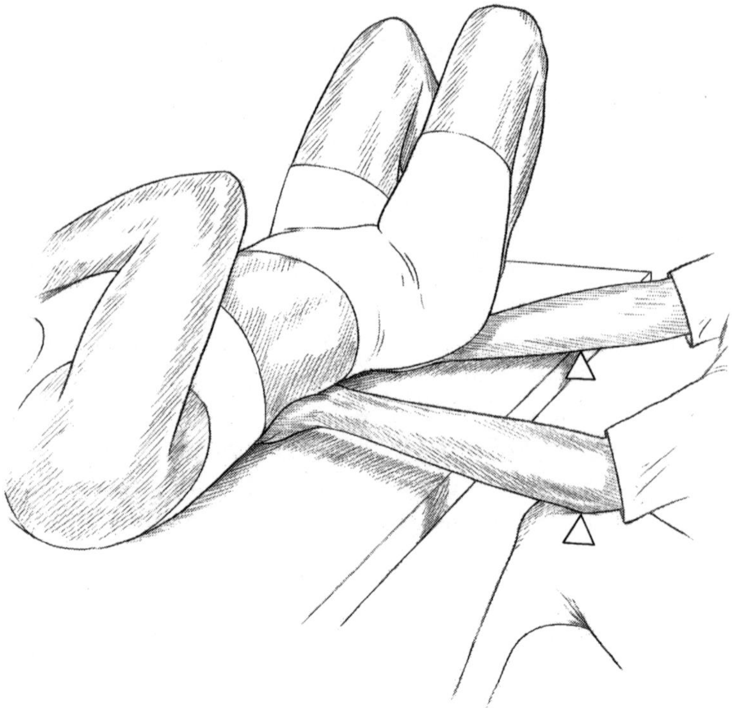

**Abbildung 5.6:** *Palpation der Kreuzregion. Die Hände liegen unter dem Os sacrum und der Lendenwirbelsäule und üben keinen Druck aus – sie halten lediglich Kontakt. Der Unterarm auf der Kante der Untersuchungsliege fungiert als Becker'sches Fulcrum. Verstärkt abwärts gerichteter Druck an diesem Fulcrum verbessert beim Palpieren das Gespür für den Zustand des Gewebes.*

Hier bietet es sich an, auf Nordenstroms Forschungsergebnisse einzugehen, denn sie können vielleicht die Frage beantworten, worum es sich bei der palpierten Energieform handelt. Nordenstrom, ehemals Vorsitzender des Karolinska-Nobel-Ausschusses, der jährlich den Gewinner des Nobelpreises für Medizin wählt, gilt nicht gerade als Rebell oder Außenseiter seines Fachs. Seine Entdeckungen sind jedoch revolutionär. Er publizierte seine Forschungsergebnisse in dem Buch *Biologically closed electric circuits* (Nordenstrom 1983). Als er mit Hilfe einer Röntgenzielaufnahme Brust- und Lungentumore diagnostizierte, fiel ihm erstmals eine ungewöhnliche Zone in der Umgebung einiger Tumoren auf. Er bezeichnete sie als „Korona" und beschloss, sich näher damit zu befassen, denn es gab keine Anzeichen für histologische Veränderungen in diesem Gewebe. Er führte feine Nadeln in diese Gewebe ein und konnte einen Stromfluss nachweisen. Nach umfangreichen Untersuchungen an lebenden und toten Menschen und Tieren formulierte er eine Reihe von Grundsätzen.

Eine Energiekonversion in Geweben oberhalb eines biologisch geschlossenen Stromkreises lässt sich definieren als Fluktuation des elektrischen Potentials in einem begrenzten Areal, die sich aus einer Verletzung, einem Tumor oder einem Heilungsprozess herleitet. Nordenstrom fand elektrischen Strom in den Geweben, der bestimmten Bahnen folgt. Er entdeckte, dass große Blutgefäße wie isolierte, stromführende Kabel fungieren. Außerdem konnte er zeigen, dass biologisch geschlossene Stromkreise im Umfeld eines bestimmten Areals magnetische Veränderungen hervorrufen, die aus einiger Entfernung messbar sind.

Des Weiteren fand Nordenstrom heraus, dass krebserregende biologische Faktoren chemischer oder physikalischer Natur Gewebe polarisieren können, und folglich „inaktivierte biologisch geschlossene Stromkreise“ für die Karzinogenese bedeutsam sein könnten. Er konnte elektrische Potentialdifferenzen in einem Bereich von wenigen Millimetern im Umfeld von verletztem (oder malignem) Gewebe nachweisen.

Handelt es sich bei dieser Elektrizität um die von Smith und Becker wahrgenommene Energie? Werden in einer Energiezyste Polarisationen und Fluktuationen palpiert? Nordenstrom gelang der Beweis, dass es im Körper einen weiteren Kreislauf gibt, nämlich einen Elektrizitäts- (oder Energie-) Kreislauf, und dass sich dieser unter dem Einfluss von Krankheit oder Verletzung messbar verändert.

Der Nachweis lässt sich mit Geräten führen und daher vermutlich auch palpatorisch erfassen.

In seiner Rezension des erwähnten Buches schrieb Martyn Richardson (1988):

> „Mein Dozent für Chemie im College zeigte gern, dass ein Molekül aus Atomen besteht, diese wiederum aus Elektronen, Protonen und Neutronen. Sie sind ihrerseits nicht ‚stofflich‘, sondern repräsentieren elektrische Ladungen. Folglich besteht die ganze Welt aus nichts als einer Ansammlung von elektrischen Ladungen.“

Clyde Ford (1989) erläutert eine andere Energiestudie. Sie beruht auf der simplen Beobachtung des Chiropraktikers I. N. Toftness, dass beim Palpieren von „Problemzonen“ regelmäßig „Hautspannung“ festzustellen ist.

Er konnte messbar vom Körper abgestrahlte Mikrowellen nachweisen. Sie variierten je nachdem, ob sie aus einem Bereich mit übermäßiger oder verminderter Aktivität stammten, und sie änderten sich, wenn auf diese Bereiche anhaltender leichter Druck ausgeübt wurde.

> „Toftness setzte zur Manipulation des Körpers leichten Druck ein und konnte in zahlreichen klinischen Studien die Effektivität seiner Methode belegen. Ergänzend konnte er nun das menschliche elektromagnetische Feld objektiv messen und dessen Zusammenhang mit dem physischen Zustand des Körpers zeigen. In Problemzonen des Körpers meldete das Radiometer regelmäßig überhöhte oder anormal niedrige Mikrowellenwerte. Nach anhaltendem leichten Druck kam es zu einem Ausgleich zwischen Spitzen- und Tiefstwerten – die Spitzenwerte lagen niedriger, die Tiefstwerte waren angestiegen. Die Messung des vom Körper erzeugten elektromagnetischen Feldes stellt eine einzigartige diagnostische Methode dar, denn sie ist im wahrsten Sinne des Wortes nicht invasiv.“

Ohne Zweifel ist diese „elektromagnetische“ oder Mikrowellenabstrahlung vom Körper ein gewichtiges Argument dafür, was Smith und Becker (und andere erwähnte Autoren) meinen, wenn sie behaupten, „Energie“ zu palpieren.

Was auch immer Becker palpieren mag, es ist offensichtlich wichtig und wert, das Verfahren nachzuvollziehen.

Wie viel Zeit ist für eine Befunderhebung mit Beckers Methoden zu veranschlagen?

Laut Becker kann man den Fokus der Potenz in weniger als zehn Minuten ermitteln. Mit einiger Übung lassen sich alte Belastungen zeitlich datieren (sind sie Wochen, Monaten oder Jahre alt?) und deren Energiefelder von jenen neuer Schädigungen unterscheiden. Die folgende Übung stammt von Rollin Becker. Es lohnt sich, sie mehrfach auszuführen, bis ganz klar ist, worum es dabei geht.

**Übung 5.17** **Empfohlene Dauer: 5 – 7 Minuten pro Phase**

Phase 1: Setzen Sie sich vor den Patienten, der am Rand der Untersuchungsliege sitzt. Legen Sie Ihre Hände um die Knie und verschränken Sie die Finger in der Kniekehle. Versuchen Sie, so viel wie möglich über das Knie zu erfahren. Üben Sie zu diesem Zweck einen zur Hüfte gerichteten komprimierenden Druck aus. Sie erhalten u. U. nur einige spärliche Informationen.
Phase 2: Nehmen Sie Kontakt auf, wie oben beschrieben. Stützen Sie jedoch diesmal Ihre Ellenbogen auf Ihren eigenen Knien ab. Üben Sie wieder einen zur Hüfte gerichteten Kompressionsdruck aus. Zu welchem Befund kommen Sie, wenn Sie die *Fulcra benutzen*?

Becker beschreibt die möglichen Wahrnehmungen:

> „Spüren Sie, wie die dem Oberschenkel und Becken innewohnenden natürlichen Kräfte das Azetabulum in eine Innen- oder Außenrotation bringen wollen. Merken Sie sich Quantität und Qualität dieser Drehbewegung. Wenn Sie sich leicht auf ihre Ellenbogen als Fulcrum verlagern, erhalten Sie Mitteilungen aus den oberflächlichen Geweben unter Ihren Händen, obgleich die Hände und verschränkten Finger nur leichten Kontakt halten.
> Wenn Sie Ihre Ellenbogen als Fulcrum stärker belasten, erhalten Sie Eindrücke aus immer tieferen Geweben."

## *Die „diagnostische Berührung" nach Becker*

Wie tief die Wahrnehmung reicht, hängt ganz davon ab, wie stark die Fulcra belastet werden und *nicht von dem Druck, mit dem die untersuchenden Hände und Finger Kontakt aufnehmen.* Sind Gewebe in der Tiefe geschädigt, ist der Druck auf die Fulcra zu verstärken, um diese Gewebe und deren Dysfunktionsmuster zu erreichen.

Das geschieht an jedem Körperteil einfach dadurch, dass man unterhalb der zu untersuchenden Gewebe Kontakt aufnimmt, ein Fulcrum setzt und sich auf die Informationen einstimmt, die es zu entschlüsseln gilt.

Becker gibt Folgendes zu bedenken:

- Sie müssen über gute Anatomie- und Physiologiekenntnisse verfügen, um die so erhobenen Informationen zu verstehen.

- Lösen Sie sich von jedem „Tun" – lassen Sie in Erscheinung treten, was da ist. Die Fulcra sind lediglich Horchposten.

Becker fordert allerdings eine leichte komprimierende Kraft oder Traktion. Sie soll das Gewebe nicht aktiv testen, sondern „bereits im Körper des Patienten vorhandene Kräfte aktivieren". Im Übungsbeispiel wurde ein zum Azetabulum gerichteter Druck ausgeübt. Danach sollte die inhärente Tendenz zur Innen- oder Außenrotation palpierbar sein.

Auch Becker strebt Kontakt mit der von Smith beschriebenen *„Grenzfläche"* und dem *„Stillpunkt"* nach Upledger an. Er mag zwar andere Begriffe benutzen, meint inhaltlich jedoch dasselbe.

Neu ist sein Ansatz, mit Hilfe eines Fulcrum Gewebe- (und Energie-) Zustände in tieferen Körperschichten wahrzunehmen und auf sie einzuwirken.

Becker nennt dies diagnostische Berührung:

> „Es ist eine Art der Palpation, die man auch als aufmerksam beobachtendes Bewusstsein für die Funktionen und Dysfunktionen im Patienten bezeichnen könnte. Man nutzt dafür die bewegende Energie, die tief in den Geweben selbst liegt. Nicht der Patient dreht willkürlich das Azetabulum, sondern die Gewebe im Azetabulum drehen es, sodass Sie dies beobachten können."

Was sollten Sie spüren, während die Kräfte des Körpers das Fulcrum umspielen?

> „Der Außenstehende, der unsere Arbeit beobachtet, wird denken, unsere Hände lägen untätig auf dem Patienten. Doch je nach Art des Problems offenbaren sich im Inneren des Patienten beträchtliche Bewegungen, Mobilität und Motilität. Die Gewebe zeigen ein ganz bestimmtes Muster, an dem ihre Belastung erkennbar ist. Nach Art von kinetischer arbeiten sie sich zu einem Punkt durch, an dem keine Bewegung oder Motilität mehr spürbar ist. Dies ist der Ruhepunkt. Auch wenn dort Ruhe waltet, ist dieser Punkt doch voller biodynamischer Kraft."

## *Die „Potenz in der Überlastung" und „Interferenzwellen"*

Hierbei handelt es sich um den Potenzpunkt innerhalb des Überlastungsmusters, den Stillpunkt innerhalb der Funktionseinheit. Er verändert sich, während der Kontakt gehalten wird; ein neues Muster bildet sich heraus und wird spürbar. Damit ist die Normalisierung in die Wege geleitet oder sogar erreicht.

Upledger beschreibt „Interferenzwellen", die bei einer einschränkenden Schädigung oder durch ein Trauma entstehen. Diese Wellen überlagern normale, physiologische Körperbewegungen. Der Entstehungsort dieser Wellen ist der Ursprung des Problems.

Wenn Sie Ihre Hände (sanft) symmetrisch an Kopf, obere Thoraxapertur, unteren Rippenbogen, Becken, Oberschenkel oder Füße des Patienten legen, können Sie die Bögen oder inhärenten Wellenmuster spüren. Sofern diese Bögen symmetrisch verlaufen, ist alles in Ordnung. Sind sie dagegen asymmetrisch, müssen Sie sich den Radius der Bögen vor Augen führen und bestimmen, wo sie sich überschneiden. Dort ist die Schädigung (Einschränkung oder Trauma) lokalisiert. Sie müssen Ihre Hände u. U. an so viele verschiedene Körperstellen anlegen, bis Sie die erforderliche Information aufnehmen und einschätzen können. Es scheint, als umgäbe eine unendliche Zahl konzentrischer Schalen den Ort der Läsion, die alle vibrieren und Bögen bilden. Wo befindet sich das gemeinsame Zentrum? Je näher Sie ihm kommen, desto kleiner werden die Bögen.

Sie können je eine Hand an die anteriore und posteriore Körperseite anlegen. Beide Hände werden Ihnen Informationen über die Bögen vermitteln. Beurteilen Sie diese, um den Schnittpunkt zu finden. Daraus ergibt sich die schwerwiegendste Läsion. Auf diese Weise macht Upledger „das Auge des Wirbelsturms“ ausfindig. Wenn Sie mehrere Becker'sche Übungen (☞ unten) bis einschließlich ☞ Übung 5.28 ausgeführt haben, vergleichen Sie die von Upledger und Becker (sowie Smith) entwickelten Methoden.

Unabhängig von Ihrer persönlichen Präferenz sollten Sie alle Methoden ausprobiert haben, bevor Sie sich für die eine oder andere entscheiden.

☞ S. auch S. 341 und 342, Abbildungen 11.1 und 11.2

## Beckers Übungen

Rollin Becker erläutert an einer Reihe von Beispielen, wie er unterschiedliche Körperregionen palpiert und dafür Kontakt und Fulcrum wählt. Er empfiehlt, alle Übungen in beliebiger Reihenfolge an geeigneten Patienten auszuführen. Nach Möglichkeit sollten Körperbereiche mit akuter oder vormaliger Dysfunktion oder Pathologie ausgewählt werden, um aus den zu beobachtenden Wahrnehmungsvarianten Schlüsse ziehen zu können. Nehmen Sie sich möglichst viel Zeit für die Umsetzung der Übungen.

### Übung 5.18 **Empfohlene Dauer: 5 – 7 Minuten**

Befunderhebung an Os sacrum und Becken (☞ Abbildung 5.7). Der Patient liegt auf dem Rücken und setzt die Fußsohlen auf die Behandlungsliege, sodass die Knie gebeugt sind. Nehmen Sie auf einem ausreichend hohen Hocker an der rechten Seite Ihres Patienten Platz. Ihr Gesicht ist dem Kopf des Patienten zugewandt. Schieben Sie Ihre rechte Hand unter das Os sacrum; die Fingerspitzen berühren den Proc. spinosus des fünften Lendenwirbels. Ihr rechter Ellenbogen liegt auf der Untersuchungsliege und bildet das Fulcrum. Linke Hand und linker Unterarm überspannen die Spinae iliacae anteriores superiores, sodass entweder die linke Hand auf der linken SIAS oder der linke Ellenbogen auf der rechten SIAS als Fulcrum fungieren kann, wenn durch sie hindurch Druck ausgeübt werden soll. Rechte und linke SIAS können abwechselnd als Fulcrum dienen, je nachdem, welches Os ilium auf seine funktionelle Beziehung zum Os sacrum untersucht wird.

Auf diese Weise ist eine Untersuchung des Beckens in seiner Beziehung zu Os sacrum, Lendenwirbelsäule und der jeweiligen Hüfte möglich. Das Verfahren eignet sich besonders dann, wenn das Os sacrum bei einem Schleudertrauma in Mitleidenschaft gezogen wurde.

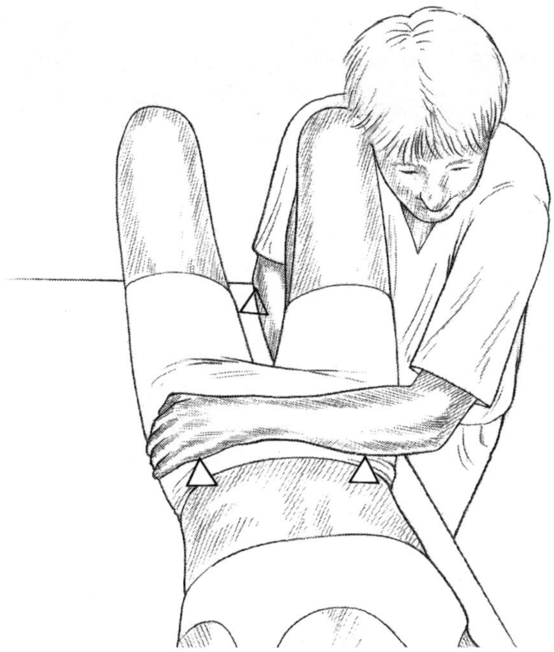

**Abbildung 5.7:** *Palpation von Becken und Os sacrum. Der rechte Ellenbogen auf der Untersuchungsliege und die Kontakte mit der linken Hand oder dem linken Unterarm auf den SIAS bilden die Becker'schen Fulcra.*

## Übung 5.19 Empfohlene Dauer: 5 – 7 Minuten

Befunderhebung an Os sacrum oder Iliosakralgelenk und unterer LWS. Der Patient nimmt dieselbe Ausgangsposition ein wie in ☞ Übung 5.18. Sie legen eine Hand unter das Os sacrum und wählen dasselbe Fulcrum. Ihre zweite Hand liegt unter dem Iliosakralgelenk, die Fingerspitzen berühren die Procc. spinosi der unteren Lendenwirbel. Das Fulcrum für diese Hand befindet sich entweder auf Ihrem überkreuzten Knien oder auf der Kante der Liege. In dieser Position lassen sich Funktionsstörungen der unteren LWS und des Iliosakralgelenks feststellen und durch „Nutzung der dem Problem innewohnenden Kräfte" behandeln.

## Übung 5.20 Empfohlene Dauer: 5 – 7 Minuten

Befunderhebung am M. psoas und bei Problemen der oberen LWS. Der Patient liegt auf dem Rücken. Die untersuchende (kopfnahe) Hand wird unter die LWS des Patienten geschoben; das Fulcrum bilden die überkreuzten Knie des Therapeuten. Fußnahe Hand und fußnaher Arm überspannen die angezogenen Knie des Patienten. Leichte Kompression auf das Fulcrum gibt Aufschluss über eine Schädigung im oberflächlichen lumbalen Bereich. Eine vermehrte Kompression an gleicher Stelle erlaubt eine Beurteilung des M. psoas. Eine Kompression der Azetabula mittels Druck durch die Knie auf die Hüftgelenke verstärkt die Aktivität des M. psoas während der Untersuchung.

## Übung 5.21 Empfohlene Dauer: 5 – 7 Minuten

Befunderhebung am unteren Thorax. Der Therapeut sitzt an der Stirnseite der Untersuchungsliege, der Patient befindet sich in Rückenlage. Schieben Sie die Hände beidseitig unter den oberen Rücken des Patienten, und zwar auf Höhe der Insertion des M. trapezius (mittlerer Thoraxbereich). Ellenbogen und Unterarme ruhen auf der Untersuchungsliege und dienen als Fulcrum. Informationen aus dieser Körpergegend ergänzen die Befunde aus ☞ Übung 5.20.

## Übung 5.22 Empfohlene Dauer: 5 – 7 Minuten

Befunderhebung am oberen Thorax. Der Patient liegt auf dem Rücken, der Kopf auf einem Kissen. Der Therapeut sitzt auf Kopfhöhe neben dem Patienten, lässt eine Hand unter das Kissen gleiten und legt sie an die Procc. spinosi der oberen BWS. Die gespreizten Finger haben auch mit den Rippen Kontakt. Der Ellenbogen bildet das Fulcrum. Die andere Hand ruht auf dem Sternum, der entsprechende Ellenbogen kann als Fulcrum auf dem Kissen aufgesetzt sein.
Laut Becker sollte sich das Sternum im Idealfall bei Einatmung nach posterior (d. h. in Richtung der Wirbelsäule) und bei Ausatmung nach anterior (d. h. zur Decke hin) bewegen. Nach dieser „Palpation“ ist üblicherweise das normale Muster wiederhergestellt:

> „Überlastungen im oberen Thorax sind in dieser Stellung rasch aufzufinden (und problemlos zu beheben), indem man sich die dem Patienten eigenen biodynamischen und biokinetischen Kräfte und Potenzen zunutze macht.“

## Übung 5.23 Empfohlene Dauer: 5 – 7 Minuten

Befunderhebung am Brustkorb (☞ Abbildung 5.8). Der Patient liegt auf dem Rücken. Der Therapeut sitzt seitlich des Patienten. Die kopfnahe Hand liegt unter dem Brustkorb des Patienten, die Fingerspitzen erreichen fast die Procc. spinosi. Das Fulcrum befindet sich auf den überkreuzten Knien des Therapeuten. Die zweite Hand ruht auf dem vorderen Brustkorb auf dem Ende derselben Rippen. Fulcrum ist der Unterarm, der auf der SIAS des Patienten aufsetzt. Eine leichte Kompression an den Fulcra induziert eine Bewegung der untersuchten Rippenköpfe, wodurch sich Überlastungsmomente erkennen und behandeln lassen. Eine Befunderhebung am gesamten Brustkorb ist ebenso vorzunehmen, wobei die Handposition nach Bedarf verändert wird.

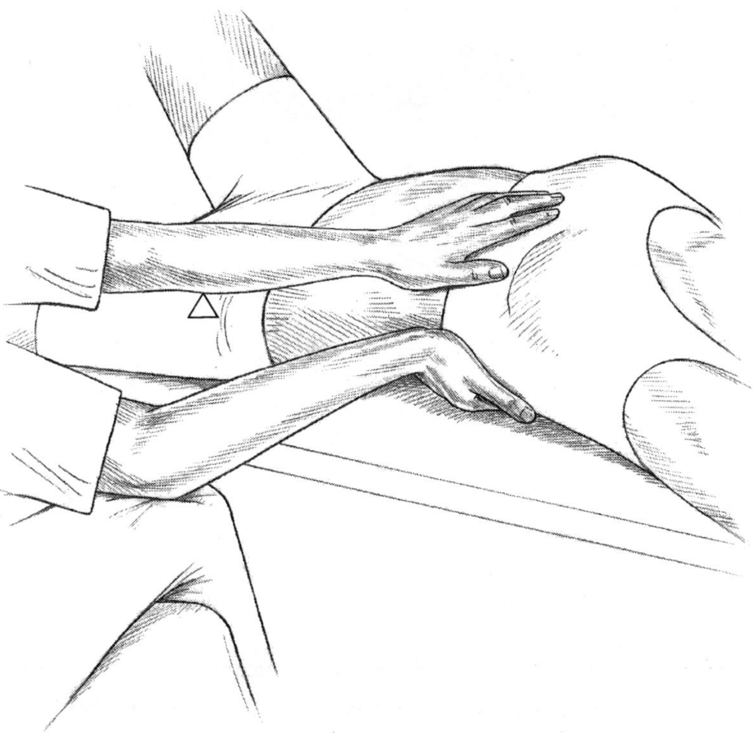

**Abbildung 5.8:** *Palpation des Brustkorbs. Die Becker'schen Fulcra befinden sich auf den überkreuzten Knien des Therapeuten und auf der (linken) Spina iliaca anterior superior des Patienten.*

## Übung 5.24

**Empfohlene Dauer: 5 – 7 Minuten**

Palpation der Leber. Der Patient liegt auf dem Rücken. Der Therapeut sitzt links neben dem Patienten und schiebt die fußnahe Hand unter die unteren Rippen; die überkreuzten Knie bilden das Fulcrum. Die andere Hand liegt über der Leber und überspannt den unteren Rippenrand. Durch Druck auf das Fulcrum werden (gestörte) biodynamische und biokinetische Kräfte spürbar und diagnostizierbar.

## Übung 5.25

**Empfohlene Dauer: Insgesamt 20 Minuten für die Untersuchung der gesamten HWS**

Befunderhebung an der Halswirbelsäule (☞ Abbildung 5.9). Der Patient befindet sich in Rückenlage. Der Therapeut sitzt am Kopfende der Liege. Die Hände überspannen beidseitig brückenartig den gesamten Nacken, von der Schädelbasis (Kontakt mit dem Hypothenar) bis zum oberen Thorax, wo die Fingerspitzen ruhen. Fulcra sind die beiden auf die Behandlungsfläche aufgesetzten Unterarme. In dieser Position ist eine allgemeine Befunderhebung möglich, und einzelne Segmente lassen sich durch Fingerkontakt lokalisieren.

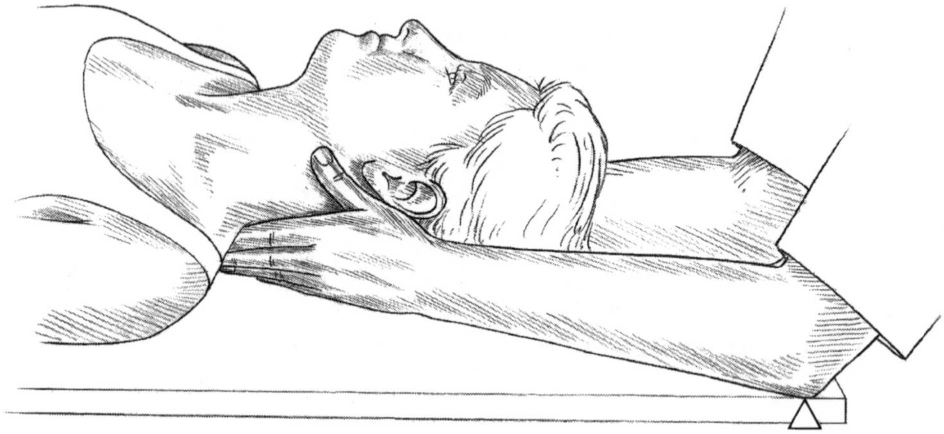

**Abbildung 5.9:** *Palpation der Halswirbelsäule. Becker'sche Fulcra sind die auf der Untersuchungsliege aufliegenden Unterarme.*

**Übung 5.26** **Empfohlene Dauer: 5 – 7 Minuten**

Befunderhebung an der Art. atlantooccipitalis. Der Therapeut nimmt dieselbe Stellung ein wie in ☞ Übung 5.25. Die Schädelbasis ruht in einer Handfläche. Die Finger sind aufwärts gebogen und haben Kontakt zum Tuberculum posterius atlanti. Der Unterarm ist als Fulcrum auf der Behandlungsliege aufgesetzt. Die andere Hand ruht auf dem Scheitel und bringt den Schädel in leichte Flexion, um den Kontakt der anderen Hand zu erleichtern. Durch Druck auf das Fulcrum lassen sich Überlastungsmuster palpieren.

**Übung 5.27** **Empfohlene Dauer: 5 – 7 Minuten**

Befunderhebung im Bereich der Schädelbasis. Die Hände des Therapeuten sind locker verschränkt und halten den Kopf des Patienten. Die Daumen liegen superior der Ohren und weisen in Richtung des Gesichts. Die Unterarme auf der Behandlungsliege bilden die Fulcra. Sehr leichte Kompression durch sie hindurch leitet die Befunderhebung ein.

## Die Auffassung des „anderen" Becker

Bislang ging es ausschließlich um die Arbeit von Rollin Becker. Es muß jedoch noch der Ansatz eines weiteren Dr. Becker referiert werden.

Alan Becker (1973) spricht von fest verwurzelten Mustern, die jeder in sich trägt – fast wie ein programmierter Computer – und die gleichermaßen normale wie anormale Funktion erlauben. Für Diagnostik und Therapie führt er Rollin Beckers Ansatz der „diagnostischen Berührung" weiter:

„Ich nehme Kontakt mit den betroffenen Geweben auf und übe genügend Druck aus, um die Aufmerksamkeit des Patienten zu binden und die automatische Reaktion einzuleiten. Dann fordere ich den Patienten auf, die Augen zu schließen und auf meine Finger zu achten, gewahr zu werden, was mit seinem Körper geschieht. So bringe ich ihn dazu, bewusste Kontrolle über das Programm zu übernehmen und seine Standards für normale, akzeptable und noch annehmbare Daten neu zu setzen. Dann lenke ich die Strukturen zu mehr Gelöstheit und Balance. Der Patient spürt die Veränderungen und führt entweder neue Handlungsprogramme mit den neuen Daten ein oder installiert jene neu, die in Funktion waren, bevor die anormalen Daten zum Zuge kamen."

Er veranschaulicht dies am Beispiel des Schleudertraumas:

„Das Problem wird dadurch kompliziert, dass der Körper Kräften ausgesetzt war, die entgegen der normalen Bewegungsrichtung in ihn eindrangen. Derartige Kräfte neigen dazu, wellenartige Bewegungen in den mit Flüssigkeit gefüllten Zellen des Körpers auszulösen. Da der Körper träge ist und versucht, die gerade aktiven Programme fortzusetzen, verursacht er eine gegenläufige Welle, die dorthin zurückkehrt, wo die Kraft auftraf."

Becker zufolge lassen diese beiden Kräfte ein Wellenmuster entstehen, einen Energiekamm, eine eingebaute Verzerrung, um die herum sich die Abwehrmuster des Körpers arrangieren. Diese gilt es zu dadurch beseitigen, dass man sie zerstreut, jedoch nicht gewaltsam gegen sie vorgeht. Nur dann, so betont Becker, kann der Patient neue, angemessenere Muster aufbauen. Der palpierende Therapeut sollte sich des Widerstands dem Gewebe innewohnender Muster sehr deutlich bewusst sein, unabhängig davon, ob diese auf Gewohnheiten oder eine Verletzung zurückgehen, denn sie geben Aufschluss über das untersuchte Areal.

Damit sind wir beim Thema der strukturellen Reintegration, der Haltungsumerziehung, der Alexander-Technik, der Arbeit von Feldenkrais, der Somatik (Thomas Hanna) und anderer Methoden, die darauf ausgerichtet sind, den Umgang mit uns selbst neu zu erlernen.

Alan Beckers Beitrag besteht darin, die bewusste Aufmerksamkeit des Patienten anzusprechen, wenn mit Methoden wie z. B. jener von Rollin Becker gearbeitet wird. Auf diese Weise nehmen die Patienten wahr, welche Veränderungen stattfinden, und unterstützen und fördern diese.

## Übung 5.28 **Empfohlene Dauer: Keine zeitliche Begrenzung, mindestens jedoch 30 Minuten**

In der letzten Übung dieses Abschnitts sollen Sie jeweils die Konzepte von Upledger, Smith und Rollin Becker einsetzen, wenn Sie die Bewegungen von Liquor, Energie und anderen intrinsischen Funktionsausprägungen an verschiedenen Körperteilen palpieren. Verwenden Sie die Methoden von Smith bis Becker und umgekehrt.

**Bei welcher dieser angewandten Methoden erhalten Sie Ihrer Meinung nach die umfassendste Information?**

**Mit welcher Methode fühlen Sie sich am vertrautesten?**

**Stimmen Sie zu, dass es ein Gewebegedächtnis gibt?**

**Sind diese Übungen im praktischen Alltag brauchbar?**

### *Übungen zu Kapitel 5: Diskussion*

**Welcher Stand ist nach Durchführung der Übungen in diesem Kapitel erreicht?**

**Wurden lediglich einige Erfahrungen gewonnen, deren Anwendungsbereich und Relevanz sich nur schwer bestimmen lassen?**

**Haben die mit diesen Übungen geschulten subtilen Fertigkeiten praktischen Wert?**

Überdenken Sie die Aussage von Philip Greenman (1989), einem der führenden amerikanischen osteopathischen Therapeuten und Forscher. Sie steht im Zusammenhang mit der Diskussion der myofaszialen Release-Technik, eines subtilen und trotzdem praktisch bestens verwendbaren Instruments:

> „Sie [die myofasziale Release-Technik] zielt gleichermaßen auf eine biomechanische und auf eine neurophysiologische Wirkung ab. Ward hat hierzu eine Mnemotechnik formuliert: POE(T2). POE bedeutet Point of Entry (= Eintrittspunkt) in das muskuloskelettale System. Dieser Eintrittspunkt kann an der unteren Extremität, an der oberen Extremität, am Brustkorb, am Abdomen oder am okzipitozervikalen Übergang liegen. Die beiden T stehen für Traktion und Verdrehung. Bei fast allen Techniken bewirkt Traktion eine Dehnung entlang der Längsachse der verkürzten und verspannten myofaszialen Elemente. Eine Dehnung sollte immer in der Längsachse und nicht in der Querachse erfolgen. Durch eine verdrehende Kraft lässt sich die Traktion lokalisieren, und zwar nicht nur am Kontaktpunkt mit dem Patienten, sondern auch an entfernt gelegenen Punkten."

Greenman zufolge sollte der Anfänger lernen, Veränderungen in Bewegungsfreiheit oder -einschränkung der Gewebe zu spüren, die sich in einiger Entfernung vom Kontaktpunkt befinden. Wenn man z.B. die Fußgelenke umfasst und von dort Traktion ausübt, sollte man sich „durch die Extremitäten hindurch" in Knie, Hüfte, Iliosakralgelenk bis in die Wirbelsäule hineinfühlen. Mit Konzentration und Übung kann man diese Fähigkeit erreichen.

Dr. Greenman beschreibt in seinem Buch Übungen, die dem Therapeuten helfen, diese zur Anwendung der myofaszialen Release-Techniken erforderlichen Fertigkeiten zu erwerben.

Hierzu zählt das Palpieren einer bestimmten Körperzone. Man beginnt oberhalb der Haut, nimmt dann leichten Kontakt auf, um „die dem Patienten inhärenten Gewebebewegungen unter der Hand zu spüren" (ein „inhärentes Oszillieren"). Der Leser ist diesem Konzept im vorliegenden Kapitel schon verschiedentlich, wenngleich in unterschiedlichen Formulierungen begegnet.

Einer der ersten Schritte besteht darin, ohne Bewegung Druck auszuüben bzw. Kontakt herzustellen. Anschließend werden die ständig innerhalb des Gewebes ablaufenden Bewegungen palpiert, ohne sie zu beeinflussen. Hier sind Fertigkeiten gefordert, die Sie mit Hilfe der zahlreichen Übungen in diesem Kapitel ausfeilen sollten.

Greenman präsentiert abschließend eine Übung zur Palpation der Bewegung des Os sacrum. Dabei befindet sich der Patient zunächst in Rücken-, dann in Bauchlage. Beim derzeitigen Stand Ihrer praktischen Erfahrungen sollte Ihnen diese Übung keine Schwierigkeiten bereiten.

Greenman schreibt:

> „Wenn Sie die inhärente Gewebebewegung und auch die knöcherne Bewegung tasten können, sind Sie auf dem besten Weg zur erfolgreichen Anwendung der myofaszialen Release-Technik."

Hervorragende Forscher auf dem Gebiet der menschlichen Physiologie haben uns ihre Methoden vermittelt. Es bleibt zu hoffen, dass sie unsere diagnostische und therapeutische Kompetenz erweitern.

**Quellen**


Becker A. Parameters of resistance. Academy of Applied Osteopathics, September 1973

Becker R. Diagnostic touch (1). Yearbook of the Academy of Applied Osteopathy, vol. 63, 1963, S. 32–44

Becker R. Diagnostic touch (2). Yearbook of the Academy of Applied Osteopathy, vol. 64, 1964, S. 153–160

Becker R. Diagnostic touch (3). Yearbook of the Academy of Applied Osteopathy, vol. 64, 1965, S. 161–165

Becker R. Diagnostic touch (4). Yearbook of the Academy of Applied Osteopathy, vol. 65, 1966, S. 165–177

Chaitow B. Persönliche Mitteilung, 1983

Erlinghauser R. The circulation of CSF through the connective tissue system. Yearbook of the Academy of Applied Osteopathy, 1959

Ford C. Where healing waters meet. Station Hill Press, New York, 1989

Frymann V. Palpation. Yearbook of selected osteopathic papers. Academy of Applied Osteopathy, 1963

Greenman P. Principles of manual medicine. Williams & Wilkins, Baltimore, 1989

Kennedy J. Tubular structure of collagen fibrils. Science 121, May 1955, S. 673–674

Korr I. Somatic dysfunction, osteopathic manipulative treatment and the nervous system. Journal of the American Osteopathic Association 76, February 1986, S. 9

Nordenstrom B. Biologically closed electric circuits: clinical, experimental and theoretical evidence for an additional circulatory system. Nordic Medical Publications, Stockholm, 1983

Richardson M. Book review. D. O. September 1988

Selye H. The stress of life. McGraw-Hill, New York, 1976

Smith F. Inner bridges – a guide to energy movement and body structure. Humanics New Age, 1986

Speransky. A basis for the theory of medicine. International Publishers, New York, 1944

Sutherland W. The cranial bow. Sutherland, Mankato, Minnesota, 1948

Upledger J. Craniosacral therapy 11: beyond the dura. Eastland Press, Seattle, 1987

Upledger J, Vredevoogd W. Craniosacral therapy. Eastland Press, Seattle, 1983

Varma D. The human machine and its forces. Health for All Publications, London, 1935

Wyckoff R. Fine structure of connective tissues. Foundation Conferences on Connective Tissues 3, 1952, S. 38–91

## Befunderhebung von Restriktionen der Dura mater

Dr. John Upledger (1987) erläutert, wie schwierig es ist, Anleitungen zu Techniken zu geben, mit deren Hilfe Restriktionen des Neuralschlauches zu lokalisieren sind. Nicht die Techniken selbst stellen das Problem dar, sondern ihre Beschreibung. Die Dura mater ist fest mit dem gesamten inneren Rand des Foramen occipitale magnum sowie mit der Rückseite des zweiten und dritten Halswirbelkörpers verbunden. Von dort ist sie bis zum zweiten sakralen Segment frei beweglich, wo sie an der Rückseite befestigt ist. Danach haftet sie mit dem Filum terminale an der Hinterseite des Os coccygis am Periost.

Nicht nur an den dafür vorgesehenen Befestigungsstellen, sondern auch im Gesamtverlauf des Neuralschlauches und vor allem an den Foramina intervertebralia kann es zur Adhäsion und Restriktion der Dura mater kommen. Zur Bestimmung ihrer Mobilität wird gleichzeitig an Okziput und Os sacrum eine Bewegungsprüfung vorgenommen. Bei normaler Mobilität erfolgen die Bewegungen synchron. Jegliche „Verzögerung" des einen oder anderen Knochens im Bewegungsablauf deutet auf eine Restriktion hin (☞ Abbildung 6 A).

Upledger empfiehlt, die Bewegung besagter Knochen gleichzeitig zu palpieren. Der Patient liegt dazu auf dem Rücken. Ist eine normale, synchrone Bewegung palpierbar, sollte versuchsweise mit einer Hand die Bewegung von Okziput oder Os sacrum leicht eingeschränkt werden. Die andere Hand tastet die Auswirkungen dieser Hemmung.

Lässt der Befund auf eine erhöhte Duraspannung infolge einer „Bewegungs-Verzögerung" zwischen Okziput und Os sacrum schließen, sind ihre Ursachen zu ergründen. Man sollte prüfen, ob die Verzögerung von einem der beiden Endpunkte oder von einem anderen Punkt im Verlauf des Neuralschlauches ausgeht (innerhalb des Neuralschlauches oder an einer seiner Aussackungen für die Spinalnerven).

Eine weitere Möglichkeit der Befunderhebung bietet eine behutsame Traktion am Okziput, sodass sich der Neuralschlauch ein wenig zum Therapeuten hin bewegt (Patient liegt wiederum auf dem Rücken). Falls es bei dieser „Gleitbewegung" zu irgendeiner Restriktion kommt, muss man sich fragen, wie weit unten im Verlauf des Neuralschlauches diese auftritt.

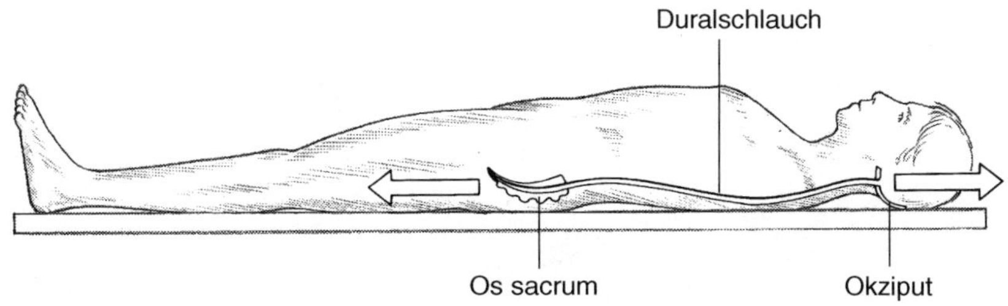


**Abbildung 6 A:** *Traktion am Os sacrum (oder an den Beinen) übt über die Dura mater einen direkten Zug auf das Okziput aus. Eine am Okziput ansetzende Traktion übt über die Dura mater einen direkten Zug auf das Os sacrum aus.*

Eine leichte Traktion bewirkt einen Zug auf die Dura mater in der Nähe der palpierenden Hände (im Bereich der oberen HWS). Bei Steigerung der Zugkraft überträgt sich diese auf die weiter unten liegenden Abschnitte im weiteren Verlauf des Neuralschlauches. Einige Übung vorausgesetzt, kann man durch Dehnung der Dura mater ein Segment nach dem anderen palpieren. In gleicher Weise ist natürlich eine Traktion vom Os sacrum aus möglich.

## Übung zum Spezialthema

Upledger beschreibt eine ausgezeichnete Übung zur Schärfung der Wahrnehmungsfähigkeit für möglicherweise vorhandene Restriktionen.
Breiten Sie einen langen Streifen Haftfolie über die gesamte Länge eines ebenen Tisches mit glatter Oberfläche aus. Die Folie haftet teilweise an der Oberfläche und leistet der Bewegung Widerstand, die Sie durch Zug an einem Ende induzieren (☞ Abbildung 6 B).

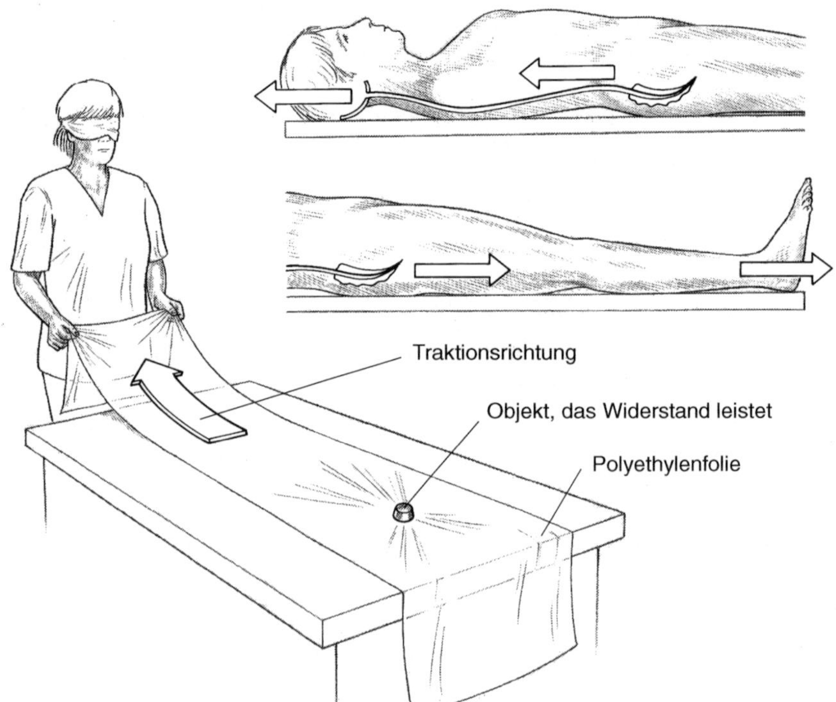


**Abbildung 6 B:** *Upledgers Übung zur Befunderhebung von Restriktionen der Dura mater. Er verwendet eine Polyethylenfolie (anstelle der Dura mater) und ein „Widerstand leistendes" Objekt (anstelle von Verklebungen und Restriktionen der Dura mater). Der Therapeut steht an den Füßen (oder setzt am Os sacrum an) bzw. hinter dem Kopf des Patienten. Durch behutsamen und hochgradig fokussierten Zug wird der Befund erhoben.*

Zunächst sollten Sie Zug ausüben und nur beobachten, wie stark dieser sein muss, damit sich die Folie ein wenig bewegt. Haben Sie dies herausgefunden, empfiehlt Upledger, ein Objekt (z. B. ein Glas Wasser) auf die Folie zu stellen und bei der Wiederholung der Übung zu beobachten, wie viel der Zug verstärkt werden muss, um der Beschwerung Rechnung zu tragen.
Platzieren Sie das beschwerende Objekt an verschiedenen Stellen und wiederholen Sie die Übung mehrmals. Allmählich werden Sie präziser wahrnehmen, von welchen Punkten eine Bewegungsrestriktion ausgeht.
Sobald Sie ein Gespür dafür gewonnen haben, wo die Widerstände jeweils lokalisiert sind, rät Upledger, diese Übungen mehrfach mit verbundenen Augen auszuführen (ein Partner platziert das Widerstand leistende Objekt). Können Sie die Position des Objekts auf der Folie angeben, indem Sie lediglich durch Zug an der Folie den Widerstand bestimmen?

> „Sie werden überrascht sein, wie bald Sie mit verbundenen Augen das Ihrem Zug Widerstand leistende Objekt lokalisieren können."

Vergegenwärtigen Sie sich anschließend nochmals an einem Partner oder Patienten (in Rückenlage), wie sich der Widerstand der Dura „anfühlt". Setzen Sie dazu leichte Traktion an Okziput oder Os sacrum an.

**Quelle**

Upledger J, Vredevoogd W. Craniosacral therapy. Eastland Press, Seattle, 1987

# 6 „Ungünstige mechanische Spannung" im Nervensystem

Das folgende Kapitel beschäftigt sich mit einigen außerordentlich wichtigen Verfahren zur Befunderhebung bei so genannten „ungünstigen Spannungen der neuralen Strukturen". Zunächst ist jedoch zu bedenken, welche Auswirkungen – abgesehen von Schmerz – solche „ungünstige Spannungen" haben. Daher muss kurz auf einen in diesem Zusammenhang möglicherweise wichtigen physiologischen Aspekt eingegangen werden: die trophische Funktion der Nerven.

Irvin Korr gehörte zu den führenden Forschern der letzten 50 Jahre, die für die osteopathische Medizin wesentliche neurologische und pathophysiologische Prozesse untersuchten. Er ging dem Phänomen des Transports und Austausches von makromolekularem Material über neurale Bahnen nach. Relevant (für unsere Zwecke) ist vor allem seine Erkenntnis, dass der Einfluss der Nerven auf Erfolgsorgane und Muskeln weitgehend von deren Versorgung mit bestimmten neuronalen Proteinen abhängt. Nachgewiesen ist ferner die Existenz einer gegenläufig gerichteten Bahn, auf der Botenstoffe über neurale Strukturen von den Erfolgsorganen zum Zentralnervensystem und Gehirn übertragen werden.

Korr zeigt in einem seiner aufgeführten Beispiele (Korr 1981), dass alle Unterscheidungsmerkmale der roten und weißen Muskulatur in morphologischer, funktioneller, chemischer Hinsicht (und, wie bereits in ☞ Kapitel 4 dargestellt, in ihrer Stressantwort) umkehrbar sind, wenn die Innervation in der Weise „gekreuzt" wird, dass die weiße Muskulatur die für die rote bestimmte Innervation erhält und umgekehrt. „Das bedeutet nichts anderes, als dass der Nerv dem Muskel mitteilt, welche Art von Muskel er zu sein hat, und ist Ausdruck einer neural vermittelten genetischen Einwirkung." (Korr 1981).

Mit anderen Worten entscheidet der Nerv darüber, welches Gen in einem Muskel unterdrückt und welches exprimiert wird. Diese Information ist in dem Material enthalten, das entlang der Axone transportiert wird. Wird der Kontakt zwischen einem Muskel und seinem Nerv unterbrochen (wie z. B. bei der Poliomyelitis epidemica), resultiert daraus eine Atrophie, jedoch nicht aus dem Mangelgebrauch. Vielmehr kommt es zur Desintegration der myoneuralen Verbindung zwischen Nerven- und Muskelzellen, wo ein Austausch von Nährstoffen stattfindet, unabhängig davon, ob Impulse übertragen werden oder nicht.

Diese und andere Funktionen beruhen auf dem Fluss der über die Axone transportierten Proteine, Phospholipide, Glykoproteine, Neurotransmitter und deren Vorläufersubstanzen, Enzyme, Mitochondrien und anderer Organellen.

Korr erläutert das Phänomen folgendermaßen:

- Diese Substanzen werden mit einer Geschwindigkeit zwischen 1 mm/Tag und mehreren 100 mm/Tag transportiert, wobei „unterschiedliche Lasten mit unterschiedlicher Geschwindigkeit befördert werden".
- „Den Motor der Bewegung (für den wellenförmigen Transport) stellt das Axon selbst dar".
- Der retrograde Transport scheint „ein fundamentales Kommunikationsmittel zwischen den Neuronen sowie zwischen Neuronen und nicht neuronalen Zellen" zu sein.
- Korr zufolge spielt dieser Prozess eine wichtige Rolle bei der Aufrechterhaltung der „Plastizität des Nervensystems, wodurch Motoneuronen und Muskelzellen oder zwei eine Synapse bildende Neuronen wechselseitig adaptiert bleiben und auf sich verändernde Bedingungen der einen oder anderen Seite reagieren können".

## *Auswirkungen*

Welche klinischen Auswirkungen hat diese Erkenntnis, genauer: Was hat das mit dem Palpieren zu tun?

Zuerst sollte man natürlich verstehen, welchen Einwirkungen die palpierten Gewebe unterliegen. Wie bereits in vorangegangenen Kapiteln diskutiert, vermittelt beispielsweise die Kenntnis des kraniosakralen Rhythmus bestimmter Flüssigkeitsfluktuationen und der tubulären Struktur der Kollagenfibrillen, die viele Forscher für Transportkanäle des Liquors halten, eine Vorstellung davon, was beim Palpieren dieser Rhythmen möglicherweise zu spüren ist.

Nicht weniger wichtig ist es, sich vor Augen zu führen, wie die Trophik von neuralen Strukturen die strukturellen und funktionellen Charakteristika der Weichteilgewebe beeinflusst, die diese versorgen. Insbesondere die Störanfälligkeit dieser Versorgungsbahnen ist dabei zu berücksichtigen. Korr schreibt dazu:

> „Jeder Faktor, der den Transportmechanismus im Axon stört oder entweder Qualität oder Quantität der via Axon transportierten Substanzen dauerhaft verändert, kann die trophische Einwirkung ins Schädliche verkehren. Dies wiederum wird strukturelle, funktionelle und metabolische Abweichungen nach sich ziehen und damit zu Dysfunktion und Erkrankung beisteuern."

Zu den negativen Einflüssen, denen diese Transportmechanismen häufig ausgesetzt sind, zählt Korr:

> „... Verformungen an Nerven und Nervenwurzeln, z. B. durch Kompression, Dehnung, Abknicken und Torsion."

Diese Art von Stress tritt laut Korr beim Menschen nur allzu häufig und insbesondere dort auf, wo die neuralen Strukturen am wenigsten geschützt sind:

> „In ihrem Verlauf über hochgradig bewegliche Gelenke, durch knöcherne Kanäle und die Foramina intervertebralia, zwischen Faszienblättern und tonisch kontrahierten Muskeln (das gilt z. B. für die Rami dorsales der Spinalnerven und die Rückenextensoren)."

Weitere negative Einflüsse auf die trophische Funktion der Nerven sieht Korr im Zusammenhang mit „anhaltend hyperaktiven peripheren Neuronen (sensorischen, motorischen und autonomen)".

Feuern nämlich neurale Strukturen mit hoher Frequenz (wie es etwa bei hyperreaktiven Segmenten und Triggerpunkten der Fall ist), leiden der Stoffwechsel der Neuronen „und ganz gewiss ihre Synthese und der Umsatz von Proteinen und anderen Makromolekülen".

Man sollte sich an diese (und andere, weiter unten wiedergegebene) Überlegungen Korrs zur vitalen trophischen Funktion des Nervensystems – abgesehen von der Impulsleitung – erinnern, wenn im Folgenden Methoden zur Feststellung ungünstiger mechanischer Spannungen (UMS) im Nervensystem behandelt werden.

## Ungünstige mechanische Spannung (UMS) im Nervensystem: Befunderhebung

Tests auf „Spannungen" in den neuralen Strukturen und deren Behandlung stellen eine Alternative im Umgang mit bestimmten Formen von Schmerz und Dysfunktion dar. Solche ungünstigen Spannungen tragen nämlich oft nicht unerheblich zu Funktionsstörungen im muskuloskelettalen System und auch zu einer noch breiter gefächerten Pathologie bei (an Korrs Untersuchungen sei erinnert).

Maitland (1986) empfiehlt, diese Form der Befunderhebung und Therapie zur „Mobilisation" der neuralen Strukturen in Betracht zu ziehen anstatt diese lediglich zu dehnen. Ihm und anderen Autoren zufolge sollten Dehnungen Fällen vorbehalten bleiben, die auf die normalen Mobilisationstechniken für Weichteile und knöcherne Strukturen (Muskeln, Gelenke usw.) nicht ansprechen. Maitland und Butler (Butler und Gifford 1989) haben sich im Lauf der Jahre wiederholt zu mechanischen Faktoren geäußert, durch die neurale Strukturen im Wirbelkanal und an anderen Stellen eingeklemmt werden.

### *Basistests*

Butler und Gifford (1989) führten Maitlands Ansatz weiter und erarbeiteten eine Reihe von „Basistests", anhand derer mechanische Restriktionen des Nervensystems präzise geortet werden können.

Fünf dieser nachstehend beschriebenen „Basis-(Spannungs-)Tests" sind nicht nur diagnostisch wertvoll, sondern eignen sich auch zur passiven Mobilisierung der beteiligten Strukturen. Sowohl der Nerv selbst als auch der ihn umgebende Muskel, Bindegewebe, Gefäße, die Dura usw. werden durch die „mechanische Spannung" in Mitleidenschaft gezogen.

Folgende fünf Tests werden beschrieben:

- Anheben des gestreckten Beines aus der Rückenlage (AGBR)
- Kniebeugung in Bauchlage (KBB)

- Passive Nackenflexion (PNF)
- Eine Kombination dieser Tests in „zusammengesunkener" Haltung („slump-Position")
- Spannungstest für die obere Extremität (STOE).

Diese Tests werden oft kombiniert (z. B. Ausführung in der „zusammengesunkenen" Position und KBB). Einige sind in anderem Zusammenhang bekannt. Um verlässliche Ergebnisse zu erhalten, ist es jedoch von entscheidender Bedeutung, die Tests exakt in der beschriebenen Weise auszuführen.

### Einfache Beispiele

Butler und Gifford berichten über Studien, denen zufolge bei Dehnungen durch die passive Nackenflexion Spannungsveränderungen an den lumbalen Nervenwurzeln auftraten. Auch das Schmerzerleben in Nacken und Arm (gelegentlich auch im Kopf) veränderte sich oft unmittelbar, wenn beim Anheben des gestreckten Beines aus der Rückenlage zusätzlich der entsprechende Fuß dorsalflektiert wurde. Den eigentlichen Test ergänzende Dehnungen, wie etwa die Dorsalflexion im oberen Sprunggelenk, werden in dieser Arbeit als „Sensibilisierungsmaßnahme" bezeichnet.

### Korrekte Positionierung

Der von Butler/Gifford propagierte Ansatz erfordert eine korrekte Positionierung des getesteten Gebiets, denn dabei werden sowohl Schmerzveränderungen als auch der Nutzen einer passiven Dehnung zur Lösung gegebenenfalls vorliegender Bewegungseinschränkungen aufgespürt. Die beiden Autoren betonen, dass *Körperbewegungen (und somit die besagten Tests) nicht nur die Spannung innerhalb des Nervs erhöhen, sondern ihn zugleich auch im Verhältnis zum umgebenden Gewebe bewegen.*

## *Die mechanische Grenzfläche*

Die Gewebe in der Umgebung von Nervenstrukturen werden als mechanische Grenzfläche bezeichnet. Diese dem Nerv benachbarten Gewebe können sich unabhängig von ihm bewegen (z. B. ist der M. supinator die mechanische Grenzfläche des N. radialis, wenn dieser durch den Sulcus nervi radialis zieht).

Ein pathologischer Zustand der mechanischen Grenzfläche kann zu anormalen Nervenbewegung und nachfolgend zu Spannungen in den neuralen Strukturen mit unvorhersehbaren Auswirkungen führen. Als Beispiele für eine Pathologie an der mechanischen Grenzfläche seien Nerveneinklemmungen durch Diskusprolaps, Kontakt mit einem Osteophyten und das Karpaltunnelsyndrom genannt. Diese Krankheitsbilder würde man als ursächlich *mechanisch* einstufen, was die Nervenrestriktion betrifft. Die Symptomatik aufgrund einer mechanisch hervorgerufenen Einklemmung neuraler Strukturen ist leichter zu provozieren, wenn ein Test Bewegung induziert, als wenn lediglich (passive) Spannung erzeugt wird.

Auch *chemische* und *entzündliche* Ursachen neuraler Spannung kommen vor. Als Folgeerscheinung kann eine „interneurale Fibrose" auftreten, die elastizitätsmindernd und spannungserhöhend wirkt. Dies würde beim Spannungstest an diesen Strukturen zutage treten. (☞ Vgl. Kapitel 4, Diskussion über das Fortschreiten vom akuten zum chronischen Stadium einer Weichteildysfunktion.)

Entzündungen oder chemische (toxische) Schädigungen ziehen pathophysiologische Veränderungen nach sich. Diese führen zu inneren mechanischen Restriktionen der neuralen Strukturen, die sich von solchen mechanischer Genese, z. B. einer Bandscheibenläsion, unterscheiden.

Veränderungen aufgrund einer ungünstigen mechanischen Spannung wirken sich laut Butler und Gifford nicht notwendigerweise auf die Nervenleitfähigkeit aus. Korrs Untersuchungen zufolge ist es jedoch wahrscheinlich, dass der axonale Transport beeinträchtigt ist.

### Lokalisation von UMS und Schmerz

Wenn das Ergebnis eines Spannungstests positiv ausfällt (d. h., wenn das eine oder andere Testelement Schmerz hervorruft – sei es die Ausgangsstellung allein oder im Verbund mit „sensibilisierenden" Maßnahmen), bedeutet dies lediglich, dass irgendwo im Nervensystem eine ungünstige mechanische Spannung (UMS) vorhanden ist. Den Schmerz empfindet der Patient möglicherweise an ganz anderer Stelle.

Butler und Gifford berichten über Untersuchungen, denen zufolge 70 % von 115 Patienten mit Karpaltunnelsyndrom oder einer Läsion des N. ulnaris im Ellenbogenbereich eindeutige elektrophysiologische und klinische Hinweise auf eine Nervenläsion im Nacken aufwiesen. Diesem Phänomen liegt eine, wie sie es nennen, „doppelte Kompression" zugrunde: Eine primäre, oft schon lange bestehende Störung, z. B. an der Wirbelsäule, drückt sich in einer sekundären, „entfernt gelegenen" Dysfunktion in der Peripherie aus.

Auch der umgekehrte Wirkmechanismus ist bekannt. Dabei führt z. B. eine Kompression des N. ulnaris im Handgelenk letztlich zur Nervenkompression am Ellenbogen (die Autoren prägten hierfür den Begriff „gegenläufige doppelte Kompression").

## *Zur Störanfälligkeit der neuralen Gewebe*

An dieser Stelle soll noch einmal auf den von Korr propagierten retrograden axonalen Fluss verwiesen werden, da dieser die erwähnten Veränderungen beeinflussen könnte. Korr (1970) schreibt:

> „Um die Störanfälligkeit des segmentalen Nervensystems auf somatische Ereignisse einschätzen zu können, muss man sich vor Augen führen, dass die Nerven nach ihrem Austritt aus dem Rückenmark großenteils durch Skelettmuskeln ziehen. Die starken Kontraktionen in diesen Muskeln und die damit einhergehenden chemischen Veränderungen beeinflussen Stoffwechsel und Erregbarkeit der Nervenzellen tief greifend. Die Neurone sind hier erheblichen mechanischen und chemischen Wirkfaktoren unter-

> schiedlicher Art ausgesetzt, z. B. Kompression und Torsion u. v. a. … Geringfügiger mechanischer Stress kann im Lauf der Zeit dazu führen, dass schützende Gewebehüllen mit Neuronen verkleben, diese abschnüren und deren Verlaufsrichtung ändern. [Möglicherweise erstreckt sich dieser Vorgang auf Strukturen, die Reibung verhindern, wie die Ausläufer der Meningen einschließlich der Nervenscheiden und -hülsen.]“

Solche mechanische Stressfaktoren stören natürlich auch den Fluss des Axoplasmas.

> „Entlang jeder einzelnen Nervenfaser strömt Nervenzytoplasma in einer derartigen Menge, dass man sagen kann, der Nerv ‚setze‘ sein gesamtes Material drei- bis viermal pro Tag um. Dieser Strom ist für die Ernährung der Nervenfasern in ihrer gesamten Länge lebensnotwendig.“

Dieser Axoplasmafluss trägt auch zur Ernährung der Erfolgsorgane bei. Außerdem transportieren die Nerven auf demselben Wege chemische Botschaften aus den Geweben zum Rückenmark. Daher haben Störungen dieses Stromes an chemischen Botschaften aufgrund erhöhter „Spannung“ erhebliche gesundheitliche Auswirkungen. Korr nennt vier Arten von Störungen der Nervenfunktion, die aus einer lokalen Kompression der Gewebe resultieren können:

1. Vermehrte neurale Erregbarkeit am Ort der Störung.
2. Auslösen überzähliger Impulse (erhöhte Häufigkeit der Impulsübermittlung vom/in das Rückenmark, desgleichen in die Peripherie: die Muster werden „verworren“).
3. „Gekreuzte Kommunikation“. Sie tritt auf, wenn Nervenfasern elektrische Stimuli von benachbarten Nerven aufnehmen.
4. Lokal wirksamer Stress teilt sich fortwährend dem Rückenmark mit und „verstopft“ damit die Leitungsbahnen für stereotype Botschaften.

## Spannungspunkte und Testbeschreibungen

Butler und Gifford erwähnen, dass sich das Nervensystem in bestimmten anatomischen Regionen im Verhältnis zum umgebenden Grenzflächengewebe nur sehr wenig bewegt. Hier oder an Stellen, an denen das System relativ fest fixiert ist, tritt am ehesten eine ungünstige mechanische Spannung auf. Dies ist häufig dort der Fall, wo Nerven sich verzweigen oder in einen Muskel eintreten. Die Autoren sprechen von „Spannungspunkten“ (tension points) an diesen Stellen. Hierauf beziehen sich auch die Testbeschreibungen.

1. Ein Spannungstest ist positiv, wenn das Testverfahren die Symptome des Patienten reproduziert *und* diese Symptome durch eine der sogenannten „sensibilisierenden Maßnahmen“ abgeändert werden können. Diese Verfahren sollen die Eingangsdiagnose UMS „untermauern“ und bestätigen.
   „Sensibilisierend“ wirkt z. B. die zusätzliche Dorsalflexion im oberen Sprunggelenk beim Anheben des gestreckten Beins aus der Rückenlage.
2. Wenn keine Symptome exakt zu reproduzieren sind, gilt der Test u. U. auch dann noch als relevant, wenn andere anormale Symptome durch den Test und die begleitenden sensibilisierende Maßnahmen hervorgerufen werden können. Ein Ver-

gleich mit den Testergebnissen der Gegenseite einer Extremität beispielsweise kann auf eine Anomalie hinweisen, die es eingehender zu untersuchen gilt.

3. Eine Veränderung des Bewegungsausmaßes stellt einen weiteren Indikator für Anomalie dar. Dabei ist unerheblich, ob sie bereits in der anfänglichen Testposition oder während zusätzlicher sensibilisierender Maßnahmen zu beobachten ist.

## *Passive Bewegung des Nervensystems bei Untersuchung und Behandlung*

1. Die Spannung in den *interneuralen Geweben* lässt sich dadurch steigern, dass man sie sozusagen „von beiden Enden" her ansetzt, wie etwa beim Test in „zusammengesunkener" Haltung.
2. Vermehrte Spannung in den *extraneuralen Geweben* bewirkt eine maximale Lageveränderung des Nervs im Verhältnis zu seiner mechanischer Grenzfläche (z.B. beim Anheben des gestreckten Beines aus der Rückenlage). Gegebenenfalls vorhandene Bewegungseinschränkungen werden an den „Spannungspunkten" sichtbar.
3. Bewegungen *extraneuraler Gewebe* in andere Ebenen sind provozierbar.
Orientieren Sie sich vor Ausführung der nachstehenden Übungen anhand von ☞ Kasten 6.1 über allgemein geltende Vorsichtsmaßnahmen und Kontraindikationen.

**Kasten 6.1: Vorsichtsmaßnahmen und Kontraindikationen für die Übungen 6.1–6.5**

1. Vorsicht beim Test in „zusammengesunkener" Haltung, falls ein Bandscheibenproblem vorliegt, der Nacken des Patienten empfindlich ist (oder bei häufigen Schwindelanfällen).
2. Keine übermäßige Seitneigung des Nackens beim Spannungstest für die obere Extremität.
3. Der Zustand empfindlicher Bereiche darf durch das Testverfahren nicht verschlimmert werden (diesbezüglich ist die obere Extremität stärker gefährdet als die untere).
4. Bei offenkundigen neurologischen Problemen ist eine Verschlechterung des Zustands durch kraftvolles oder starkes Dehnen unbedingt zu vermeiden.
5. Entsprechende Vorsicht ist bei Diabetikern, Patienten mit Multipler Sklerose, frisch Operierten oder Patienten mit einer Durchblutungsstörung im getesteten Körperbereich geboten.
6. Die Tests sind kontraindiziert, wenn sich neurologische Symptome in letzter Zeit verschlechtert haben oder eine Läsion der Cauda equina bzw. des Rückenmarks vorliegt.

**Übung 6.1** **Empfohlene Dauer: 3 – 4 Minuten pro zusätzliche „Sensibilisierung"**

### Anheben des gestreckten Beines aus der Rückenlage (AGBR)

☞ Vgl. Test auf Verkürzung der ischiokruralen Muskulatur (Übung 4.18). Das Bein wird mit gestrecktem Knie in der Sagittalebene angehoben. Dieser Test empfiehlt sich bei allen Problemen der Wirbel, der unteren Extremität und bei einigen der oberen Ex-

tremität zur Abklärung einer anormalen mechanischen Spannung des Nervensystems im unteren Rückenbereich oder der unteren Extremität.
Ergänzende sensibilisierende Maßnahmen:

- Dorsalflexion des Fußes im oberen Sprunggelenk (Stressfaktor für den zur Tibia verlaufenden Anteil des N. ischiadicus).
- Plantarflexion und Innenrotation des Fußes im oberen Sprunggelenk (Stressfaktor für den N. peroneus communis; geeignet bei Symptomen an der Tibiakante und am Fußrücken).
- Passive Nackenflexion.
- Vermehrte Innenrotation im Hüftgelenk.
- Vermehrte Adduktion im Hüftgelenk.
- Veränderung der Wirbelsäulenstellung (Beispiel: Sensibilitätssteigerung beim Anheben des gestreckten linken Beines aus der Rückenlage durch Lateralflexion der Wirbelsäule nach rechts).

Führen Sie den AGBR-Test einschließlich aller Ergänzungen durch. Prüfen Sie, ob sich Symptome verändern, neue Symptome oder Restriktionen auftreten etc.
**Kann der Patient das Bein genauso hoch und mühelos anheben, ohne Gewalt anzuwenden und ohne dass (alte oder neue) Symptome auftreten, wenn die erwähnten sensibilisierenden Maßnahmen zusätzlich ausgeführt werden?**

## Anmerkungen zum AGBR-Test

- Bei diesem Test bewegen sich die lumbosakralen Nervenwurzeln im Verhältnis zum Grenzflächengewebe nach kaudal (daher tritt bei bestehendem Diskusprolaps ein „positives“ Zeichen auf – Schmerz und Bewegungseinschränkung beim Anheben des Beines).
- Weniger bekannt ist die Tatsache, dass sich der N. tibialis proximal des Kniegelenks beim AGBR (im Verhältnis zur mechanischen Grenzfläche) nach kaudal bewegt, während er sich distal des Kniegelenks nach kranial bewegt. Im Kniebereich selbst kommt es zu keiner Bewegung. Daher gilt diese Stelle als „Spannungspunkt“.
- Der N. peroneus communis ist fest mit dem Fibulaköpfchen verhaftet (ein weiterer „Spannungspunkt“).

**Übung 6.2** **Empfohlene Dauer: 3 – 4 Minuten pro zusätzliche „Sensibilisierung“ in jeder Position (1 und 2)**

## Kniebeugung in Bauchlage (KBB)

1. Der Patient liegt auf dem Bauch, das Knie gebeugt. Er führt die Ferse an das Gesäß, um die vorhandenen Symptome zu reproduzieren bzw. andere anormale Symptome oder Veränderungen des Bewegungsausmaßes (die Ferse sollte sich mühelos dem Gesäß annähern lassen). In Bauchlage, bei gebeugtem Knie sowie stabilisiertem Hüftgelenk und Oberschenkel werden die Nerven und Nervenwurzeln L2, L3, L4 sowie insbesondere der N. femoralis und seine Äste bewegt.

2. Wird der Test in Seitenlage des Patienten durchgeführt, muss das Hüftgelenk in Extension fixiert werden (diese Position ist bei Verdacht auf eine Kompression des N. cutaneus femoris lateralis geeigneter).
Beim KBB-Test werden der M. rectus femoris gedehnt und das Becken nach anterior gekippt. Dadurch wird die Lendenwirbelsäule gestreckt, was zu Fehlinterpretationen von Nervenkompressionssymptomen führen kann.
*Sensibilisierende Maßnahmen* erleichtern die Interpretation. Diese umfassen (in beiden Testpositionen):

- Flexion der Halswirbelsäule
- Einnehmen der „zusammengesunkenen“ Haltung (☞ Übung 6.3) – allerdings nur bei Ausführung des Tests in Seitenlage
- Unterschiedliche Abduktion, Adduktion und Rotation des Hüftgelenks.

**Übung 6.3** **Empfohlene Dauer: 3 – 4 Minuten pro zusätzliche „Sensibilisierung“**

## „Test in zusammengesunkener Haltung“

Laut Butler ist dies der wichtigste Test dieser Serie. Er verbindet Nerven und Bindegewebe zwischen Pons und Füßen. Testausführung und -interpretation bedürfen großer Sorgfalt (☞ Abb. 6.1). Dieser Test empfiehlt sich bei allen Problemen der Wirbelsäule, bei den meisten der unteren sowie einigen der oberen Extremität (insbesondere bei Verdacht auf Beteiligung des Nervensystems).
Der Patient/Partner führt beim Test Flexion/Bewegungen in nachstehender Reihenfolge aus:

- Flexion der BWS, danach der LWS
- Flexion der HWS
- Strecken der Knie
- Dorsalflexion des Fußes im oberen Sprunggelenk
- Gelegentlich kombiniert mit Flexion des Hüftgelenks (entweder durch Annäherung des Rumpfes an die Oberschenkel oder durch stärkeres Anheben des gestreckten Beines).

„*Sensibilisiert*“ wird beim „Test in zusammengesunkener Haltung“ normalerweise durch Änderung der Endposition der Gelenke. Butler nennt Beispiele:

- Treten bei der „zusammengesunkenen Haltung“ lumbale und in den Oberschenkel ausstrahlende Schmerzen auf, lassen sich diese durch eine Veränderung der Kopfhaltung – etwa eine Verminderung der HWS-Flexion – u. U. vollständig beheben.
- Durch Veränderung der Fuß- und Kniegelenksposition sind Schmerzen in Nacken, Thoraxbereich oder Kopf entscheidend zu beeinflussen.

Beide Testergebnisse würden eine ungünstige mechanische Spannung bestätigen. Der Ort des Geschehens bliebe allerdings offen.

- Weitere mögliche Testvarianten ergeben sich durch zusätzliche Seitneigung, Rotation oder sogar Streckung des Rumpfes, Adduktion, Abduktion oder Rotation des Hüftgelenks oder unterschiedliche Stellungen der Halswirbelsäule.

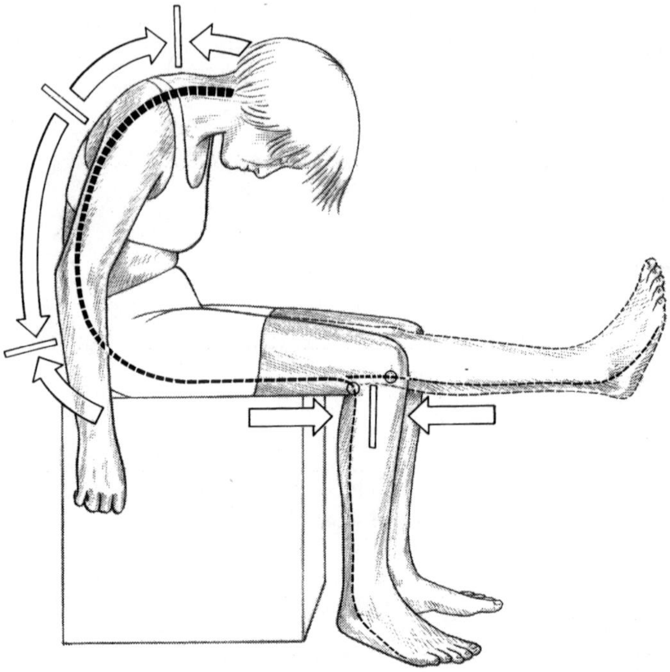

**Abbildung 6.1:** *In zusammengesunkener Testhaltung wird das gesamte neurale Netzwerk von der Pons bis zu den Füßen gedehnt. Beachten Sie die Dehnungsrichtung von Dura mater und Nervenwurzeln. Die Pfeile kennzeichnen die Bewegungsrichtung des N. tibialis im Verhältnis zu Tibia und Femur, wenn das Bein im Kniegelenk gestreckt wird. In der Kniekehle sowie auf Höhe von C6, Th6 und L4 kommt es zu keiner Bewegung von Nerven („Spannungspunkte").*

Der „Test in zusammengesunkener Haltung" erzeugt eher eine Spannung als eine Bewegung des Nervensystems.

## Anmerkungen zur „zusammengesunkenen Haltung"

- Bei Untersuchungen an Leichen fand man eine Beweglichkeit der Meningen in verschiedene Richtungen. Die Intervertebralregionen C6, Th6 und L4 blieben dagegen statisch (keine Bewegung, folglich handelt es sich um „Spannungspunkte").
- Butler zufolge sind viele Restriktionen, die beim „Test in zusammengesunkener Haltung" zutage treten, nur durch eine geeignete Manipulation der Wirbelsäule zu lösen.
- Vor allem eine neurale Spannung im Lumbosakralbereich wird laut Butler eher durch AGBR-Test erkennbar.
- Möglicherweise fällt der AGBR-Test positiv aus (d. h. Reproduktion der Symptome), der „Test in zusammengesunkener Haltung" dagegen negativ (keine Reproduktion der Symptome) oder umgekehrt. Daher sollten grundsätzlich beide Tests durchgeführt werden.

Wissenschaftliche Untersuchungen anhand des „Tests in zusammengesunkener Haltung“ kamen zu folgenden Ergebnissen:

- 50 % der „normalen“ Individuen klagen bei Rumpf- und Nackenflexion über Schmerzen in der mittleren BWS bis auf Höhe von Th9.
- Folgende Phänomene gelten bei symmetrischem Auftreten als normal:
  - Schmerzen der ischiokruralen Muskulatur und Kniekehle bei Flexion von Rumpf und HWS mit gestreckten Kniegelenken; Schmerzsteigerung durch zusätzliche Dorsalflexion des Fußes im oberen Sprunggelenk
  - Eingeschränkte Dorsalflexion des Fußes im oberen Sprunggelenk bei Flexion von Rumpf und HWS und gleichzeitig gestreckten Kniegelenken
  - Schmerzlinderung durch Reduktion der HWS-Flexion; erweitertes Bewegungsausmaß der Kniegelenksstreckung und Dorsalflexion des Fußes im oberen Sprunggelenk bei Verringerung der HWS-Flexion.

Lassen sich die Symptome des Patienten in „zusammengesunkenen Haltung“ reproduzieren und durch „sensibilisierende Maßnahmen“ lindern, ist das Testergebnis positiv.

Dies ist umso mehr der Fall, wenn nicht nur die Symptome reproduziert werden können, sondern sich auch das Bewegungsausmaß symmetrisch verringert. Hierzu kommt es nur in einem Spannungszustand. So ist etwa die beidseitige Dorsalflexion der Füße in den oberen Sprunggelenken eingeschränkt, wenn der Patient in „zusammengesunkener Haltung“ sitzt, aber normal, wenn der Nacken nicht gebeugt ist.

Gelegentlich sind anormale Reaktionen zu beobachten. Zum Beispiel verstärkt sich der Schmerz, wenn der Nacken gestreckt wird, oder die Symptome nehmen ab, wenn der Rumpf in Richtung der Hüftgelenke gebeugt wird. Hier könnte eine pathologisch veränderte mechanische Grenzfläche die Ursache sein.

**Übung 6.4** **Empfohlene Dauer: 1 – 2 Minuten pro Variante**

## Passive Nackenflexion (PNF)

Wie beim AGBR wird auch bei diesem Test die Gewebespannung nur von einem Körperende her aufgenommen.

Der Test erlaubt eine Bewegung der Meningen im Verhältnis zum Spinalkanal, der deren mechanische Grenzfläche darstellt.

Im Rahmen einer arbeitsmedizinischen Untersuchung fiel der PNF-Test bei 20 % der Patienten mit Rückenschmerzen positiv aus.

Für eine orientierende Untersuchungen auf eine ungünstige mechanische Spannung sollten z. B. Extension der HWS, Lateralflexion und PNF mit anderen Tests kombiniert werden.

**Übung 6.5** **Empfohlene Dauer: 3 – 4 Minuten pro zusätzliche „Sensibilisierung" für alle Testversionen**

## Spannungstests für die obere Extremität (STOE)

Diese Tests werden auch als „AGBR des Armes" bezeichnet.
Bei einer Symptomatik im Bereich von Thorax, Hals und oberer Extremität sollten beide Versionen des STOE ausgeführt werden, selbst wenn außer einem lokalen Schmerz im Finger keine Symptome auftreten.

### STOE 1

Der Patient befindet sich in Rückenlage. Der Test wird in folgender Reihenfolge vorgenommen:
1. Abduktion, Retroversion und Außenrotation der Art. humeri
2. Supination des Unterarmes und Extension des Ellenbogens
3. Extension von Handgelenk und Fingern.

Diese Position wird gehalten. Eine *Sensibilisierung* erfolgt durch
- Seitneigung der HWS von der getesteten Seite weg oder
- gleichzeitigen zusätzlichen STOE 1 am anderen Arm oder
- gleichzeitiges ein- oder beidseitiges AGBR oder
- Pronation anstelle der Supination des Unterarms.

#### *Anmerkungen*
- Bei diesem Test kommt es zu einer erheblichen Nervenbewegung. An Leichen wurde bei Bewegungen von Handgelenk und Nacken eine Bewegung des N. medianus um bis zu 2 cm gegen seine mechanische Grenzfläche beobachtet.
- Die „Spannungspunkte" der oberen Extremität liegen an den Schultern und den Ellenbogen.

### STOE 2

Butler hält diesen von ihm entwickelten Test für empfindlicher als STOE 1. Seiner Ansicht nach reproduziert er eine Arbeitshaltung, wie sie bei Störungen an der oberen Extremität häufig zu sehen ist („Überlastungssyndrom").
Die Ergebnisse von STOE 2 werden immer mit den entsprechenden Testergebnissen am anderen Arm verglichen.
Beispiel für STOE 2 am rechten Arm:
Der Patient/Partner liegt nahe der rechten Seite der Untersuchungsliege, sodass das Schulterblatt nicht aufliegt. Rumpf und Füße ruhen diagonal auf der Liege, sodass der Patient nicht abrutschen kann. Der Therapeut steht neben dem Kopf des Patienten mit Blickrichtung zu dessen Füßen. Der linke Oberschenkel des Therapeuten fixiert den Schultergürtel des Patienten, mit den Händen unterstützt er dessen vollständig abduzierten rechten Arm an Ellenbogen und Handgelenk. Durch Änderung des Ober-

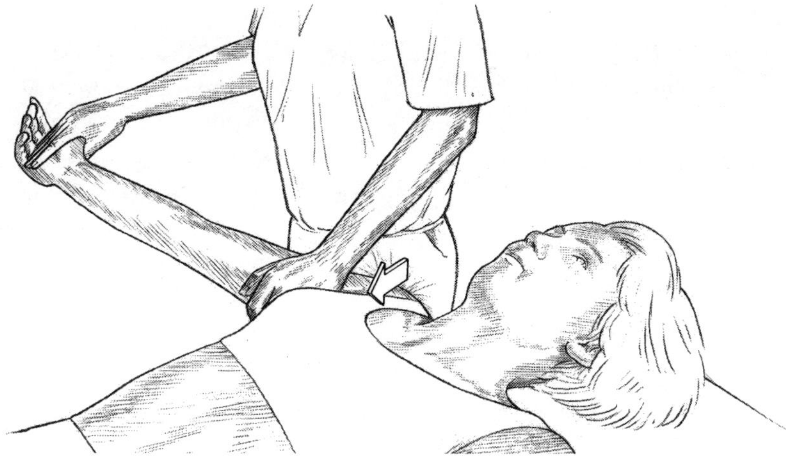

**Abbildung 6.2:** *Spannungstest für die obere Extremität (ULTT 2). Beachten Sie, wie der Oberschenkel des Therapeuten die Schulter herabdrückt, während der Oberarm im Schultergelenk in maximale Innenrotation, der Ellenbogen in Extension und der Unterarm in Pronation gebracht wird. Die Hand ist ebenfalls proniert und gestreckt.*

schenkelkontaktes lässt sich variieren, wie weit und in welchem Winkel die Schulter herabgedrückt wird (zur Decke „anheben“; gegen den Boden pressen).
Der Therapeut fixiert die Schulter des Patienten in der beschriebenen Weise und ergreift mit seiner rechten Hand das Handgelenk des Patienten, während seine linke Hand den Ellenbogen hält (☞ Abbildung 6.2).
*Sensibilisierungsmöglichkeiten.* Ausgehend von dieser Stellung sind folgende Armbewegungen möglich:

- Innen- oder Außenrotation der Schulter
- Flexion oder Extension des Ellenbogens
- Supination oder Pronation des Unterarmes.

Als aussagekräftigste Testposition gilt die Kombination von Innenrotation der Schulter, Extension des Ellenbogen und Pronation des Unterarmes (bei herabgedrückter Schulter).
Ist diese Armhaltung eingenommen, lässt der Therapeut seine rechte Hand in die geöffnete Hand des Patienten gleiten und legt seinen Daumen zwischen Daumen und Zeigefinger des Patienten.
Aus dieser Haltung heraus sind *weitere sensibilisierenden Veränderungen* gut kontrollierbar, z. B.

- Supination oder Pronation oder
- Dehnen der Finger/des Daumens oder
- Radial- und Ulnarabduktion.

*Eine weitere Sensibilisierung* wird gegebenenfalls erreicht durch

- Nackenbewegungen (z. B. Seitneigung von der getesteten Seite weg) oder
- eine abgewandelte Schulterposition, etwa vermehrte Abduktion oder Retroversion.

### Anmerkungen

- Bei 93 % der Untersuchten ruft die Seitneigung der HWS weg von der getesteten Seite vermehrte Symptome im Arm hervor, und die Seitneigung der HWS hin zur getesteten Seite verstärkt die Symptome in 70 % der Fälle.
- Butler zufolge mobilisiert der STOE die zervikale Durahülle in transversaler Richtung (wohingegen sie bei „zusammengesunkener Haltung“ in anteroposteriorer und kraniokaudaler Richtung mobilisiert wird).

## Vorsichtsmaßnahmen

Vergewissern Sie sich anhand von ☞ Kasten 6.1 nochmals der allgemeinen Vorsichtsmaßnahmen und Kontraindikationen, die für die angeführten Übungen gelten.

## Auswirkungen

Es sei an Korrs Hinweis dazu erinnert, auf welch vielfältige Weise eine Funktionsstörung der Weichteile (und knöchernen Strukturen) sich negativ auf Nervenstrukturen auswirken kann. Daher versteht es sich, dass zunächst für eine maximale Entspannung aller als Grenzfläche fungierenden Muskeln mit Hilfe der üblichen Verfahren zu sorgen ist. Erst dann sollten die beschriebenen Tests (bzw. die darauf aufbauende Behandlung) in Angriff genommen werden.

Eine Beschreibung von Entspannungsmethoden bei abnormer Muskelspannung würde den Rahmen dieses Buches sprengen. Es sei jedoch daran erinnert, dass hier wie bei (fast) allen in ☞ Kapitel 4 beispielhaft vorgestellten Tests auf Verkürzung der statischen Muskulatur *die Testpositionen auch Behandlungspositionen sind.*

Butler empfiehlt, bei der Behandlung ungünstiger mechanischer Spannungen im Nervensystem die einleitende Dehnung bei empfindlichen Personen und kritischen Zuständen in sicherem Abstand vom Ort der Schmerzempfindung anzusetzen.

Außerdem ist es ratsam, im Verlauf einer Behandlung in regelmäßigen Abständen erneut zu testen und zu prüfen, ob der Bewegungsumfang erweitert werden konnte und der durch den Test provozierte Schmerz abgenommen hat.

**CAVE:** *Jede therapeutisch hervorgerufene Empfindlichkeit muss unmittelbar nach der Behandlung verschwinden; andernfalls sind Test/Behandlung sofort zu beenden, um keine Reizung der betroffenen Nerven zu riskieren.*

### Übungen 6.1 – 6.5: Diskussion

Es mag befremden, dass die beschriebenen Tests in ein Buch aufgenommen wurden, dessen vorrangiges Anliegen die Verfeinerung der Palpationsfähigkeit ist. Was haben diese Tests mit dem Palpieren zu tun?

Die zuvor beschriebenen Tests auf Muskellänge (☞ Kapitel 4), jene zur Prüfung des Gelenkspiels (☞ Kapitel 8 und Spezialthema 8 zum Gelenkspiel) und die in diesem Kapitel vorgestellten Verfahren zur Ermittlung ungünstiger mechanischer Nervenspannung stellen meiner Ansicht nach eine logische Erweiterung der Hautpalpation (einschließlich der Region knapp unterhalb der Haut) und der Palpation von Muskeln und Faszien dar.

Die Konzepte „Endgefühl“, Bewegungsumfang und restriktive Barriere werden an anderer Stelle erörtert. Palpatorische Feinfühligkeit verlangt die Fähigkeit, mit den Händen zu „lesen“. Sie ist unverzichtbar, um Aussagen über Barrieren, Einschränkungen und ein normales „Endgefühl“ machen zu können. Diese Fertigkeiten werden bei sorgfältiger und behutsamer Ausführung der in diesem Kapitel vorgestellten Tests mit Sicherheit verfeinert.

Man sollte Butlers so genannte „Spannungspunkte“ nicht vergessen, wenn man in anderer als der oben beschriebenen Weise palpiert und testet. Dieses Wissen kann bei Anwendung der Methoden von Lief, Nimmo, Lewit, Beal, Smith oder Becker (oder anderen) ausgesprochen nützlich sein.

Tastet man Weichteilveränderungen z. B. im Rahmen einer NMT-Palpation oder mit den Becker'schen Palpationsmethoden in Gebieten, die Butler als „Spannungspunkt“-Zonen beschreibt, wird man eine Beteiligung des Nervengewebes nur dann in Erwägung ziehen, wenn das Konzept der ungünstigen mechanischen Spannung verstanden ist. Der Verdacht lässt sich dann durch Anwendung eines oder aller Tests abklären.

In einem solchen Fall bietet sich auch der Einsatz zusätzlicher Tests auf Verkürzung der Muskulatur (☞ Kapitel 4) und auf Einschränkungen der Gelenkbeweglichkeit (☞ Kapitel 8) an, da solche Veränderungen einer ungünstigen Spannung im Nervensystem durchaus zugrunde liegen können.

Sinn und Zweck der Aufnahme der Testserie in dieses Buch ist es, den Therapeuten zu einer anderen Beurteilungsweise somatischer Funktionsstörungen anzuregen. Das schließt die Anwendung bekannter Verfahren ein (z. B. AGBR) und bedeutet gleichzeitig eine Verfeinerung der Palpationsfertigkeit, sodass komplexe manuelle Verfahren angewendet werden können (z. B. STOE 2).

Eine kompetente, professionelle Einführung in das Konzept der ungünstigen mechanischen Spannung in neuralen Strukturen sowie eine gründliche Schulung in den entsprechenden Testverfahren sind Voraussetzung für deren praktische Anwendung. Hat man die beschriebenen Tests und die ergänzenden Sensibilisierungsmethoden bewältigt sowie Feedback und Informationen erhalten, die auf eine ungünstige mechanische Spannung im Nervensystem des Patienten/Partners schließen lassen, regt das vielleicht dazu an, sich vertieft mit diesem Gebiet auseinander zu setzen, das sich erst in den letzten Jahren aus der physiotherapeutischen Methodologie entwickelt hat.

**Quellen**

Butler S. Mobilisation of the nervous system. Churchill Livingstone, 1994

Butler S, Gifford. Adverse mechanical tensions in the nervous system. Physiotherapy, November 1989

Korr I. Physiological basis of osteopathic medicine. P. G. Institute of Osteopathic Medicine and Surgery, New York, 1970

Korr I. Axonal transport and neurotrophic function in relation to somatic dysfunction. Spinal cord as organizer of disease processes, part 4. Academy of Applied Osteopathy, März 1981, S. 451 – 458

Maitland G. Vertebral manipulation. Butterworths, London, 1986

## Die Schmerzquelle: lokale Genese oder reflexbedingt?

Das Palpieren eines schmerzhaften Bereichs steigert dessen Empfindlichkeit oder Schmerzhaftigkeit, wenn die Schmerzursache eben dort liegt. Hat die Palpation dagegen keine vermehrte Empfindlichkeit zur Folge, dürfte der Schmerz von einem anderen Ort fortgeleitet sein.

Aber wo liegt dann die Schmerzursache?

Ist der Zusammenhang zwischen Triggerpunkten und möglichen Übertragungszonen bekannt, sind die Zonen schnell gefunden, in denen nach den Auslösern gesucht werden muss (vorausgesetzt, dem Schmerz liegt tatsächlich ein Triggerpunkt zugrunde).

Als Schmerzursache kommt jedoch auch ein spinales Wurzelsyndrom infrage. Gregory Grieve (1984) schreibt:

> „Wenn der in eine Extremität fortgeleitete Schmerz auf eine Wirbelsäulenproblematik zurückgeht, gilt: Je weiter entfernt von seiner Quelle sich der Schmerz manifestiert, desto schwieriger ist es, eine rasch wirksame Therapie zu finden.“

Bei Dvořak und Dvořak (1984) heißt es entsprechend:

> „Patienten mit einem akuten Wurzelsyndrom sind nicht schwer zu diagnostizieren. Das gilt dagegen nicht für Patienten mit chronischen Rückenschmerzen. In ihrem Fall ist eine Differenzierung zum Zweck der weiteren Therapie besonders wichtig, jedoch oft nicht einfach.“

Da sich oft kein eindeutiges klinisches Bild ergibt, führen die Autoren weiter aus:

> „Beim Test auf ein Wurzelsyndrom sind insbesondere motorische Störungen und die Reflexe der tiefen Sehnen zu beachten. Bei der Untersuchung sensorischer radikulärer Störungen gilt den Schmerzzonen besondere Aufmerksamkeit.“

Übertragungsschmerz kann jedoch auch aus anderen Quellen als den Triggerpunkten oder der Wirbelsäule fortgeleitet sein, wie Kellgren (1938, 1939) zeigte:

> „Die oberflächliche Faszie des Rückens, die Procc. spinosi und das Lig. supraspinale sind lokal schmerzhaft, wenn sie gereizt werden. Eine Reizung der oberflächlichen Schicht der Ligg. interspinalia und der oberflächlichen Muskeln dagegen hat einen diffusen (weiter gestreuten) Schmerz zur Folge.“

Auch die Bänder und Faszien müssen also als Schmerzquellen in Betracht gezogen werden. Brugger (1960) verdeutlicht diesen Sachverhalt. Er beschreibt eine Reihe von Syndromen, bei denen Schmerzen aufgrund arthromuskulärer Veränderungen entstehen. Brugger sieht die Ursache in schmerzhaft gereizten Geweben (Sehnenansätze, Gelenkkapseln usw.), die Schmerzen in Muskeln, Sehnen und der darüber liegenden Haut hervorrufen.

So tragen z. B. Irritation und vermehrte Empfindlichkeit im Bereich des Sternum, der Claviculae und der gelenkigen Verbindungen von Rippen und Sternum aufgrund berufs- oder haltungsbedingter Bewegungsstereotypien zu Schmerzzuständen in der Interkostalmuskulatur, in den Mm. scaleni, M. sternocleidomastoideus, M. pectoralis major und Halsmuskulatur bei oder rufen diese sogar hervor. Der vermehrte Tonus dieser Muskeln und der dadurch erzeugte Stress können wiederum zu spondylogenen Problemen im HWS-Bereich und zu sich ausbreitenden Beschwerden führen. Chronische Schmerzen in Nacken, Kopf, Brustwand, Arm und Hand sind mögliche Folgen dieses Syndroms (sie können sogar eine Herzerkrankung vortäuschen).

Dvořak und Dvořak führen eine Vielzahl von, wie sie diese nennen, „spondylogenen Reflexen“ auf, die (hauptsächlich) von den Artt. intervertebrales ausgehen. Sie charakterisieren die palpierbaren Veränderungen folgendermaßen:

> „Schmerzhafte Schwellungen, druckempfindlich und abhebbar bei der Palpation, die an topographisch klar umschriebenen Stellen im Muskelfasziengewebe liegen. Ihre Größe schwankt zwischen 0,5 und 1 cm. Hauptcharakteristikum ist die vollständige zeitliche und qualitative Übereinstimmung mit dem Ausmaß der funktionellen Stellungsabweichung (segmentale Dysfunktion). Solange die Störung andauert, sind die Irritationszonen nachweisbar. Sie verschwinden jedoch, sobald die Störung behoben ist.“

Nach Ansicht der Autoren ist zudem eine Veränderung der Mechanik in einem Wirbelsegment für „reflexogene pathologische Veränderungen des Weichteilgewebes [verantwortlich]. Besonders hervorzuheben sind hier die ‚Myotendinosen‘, die sich palpatorisch nachweisen lassen.“

Man könnte dem entgegensetzen, dass die Weichteilveränderungen zumindest in einigen Fällen (Fehlhaltung, Überlastung, Fehlgebrauch, Missbrauch) den Veränderungen an den Wirbeln vorausgehen.

Welchen Standpunkt auch immer man in dieser Debatte bezieht – der knappe Überblick über einige Positionen zur Frage, „woher der Schmerz kommt“, verdeutlicht, welche verschiedenen Möglichkeiten in Betracht zu ziehen sind.

**Beim Palpieren und Beurteilen muss man sich im Grunde immer wieder diese Frage stellen: „Welches der Symptome des Patienten, sei es Schmerz oder eine andere Form der Dysfunktion, ist Folge einer Reflexaktivität, also z.B. von Triggerpunkten hervorgerufen?“**

**Mit anderen Worten: Gibt es palpierbare, messbare, eindeutige Belege für eine Verbindung zwischen dem, was zu beobachten, zu testen und zu palpieren ist, und den Symptomen des Patienten (Schmerz, Bewegungseinschränkung, Müdigkeit etc.)?**

**In welcher Weise, wenn überhaupt, kann man risikoarm und wirkungsvoll auf die Gegebenheiten einwirken oder diese abändern?**

---

**Quellen**

Brugger A. Pseudoradikuläre Syndrome. Acta Rheumatologica 18, 1960, S. 1
Dvořak J, Dvořak V. Manual medicine: diagnostics. Thieme, New York, 1984
Grieve G. Mobilisation of the spine. Churchill Livingstone, 1984
Kellgren H. Observation of referred pain arising from the muscles. Clinical Science 3, 1938, S. 175
Kellgren H. On the distribution of pain arising from deep somatic strictures. Clinical Science 4, 1939, S. 35

# 7 Einführung in die funktionelle Palpation

Im Grunde hängt Lernerfahrung beim Palpieren davon ab, ein Bewusstsein dafür zu entwickeln, was sich normal bzw. anormal anfühlt – und dieses Gefühl jederzeit aus dem Gedächtnis abrufen zu können.

Das vorliegende Kapitel beschäftigt sich mit der funktionellen Palpation. Hier geht es zunächst einmal darum, Gewebe unter üblicher Beanspruchung zu tasten.

Gesunde, gut angepasste und funktionierende Gewebe zeigen eine ganz bestimmte Reaktionsweise, nicht gesunde, dysfunktionale Gewebe eine davon abweichende. Als Therapeut muss man erkennen lernen und sich einprägen, welchen Eindruck diese Reaktionen – normal oder anormal – hinterlassen.

Die nachstehenden Übungen basieren auf den Arbeiten folgender Wissenschaftler: Edward Stiles (Johnston et al. 1969), C. A. Bowles (1955), William Johnston (1966, 1988a, 1988b), Philip Greenman, Professor für Biomechanik am College für Osteopathische Medizin der Universität des Staates Michigan (Greenman 1989). Eingang gefunden haben auch die beschreibenden Beobachtungen des britischen Osteopathen Laurie Hartman (1985). An späterer Stelle dieses Abschnitts finden sich die funktionellen ☞ Übungen 7.3 und 7.8, die auf den Arbeiten von H. V. Hoover (1969), dem Begründer der funktionellen Technik, beruhen.

Hartman sagt über diese „indirekte Palpationstechnik“, dass es Aufgabe des Therapeuten sei, die betroffenen Gewebe zu palpieren und „einen Zustand von Gelöstheit und Entspannung zu suchen, statt sich an den Merkmalen Festigkeit und Barriere zu orientieren“. Letzteres charakterisiere so viele andere Manipulationsverfahren (Manipulation mit Impuls, Gelenktechniken, Muskel-Energie-Techniken usw.)

## Auffinden der dynamischen Neutralstellung

Die Bezeichnung „funktionelle Technik“ wurde in den 50er Jahren im Rahmen einer Reihe von Arbeitssitzungen an der New England Academy of Applied Osteopathy geprägt. Die Teilnehmer an diesen Sitzungen hatten sich das übergreifende Thema gestellt, einen „funktionellen Ansatz für spezifische Manipulationsprobleme in der Osteopathie“ zu finden.

In den 50er und 60er Jahren traf die Forschung, in erster Linie die von Korr (1947) betriebene, mit einem neu erwachten Interesse an diesem Ansatz zusammen – nicht zuletzt aufgrund der praktischen und der Lehrtätigkeit von Hoover. Bei der funktionellen Palpation soll eine „Position der Gelöstheit“ gefunden werden. Ausschlaggebend ist hierbei die subjektive Einschätzung des Gewebes durch den Palpierenden, der es so positioniert, dass es sich entspannen kann, einen „dynamischen Neutralpunkt" erreicht. Im Gegensatz dazu verlässt sich der Palpierende, der die Strain/Counterstrain-Technik von Laurence Jones (1982) praktiziert, auf die Patientenangaben darüber, ob und wie der Schmerz beim Positionieren nachlässt. Theoretisch (und in der Regel auch in der Praxis) ist die Position größter palpierbarer Gelöstheit (reduzierter Tonus) im gestressten Gewebe mit derjenigen identisch, die bei einem an der Schmerzausprägung orientierten Verfahren gefunden wird.

Bowles gibt dazu ein Beispiel:

> „Ein Patient leidet unter akuten lumbalen Rückenschmerzen und geht vornüber gebeugt. Eine strukturelle Diagnostik wird vorgenommen. Die Fingerspitzen palpieren im Bereich der stärksten Beschwerden außerordentlich empfindliche Gewebe. Der Therapeut erprobt verschiedene Positionierungen des Patienten, vornehmlich im Sitzen. Die Fingerspitzen spüren eine leichte Veränderung im Sinne einer dynamischen neutralen Reaktion. Ein wenig ist erreicht – nicht viel, aber doch etwas. Das Wenige genügt, damit das ursprüngliche Problemsegment innerhalb des allgemeinen Beschwerdebereichs nicht mehr die Hauptproblemzone bildet. Die Finger palpieren daraufhin das nunmehr auffälligste Segment. Auch hier tastet man sich so weit wie möglich an die ‚dynamische Neutralstellung' (Gelöstheit) heran. Auf diese Weise werden kleine Verbesserungen an der einen oder anderen Stelle erreicht, und man begnügt sich vorerst damit. So wird verfahren, bis keine Verbesserungen mehr feststellbar sind. Indem der Therapeut den Behandlungsfortgang von der Gewebereaktion leiten lässt, behebt er Schritt für Schritt die Läsion und korrigiert, abgestimmt auf den Fortgang des Heilungsprozesses, die strukturelle Dysbalance."

## *Das Aufgabenspektrum im funktionellen Ansatz*

Hoover (1957) nennt folgende Schlüsselelemente der funktionellen Technik:

- Bestandteil der funktionellen Diagnose ist die passive Beurteilung. Sie erfolgt, während der palpierte Körperteil auf die Induktion einer physiologischen Bewegung reagiert – entweder durch den Therapeuten oder durch den Patienten selbst.
- Die funktionelle Diagnose ermittelt, ob ein Körperteil seine unverzichtbare Aufgabe (z.B. bei Atmung, passiver oder aktiver Flexion oder Extension) im Rahmen der körperlichen Funktionen normal oder nicht normal erfüllt. Ein in seiner Bewegung freier und „entspannter" Körperteil gilt als normal. Eine eingeschränkte oder „feste" Bewegung wird dagegen als dysfunktional angesehen.
- Der Grad der Gelöstheit und/oder Festigkeit eines dysfunktionalen Körperbereichs in der Bewegung liefert einen brauchbaren Anhaltspunkt für den Schweregrad der Dysfunktion.
- Die am ausgeprägtesten dysfunktionalen Körperbereiche müssen zuerst behandelt werden.
- Die Bewegungsrichtungen, die in den dysfunktionalen Körperbereichen eine Gelöstheit herbeiführen, entsprechen den wünschenswertesten Bewegungsbahnen.
- Die Beachtung dieser Richtlinien verhindert automatisch unerwünschte Manipulationen, denn stresserzeugende Bewegungen würden unweigerlich die Gewebefestigkeit erhöhen.

- Eine in dieser Weise vorgenommene Behandlung ist für den Patienten selten, wenn überhaupt, jemals schmerzhaft und wird gut akzeptiert.
- Volle Konzentration ist Voraussetzung für die Anwendung dieser Methode und kann den Therapeuten mental stark ermüden. Die funktionelle Methode eignet sich für schwerste, hochakute und die meisten chronischen Krankheitszustände.

Bowles Anweisungen für diejenigen, die lernen wollen, einen die Anwendung der funktionellen Methode erlaubenden Palpationskontakt herzustellen, sind unmissverständlich:

- Der Palpationskontakt (die „lauschende Hand") darf sich nicht bewegen.
- Sie darf keine Bewegung initiieren.
- Der Kontakt mit dem Körperbereich, für den ein Befund erhoben bzw. der behandelt werden soll, dient lediglich dazu, aus dem Gewebe unter der Haut Informationen aufzunehmen.
- Die Hand muss sich in jeden Vorgang einstimmen, der unter ihr abläuft. Zeitweilig müssen alle anderen Wahrnehmungen ausgeblendet werden, z. B. „Oberflächentextur des Gewebes, Hauttemperatur, Hautspannung, Verdickungen oder teigige Konsistenz tiefer Gewebe, Verspannung von Muskeln oder Faszien, relative Lage der Knochen und Bewegungsumfang".
- Alle diese Befunde sollten aufgenommen, bewertet und dokumentiert werden – jedoch nicht im Zusammenhang mit der funktionellen Beurteilung, die sich ausschließlich mit der Reaktion des Gewebes auf Bewegung befasst. „Die tiefen, zum Segment gehörigen Gewebe, die für Lage und Halt der Knochen eines Segments zuständig sind, sowie ihre Reaktion auf eine normale Bewegung stehen im Zentrum der funktionellen Technik."

## *Terminologie*

Bowles erläutert einige geläufige deskriptive Termini:

> „Die normale somatische Funktion ist ein wohl organisiertes, komplexes Geschehen. Sie ist durch mühelose Aktion gekennzeichnet, die von den funktionell orientierten Fingern [des Palpierenden] ertastet wird. Um der Verständlichkeit willen werden diese Mitteilungen aus der palpierten Haut als ‚gelöst' bezeichnet. Eine somatische Dysfunktion erscheint dagegen als organisierte Dysfunktion und wird von den unaufdringlich palpierenden Fingern als Aktion unter Stress, als eine beschwerdeträchtige Aktion, als eine durch ‚Festigkeit' gekennzeichnete Aktion erkannt."

Ergänzend zu Begriffen wie „lauschende Hand" und „Gelöstheit" oder „Festigkeit" rät Bowles, sich ein „sprachliches Rüstzeug" zuzulegen. Es soll eine Beschäftigung mit dem Gegenstand der funktionellen Technik ohne „sprachliche Verrenkungen" erlauben und verhindern, dass die Begriffe ständig mit Anführungsstrichen versehen werden müssen.

Er führt daher den Begriff „bewegende Hand" ein. Gemeint ist die Hand, die den Kontakt herstellt und die Bewegungsrichtung angibt (er spricht auch von Fingern, Daumen oder verbalen Anweisungen als bewegungsaktivierend oder -unterstützend).

Ein weiterer Terminus lautet „normale Bewegungsanforderung". Er bezieht sich darauf, was die bewegende Hand dem betreffenden Körperteil abverlangt. Es kann sich dabei um jede Art von physiologischer Bewegung handeln, sei es Flexion, Extension, Seitneigung, Rotation oder eine kombinierte Bewegung. Die Reaktion darauf wird irgendwo im Spektrum von Gelöstheit und Festigkeit liegen. Sie wird von den palpierenden Fingern aufgenommen und kann dann beurteilt werden.

Vereinfacht ausgedrückt schafft die funktionelle Technik mit den Bezugspunkten „Anforderung – Reaktion" sozusagen einen Rahmen. Er erlaubt es, eine Dysfunktion – anhand der ertasteten Festigkeit – zu bestimmen und therapeutisch zu intervenieren, indem der Therapeut die Gewebe in einen gelösten Zustand bringt.

## *Die funktionellen Verfahren: Zusammenfassung nach Bowles*

Welche Körperregionen, Gelenke oder Muskeln auch immer mit der lauschenden Hand untersucht werden – Folgendes ist möglich:

1. Die bewegende Hand führt eine Reihe von Bewegungsanforderungen aus (in beliebiger Reihenfolge und innerhalb des normalen Bewegungsausmaßes), die alle Variationsmöglichkeiten einschließen. Nimmt die lauschende Hand in allen Richtungen eine gelöste Gewebereaktion wahr, funktionieren die Gewebe normal.
2. Die bewegende Hand führt eine Reihe von Bewegungsanforderungen mit allen Variationsmöglichkeiten aus. In einigen Bewegungsrichtungen resultiert jedoch eine Gewebefestigkeit, obwohl sich die Anforderung im normalen physiologischen Rahmen hält. Diese Gewebe reagieren dysfunktional.
3. Bevor der Befund „Festigkeit bei bestimmten Bewegungsanforderungen" therapiert wird, muss die lauschende Hand Rückmeldung geben. Dadurch können Bewegungen, auf die das Gewebe mit Festigkeit reagiert hatte, in der Wiederholung so modifiziert werden, dass maximale Gelöstheit erzielt wird. „Die lauschende Hand überwacht sozusagen die Therapie und zeigt der bewegenden Hand sehr differenziert an, was als Nächstes zu tun ist. Es werden Bewegungsanforderungen ausgewählt, auf die die Gewebe unter den unaufdringlich palpierenden Fingern zunehmend mit Gelöstheit und Akzeptanz reagieren."

Gelegentlich werden erstaunliche Erfolge erzielt, wie Bowles erläutert: „Sobald eine gelöste Reaktion möglich geworden ist, tendiert sie zur Selbsterhaltung in allen Reaktionen auf normale Bewegungsanforderungen. Kurz gesagt, somatische Dysfunktionen bestehen nicht mehr, denn sie konservierende Stereotype haben sich spontan gelöst."

**Übung 7.1** Empfohlene Dauer: 3 – 4 Minuten

## Funktionelle Übung nach Bowles

Stellen Sie sich hin und legen Sie die Finger paraspinal auf Ihre Nackenmuskulatur, sodass die Fingerspitzen – sehr leicht, ohne Druck, aber im ständigen „Kontakt" mit den Geweben – ungefähr über den Procc. transversi liegen.
Gehen Sie einige Schritte und versuchen Sie, nicht auf Haut und Knochen unter Ihren Fingern zu achten.
Konzentrieren Sie sich beim Gehen ausschließlich auf die tiefen aktiven und stützenden Gewebe.
Bleiben Sie nach einigen Schritten stehen und gehen Sie dann rückwärts. Beurteilen Sie unterdessen die subtilen und doch ganz eindeutigen Veränderungen unter Ihren Fingerspitzen.
Wiederholen Sie den Ablauf mehrfach. Atmen Sie dabei zunächst normal weiter, atmen Sie dann ein und halten Sie den Atem an. Wiederholen Sie den Ablauf mehrfach, einmal mit normaler Atmung, dann in Inspirations- und schließlich in Exspirationsstellung.
Setzen Sie aus dem ruhigen Stand ein Bein zurück. Strecken Sie das Hüftgelenk und bringen Sie es wieder in Neutralstellung, bevor Sie das zweite Bein zurücksetzen.
**Was spüren Sie in den einzelnen Phasen?**

## Kommentar

Diese Übung soll die Bedeutung der „lauschenden" palpierenden Finger verdeutlichen und helfen, zwischen den Phänomenen zu unterscheiden, die man wahrnehmen will.

Der Kontakt durch die lauschende Hand sollte *„ruhig, nicht aufdringlich, nicht störend"* sein, um zu spüren, wie die Gewebe sich fügen, und beurteilen zu können, ob diese beim Gehen und unter unterschiedlichen Begleitumständen mehr oder weniger gelöst oder fest sind.

**Übung 7.2** Empfohlene Dauer: 3 – 4 Minuten (7.2 a), 7 – 10 Minuten (7.2 b und 7.2 c)

## Sensibilisierungsübung nach Stiles und Johnston

**Übung 7.2 a**
Stellen Sie sich hinter Ihren sitzenden Partner. Legen Sie Ihre Handflächen und Finger auf die oberen Anteile seines M. trapezius, zwischen Nacken und Schultern. Sie sollen beurteilen, was sich unter Ihren Händen ereignet, während Ihr Partner tief einatmet.
Es geht hier nicht um einen Vergleich zwischen Ein- und Ausatmung. Die Übung soll Ihnen helfen zu bestimmen, wie der palpierte Bereich auf die Einatmung reagiert.
Bleiben die Bereiche entspannt oder verfestigen sie sich?

Sie sollten *keinesfalls* versuchen, die Strukturen unter ihren Händen oder deren Zustand bezüglich Tonus oder Fibrose zu definieren. Bestimmen Sie lediglich, ob und wie sich die Einatmung auf die Gewebe auswirkt.
**Leisten die Gewebe Widerstand, sind sie in ihrer Bewegung eingeschränkt, werden sie fest, oder bleiben sie während der Einatmung entspannt?**
Vergleichen Sie, ob während der Einatmung unter beiden Händen das Gleiche geschieht.

**Übung 7.2 b**
Sie stehen hinter Ihrem sitzenden Partner. Die Aufgabe besteht diesmal darin, während der Einatmung die in ihrer Bewegung eingeschränkten oder verfestigten Bereiche am ventralen und dorsalen Thorax aufzufinden.
Begnügen Sie sich nicht damit, durch Festigkeit ausgewiesene Bereiche zu identifizieren, sondern ordnen Sie Ihre Befunde umfassenden (mehrere Segmente) und kleinen Kategorien (einzelnes Segment) zu.
Legen Sie zu Beginn eine Hand, vor allem die Finger, auf den (z. B.) linken oberen Bereich des Brustkorbs oberhalb des Schulterblattes. Ihr Partner atmet mehrmals tief ein, wobei seine Hände zunächst entspannt im Schoß ruhen und anschließend über der Brust verschränkt werden (dadurch werden die kostovertebralen Verbindungen besser zugänglich).
Halten Sie Ihre Hand einige Atemzüge lang in einer Position, verlagern Sie diese dann etwas nach unten, medial oder lateral, wie es sich gerade anbietet, bis Sie in dieser Weise den ganzen Rücken „abgegriffen" haben.
Denken Sie daran, Sie vergleichen nicht, wie sich die Gewebe bei Ein- und Ausatmung „anfühlen", sondern wie die verschiedenen Bereiche hinsichtlich Gelöstheit und Festigkeit auf Ein- und Ausatmung *reagieren*.
Machen Sie sich auf diese Weise ein Bild von der Beschaffenheit des gesamten anterioren und posterioren Thorax. Vermerken Sie die Bezirke der Gewebefestigkeit und deren Größe.
Kehren Sie anschließend zu einem der größeren Bereiche mit fester Gewebebeschaffenheit zurück und prüfen Sie, ob sich darin kleinere Unterzonen finden. Verwenden Sie dieselbe einfache Kontaktaufnahme und nehmen Sie die Inhalation als bewegendes Moment.
Sie können auf diese Weise auch einzelne Spinalsegmente nacheinander bezüglich ihrer Reaktion bei Einatmung untersuchen.
**Wie würden Sie normalerweise mit der Information umgehen, die Sie an Ihrem „Patienten" erhoben haben?**
**Würden Sie versuchen, Bereiche zu mobilisieren, die in ihrer Beweglichkeit eingeschränkt erscheinen?**
**Wenn ja, wie würden Sie vorgehen?**
**Würden Sie den therapeutischen Fokus auf die großräumigen, in ihrer Bewegung eingeschränkten Bereiche legen oder auf die kleinen Zonen?**
**Würden Sie an Zonen arbeiten, die von den in ihrer Beweglichkeit eingeschränkten Bereichen entfernt liegen oder unmittelbar daran angrenzen?**

**Würden Sie versuchen, die wahrgenommene Bewegungseinschränkung zu lösen, indem Sie diese mechanisch in Richtung auf und durch die restriktive Barriere hindurch bewegen, oder würden Sie eher einen indirekten Ansatz wählen und die Bewegung von der restriktiven Barriere weg richten?**
**Oder setzen Sie nach Bedarf unterschiedliche Methoden ein, bis der betreffende Bereich gelöst ist oder sich dort eine Besserung zeigt?**
Auf diese Fragen gibt es keine richtigen oder falschen Antworten. Die Übungen in diesem Abschnitt sollten Ihnen mögliche Alternativen eröffnen. Solche Alternativen erzwingen keine Problemlösungen, sie erlauben es ihnen vielmehr zu entstehen.

**Übung 7.2 c**
Ihr Partner hat im Sitzen die Arme vor der Brust verschränkt. Sie stehen hinter ihm. Ihre lauschende Hand/die Fingerspitzen liegen auf dem oberen linken Brustkorb, über oder im Bereich der Schulterblätter.
Sie legen Ihre bewegende Hand so an den zervikodorsalen Übergang, dass diese ihrem Patienten anzeigt, wann er sich relativ zur Mittellinie nach vorn bewegen soll (Mittellinie = Frontalebene). Diese Bewegung führt nicht zu einer Flexion, sondern führt Kopf und oberen Rumpf nach anterior.
Die Bewegung ist leichter auszuführen, wenn Ihr Partner die Arme wie beschrieben verschränkt hält.
Die bewegende Hand induziert wiederholte Bewegungen in die beschriebene Position und zurück in die Neutralstellung, während die lauschende Hand die dadurch hervorgerufenen Veränderungen beurteilt.
Dabei werden zwei verschiedene palpierte Bezirke hinsichtlich der Reaktion auf eine normale Bewegungsanforderung verglichen. Stiles und Kollegen merken hierzu an:

> „Man vergleicht nicht eine Bewegung in anteriore Richtung mit der in eine posteriore. Eher wird die Bewegung nach anterior geprüft und dabei ein Bereich mit dem darüber oder darunter liegenden usw. verglichen.“

Ihre lauschende Hand erkundet, ob die Gewebe mühelos oder mit Widerstand auf die vom Rumpf geforderte Bewegung reagieren. Versuchen Sie, auf diese Weise große und kleinflächige Bereiche ausfindig zu machen, die sich in der Bewegung nach vorn verfestigen.
Vergleichen Sie diese Bereiche mit jenen, die Sie bei der Befunderhebung mit Hilfe der Atmung ausfindig machen konnten.

## Kommentar

Die in ☞ Übung 7.2 c ermittelten Muster treten aufgrund von Bewegungen zutage, die Sie selbst initiiert haben, während bei den ☞ Übungen 7.2 a und 7.2 b die innere, durch forcierte Atmung hervorgerufene Bewegung die Information liefert.

Stiles und Kollegen haben anhand dieser einfachen Übungen eine Einführung in das feinfühlige Palpieren gegeben, durch die sich erfassen lässt, wie Gewebe auf eigeninitiierte oder von außen induzierte Bewegung reagieren.

## Bedeutung

☞ Übung 7.2 c liefert noch anderweitig verwertbare Informationen:

> „Mit diesem speziellen Test haben Sie die relative Lage von Schultern und Hüften zueinander beeinflusst. Anhaltspunkte zum Verhältnis von Schulter zu Hüfte, die Sie an den bewegungseingeschränkten Bereichen in der beschriebenen Weise gefunden haben, können Ihnen bei der Wahl der geeigneten Technik helfen, mit der Sie die spezifische Dysfunktion behandeln wollen. ... Unserer Ansicht nach ist eine ‚Korrektur' aussichtsreicher, wenn Sie sich bei der Behandlung des dysfunktionalen Bereichs nicht auf Flexion-Extension, Seitneigung und Rotation beschränken, sondern Ihr Augenmerk auf die richtige Positionierung der Schultern im Verhältnis zu den Hüften richten."

# Hoovers „Experimente"

Hoover formuliert bei den nachfolgenden Übungen (er nennt sie „Experimente") viele Fragen, die immer mit „Ja" beantwortet werden sollten. Ist Ihre Antwort nach jeder Übung wirklich positiv, dürften Sie eine ausreichende palpatorische Sensibilität entwickelt haben, um die funktionelle Technik effektiv einsetzen zu können.

**Übung 7.3** **Empfohlene Dauer: 7 – 9 Minuten (7.3 a), 3 – 4 Minuten (7.3 b und 7.3 c)**

## Hoovers Übung am Thorax

**Übung 7.3 a**

Ihr Partner sitzt und hat die Arme vor der Brust verschränkt. Sie stehen hinter ihm. Zuvor haben Sie sich durch Palpation, Inspektion und körperliche Untersuchung BWS und LWS Ihres Partners beurteilt. Legen Sie nun Ihre lauschende Hand leicht an jene Segmente an, die Sie für besonders stark in ihrer Bewegung eingeschränkt halten oder deren Gewebe besonders hyperton sind.

Warten Sie ab und tun Sie gar nichts, während sich Ihre Hand auf die Gewebe „einstimmt".

Bemühen Sie sich nicht um einen Befund hinsichtlich des strukturellen Status.

Warten Sie mindestens 15 Sekunden.

Hoover schreibt:

> „Je länger Sie warten, desto weniger Struktur werden Sie spüren. Je länger Sie die tastenden Finger ruhig halten, desto aufnahmebereiter sind Sie und nehmen schon die ersten Signale einer Reaktion des Segments wahr, wenn Sie schließlich eine Bewegungsanforderung stellen."

Mit Ihrer anderen Hand und durch Aufforderung bringen Sie Ihren Partner erst in Flexion, dann in Extension. Die bewegende Hand sollte nur sehr leicht anliegen. Es genügt eine Andeutung, um Ihrem Partner die gewünschte Bewegungsrichtung anzuzeigen.

Die lauschende Hand wartet lediglich auf die funktionelle Reaktion des Gewebes, die sich als Gelöstheit oder Festigkeit äußert, während die Spinalsegmente in Flexion und Extension gebracht werden.
Eine wellenartige Bewegung sollte zu spüren sein, wenn das palpierte Segment in die von der Wirbelsäule verlangte größere Bewegung einbezogen wird.
Im Ablauf der verschiedenen Bewegungsphasen sollte tastbar sein, wie sich die Spannung im palpierten Gewebe verändert.
Spüren Sie diese Veränderungen?
Führen Sie diese Untersuchung an Segmenten auf unterschiedlichen Wirbelsäulenetagen durch und versuchen Sie, die verschiedenen Gewebezustände im Verlauf des Prozesses zu ertasten: Festigkeit im Gewebe tritt auf und wird deutlicher, wenn Sie sich der ersten Barriere nähern. Bei Umkehrung der Bewegungsrichtung löst sich das Gewebe ein wenig, bevor sich wieder Festigkeit andeutet. Sie nimmt zu, wenn Sie sich der entgegengesetzten Barriere nähern.
Stellen Sie fest, wann maximale Festigkeit und Gelöstheit zu tasten sind. Dies ist die für eine Anwendung der funktionellen Technik entscheidende Information, denn Sie wollen Festigkeit vermeiden und bemühen sich um Gelöstheit.
Fühlen Sie die Unterschiede?
Unterscheiden Sie ferner zwischen Festigkeit als normale physiologische Reaktion des Gewebes, wenn es sich dem Ende seines Bewegungsumfanges nähert, und einer Gewebefestigkeit als Reaktion auf eine dysfunktionale Einschränkung.
Fühlen Sie den Unterschied?

**Übung 7.3 b**
Kehren Sie zu der in ☞ Übung 7.3 a beschriebenen Ausgangsstellung zurück. Palpieren Sie einen in seiner Bewegung eingeschränkten oder hypertonen Bereich und induzieren Sie eine direkte Neigung erst zur einen, dann zur anderen Seite. Ermitteln Sie dabei Festigkeit und Gelöstheit des Gewebes, wie in ☞ Übung 7.3 a beschrieben.
Fühlen Sie die Gewebezustände?

**Übung 7.3 c**
Kehren Sie zu der in ☞ Übung 7.3 a beschriebenen Ausgangsstellung zurück. Palpieren Sie einen in seiner Bewegung eingeschränkten oder hypertonen Bereich und induzieren Sie eine Rotation erst zur einen, dann zur anderen Seite. Untersuchen Sie das Gewebe dabei wie in den ☞ Übungen 7.3 a und 7.3 b auf Gelöstheit und Festigkeit.
Fühlen Sie die Gewebezustände?

## Kommentar

Hoover beschreibt die zu erwartenden Reaktionsvarianten der Gewebe auf die verschiedenen Stellungsanforderungen.

1. *Die dynamisch neutrale Reaktion:* Sie zeigt eine normale physiologische Aktivität an. Ausführliche Bewegungen in alle Richtungen lösen nur minimale Signale aus. In Hoovers Worten:

> „Hier präsentiert sich das reine, unverfälschte, nicht gestörte (d. h. nicht dysfunktionale) Segment, das mühelos in einem weiten Umfang auf Bewegungsanforderungen reagieren kann."

2. *Die Grenzreaktion:* Ein Bereich oder Segment signalisiert bei einigen der normalen Bewegungsanforderungen relativ früh Festigkeit. Die Gewebefestigkeit ist gering, es überwiegen Gelöstheit oder eine dynamisch neutrale Reaktion. Hoover konstatiert, dass „die meisten Segmente in dieser Weise reagieren". Sie sind weder richtig „gesund" noch richtig „krank".
3. *Die läsionsbedingte Reaktion:* Der Ausdruck „Läsion" nimmt den Begriff „somatische Dysfunktion" zur Beschreibung eines anormal bewegungseingeschränkten Gelenks oder Segments vorweg. Treffender wäre es, von einer „dysfunktionalen Reaktion" zu sprechen. Dabei tritt Gewebefestigkeit fast unmittelbar zu Beginn jeder Bewegungsanforderung auf, eine dynamisch neutrale Reaktion ist kaum erkennbar. Hoover empfiehlt folgendes Vorgehen:

> „Prüfen Sie alle Bewegungsrichtungen sehr sorgfältig. Versuchen Sie unbedingt, eine Bewegungsanforderung zu finden, die keine weitere Gewebefestigkeit provoziert, sondern diese im Gegenteil herabsetzt und das Gewebe ein wenig löst. Das ist möglich. Es ist ein wichtiges Merkmal der jeweiligen Läsion (Funktionsstörung)."

Hoover behauptet sogar, je ausgeprägter die Bewegungseinschränkung sei, desto einfacher lasse sich eine Bewegungsanforderung finden, die ein wenig Gelöstheit, dynamische Neutralität ermögliche, gerade weil der Gegensatz zwischen Gelöstheit und Festigkeit des Gewebes so ausgeprägt sei.

## Der Hoover'sche Ansatz: Zusammenfassung

Hoover rät zu ausgiebigem Üben an funktionsgestörten Gelenke und Segmenten. Er nennt drei Bedingungen für eine erfolgreiche Ausführung.

1. Die Aufmerksamkeit ist auf das Wechselspiel zwischen Bewegungsanforderung und Bewegungsreaktion zu richten. Gleichzeitig werden sämtliche Wahrnehmungen kategorisiert: „normal", „leicht dysfunktional", „deutlich oder stark dysfunktional" usw.
2. Veränderungen im palpierten Gewebe sind im Hinblick auf Festigkeit oder Gelöstheit kontinuierlich auszuwerten. Zu beachten ist, dass sich hierin eine erhöhte oder verminderte Signaltätigkeit und Reaktion des Gewebes ausdrücken.
3. Eine gründliche Beurteilung der Gewebereaktionen setzt voraus, dass alle nur möglichen Bewegungsanforderungen gestellt werden. Ein strukturiertes Vorgehen ist hierfür unabdingbar. Hoover empfiehlt dem Therapeuten, sich die Reihenfolge der zu induzierenden Bewegungen (im Geist) vorzusprechen:

> „Setzen Sie sich das Ziel, einen Zustand der Gelöstheit im Gewebe zu finden. Induzieren Sie immer wieder Bewegungsanforderungen, bis Sie zunehmende Gelöstheit spüren. Verbalisieren Sie unter Verwendung der Begriffe Flexion, Extension, Seitneigung und Rotation, welche Bewegungsanforderung eine Gelöstheit herbeiführt. Wiederholen Sie die Übung, bis Sie darin ganz sicher sind. Sie finden auf diese Weise allmählich heraus, in welcher Weise das Gewebe bei der jeweils vorliegenden Dysfunktion entspannen kann."

Zusätzlich sind in Abhängigkeit vom untersuchten Körperbereich weitere Bewegungsrichtungen zu überprüfen: Abduktion und Adduktion sowie Anteversion, Retroversion, Translation nach lateral und medial, Translation nach kranial und kaudal (Traktion und Kompression) etc.

## *Die Zielsetzung nach Bowles*

Charles Bowles präzisiert, worum es hier geht:

> „Wir nutzen beim Test des Segments (oder Gelenks) eine weitgehend endogene Aktivität. Das Beobachtungsinstrument greift nicht störend ein, und die gewonnene Information lässt erkennen, wie gut oder ungenügend der (palpierte) Teil der jeweiligen Struktur auftretenden Problemen gewachsen ist.
> Falls wir Gelöstheit und ungehindertes Sicheinlassen der Strukturen ertasten, gehen wir von einem normalen Befund aus. Bemerken wir dagegen ein Gefühl von Festigkeit, Angespanntheit, Verzerrung der Gewebe, eine Art von Verzögerung und Unwilligkeit in irgendeiner Bewegungsrichtung, wissen wir, dass das betreffende Segment seine Probleme nur mit Mühe bewältigt."

In diesem Fall würde eine Dysfunktion diagnostiziert.

Die Behandlung wäre dann funktionell: Durch Halten eines Segments oder Bereichs in einer Stellung, in der die Gewebe entspannen können, initiiert man eine Auflösung der Dysfunktion.

Will man einen dysfunktionalen körperlichen Bereich in den Normalzustand zurückführen, gilt es, die dynamische Neutralstellung – die Gelöstheit – zu finden. Ob das gelingt, ist eine Frage der palpatorischen Sensibilität.

# Die Anwendung der funktionellen Technik an der Wirbelsäule

Bevor die Wirbelsäule oder ein Gelenk mit Hilfe der funktionellen Technik beurteilt oder behandelt werden kann, muss ein definierter Bereich (z. B. der Wirbelsäule) als dysfunktional, abweichend oder anormal im Vergleich mit anderen Wirbelsäulenabschnitten diagnostiziert werden. Der Befund wird mit Hilfe einer der zahlreichen bereits beschriebenen Methoden erhoben.

Bereiche mit auffällig aufgewölbter Muskulatur (☞ Flexionstests der Wirbelsäule im Sitzen oder Stehen, Kapitel 8), „flache" Abschnitte an der Wirbelsäule (☞ Befunderhebungssequenz für verspannte Muskelgruppen, Kapitel 4) oder die in diesem Kapitel anfangs beschriebenen Übungen sind u. U. ein Hinweis auf „Abweichungen", die einer weiteren Untersuchung oder normalisierenden Intervention bedürfen.

Hartman schlägt folgendes Vorgehen zur Abklärung eines Verdachts vor:

> „Eine anormale Gewebebeschaffenheit wird in der üblichen Weise palpatorisch diagnostiziert. In einem bestimmten Bereich lässt sich abgestufte Anormalität tasten. Das Zentrum dieses Bereichs bildet den Fokus."

Hartman empfiehlt, den Bereich über den Procc. spinosi und der paravertebralen Muskulatur leicht abzuklopfen, um den abweichenden Bezirk klar abzugrenzen. Es sind Resonanzunterschiede zu erkennen, so Hartman, die der Patient subjektiv wahrnimmt und die den Therapeuten zum Zentrum der dysfunktionalen Gewebe leiten (☞ vgl. Spezialthema 9).

## Übung 7.4 Empfohlene Dauer: 10 – 15 Minuten

Betrachten Sie die Wirbelsäule Ihres Patienten/Partners zur Beurteilung in Flexion von hinten und von der Seite und achten Sie dabei auf flache oder aufgewölbte Bereiche.
Palpieren Sie diesen Bereich und ertasten Sie das Zentrum der Gewebedysfunktion, des ausgeprägtesten Hypertonus oder der größten Druckempfindlichkeit.
Klopfen Sie diese sowie die angrenzenden Gewebe mit gekrümmten Fingerspitzen leicht und gleichmäßig ab. (☞ vgl. Spezialthema 9, Abb. 9 A)
**Klingen die am stärksten betroffenen Geweben anders?**
Legen Sie eine Hand (die lauschende Hand) auf diese Gewebe. Der Patient kann dabei sitzen, stehen oder liegen. Ihre andere Hand induziert Bewegung in dieser Körperregion. Der Patient bleibt passiv oder leistet Unterstützung, jedoch nur entsprechend Ihrer Anweisung.
Induzieren Sie nun eine Reihe physiologischer Bewegungen in dieser Körperregion. In jedem Fall (für jede Bewegungsrichtung) tastet die palpierende Hand, die auf den dysfunktionalen Geweben ruht, nach zunehmender Gelöstheit oder Festigkeit. Es geht darum, den Punkt zu finden, in dem sozusagen die anderen Punkte größter Gelöstheit (die durch Bewegung in die verschiedenen Richtungen gefunden worden waren – ☞ unten) zusammenfließen. Hier sollte das Gewebe vollständig entspannt sein.
Es handelt sich dabei laut Hartman um eine Art Inhibition der verspannten Gewebe, „insofern, als Reizzonen zur Ruhe gebracht werden und der Therapeut sich stetig bemüht, einen gelösten, entspannten Zustand herbeizuführen".
Zur Bestimmung von Gelöstheit oder Festigkeit der Gewebe werden folgende Bewegungen induziert (die Reihenfolge ist unerheblich):

- Flexion und Extension
- Seitneigung in beide Richtungen
- Rotation in beide Richtungen
- Anteversion und Retroversion
- Translation nach lateral, beidseitig
- Translation nach kranial und kaudal (Traktion und Kompression).

Im Anschluss:

- Ein- und Ausatmung.

Greenman spricht vom „Stapeln" der ersten sechs Bewegungen bis zum Punkt der Gelöstheit (die Reihenfolge der Bewegungen ist unerheblich; es empfiehlt sich jedoch, eine feste Reihenfolge einzuhalten, um keine Bewegungsrichtung auszulassen). In je-

dem Fall sollte anschließend unter Einbeziehung der Atmung nochmals diejenige Bewegungsrichtung gesucht werden, in der die maximale Gewebegelöstheit erreicht wird. Zunächst wird für eine Bewegungsrichtung die Position höchster Gelöstheit ermittelt. Sie dient als Ausgangsstellung, um in der nächsten Bewegungsrichtung wiederum den Punkt maximaler Gelöstheit zu ermitteln. Damit haben Sie für die ersten beiden der von Ihnen gewählten Bewegungsrichtungen, z. B. Seitneigung und Rotation, eine gemeinsame Position gefunden, in der das Gewebe entspannen kann.
Sie haben die zweite auf die erste Bewegungsrichtung „gestapelt". Von der so gefundenen Position aus schreiten Sie fort zur nächsten Bewegungsrichtung, z. B. Translation nach rechts und links – und so weiter, bis alle Bewegungsrichtungen überprüft und die jeweiligen Positionen aufeinander „gestapelt" sind, in denen sich das Gewebe optimal löst (☞ Abbildung 7.1).
Anschließend wird die Atmung miteinbezogen, und die letzte Gelöstheitsstellung wird ungefähr eine Minute lang gehalten. Danach erfolgt eine erneute Überprüfung aller zuvor ermittelten Bewegungseinschränkungen.
Nach diesen sukzessiven Entspannungen sollte sich das Gewebe in einem größeren Bewegungsumfang entspannter anfühlen.

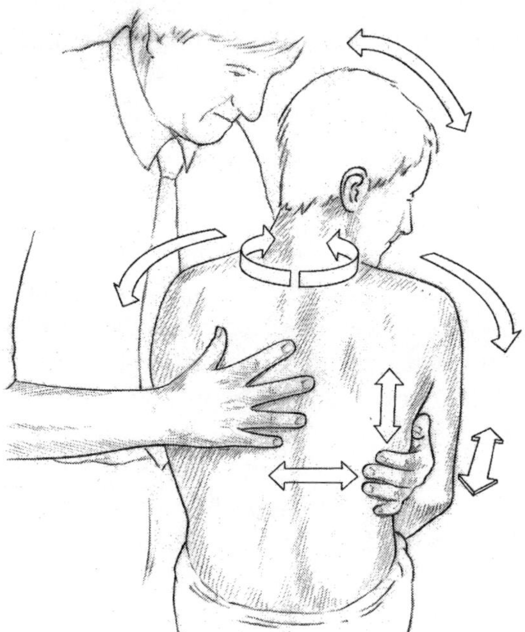

**Abbildung 7.1:** *Die Pfeile zeigen die Bewegungsrichtung an. „Gelöstheit" und „Festigkeit" werden von der „lauschenden" Hand getastet. Diese ruht bei der funktionellen Beurteilung der Spinalsegmente auf den spinalen Geweben. Folgende Bewegungen werden ausgeführt: Flexion und Extension, Rotation nach beiden Seiten, Seitneigung nach beiden Seiten, Translation nach beiden Seiten, Anteversion und Retroversion, Translation nach kranial und kaudal (Traktion und Kompression).*

## Übung 7.5 Empfohlene Dauer: 15 – 20 Minuten

Greenman beschreibt eine Reihe von Verfahren zum Erwerb palpatorischer Feinfühligkeit. Seine Vorschläge sind nachstehend in abgewandelter Form zusammengefasst.

**Übung 7.5 a**

Sie stehen schräg hinter Ihrem Patienten/Partner. Dieser sitzt und hat die Arme vor der Brust verschränkt, sodass die Hände jeweils die kontralaterale Schulter umfassen.
Legen Sie Ihre „lauschende" Hand im Bereich der oberen BWS dort an, wo das Gewebe verspannt oder aufgewölbt ist. Lassen Sie diese Hand wirklich ruhig. Warten Sie, bis diese „nichts" (keine Bewegung) spürt.
Legen Sie die andere („bewegende") Hand auf den Kopf des Patienten. Sie führt diesen in bestimmte Bewegungen, z. B. Flexion und Extension (sehr langsam, keine ruckartigen Bewegungen).
Die palpierende Hand versucht, Veränderungen des Gewebezustands im Sinne größerer Gelöstheit oder Festigkeit zu erkennen.
Führen Sie den Kopf wiederholt in Flexion und zurück in die Neutralstellung und erkunden Sie, an welchem Punkt das Gewebe optimal gelöst ist. Anschließend suchen Sie denselben Gewebezustand, während Sie den Kopf mehrfach langsam in Extension bringen.
**Wann tasten Sie mehr Gelöstheit, in Flexion oder in Extension?**

**Übung 7.5 b**

Kehren Sie in die Neutralstellung zurück und bringen Sie jetzt Kopf und Nacken über dem Rumpf in Seitneigung nach rechts und Rotation nach links. Wiederholen Sie diese Bewegungen mehrfach (nach jedem Bewegungsausschlag Rückkehr in die Neutralstellung) und wechseln Sie dann die Richtungen: Seitneigung nach links, Rotation nach rechts. Palpieren Sie dabei den dysfunktionalen Bereich bzw. einen Bereich, der hinsichtlich Gelöstheit oder Festigkeit des Gewebes untersucht werden soll.
**In welcher Bewegungsphase entspannen oder festigen sich die Gewebe mehr?**
Suchen Sie den Punkt, an dem die palpierten Gewebe am entspanntesten sind – irgendwo zwischen maximaler Seitneigung nach links und Rotation nach rechts sowie Seitneigung nach rechts und Rotation nach links.
**Ist der Bewegungsumfang, in dem sich das Gewebe löst bzw. verfestigt, symmetrisch? An welchem Punkt dieser kombinierten Bewegungen in die vorgegebenen Richtungen ertasten Sie maximale Gewebeentspannung?**

**Übung 7.5 c**

Kehren Sie in die Neutralstellung zurück. Induzieren Sie – möglichst kombiniert – folgende Bewegungen, während Sie das Gewebe auf Gelöstheit bzw. Festigkeit palpieren: Beugen Sie Kopf und Nacken des Patienten über dessen Rumpf ein wenig nach vorn bei gleichzeitiger Seitneigung und Rotation nach rechts. Induzieren Sie anschließend die gleiche Bewegung mit Seitneigung und Rotation nach links.

Palpieren Sie dabei das Thoraxsegment unter Ihrer lauschenden Hand und achten Sie darauf, wie das Gewebe sich löst. Sind Ihre Befunde symmetrisch?
**Haben Sie Gelöstheit/Festigkeit links und rechts an derselben Stelle gespürt?**

### Kommentar

Greenman empfiehlt, vergleichbare Palpationsübungen an verschiedenen Wirbelsäulenabschnitten vorzunehmen.

Sie können in jedem Fall davon ausgehen, dass normales oder nur geringfügig dysfunktionales Gewebe einen großen Bewegungsumfang aufweist, der kaum Einschränkungen signalisiert (d. h. das palpierte Gewebe befindet sich großenteils in einem relativ entspannten Zustand).

Wo eine Dysfunktion größeren Ausmaßes vorliegt, werden Sie nur sehr wenige Stellungen finden, in denen das Gewebe Gelöstheit oder verminderte Festigkeit signalisiert. Die Erfahrung allein wird Sie lehren, ob und wann ein klinisch relevanter Zustand vorliegt.

## Johnsons Ansichten zur Barriere

Johnson erklärt die Begriffe „direkt“ und „indirekt“ folgendermaßen:

> „Man kann den quantitativen Aspekt dieser Anhaltspunkte [der Richtungen, in die die Bewegung eingeschränkt ist] begreifen als in einer Richtung schnell anwachsenden Widerstand bei der Annäherung an eine Barriere und als unmittelbar einsetzende Gelöstheit, d. h. Entspannung in der Gegenrichtung. Die Begriffe ‚direkt‘ (auf ein Widerstandsgefühl zu gerichtet) und ‚indirekt‘ (vom Widerstandsgefühl weg gerichtet) bieten somit eine Klassifikationsmöglichkeit für osteopathische Manipulationsverfahren, auf die zurückgegriffen werden kann, wenn eine Asymmetrie diagnostiziert wurde.“

Der Übergang von dieser Art Diagnostik zur Therapie ist leicht vollzogen.

Johnson hält folgende Punkte bei einem funktionellen Behandlungsansatz für wichtig:

- Die Bewegungsinduktion in eine beliebige Richtung zu einem bestimmten Zeitpunkt erfolgt mit minimalem Krafteinsatz.
- Die Bewegung ist so gerichtet, dass das Gewebe sich zunehmend lösen kann. Dies ist am abnehmenden Widerstand des Gewebes gegen der Druck der palpierenden Finger zu erkennen.
- In einer Bewegung werden verschiedene Richtungen kombiniert, etwa Rotation und Translation. Dadurch erreicht man unterschiedliche Achsdrehungen.
- Die Auswirkungen der aktiven Atmung auf den Gewebezustand im Sinne von Gelöstheit sind ebenso zu berücksichtigen.
- Der Therapeut orientiert sich am kontinuierlichen Informationsfluss aus dem Gewebe, der bei allen Maßnahmen signalisiert, wie weit sich das Gewebe löst/der Widerstand abnimmt.

## Übung 7.6 Empfohlene Dauer: 20 Minuten

Diese Übung entspricht im Wesentlichen ☞ Übung 7.5. Der Unterschied besteht darin, dass zunächst an einem dysfunktionalen und anschließend an einem normalen Segment gearbeitet wird.

**Übung 7.6 a**

Sie stehen schräg hinter dem sitzenden Patienten/Partner, der die Arme vor der Brust verschränkt. Eine Hand palpiert ein zuvor ermitteltes dysfunktionales Segment der BWS.

Stellen Sie den Kontakt her, indem Sie mit einer Hand die von Ihrem Körper entfernte Schulter des Patienten umfassen. Ziehen Sie die andere Schulter des Patienten unter Ihre Achsel, um die verschiedenen Bewegungsrichtungen kontrollieren zu können.

Induzieren Sie nacheinander folgende Bewegungen: Flexion, Extension, Seitneigung nach links, Seitneigung nach rechts, Rotation nach links, Rotation nach rechts. Kombinieren Sie anschließend die Seitneigung in eine Richtung mit Rotation in dieselbe Richtung, zunächst in Flexion, dann in Extension.

Führen Sie anschließend die eben beschriebene Sequenz in die Gegenrichtung aus. Induzieren Sie in den auf diese Weise erspürten Positionen „maximaler Gelöstheit" zusätzlich eine Translation nach anterior und posterior, beidseitig nach lateral und von kranial nach kaudal, um den Punkt maximaler Gelöstheit ausfindig zu machen.

**Spüren Sie Gelöstheit und Festigkeit im Gewebe?**

**Finden Sie durch Kombination dieser Bewegungselemente die „entspannteste Stellung"?**

Behalten Sie diese Endstellung maximaler Gelöstheit bei. Kehren Sie nach einer Minute in die Neutralstellung zurück.

Überprüfen Sie die Stellungen erneut, in denen das Gewebe gelöst war.

**Ist eine Änderung eingetreten?**

**Übung 7.6 b**

Wiederholen Sie die Sequenz in genau derselben Weise an einem weiter kaudal gelegenen Segment, das keine Anzeichen einer Dysfunktion aufweist.

Vergleichen Sie Ihre Befunde hinsichtlich Bewegungsausmaß und Positionen, in denen die Gewebe gelöst bzw. gespannt sind, mit denen der vorangegangenen Übung.

## Übung 7.7 Empfohlene Dauer: 20 – 30 Minuten

**Übung 7.7 a**

Wiederholen Sie alle Elemente der ☞ Übung 7.6 a. Lassen Sie den Patienten zusätzlich den Atem sowohl in Inspiration als auch in Exspiration so lange wie möglich anhalten, und dies in jeder Stellung, in der eine maximale Gelöstheit der Gewebe zu tasten war.

**Nimmt der Gewebewiderstand während oder nach jeder Phase angehaltenen Atems weiter ab (oder auch zu)?**
Das Besondere an diesem Ansatz ist, dass der Therapeut lernt, alle Bewegungsrichtungen zu induzieren, die eine Gelöstheit des Gewebes begünstigen. Zusätzlich macht er sich die Atmung zunutze, um das Gewebe maximal zu lösen.

**Übung 7.7 b**
Wiederholen Sie den Ablauf von ☞ Übung 7.6 a. Konzentrieren Sie sich diesmal jedoch auf Stellungen, in denen Sie die stärkste Gewebefestigkeit spüren. Auf diese Weise können Sie schließlich die restriktive Barriere einstellen (das Gegenteil dessen, was Sie in den ☞ Übungen 7.6 und 7.7 getan haben).
Von dieser Position aus (gleichgültig mit welcher Bewegungskombination die maximale Gewebefestigkeit erzielt wurde) lassen Sie den Patienten vorsichtig versuchen, gegen Ihren Widerstand in die Ausgangsposition zurückzukehren (neutrale Position) und dort zehn Sekunden zu verharren.
**Überprüfen Sie den dysfunktionalen Bereich anschließend nochmals. Überprüfen Sie, ob Sie den Bewegungsumfang vergrößern, die Barriere verschieben und den Gewebewiderstand verringern konnten.**
Sie haben damit ein Verfahren der Muskel-Energie-Technik angewandt: Die isometrische Kontraktion der verspannten Weichteilgewebe bewirkt nach dem Abklingen der Kontraktion vermehrte Elastizität.
**Welcher Ansatz liegt Ihnen mehr – nach dem Punkt der Gelöstheit zu suchen oder die Barriere einzustellen und dann zu verschieben?**

## *Hoovers „Experiment" für das Schlüsselbein*

H. V. Hoover, der die funktionelle Technik entwickelte, bringt es mit den Worten des Begründers der Osteopathie Andrew Taylor Still auf den Punkt, worum es in seinem Ansatz geht: „Der Körper sagt mir, was ich tun soll, und das tue ich."

Er fordert den Anfänger auf, die drei folgenden, in ☞ Übung 7.8 zusammengefassten „Experimente" auszuführen.

Es wird jeweils eine Frage gestellt, und die Antwort sollte „Ja" lauten.

Ihre Antwort sagt Ihnen, ob Sie dieser Methode bereits gewachsen sind – ob Sie die erforderliche palpatorische Feinfühligkeit erlangt haben.

### Übung 7.8 **Empfohlene Dauer: 20 – 30 Minuten**

**Übung 7.8 a**
**Bewegt sich das Schlüsselbein in klarer und vorhersagbarer Weise, wenn es durch definierte Bewegungen eines angrenzenden Körperteils dazu veranlasst wird?**
Sie stehen vor dem sitzenden Patienten. Legen Sie die (entspannten) Fingerkuppen Ihrer rechten Hand leicht auf das rechte Schlüsselbein, sodass Sie nur die Haut dar

über spüren. Dies ist Ihre lauschende Hand. Sie soll darauf horchen, was vor sich geht.
Mit Ihrer linken (bewegenden) Hand fassen Sie den rechten Arm des Patienten knapp unterhalb des Ellenbogens. Der Patient muss entspannt, passiv und kooperativ sein. Er darf die von Ihrer Hand induzierten Bewegungen weder unterstützen noch behindern. Die lauschende Hand berührt die Haut kaum und übt keinerlei Druck auf das Schlüsselbein aus.
Heben und senken Sie den Arm mehrfach langsam, bis Sie sicher sind, dass sich die Schulter nicht mitbewegt und dass der Patient Ihnen nicht hilft, das Gewicht des Armes zu tragen. Nun beginnt die eigentliche Übung.
Führen Sie langsam eine Retroversion des Armes aus der Frontalebene gerade so weit aus, dass Sie eine Veränderung in den Geweben unter der palpierenden Hand spüren. Die Bewegung darf nicht rasch, wellenförmig oder ruckartig sein, um eine präzise Wahrnehmung nicht zu behindern.
Wiederholen Sie diesen Vorgang mehrfach langsam, bis Ihnen die Wirkung einer einzelnen, einfachen Bewegung klar ist (erinnern Sie sich an die eingangs gestellte Frage).
Nun führen Sie langsam eine Anteversion des Armes aus der Frontalebene aus und prüfen wiederum die Wirkung auf die palpierten Gewebe (Schlüsselbein und umgebende Gewebe). Abduzieren und adduzieren Sie dann den Arm, rotieren Sie ihn anschließend zunächst nach außen, dann nach innen. Gehen Sie langsam vor, wiederholen Sie eine Bewegung nötigenfalls und vermerken Sie die Gewebereaktion in der jeweiligen isolierten Bewegungsrichtung.
**Welche Reaktionen registrierten Sie bei den einzelnen physiologischen Bewegungen?**

**Übung 7.8 b**
**Gibt es Unterschiede hinsichtlich der Leichtigkeit, mit der sich das Schlüsselbein bewegt, und des Tastgefühls, das seine Gewebe vermitteln, wenn ihm unterschiedliche physiologische Bewegungen abverlangt werden?**
Verfahren Sie vor Beginn der eigentlichen Übung wie in ☞ Übung 7.8 a beschrieben. Bringen Sie den Arm dann sehr langsam in Retroversion, während Sie die Gewebe in der Umgebung des Schlüsselbeins auf Veränderungen palpieren. Vergleichen Sie dieses Tastgefühl mit jenem bei Führung des Arms in Anteversion. Vergleichen Sie anschließend das Tastgefühl in der lauschenden Hand, wenn Sie den Arm langsam, bedächtig und behutsam zunächst abduzieren und dann adduzieren.
Vergleichen Sie die Gewebeveränderungen, wenn Sie den Arm erst nach innen und dann nach außen rotieren.
**Hatten Sie den Eindruck, dass sich der Gewebezustand hinsichtlich seiner Gelöstheit in einigen Bewegungsrichtungen anders anfühlte als in anderen?**

**Übung 7.8 c**
**Lassen sich Unterschiede hinsichtlich der Leichtigkeit der Bewegung und der Gewebebeschaffenheit durch bestimmte Bewegungsweisen des Schlüsselbeins beeinflussen?**

Wiederholen Sie vor Beginn der Übung die beschriebene Eingangsphase. Antevertieren Sie den Arm des Patienten langsam und behutsam aus der Frontalebene, bis Sie bemerken, wie sich das Schlüsselbein unter Ihrer palpierenden Hand bewegt oder wie sich die Gewebebeschaffenheit verändert. Halten Sie an diesem Punkt an.
Retrovertieren Sie den Arm nun langsam und behutsam aus der Frontalebene, bis Sie wiederum die gerade beschriebenen Phänomene bemerken. Halten Sie an diesem Punkt an. Suchen Sie einen Gleichgewichtspunkt zwischen diesen beiden Zuständen, von dem aus eine Bewegung in jede Richtung zu einer Bewegung des Schlüsselbeins und einer Veränderung der Gewebebeschaffenheit führt. Verharren Sie an diesem Punkt des physiologischen Gleichgewichts. Hoover bezeichnet ihn als Neutralpunkt. Suchen Sie, ausgehend von diesem Gleichgewichtspunkt, anschließend nach dem Balancepunkt zwischen Adduktion und Abduktion. Vom gemeinsamen Balancepunkt (zwischen Ante- und Retroversion sowie Adduktion und Abduktion) ausgehend, suchen Sie dann nach der entsprechenden Stellung zwischen Innen- und Außenrotation. Sie haben nun einen gegenseitigen Gleichgewichtszustand zwischen Arm und Schlüsselbein erreicht. Von hier aus leitet Hoover zu einem weiteren aussagekräftigen Befund weiter.

**Übung 7.8 d**
Arm und Schlüsselbein befinden sich in gegenseitigem Gleichgewicht, wie am Ende von ☞ Übung 7.8 c. Versuchen Sie nun, den Arm in die sechs physiologischen Bewegungsrichtungen zu führen. Prüfen Sie, in welcher von diesen sich die Gewebebeschaffenheit im Vergleich mit den anderen zu verbessern scheint. In einer der Richtungen verstärkt sich die Gewebefestigkeit möglicherweise nicht oder verringert sich sogar. Wenn Sie diese Bewegungsrichtung gefunden haben, wiederholen Sie die Bewegung so lange langsam und behutsam, wie Ihre wahrnehmende Hand Ihnen mitteilt, dass sich Gewebezustand und Beweglichkeit des Schlüsselbeins verbessern.
Sollte sich in diesem Prozess die Gewebefestigkeit verstärken, empfiehlt Hoover, die verschiedenen Bewegungsrichtungen nochmals zu überprüfen und diejenige zu ermitteln, in der das Gewebe am meisten gelöst ist. Ist das nirgends der Fall, halten Sie an diesem Punkt inne und machen Sie sich klar, was Sie ertastet haben. Wenn Sie eine weitere Bewegungsrichtung finden, in der das Gewebe sich lösen lässt, wiederholen Sie die entsprechende Bewegung, bis die Gewebefestigkeit zuzunehmen scheint. Überprüfen Sie die verschiedenen Bewegungsrichtungen nochmals.
Hoover schreibt:

> „Dieser Prozess, in dessen Verlauf man die unbehinderte physiologische Bewegung ausfindig macht und wiederholt, bis die Gewebefestigkeit zunimmt, woraufhin nochmals überprüft wird, kann sich über zwei oder mehr Durchgänge erstrecken. Ziel ist es, einen Gleichgewichtszustand zu finden, in dem der Gewebezustand *in allen physiologischen Bewegungen* Gelöstheit erkennen lässt."

**Übung 7.8 e**
Um den letzten Teil des Hoover'schen Experiments in Angriff nehmen zu können, sollte das andere, unbehandelte Schlüsselbein den ☞ Übungen 7.8 a, b und c unterzogen werden.

Ist dann ein gegenseitiges Gleichgewicht zwischen Arm und Schlüsselbein erreicht, wird Ihnen das Gewebe „mitteilen“, welche Bewegungen erforderlich sind, damit es sich bestmöglich lösen kann.
Der Therapeut entspannt sich und wird vollkommen passiv, während seine empfindende oder lauschende Hand jede noch so geringfügige Veränderung am Schlüsselbein und in dessen umgebendem Gewebe wahrnimmt.
Erspürt die lauschende Hand solche Veränderungen, leitet sie diese Information an Reflexzentren weiter. Von hier aus geht ein Befehl an die bewegende Hand, den Arm so zu bewegen, dass das gegenseitige Gleichgewicht bzw. die Neutralstellung beibehalten wird.
Wird die richtige Bewegung induziert, verbessern sich Beweglichkeit und Gewebebeschaffenheit merklich. In derselben Weise wird mit einem oder verschiedenen Bewegungsabläufen verfahren, bis der Zustand maximaler Gewebegelöstheit, ein Ruhezustand erreicht ist.
Hier handelt es sich zweifellos um einen ganz ähnlichen Zustand, wie ihn Upledger durch Entspannung der Faszien anstrebt, was in ☞ Kapitel 5 dargestellt wurde.
Die hier beschriebene Methode lässt sich, erweitert um Translationsbewegungen, an jedem Extremitäten- oder Wirbelsäulengelenk zur Bestimmung der Richtungen anwenden, in denen das Gewebe mehr oder weniger gelöst ist. Es bleibt Ihnen überlassen, ob Sie einen funktionellen oder einen aktiven Ansatz zur Wiederherstellung normaler Verhältnisse wählen (☞ vgl. die beiden in Übung 7.7 vorgestellten Methoden).

**Quellen**

Bowles C. Functional orientation for technic. Yearbook of the American Academy of Applied Osteopathy, 1955

Greenman P. Principles of manual medicine. Williams & Wilkins, Baltimore, 1989

Hartman L. Handbook of osteopathic technique. Hutchinson, 1985

Hoover H. V. Functional technique. Yearbook of the Academy of Applied Osteopathy, 1957

Hoover H. V. A method for teaching functional technique. Yearbook of the Academy of Applied Osteopathy, 1969

Johnston W. Manipulative skills. Journal of the American Osteopathic Association 67, December 1966

Johnston W. Segmental definition, part I and part II. Journal of the American Osteopathic Association 88, January 1988a

Johnston W. Segmental definition, part II. Journal of the American Osteopathic Association 88, February 1988b

Johnston W, Robertson A, Stiles E. Finding a common denominator. Yearbook of the American Academy of Applied Osteopathy, 1969

Jones L. Strain and counterstrain. Academy of Applied Osteopathy, 1982

Korr I. The neural basis for the osteopathic lesion. Journal of the American Osteopathic Association 47, 1947, S. 191

# Gelenkspiel, „Endgefühl“, Bewegungsumfang: Was ist damit gemeint?

Der Ausdruck „Gelenkspiel“ bezeichnet bestimmte Bewegungen zwischen zwei Knochen. Er bedeutet entweder die Entfernung der Gelenkflächen voneinander (z. B. bei Traktion) oder eine parallele Bewegung der Gelenkflächen gegeneinander (auch Translation oder translatorisches Gleiten genannt).

Zwischen fast allen Gelenkpartnern ist in einem gewissen Umfang Bewegung möglich. Eingeschränkt wird sie lediglich durch den Elastizitätsgrad des Weichteilgewebes. Eine Längenveränderung solcher Weichteilgewebe verändert daher automatisch das Ausmaß der gegebenen Gelenkbeweglichkeit – auch als „Vorspannung“ bezeichnet.

Die Traktion eines Gelenks (rechtwinklig zur Gelenkfläche), bei der sich die Gelenkflächen nur geringfügig voneinander entfernen und kaum mehr als die innere Kompression durch die umgebenden Weichteilgewebe überwunden wird, wird als Traktion Grad I bezeichnet. Überwindet man die „Vorspannung“ durch vermehrte Entfernung der Gelenkpartner voneinander und kommt es zur Verfestigung des umgebenden Gewebes, spricht man von Traktion Grad II. Eine Traktion Grad III liegt vor, wenn die genannten Gewebe gedehnt werden.

Bei einer gleitenden Translation stehen die beteiligten Gelenkflächen parallel zueinander (auch als „Gleitrollen“ bezeichnet) (☞ Abbildung 8 A). Da die Gelenkflächen nicht plan (inkongruent) sind, steht immer nur ein Teil der Gelenkpartner parallel zueinander, und nur ein Teil des Gelenks kann sich parallel zu seinem Gelenkpartner bewegen.

Beim Grad-I-Gleiten wird die Vorspannung eingestellt, und die Weichteilgewebe spannen sich ein wenig. Bei fortgesetzter Translation und einem Grad-II-Gleiten werden diese Gewebe richtig gedehnt.

Professor Freddy Kaltenborn (1985) stellte in Bezug auf konvexe oder konkave Gelenkflächen eine wichtige Regel auf. Sie besagt, dass Gleit- und Bewegungsrichtung des Knochens identisch sind, wenn sich eine konkave Fläche relativ zu einer anderen

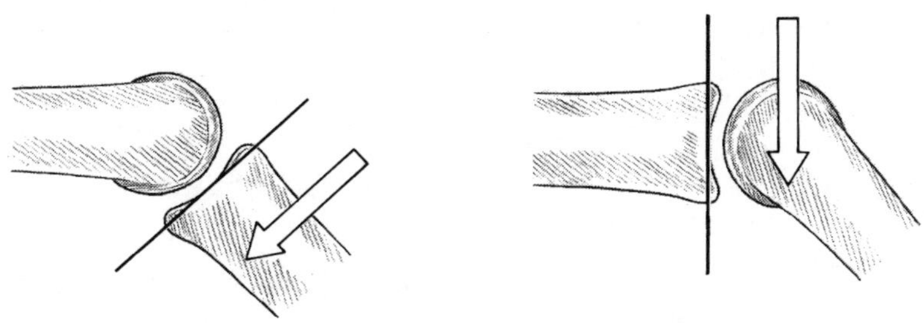

**Abbildung 8 A:** *Parallelverschiebung eines Knochens durch translatorisches Gleiten (nach Kaltenborn). Ein Knochen wird parallel zur Behandlungsebene bewegt, bis sich die das Gelenk umgebenden Gewebe spannen (Grad II) oder sich die das Gelenk kreuzenden Gewebe dehnen (Grad III).*

Fläche bewegt. Das heißt, der sich bewegende Knochen und die konkave Gelenkfläche befinden sich in derselben Ebene wie die Bewegungsachse (☞ Abbildung 8 B).

Dagegen bewegt sich der Knochen in die zur Gleitbewegung entgegengesetzte Richtung, wenn eine konvexe Gelenkfläche eine Gleitbewegung ausführt. Das bedeutet, dass sich die bewegende Oberfläche und der Knochen auf den entgegengesetzten Seiten der Rotationsachse befinden. Wenn also durch sorgfältige Prüfung des Gelenkspiels (d.h. der möglichen Gleitbewegung) eine Einschränkung der Gelenkbeweglichkeit diagnostiziert wird, ist es entscheidend, die jeweilige Form der gelenkigen Verbindung zu kennen.

Bei einer konvexen Gelenkfläche (z.B. Humeruskopf) muss der Therapeut den Knochen entgegengesetzt zur eingeschränkten Bewegungsrichtung mobilisieren, um die Gelenkbeweglichkeit zu verbessern und zu vergrößern.

Ist die Gelenkfläche dagegen konkav (z.B. Olecranon), muss der Knochen in Richtung der eingeschränkten Bewegungsrichtung bewegt werden, um die Gelenkbeweglichkeit zu verbessern (☞ Abbildung 8 C).

Jedes Gelenk hat einen „normalen" Bewegungsumfang. In ☞ Kapitel 8 wird vermittelt, wie dieser festzustellen ist. Im Rahmen einer orientierenden Palpationsuntersuchung sollten alle Gelenke auf Bewegungseinschränkungen bzw. Hypermobilität überprüft werden.

Am Ende des Bewegungsumfanges eines Gelenks ist das so genannte „Endgefühl" spürbar. Wird ein Gelenk aktiv oder passiv zu seinem maximalen Bewegungsausmaß geführt, erreicht es die *physiologische Barriere*. Hier ist ein fest-elastisches, aber kein hartes Endgefühl zu spüren.

Wird dagegen die absolute Grenze der Beweglichkeit, die *anatomische Barriere*, eingestellt, ist das Endgefühl hart, und jede darüber hinausgehende Bewegung würde das Gelenk schädigen.

Ist der Bewegungsumfang aus irgendeinem Grund eingeschränkt, wird bei aktiver und passiver Bewegung in der entsprechenden Richtung die *pathologische Barriere* erreicht.

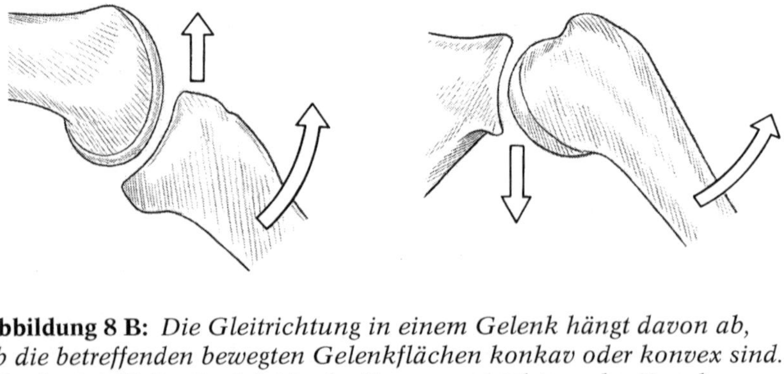

**Abbildung 8 B:** *Die Gleitrichtung in einem Gelenk hängt davon ab, ob die betreffenden bewegten Gelenkflächen konkav oder konvex sind. „Konkaves Gleiten" erfolgt in der Bewegungsrichtung des Knochens (links), während „konvexes Gleiten" in einer der Bewegungsrichtung des Knochens entgegengesetzten Richtung erfolgt (rechts).*

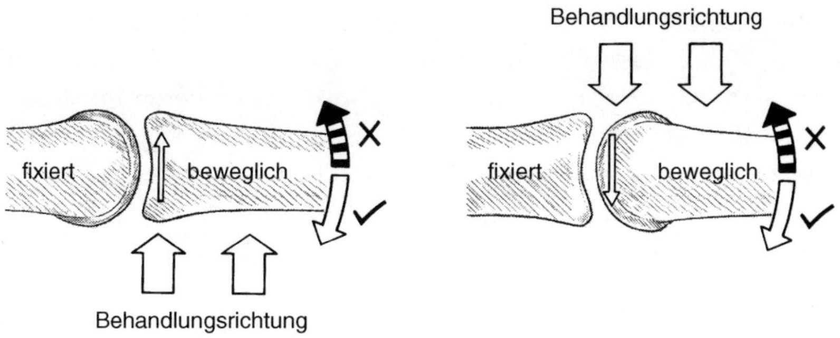


**Abbildung 8 C:** *Die Abbildung veranschaulicht die „Konvex-Konkav-Regel“, wenn sich ein beweglicher Knochen auf einer fixierten Struktur bewegt. Im Beispiel links ist die Gelenkfläche konkav (wie z. B. Tibia, Ulna oder Artt. phalangeales). Wäre der bewegliche Knochen in seiner Beweglichkeit nach oben eingeschränkt (quer gesteifter Pfeil), würde man bei der Behandlung eine gleitende Mobilisation ebenfalls nach oben vornehmen (durch die beiden breiten Pfeile angedeutet). Das Beispiel rechts zeigt eine gelenkige Verbindung, wobei der bewegliche Knochen eine konvexe Gelenkfläche besitzt (wie z. B. Humeruskopf, Femur oder Talus). Bei einer Einschränkung der Bewegung nach oben (quer gestreifter Pfeil) würde bei der Behandlung die gleitende Mobilisation nach abwärts gerichtet (breite Pfeile).*

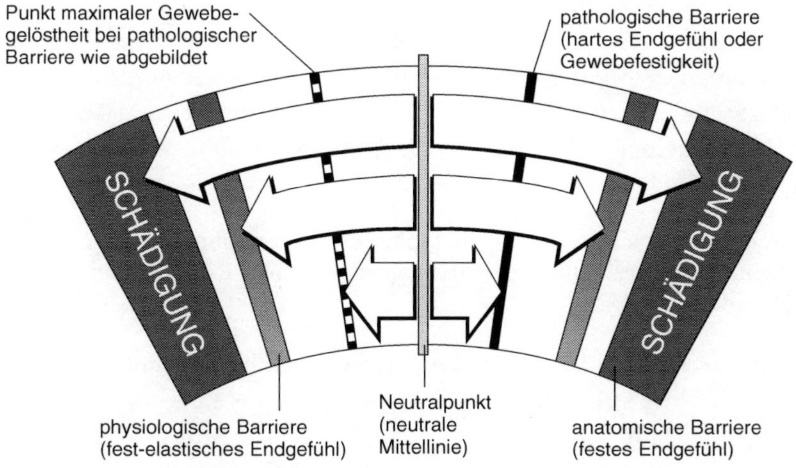


**Abbildung 8 D:** *Schematische Darstellung des Bewegungsumfanges. Eingezeichnet sind die normalen restriktiven Barrieren (anatomische und physiologische Barriere) sowie eine pathologische Barriere und eine Position maximaler Gewebegelöstheit. In jeder dieser Positionen unterscheidet sich die Qualität des „Endgefühls“ merklich.*

Wenn der Einschränkung Veränderungen im Knochenzwischenraum zugrunde liegen (wie z. B. bei einer Arthritis), tritt das Endgefühl unvermittelt und hart auf. Verursachen dagegen Weichteilgewebe die Bewegungseinschränkung, ist das Endgefühl weicher (☞ Abbildung 8 D).

Kaltenborn nennt folgende Varianten des Endgefühls:

- Das normale weich-elastische Endgefühl wird durch Annäherung (z. B. Flexion des Kniegelenks) bzw. Dehnung (z. B. Dorsalflexion im oberen Sprunggelenk) der Weichteilgewebe verursacht.
- Das normale fest-elastische Endgefühl wird durch Dehnung der Gelenkkapsel oder der Bänder hervorgerufen (z. B. Innenrotation des Femur).
- Das normale harte Endgefühl stellt sich ein, wenn Knochen aufeinander treffen (z. B. Extension des Ellenbogens).

Einem pathologischen Endgefühl können unterschiedliche Abweichungen zugrunde liegen:

- Ein festeres, weniger elastisches Endgefühl resultiert, wenn Narbengewebe die Bewegung einschränkt oder wenn das Bindegewebe verkürzt ist.
- Ein elastisches, aber weniger weiches Endgefühl ist für eine Bewegungseinschränkung durch erhöhten Muskeltonus kennzeichnend.
- Ein leeres Endgefühl resultiert, wenn der Patient die Bewegung abbricht (oder um Abbruch bittet), bevor ein echtes Endgefühl erreicht ist. Auslöser können extreme Schmerzen (Fraktur, akute Entzündungsprozesse) oder psychogene Faktoren sein.

## *Hypermobile Gelenke*

Hypermobile Bänder und Muskeln bieten den Gelenken keinen angemessenen Schutz und können übermäßige Bewegungsausschläge nicht verhindern. Bei Fehlen dieser stabilisierenden Funktion kommt es zu Überlastungen und Verletzungsstress und in der Folge zu einer Überbeanspruchung der Muskulatur.

Janda (1984) schreibt:

> „Bei Menschen mit einer für ihre Rasse typischen Hypermobilität treten gehäuft Muskel- und Sehnenschmerzen auf, wohingegen die typischen Rücken- und ischiasartigen Schmerzen selten sind."

Es liegt auf der Hand, dass es die Sehnen über Gebühr beansprucht und Funktionsstörungen der Muskulatur nach sich zieht, wenn diese als „Pseudobandapparat" fungieren müssen. Dadurch erhöht sich der Tonus der Antagonisten oder anderer bereits geschwächter Strukturen, und ein bereits bestehendes komplexes Ungleichgewicht einschließlich veränderter Bewegungsstereotypien weitet sich aus (Beighton et al. 1983)

## *Umgang mit Barrieren*

Die Palpation von Restriktionen hat u. a. die Aufgabe, den Grad von Bewegungseinschränkungen durch Prüfung des Bewegungsausschlags in verschiedene Richtungen festzustellen. Des Weiteren gilt es, die Ursache dieser Einschränkungen herauszufinden. Dazu wird u. a. die Elastizität oder Festigkeit des Endgefühls geprüft. Einige Manipulationstechniken umfassen eine Einstellung der pathologischen Barriere, bevor mit Hilfe unterschiedlicher Verfahren versucht wird, das Bewegungsausmaß zu vergrößern und die Barriere sozusagen zurückzuschieben.

Zu den einschlägigen Verfahren zählt z. B. die Muskel-Energie-Technik. Sie bedient sich isometrischer Kontraktionen des Agonisten (verkürzter Muskel oder Muskelgruppe) ihrer Antagonisten. Chiropraktische und osteopathische Behandlungsverfahren setzen aktive Reposition und Manipulation ein. Der Therapeut kann auch auf eine Mobilisation mit langen Hebeln oder auf das Gelenkspiel beeinflussende Techniken zurückgreifen.

Funktionelle osteopathische Verfahren wie Strain/Counterstrain verfolgen einen anderen Ansatz. Sie induzieren eine von der Einschränkung und der Barriere wegführende Bewegung.

Unabhängig vom gewählten Ansatz ist es ausschlaggebend, dass der Therapeut das Ende des Bewegungsausschlags in jeder Bewegungsrichtung „fühlt“ und die empfindlichen Gewebe nicht zusätzlich reizt. In ihrer Beweglichkeit eingeschränkte Gewebe oder Gelenke lassen sich leichter erkennen, wenn man zuvor an gesunden Strukturen geübt hat.

Kaltenborn betont:

> „Für den Manualtherapeuten ist es besonders wichtig, die Qualität der Bewegung sehen und fühlen zu können, denn oft bilden geringfügige Abweichungen vom Normalzustand den einzigen Hinweis, der zu einer korrekten Diagnose führt.“

Tritt irgendwo im Bewegungsumfang (aktiv oder passiv) Schmerz auf, dem eine schmerzfreie Bewegung vorangeht und folgt, bezeichnet man den schmerzhaften Bereich als *„schmerzhaften Sektor“ (painful arc)*.

Abweichungen vom normalen Bewegungsablauf innerhalb eines solchen schmerzhaften Sektors sind als Vermeidungsstrategien zu betrachten und daher diagnostisch wertvoll. In der Regel lassen sich mit Hilfe *aktiver Bewegungen* alle anatomischen Strukturen sowie die psychologische Bereitschaft des Patienten testen, den betreffenden Bereich zu bewegen.

*Passive Bewegungen* eignen sich lediglich zur Überprüfung nicht kontraktiler Gewebe. Die Bewegungen werden mit gültigen Standards und dem entsprechenden kontralateralen Gelenk verglichen. In dieser Weise werden Endgefühl, schmerzhafte Sektoren, Muskelverkürzungen und eingeschränkte oder übermäßige Gelenkfunktion untersucht. Im Allgemeinen übertrifft der passive den aktiv erzielten Bewegungsumfang.

Viele der Übungen in ☞ Kapitel 8 bieten Gelegenheit, die zum „Entziffern“ des Endgefühls nötigen Fertigkeiten zu schulen.

---

**Quellen**

Beighton P, et al. Hypermobility of joints. Springer, Berlin, 1983
Janda V. Low back pain – trends, controversies. Presentation, Turku, Finland, 3–4 September 1984
Kaltenborn F. Mobilization of the extremity joints. Olaf Norlis Bokhandel, Oslo, 1985

# 8 Palpatorische Befunderhebung an Wirbelsäule und Becken

Die Befunderhebung zur Bestimmung des funktionellen Integritätsgrades von Gelenken ist in den vergangenen 50 Jahren in vielen osteopathischen, orthopädischen und chiropraktischen Lehrbüchern ausführlich beschrieben worden. Diese Informationen sollen hier nicht wiederholt werden. Vielmehr geht es in diesem Kapitel darum, einige der wichtigsten Gesichtspunkte zum Palpieren von Gelenken zusammenzufassen und Anhaltspunkte dafür zu geben, wann von einem „normalen" Bewegungsumfang auszugehen ist.

Zudem sollen einige neue systematische Ansätze vorgestellt werden.

Für eine gründlichere Auseinandersetzung mit dem Palpieren von Gelenken sei auf eingehende anderweitige Darstellungen verwiesen.

## Inspektion, Palpation sowie aktive und passive Tests

Funktionsstörungen der Gelenke lassen sich auf drei verschiedene Arten ermitteln, die alle Teil einer umfassenden Befunderhebung am muskuloskelettalen System sind. Die Rede ist von Inspektion, Palpation und Funktionsprüfungen (die ihrerseits in Tests anhand aktiver und passiver Bewegungen zu unterteilen sind).

In den ☞ Kapiteln 4 und 5 wurden Verfahren zur systematischen orientierenden Untersuchung vorgestellt, mit deren Hilfe sich Muskelverkürzungen (orientierende Untersuchung der statischen Muskulatur) bzw. Veränderungen innerhalb dieser Muskeln feststellen lassen (Befunderhebung mittels NMT, der Methode von R. Nimmo usw.). Mitchell, Moran und Pruzzo (1979) geben dem Therapeuten eine nützliche Anleitung zur Entscheidungsfindung an die Hand. Er erfährt, worauf er seine Aufmerksamkeit richten sollte bzw. in welchem Bereich eine eingehendere Untersuchung angezeigt ist.

Da man im Rahmen einer Routineuntersuchung während einer normalen Konsultation keinesfalls jeden einzelnen Muskel und jedes Gelenk erfassen und prüfen kann, bietet sich ein solches Vorgehen an.

Mitchell zufolge gilt es „... eine oder verschiedene Körperregionen ausfindig zu machen, die einer eingehenderen Untersuchung bedürfen."

Das folgende Beurteilungsverfahren stützt sich auf die von Mitchell, Moran und Pruzzo empfohlenen Methoden. Überlegungen und Konzepte verschiedener anderer Forscher wurden eingearbeitet.

## Anmerkungen

Die unten aufgeführten Schritte können als individuelle Übungen benutzt werden. Mit ihrer Hilfe lassen sich Palpation und Inspektion schulen sowie Fertigkeiten und Fähigkeiten optimieren, die der Therapeut zur Beurteilung der mechanischen und funktionellen Integrität des muskuloskelettalen Systems benötigt.

Sobald man die in den einzelnen Übungen beschriebenen Fertigkeiten sicher beherrscht, sollte die betreffende Sequenz mit anderen kombiniert werden, sodass sich letztlich ein umfassendes Beurteilungsverfahren ergibt.

Es sei darauf hingewiesen, dass hier nicht alle Gelenke oder Gelenkfunktionen behandelt werden. Das vorliegende Buch ist nicht als detailliertes Handbuch der strukturellen und funktionellen Analyse gedacht. Vielmehr will es zur Verfeinerung der dafür nötigen Fertigkeiten beitragen.

### Übung 8.1 Empfohlene Dauer: 10 – 12 Minuten (später 3 – 5 Minuten)

Beobachten Sie den Patienten, der zunächst langsam, dann zügig im Raum umhergeht.

Achten Sie auf:

- Normale und gleichmäßige Schrittlänge
- Gute Gewichtsverlagerung von der Ferse über die Außenkante des Fußes auf die Mittelfußknochen sowie kräftiges Abdrücken mit der Großzehe
- Außen- oder Innenrotation der Beine
- Normale Flexion und Extension von Hüft-, Knie- und oberem Sprunggelenk.

Achten Sie insbesondere darauf, ob der lasttragende Fuß in der mittleren Schrittphase ein gut ausgebildetes Fußgewölbe aufweist.

Kennzeichen eines normalen Gangbildes:

- Das Gewicht ist gleichmäßig auf beide Füße verteilt.
- Das Becken steht annähernd horizontal. Leichte Abweichungen sind normal (insbesondere bei Frauen).
- Von hinten betrachtet verschieben sich die Wirbelsäulenkrümmungen wellenartig von Seite zu Seite. Der größte Bewegungsausschlag ist im mittleren Bereich der Lendenwirbelsäule zu beobachten.
- Der thorakolumbale Übergang steht stets über dem Os sacrum (☞ Anmerkungen zur Beinlängendifferenz in diesem Kapitel, S. 264).
- Die Arme schwingen ohne große Kopfbewegung aus den Schultern.
- Die Armstellung ist asymmetrisch.
- Die oberen Schulterfixatoren wirken entspannt.

Achten Sie auf:

- Asymmetrien sowie steife Bewegungen und Andeutung von Schaukeln oder Hinken
- Höhengleichheit der Knie und Knöchel
- Morphologische Asymmetrien, z. B. Narben, Prellmarken etc.

Lewit (1992) empfiehlt, auf Ganggeräusche zu achten. Er weist auch darauf hin, dass „bestimmte Fehler ausgeprägter zutage treten, wenn der Patient die Augen schließt, auf Zehenspitzen oder den Fersen geht. Gegebenenfalls sollte die Untersuchung hierauf ausgedehnt werden."
Fordern Sie den Patienten im Rahmen der Beurteilung routinemäßig auf, seine typische Arbeitshaltung bzw. -stellung einzunehmen.
Versuchen Sie, die Körpersprache zu deuten. Sie kann Hinweise auf ungelöste oder somatisierte emotionale Probleme geben – auf Anzeichen für Hemmungen bzw. Rückzugsverhalten, Extrovertiertheit, „stramme" Haltung, depressive oder andere Haltungsstereotypien.
Dokumentieren Sie Ihre Befunde.

## Übung 8.2 **Empfohlene Dauer: 10 – 12 Minuten (später 3 – 5 Minuten)**

Inspizieren Sie anschließend die Körperhaltung von hinten. Achten Sie auf:
- Ausbalancierte Kopfhaltung (befinden sich die Ohrläppchen auf gleicher Höhe?)
- Symmetrie von Nacken und Schultern
- Stellung der Schulterblätter
- Laterale Wirbelsäulenkrümmungen (Skoliose)
- Seitlichen Abstand der Arme vom Körper
- Höhe der Taillenwinkel (symmetrische Anordnung?)
- Glutealfalten (gleicher Bodenabstand?)
- Morphologische Veränderungen.

In der Seitenansicht prüfen Sie:
- Normal ausgeprägte anteroposteriore Wirbelsäulenkrümmungen (Kyphosen, Lordosen)
- Kopfstellung im Verhältnis zum Rumpf
- Ptose der Bauchwand
- Flügelartiges Abstehen der Schulterblätter (Scapulae alatae)
- Winkelstellung der Füße
- Morphologische Veränderungen.

Dokumentieren Sie alle Befunde und vermerken Sie diese in einer Körperskizze.

## Übung 8.3 **Empfohlene Dauer: 10 – 12 Minuten (später 3 – 5 Minuten)**

Der Patient/Partner wird von vorne inspiziert. Achten Sie auf folgende Merkmale und dokumentieren Sie ihre Befunde:
Symmetrie oder Abweichungen davon:
- Stand (Fußstellung)
- Höhe der Kniescheiben
- Interkostalwinkel
- Schlüsselbeine.

Anschließend werden die Merkmale von der Seite beurteilt.
Befindet sich der Kopf/Schwerpunkt über dem Rumpf? Ist er nach anterior oder posterior verlagert?
Fordern Sie den Patienten auf, sich zurückzubeugen. Eine Retroflexion von rund 35° sollte möglich sein. Am lumbosakralen oder thorakolumbalen Übergang (bei vermehrter Beweglichkeit) tritt dabei ein scharfer Beugungswinkel auf.
Der normale Bewegungsumfang der Anteflexion beträgt bei gestreckten Kniegelenken ca. 60°. Da eine Verkürzung der ischiokruralen Muskeln diesen Test verfälschen kann, erlaubt die Anteflexion im Sitzen eine zuverlässigere Aussage über die Beweglichkeit der Lendenwirbelsäule.
Die Seitneigung sollte beidseitig 20° betragen. Eine damit einhergehende Ante- oder Retroflexion ist unbedingt zu vermeiden.
Diese Bewegung kann anhand der Strecke abgeschätzt werden, die die Achsel auf der Seite zurücklegt, von der sich der Patient wegneigt. Auf der Seite, zu der er sich hinneigt, kann die Achsel einen Punkt unterhalb oder, was häufiger der Fall ist, oberhalb des Gesäßes erreichen. Von einer Einschränkung der Neigung ist auszugehen, wenn die Achsel einen Punkt oberhalb der Analfalte (Mittellinie) erreicht.
Lewit zufolge sind eine Hyperlordose im entspannten Stehen und eine übermäßige Kyphose der LWS im entspannten Sitzen ein deutlicher Hinweis auf eine Hypermobilität der Lendenwirbelsäule.
Dokumentieren Sie alle Befunde.

## *Funktionsstörungen im Iliosakralbereich*

### Übung 8.4 Empfohlene Dauer: 2–4 Minuten

Sie sitzen hinter dem aufrecht stehenden, barfüßigen Patienten/Partner (Ihre Augen befinden sich auf Höhe der Cristae iliacae). Die Füße des Patienten sind in Hüftbreite (10–15 cm Abstand zwischen den Fersen) aufgesetzt, die Zehen gerade nach vorne gerichtet.
Legen Sie Ihre Hände lateral unterhalb der Cristae iliacae an und schieben Sie Ihre Hände dann nach medial und superior, bis die Zeigefinger auf den Cristae zu liegen kommen.
Wenn sich Ihre Finger jetzt auf einer Höhe befinden, liegt keine anatomische Beinlängendifferenz vor. Andernfalls (sofern keine Beckenrotation oder Skoliose vorliegt) ist von einer anatomischen Beinlängendifferenz auszugehen (☞ ausführlicher Abschnitt zu diesem Thema, S. 264).
Schieben Sie ein dünnes Buch unter das kürzere Bein, damit die Symmetrie hergestellt ist und die folgenden Tests (☞ unten) durchgeführt werden können.
**Liegt eine Beinlängendifferenz vor?**
**Können Sie durch „Unterfütterung“ des kürzeren Beines einen Höhenausgleich der Cristae iliacae herbeiführen?**

**Übung 8.5** **Empfohlene Dauer: 2 – 3 Minuten**

Beurteilen Sie die Stellung der Spina iliaca posterior superior (SIPS), indem Sie oberhalb oder knapp unterhalb der Grübchen des Os sacrum die knöchernen Vorsprünge ertasten. Palpieren Sie diese auf Symmetrie.
Liegt einer dieser Vorsprünge weiter anterior oder posterior?
Liegt eine der beiden SIPS weiter anterior als die andere, so ist einer (eine) der folgenden Muskeln (Muskelgruppen) verkürzt: entweder die Außenrotatoren der betreffenden Seite (M. iliopsoas, M. quadratus femoris, M. gemellus superior, M. gemellus und inferior, M. obturatorius internus und externus bei gestrecktem Hüftgelenk, M. piriformis bei gebeugtem Hüftgelenk) oder die Innenrotatoren der Gegenseite (M. gluteus medius, M. gluteus minimus und ischiokrurale Muskulatur bei gestrecktem Hüftgelenk, M. adductor magnus und ischiokrurale Muskulatur bei gebeugtem Hüftgelenk).
Eine Verschiebung nach posterior zeigt eindeutig die entgegensetzten Muster einer Verkürzung.
Steht Ihrem Tastbefund zufolge eine SIPS weiter nach inferior als die andere? Einer Verschiebung nach inferior können eine Verkürzung der ischiokruralen Muskeln oder eine Funktionsstörung im Bereich des Os ilium oder Os pubis zugrunde liegen.
Zum gegenwärtigen Zeitpunkt sollten Sie lediglich vermerken, ob eine SIPS im Verhältnis zur anderen weiter anterior oder posterior steht und ob ein Höhenunterschied der beiden SIPS zueinander palpierbar ist.

**Übung 8.6** **Empfohlene Dauer: 3 Minuten**

## Flexionstest im Stehen

Der Patient/Partner steht wie in ☞ Übung 8.4. Legen Sie Ihre Daumen fest an die untere Schräge der SIPS (eine Beinlängendifferenz wurde gegebenenfalls durch einen Keil unter dem kürzeren Bein ausgeglichen, um die Cristae iliacae auf eine Ebene zu bringen).
Der Patient beugt sich mit gestreckten Kniegelenken nach vorne zu seinen Zehen. Sie halten mit Ihren Daumen Kontakt auf dem Gewebe über den SIPS (☞ Abbildung 8.1).
**Bewegen sich Ihre Daumen?**
Stellen Sie fest, welcher Daumen sich am weitesten bewegt, während sich der Patient vorbeugt. Jede Bewegung eines der beiden Daumen, wenn das entsprechende Os ilium beim Vorbeugen am Os sacrum „fixiert" ist, ist ein Hinweis auf eine iliosakrale Funktionsstörung (Bewegungseinschränkung) auf der betreffenden Seite.
Der Flexionstest im Stehen lässt auf den iliosakralen Status schließen, denn im Stehen bestimmt die Muskulatur der unteren Extremität die Beziehung zwischen Os ilium und Os sacrum. Dieser Einfluss entfällt beim sitzenden Patienten (☞ Übung 8.8). Daher ist ein positiver Test im Sitzen ein Hinweis auf eine sakroiliakale Dysfunktion

(d. h. wenn die Daumenbewegung bei Flexion eine asymmetrische Bewegung der SIPS zeigt = Vorlaufphänomen).

**Haben sich Ihre Daumen während der Flexion symmetrisch oder überhaupt nicht bewegt? Bei welchem der beiden Iliosakralgelenke liegt gegebenenfalls eine Funktionsstörung vor?**

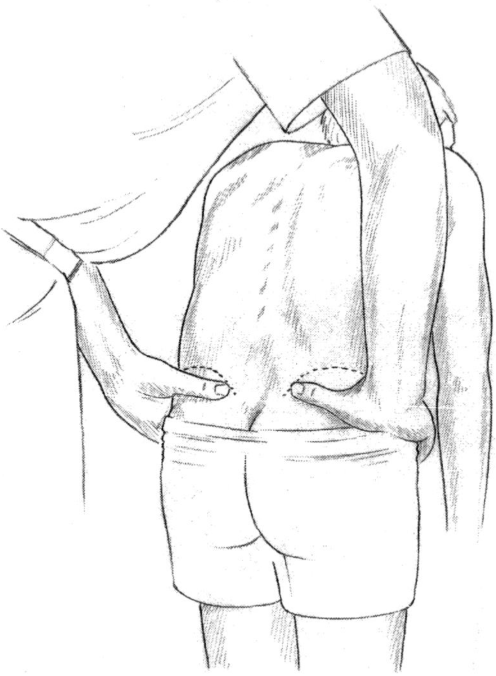

**Abbildung 8.1:** *Flexionstest im Stehen zur Prüfung auf eine Funktionsstörung der Iliosakralgelenke. Die Bewegungseinschränkung besteht auf der Seite, auf der sich der Daumen während der Flexion bewegt (Vorlaufphänomen).*

## Übung 8.7 Empfohlene Dauer: 3 – 5 Minuten

Während der Patient vollständig flektiert steht, begeben Sie sich in eine Position, sodass Sie die Wirbelsäule direkt von vorne betrachten können (Sie blicken von kranial nach kaudal die WS herab). Achten Sie auf Symmetrie der paravertebralen Muskulatur (M. erector spinae) und Anzeichen für eine einseitig stärker „aufgewölbte" Muskulatur. Notieren Sie Ihre Beobachtungen, um sie bei der Inspektion des sitzenden Patienten zum Vergleich heranziehen zu können (☞ Übung 8.9).

Vergleichen Sie Ihre Befunde auch mit denen der Tests auf Verspannung der statischen Muskulatur (☞ Kapitel 4), insbesondere des M. quadratus lumborum und M. iliopsoas. Wiederholen Sie diese Tests jetzt nötigenfalls.

Mitchell merkt Folgendes an:

- Eine einseitige Aufwölbung der paravertebralen Muskulatur deutet auf eine Skoliose hin (auf der aufgewölbten Seite sind die Procc. transversi nach posterior verschoben). Sind diese Anzeichen bei Rumpfflexion im Stehen ausgeprägter als im Sitzen, ist vermutlich eine Muskelverspannung/-verkürzung (statische Becken-/Beinmuskulatur) die Ursache. Die Skoliose hat lediglich kompensatorischen Charakter.
- Tritt die Aufwölbung der paraspinalen Muskulatur dagegen im Sitzen stärker in Erscheinung, ist vermutlich die Skoliose der primäre Faktor. Beckenschiefstand und Verkürzung der statischen Muskeln haben lediglich eine kompensatorische Funktion.
- Bei einer im Sitzen und im Stehen gleich stark ausgeprägten Aufwölbung der paravertebralen Muskulatur ist von einer Skoliose als primärem Faktor und fehlender Kompensation durch die Beinmuskulatur auszugehen.

**Ist die paraspinale Muskulatur in Flexion stärker „aufgewölbt"?**
**In welchem Zusammenhang ist dieses Phänomen gemäß Mitchells oben genannten Anhaltspunkten zu sehen?**

**Übung 8.8** **Empfohlene Dauer: 2 – 3 Minuten**

## Flexionstest im Sitzen

Mit diesem Test wird beurteilt, ob eine Dysfunktion des Iliosakralgelenks vorliegt. Zusätzlich gibt er weitere Hinweise auf eine Verspannung des M. erector spinae.
Der Patient/Partner sitzt auf einem niedrigen, ungepolsterten Hocker. Die Beine sind gespreizt, die Hände im Nacken gefaltet.
Sie befinden sich hinter dem Patienten, Augen auf Höhe der SIPS, während Ihre Daumen auf beiden Seiten den inferioren Abschnitt der SIPS palpieren (☞ Abbildung 8.2).
Der Patient beugt den Rumpf langsam so weit wie möglich nach vorne.
Im Sitzen sind die Ossa ischii fixiert. Bewegungen zwischen ihnen und dem Os sacrum hängen von dessen Beweglichkeit ab. Dadurch lässt sich eine Dysfunktion des Iliosakralgelenks genauer bestimmen.
Sofern keine Bewegungseinschränkung vorliegt, werden die Daumen des Therapeuten gleichmäßig etwas nach oben „gezogen" (Vorlaufphänomen).
Bewegt sich ein (am SIPS angelegter) Daumen weiter nach superior als der andere, deutet das auf eine Bewegungseinschränkung im Iliosakralgelenk der betreffenden Seite hin. Dann muss durch weitere Tests (die an dieser Stelle nicht beschrieben werden) abgeklärt werden, ob Torsion oder Flexion des Os sacrum die ausschlaggebende Rolle spielen.
**Hat sich die SIPS (und Ihr Daumen) auf der einen Seite stärker als auf der anderen bewegt (Vorlaufphänomen)?**
**Liegt eine Läsion des Iliosakralgelenks vor? Auf welcher Seite?**

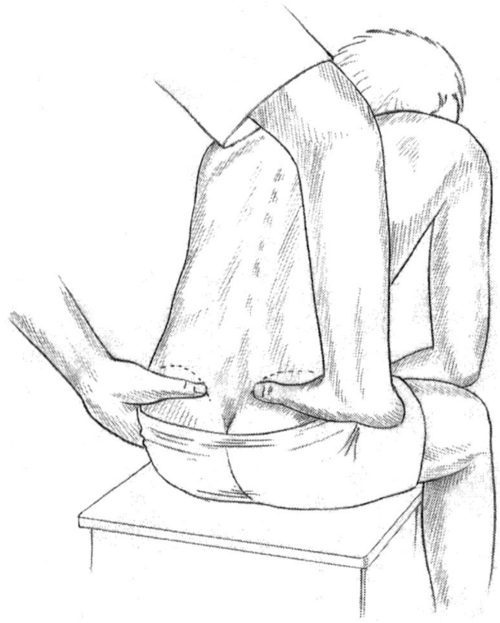

**Abbildung 8.2:** *Flexionstest im Sitzen zur Prüfung auf eine Dysfunktion der Iliosakralgelenke. Die Bewegungseinschränkung besteht auf der Seite, auf der sich der Daumen während der Flexion bewegt (Vorlaufphänomen).*

## Übung 8.9 Empfohlene Dauer: 2 – 3 Minuten

Gleiche Ausgangsstellung. Beobachten Sie wiederum, wie stark die paravertebrale Muskulatur aufgewölbt ist. Stellen Sie sich dazu vor den Patienten. Interpretieren Sie Ihren Befund wie in ☞ Übung 8.7 beschrieben (Skoliose etc.).

Falls die Muskulatur in Flexion im Sitzen einseitig stärker aufgewölbt ist, aber keine nennenswerte Skoliose vorliegt, besteht der Verdacht auf eine Verkürzung des M. quadratus lumborum auf dieser Seite. Diese kann eine Beckenkippung verursachen und auch die Atmung beeinträchtigen (durch Einwirkung auf die zwölfte Rippe oder das Zwerchfell, mit dem dieser Muskel verwachsen ist).

Die direkte Palpation des lateralen Randes des M. quadratus lumborum gibt Aufschluss über eine Spastik, asymmetrische Verspannung oder Triggerpunktaktivität oberhalb der Crista iliaca.

**Zeigt die paraspinale Muskulatur bei diesem Test Asymmetrien?**
**Wie interpretieren Sie dieses Phänomen?**

## Übung 8.10 Empfohlene Dauer: 3 – 5 Minuten

Dr. C. Downing (1935) beschreibt einen Test für das Iliosakralgelenk, der im Vergleich oder als Ergänzung zum Flexionstest im Sitzen nützliche Informationen liefert.

> „Der Patient liegt auf dem Rücken. Dic Beweglichkeit des Iliosakralgelenks, die sich in einer Veränderung der Beinlänge ausdrückt, wird getestet, indem zunächst das eine Bein flektiert und außenrotiert und das andere flektiert und innenrotiert wird. Anschließend erfolgt der Test in umgekehrter Reihenfolge. Normalerweise verlängert die Außenrotation das betreffende Bein deutlich, während die Innenrotation es verkürzt. Bei Abweichungen von dieser Bewegungsstereotypie besteht der Verdacht auf eine Bewegungseinschränkung in den Iliosakralgelenken."

Wie kommt es zu dieser Veränderung der Beinlänge?
Dr. I. Rumney (1967) gibt folgende Erklärung:

> „Eine rückwärts gerichtete Rotation des Os ilium verkürzt die Position des Beines im Azetabulum im Verhältnis zu seiner Längsachse. Durch eine nach vorne gerichtete Rotation des Os ilium kommt es entsprechend zu einer Verlängerung der Position im Azetabulum im Verhältnis zur Beinachse."

**Bestätigt der oben beschriebene Test Ihren Befund aus dem Flexionstest im Stehen?**

## Übung 8.11 Empfohlene Dauer: 15 Minuten

Zur Beurteilung der in diesem Kapitel beschriebenen Tests müssen diese mit den Tests auf Verspannung der statischen Muskulatur verglichen werden (☞ Kapitel 4).
Mitchell führt zwei Beispiele an:
1. Einseitig verspannte ischiokrurale Muskeln unterbinden Bewegungen im ISG, der Test auf der Gegenseite fällt falsch positiv aus.
2. Bei einer beidseitigen Verspannung der ischiokruralen Muskulatur ist nicht exakt zu beurteilen, inwieweit die SIPS ihre Lage verändern. Dadurch wird der zuvor beschriebene Flexionstest im Stehen falsch negativ.

Daher sollte in dieser Untersuchungsphase die Länge bzw. Verkürzung (und laut Mitchell die Kraft) aller an Beckenbewegungen beteiligten Muskeln geprüft werden. Die entsprechenden Tests sind in ☞ Kapitel 4 beschrieben.
**Sind die ischiokruralen Muskeln verkürzt?**
**Tritt die Verkürzung ein- oder beidseitig auf?**
**Was lassen die Tests auf Verkürzung der Adduktoren, des M. piriformis, M. tensor fasciae latae, M. rectus femoris und M. psoas erkennen?**

## Übung 8.12 Empfohlene Dauer: 2 – 3 Minuten pro Seite

### FABERE-Test

Dieser Test wird so bezeichnet, weil dabei in einem Durchgang **F**lexion – **Ab**duktion – Außenrotation (**E**xo**r**otation) – **E**xtension des Hüftgelenks in der genannten Reihenfolge beurteilt werden.
Dieser Test lässt pathologische Veränderungen am Hüftgelenk erkennen. Gleichzeitig liefert er Anhaltspunkte für eine mögliche Beckendysfunktion.
Der Patient/Partner liegt auf dem Rücken. Sie stehen an der Längsseite der Untersuchungsliege neben dem untersuchten Bein. Der Patient flektiert und außenrotiert das Bein im Hüftgelenk. Der Fuß des betreffenden Beins ist oberhalb des kontralateralen Knies angelegt. Der Patient lässt das Knie des getesteten Beins auf den Tisch sinken, möglichst so weit, dass der Unterschenkel horizontal zum Tisch liegt.
Ist diese Stellung ohne Unterstützung nicht zu erreichen, drücken Sie das betreffende Knie vorsichtig nach unten.
Vergleichen Sie den Bewegungsumfang mit dem des anderen Beins. Falls das Hüftgelenk schmerzt, während das Knie absinkt (bzw. nach unten gedrückt wird), dürfte eine pathologische Veränderung der Hüfte vorliegen.
**Lässt dieser Test bei Ihrem Patienten/Partner eine Dysfunktion des Hüftgelenks erkennen?**

## Übung 8.13 Empfohlene Dauer: 3 – 4 Minuten

Mitchell und Kollegen empfehlen darüber hinausgehende Untersuchungen, z. B. die Bestimmung der Höhe des Tuberculum pubicum.
Der Patient liegt auf dem Rücken. Der obere Rand der Crista pubica wird mit den Zeigefingern (die auf den Tuberkeln ruhen) palpiert.
Die tiefe Palpation klärt, ob ein Tuberkel mehr nach kranial oder kaudal verschoben ist.
Befinden sich die Tuberkel auf einer Ebene, ist dies ein Normalbefund.
Bei einer Kranialverschiebung eines Tuberkels kann die Seite der Läsion nur im Zusammenhang mit dem Flexionstest im Stehen lokalisiert werden (☞ Übung 8.6). Die betroffene Seite ist an der relativen Bewegung des Daumens auf der palpierten SIPS zu erkennen (Vorlaufphänomen).
**Können Sie eine Kranialverschiebung eines Astes des Os pubis palpieren?**
**Weicht der betreffende Ast im Vergleich zur Normalstellung nach oben oder die Gegenseite nach unten ab?**
Um dies herauszufinden, müssen Sie zum Flexionstest im Stehen zurückkehren.
Ergibt dieser eine einseitige Läsion des ISG, ist die Funktion des Os pubis auf dieser Seite gestört.

**Übung 8.14** **Empfohlene Dauer: 3 – 4 Minuten**

## Stellung der Tubera ischiadica: Befunderhebung

Der Patient liegt auf dem Bauch.
Legen Sie Ihre Handballen an die Tubera ischiadica. Der Kontakt ist von den unteren Glutealfalten zum Kopf gerichtet. Der unterste Anteil der Tubera wird mit den Daumen getastet und die relative Stellung der Tubera durch direkten Blick auf diese bestimmt.
Befinden sich die Tubera auf gleicher Höhe, liegt keine Dysfunktion vor. Erscheint ein Tuber nach kranial verschoben, ist von einer kranialen Subluxation auf dieser Seite auszugehen.
Dieser Befund wird durch Untersuchung der Ligg. sacrotuberalia bestätigt. Dazu gleiten die Daumen beidseitig nach medial und superior (in Richtung des Steißbeins), bis sie das Lig. sacrotuberale tasten.
Bei einer Subluxation bzw. Dysfunktion nach kranial erscheint das betreffende Lig. sacrotuberale im Vergleich zur Gegenseite schlaff.
**Befinden sich die Tubera ischiadica auf gleicher Höhe?**
**Wenn nicht, welches Tuber steht höher?**

**Übung 8.15** **Empfohlene Dauer: 3 – 4 Minuten**

## „Funktionelle" Beinlängendifferenz: Befunderhebung

Das Verfahren wird später in diesem Kapitel eingehender beschrieben. Hier wird die Stellung der Innenknöchel verglichen.
Der Patient liegt zunächst auf dem Rücken. In dieser Position ist eine Beinlängendifferenz wahrscheinlich auf eine iliosacrale Läsion und eine im Bereich des Os pubis zurückzuführen. Anschließend liegt der Patient auf dem Bauch. Eine Beinlängendifferenz ist dann vermutlich durch eine sakroiliakale Läsion oder eine im Bereich der LWS verursacht.
**Ist ein Bein des Patienten deutlich verkürzt?**
**Ist die Verkürzung auf eine iliosakrale oder sakroiliakale Problematik zurückzuführen?**

**Übung 8.16** **Empfohlene Dauer: Jeweils 5 Minuten (8.16 a und 8.16 b)**

## Stellung der SIAS

Dieser Test gibt Aufschluss über eine Rotationsdysfunktion sowie Ein- und Ausschwingblockierungen des Os ilium.

**Übung 8.16 a**
Der Patient/Partner liegt ausgestreckt auf dem Rücken. Lokalisieren und palpieren Sie mit den Daumen die abwärts geneigte Kante der SIAS. Untersuchen Sie durch Inspektion mit dem dominanten Auge direkt von oben auf asymmetrische Stellung (☞ Spezialthema 2 zum dominanten Auge).
Befinden sich die SIAS auf gleicher Höhe, liegt kein Ungleichgewicht vor.

## Interpretation

Steht eine SIAS höher, ist dies ein Hinweis auf eine Bewegungseinschränkung des Os ilium derselben Seite nach posterior oder des Os ilium der Gegenseite nach anterior (☞ Abbildung 8.3).
Genauere Aussagen sind durch einen Vergleich mit dem Ergebnis des Flexionstests im Stehen möglich (☞ Übung 8.6).
Wenn z. B. der Flexionstest eine Läsion des linksseitigen ISG ergeben hat und die Prüfung der SIAS einen linksseitigen Hochstand zeigt, ist von einer linksseitigen Bewegungseinschränkung des Os ilium nach posterior auszugehen.
Liefert der Flexionstest dagegen Hinweise auf eine Läsion der rechten Seite, während die linke SIAS höher steht, läßt dies auf eine Bewegungseinschränkung des rechten Os ilium nach anterior schließen.
Nehmen Sie sich Zeit und machen Sie sich die Zusammenhänge klar (z. B. durch Anfertigung einer Skizze oder durch Untersuchung des Patienten).
**Steht eine SIAS höher als die andere?**
**Ist dies auf eine Bewegungseinschränkung des gleichseitigen Os ilium nach posterior oder auf eine des kontralateralen Os ilium nach anterior zurückzuführen? (☞ Abbildung 8.4)**

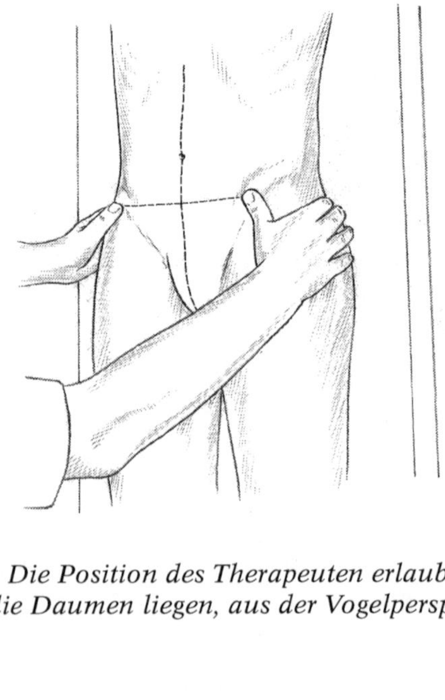

**Abbildung 8.3:** *Die Position des Therapeuten erlaubt die Inspektion der SIAS, auf der die Daumen liegen, aus der Vogelperspektive.*

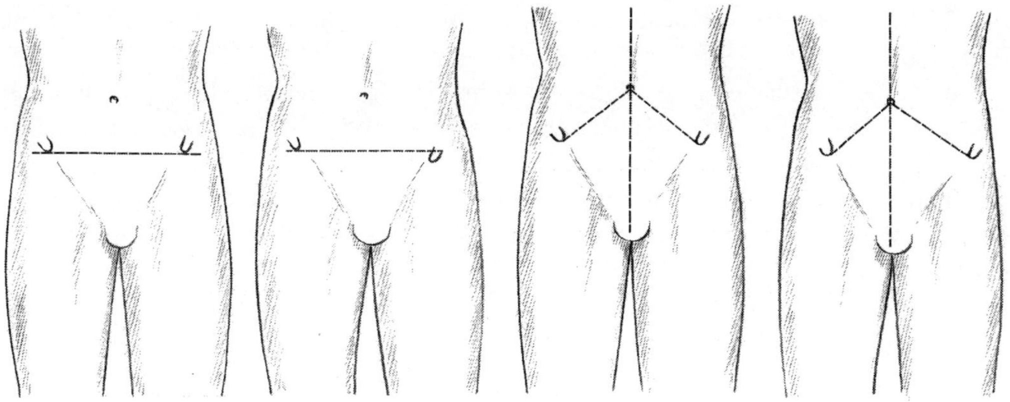

**Abbildung 8.4 A:** *Die SIAS befinden sich auf einer Höhe. Es liegt keine Rotationsdysfunktion unter Beteiligung der Iliosakralgelenke vor.*

**Abbildung 8.4 B:** *Die rechte SIAS steht höher als die linke. Eine Bewegung des Daumens auf der rechten Seite beim Flexionstest im Stehen (Vorlaufphänomen) deutet auf eine Rotationsdysfunktion des rechten Os ilium nach posterior hin. Eine Bewegung des linken Daumens bei diesem Test deutet auf eine Rotationsdysfunktion des linken Os ilium nach anterior.*

**Abbildung 8.4 C:** *Die SIAS sind von Nabel und Körpermittellinie gleich weit entfernt. Es liegt keine iliosakrale Ein- oder Ausschwingblockierung vor.*

**Abbildung 8.4 D:** *Die rechte SIAS liegt näher an Nabel und Körpermittellinie. Mögliche Ursachen: a) rechtsseitige Einschwingblockierung (inflare) des Os ilium (beim Flexionstest im Stehen bewegt sich der rechte Daumen des Untersuchers);*
*b) linksseitige Ausschwingblockierung (outflare) des Os ilium (beim Flexionstest im Stehen bewegt sich der linke Daumen).*

**Übung 8.16 b**

Legen Sie die palpierenden Daumen nun an den mittleren Abschnitt der SIAS. Inspizieren Sie von direkt über der Körpermittellinie. Vergleichen Sie die Abstände zwischen den Kontaktstellen an den SIAS und am Nabel (sollte eine exakte Abschätzung hier wegen Narben unmöglich sein, nehmen Sie den Proc. xiphoideus als Bezugspunkt.)

Bei gleichen Abständen liegt keine Dysbalance vor.

## Interpretation

Unterschiedliche Abstände deuten entweder auf eine Ausschwingblockierung (outflare) des Os ilium auf der größeren Seite (mehr Abstand zwischen SIAS und Nabel) oder auf eine Einschwingblockierung (inflare) auf der verkürzten Seite hin.

Ein Rückgriff auf den Flexionstest im Stehen (☞ Übung 8.6) liefert wiederum exakte Informationen.
Wenn der Flexionstest eine Bewegungseinschränkung des rechten ISG ergab und der Abstand zwischen SIAS und Nabel auf dieser Seite größer ist, liegt eine Ausschwingblockierung (outflare) des Os ilium auf dieser Seite vor.
**Welchen Schluss ziehen Sie, wenn der Flexionstest (☞ Übung 8.6) eine Bewegungseinschränkung des rechten ISG erkennen lässt und der Abstand zwischen linker SIAS und Nabel größer ist?**
**Unterscheiden sich die Abstände zwischen SIAS und Nabel (oder anderen Bezugspunkten) bei Ihrem Patienten?**
**Wie interpretieren Sie dieses Phänomene?**

### *Übungen 8.1 – 8.16: Diskussion*

Nach erfolgreicher Durchführung der bisherigen Übungen dieses Kapitels sollten Sie den Patienten nun auf Anzeichen für Asymmetrien und funktionelle Dysbalancen hin inspizieren können. Des Weiteren sollten Sie erkennen können, ob eine iliosakrale oder sakroiliakale Bewegungseinschränkung vorliegt und welcher Art die Einschränkung des ISG ist.

Es wurde verdeutlicht, dass unterschiedlich starke Aufwölbungen der paraspinalen Muskulatur, die beim Flexionstest im Sitzen und im Stehen zu erkennen sind, auf eine Skoliose hinweisen. Außerdem ist nun bekannt, wie sich verkürzte statische Muskeln in diesem Zusammenhang auswirken.

## *Funktionsstörungen der Wirbelsäule*

Die einzelnen Spinalsegmente sind auf verschiedenste Bewegungen und -einschränkungen zu untersuchen: Flexion, Extension, Seitneigung (nach beiden Seiten), Rotation (nach beiden Seiten), außerdem translatorische Bewegungen, z. B. Separation (Traktion), Kompression sowie laterale und anteroposteriore Translation. Alle diese Bewegungsmöglichkeiten wurden im Rahmen der funktionellen Analyse in ☞ Kapitel 7 erörtert.

Die allgemeine Inspektion erfolgt in verschiedenen Patientenpositionen – aufrechter Stand, stehend nach vorne gebeugt, aufrechtes Sitzen, sitzend nach vorne gebeugt – sowie in anderen, gegebenenfalls vom Untersucher gewünschten Stellungen (Extension usw.).

Die folgenden Übungen *erheben nicht den Anspruch, eine vollständige und umfassende Befunderhebung an der Wirbelsäule zu leisten*. Sie basieren u. a. auf den Arbeiten von Sutton (1977), Lewit (1987) und Grieve (1984) sowie insbesondere William Walton (1971).

## Übung 8.17

**Empfohlene Dauer: 7 Minuten (8.17 a und 8.17 b), 3 Minuten (8.17 c und 8.17 d), 10 – 15 Minuten (8.17 e)**

### Übung 8.17 a

Palpation der HWS. Der Patient/Partner liegt auf dem Rücken. Palpieren Sie die Vorder- und Rückflächen der Procc. transversi auf lokale Druckempfindlichkeit.
In dieser Position können Sie die Kuppen Ihrer Mittelfinger behutsam nacheinander an die Wirbelbögen von C2 bis C7 legen und eine Verminderung des symmetrischen Bewegungsumfangs palpieren. Die Handflächen stützen dabei den Kopf ab und führen diesen in Flexion und Extension. Achten Sie auf spürbare Festigkeit des Gewebes bei einer dieser Bewegungen sowie auf die Qualität des Endgefühls. Sie erhalten dadurch Hinweise auf Dysfunktionen bzw. Bewegungseinschränkungen.

### Übung 8.17 b

Der Patient sitzt aufrecht. Bestimmen Sie grob den Bewegungsumfang für Rotation nach beiden Seiten, Seitneigung nach beiden Seiten sowie Flexion und Extension. Legen Sie dazu die Kuppen von Daumen und Ringfinger einer Hand der Reihe nach auf die Wirbelbögen von C2 bis C7. Die andere Hand induziert gleichzeitig die genannten Bewegungen in der angegebenen Reihenfolge.
**Spüren Sie Abweichungen im Endgefühl oder vermehrte Gewebefestigkeit bei den verschiedenen Bewegungen?**

### Übung 8.17 c

Der Patient sitzt oder liegt auf dem Rücken. Der Kopf ist vollständig flektiert. In dieser Position wird die Art. atlantoaxialis auf eingeschränkte Rotation geprüft. (Die Flexion blockiert die Gelenke unterhalb von C2.)

### Übung 8.17 d

Befunderhebung an der Art. atlantooccipitalis. Der Patient liegt auf dem Rücken. Sie stehen hinter der Stirnseite der Untersuchungsliege und fordern den Patienten auf, den Kopf zunächst in den Nacken zu legen und anschließend das Kinn auf die Brust zu drücken. Weicht der Kopf von der Mittellinie zu einer Seite ab, weicht das Okziput auch zu dieser Seite ab.
**Welche Einschränkung der normalen Beweglichkeit in dieser Körperregion konnten Sie mit Hilfe der dargestellten Ansätze feststellen?**

### Übung 8.17 e

Vergleich der zuvor erhobenen Befunde mit den Untersuchungsergebnissen nach Walton. Der Patient liegt auf dem Rücken. Der Kopf liegt auf der Untersuchungsliege oder auf Ihrem gebeugten Knie, das auf der Liege aufgesetzt ist. Das Okziput ruht in beiden Handflächen. Die Fingerkuppen sind frei und können die gesamte HWS nach Wunsch oberflächlich und tief palpieren.
Zunächst drücken die Fingerkuppen leicht auf Facettengelenke und Procc. transversi, um palpierbare Veränderungen ausfindig zu machen (Verspannung, Ödem, Fibro-

se, Druckempfindlichkeit, Temperaturveränderungen, verminderte Hautelastizität usw.). Verstärkter Druck ermöglicht dann eine Untersuchung auf tiefer gelegene Gewebeveränderungen, wie z. B. Ödeme, tief liegende Muskelverspannungen, Veränderungen zwischen den Knochen und Einschränkungen der Beweglichkeit.
Bei Verdacht auf eingeschränkte Flexion oder Extension werden die Fingerkuppen zwischen die Procc. spinosi der jeweils untersuchten Segmente gelegt. Dieser Zwischenraum wird mit dem des darunter und des darüber liegenden Segments verglichen. Ist der Abstand vergrößert, überprüfen Sie das Segment, indem Sie Kopf bzw. Nacken auf dieser Höhe extendieren und das relative Bewegungsausmaß ermitteln. Sollte es geringer als in den Segmenten darunter und darüber sein, ist das betreffende Segment „in Flexion blockiert" (nicht vollständig extendierbar).
Wenn zwischen den Segmenten (d. h. zwischen den Procc. spinosi) ein schmalerer Zwischenraum als im darüber und/oder darunter liegenden Segment zu palpieren ist, werden Grad und Ausmaß der Bewegung durch Flexion überprüft. Erscheint die Flexion im Vergleich mit den benachbarten Segmente verringert oder wird ein hartes Endgefühl getastet, gilt das Segment als „in Extension blockiert" (nicht vollständig flektierbar).
Zur Untersuchung der Seitneigung werden die Kuppen der palpierenden Finger zwischen die Procc. transversi gelegt, während die HWS bis zum untersuchten Segment zur Seite geneigt wird.
Bei zu großer Annäherung der Procc. transversi einer Seite (z. B. der linken) werden Kopf und Hals zur rechten Seite geneigt, bis sich das untersuchte Segment bewegen müsste (d. h. die Proc. transversi der linken Seite müssten sich voneinander entfernen). Geschieht das nicht, ist von einer „Läsion", „Subluxation" oder „Blockade" des Segments in Linksneigung auszugehen.
Die Rotation wird mittels tiefer Palpation der Facettengelenke untersucht. Erscheint ein Facettengelenk im Vergleich mit dem darüber oder darunter gelegenen nach posterior versetzt, wird die HWS in die Gegenrichtung rotiert (vom palpierten nach posterior verschobenen Proc. transversus weg). Bei ungenügender Rotation des Segments (im Vergleich mit seinen Nachbarn) oder bei Rotation und gleichzeitig auftretendem vermehrten Gewebewiderstand oder Festigkeit spricht man von einer Läsion bzw. einer Rotationseinschränkung zur Seite des nach posterior versetzten Proc. transversus.
**Zu welchen Ergebnissen sind Sie mit Hilfe der letzten Befunderhebung gekommen (8.17 e) verglichen mit den zuvor beschriebenen (8.17 a – 8.17 d) Verfahren?**
Dokumentieren Sie Ihre Befunde.

**Übung 8.18** **Empfohlene Dauer: 7 – 12 Minuten pro Methode**

## Palpation des Thorax

*Methode a:* Der Patient/Partner sitzt. Legen Sie beide Daumen nacheinander auf die Procc. transversi von Th1 bis Th3, während der Patient Kopf und Hals zunächst flektiert und dann nach Rückkehr in die Neutralstellung extendiert. Die langsam ausgeführten Bewegungen werden wiederholt, bis die Bewertung abgeschlossen ist.

**Zeigte sich bei einer der Bewegungen eine Asymmetrie, oder war ein- bzw. beidseitig ein Gefühl vermehrter Gewebefestigkeit festzustellen?**

*Methode b:* Der Patient/Partner liegt auf dem Bauch. Das Kinn ist auf der Untersuchungsliege aufgestützt, der Kopf in Verlängerung der Körpermittellinie positioniert. Legen Sie nacheinander die Daumen auf die Procc. transversi von Th4 bis Th9. Nach Aufnahme der Vorspannung des Weichteilgewebes wird kräftiger, nach ventral gerichteter Druck ausgeübt. Damit wird geprüft, welchen Widerstand jedes Segments gegen Hyperextension leistet.

Auf Anzeichen von ein- oder beidseitigem Widerstand oder von „Festigkeit“ sollte geachtet werden. Es ist von einer Rotationseinschränkung zur Seite des größten Widerstands auszugehen.

*Methode c:* Der Patient befindet sich in Bauchlage. Er stützt sich auf die Ellenbogen und überstreckt den Rücken. Das Kinn ruht auf den Handballen. Sie stehen an der Stirnseite der Liege und palpieren die Spitzen der Procc. transversi von Th7 bis L5 mit den Daumen. Achten Sie auf verstärkt posteriore Stellung. Sie weist auf Rotation des Segments zu der betreffenden Seite hin. Achten Sie außerdem auf Anzeichen für Gewebeverspannung bzw. Gewebefestigkeit.

*Methode d:* Alternativ oder zusätzlich kann der Patient für die Untersuchung im Sitzen folgende Positionen einnehmen (Rittlingssitzen auf dem Tisch oder auf einem fest stehenden Stuhl mit hoher Lehne bietet gute Stabilität):

- Der Patient verschränkt die Arme vor der Brust. Sie stehen neben ihm und umgreifen mit einer Hand die weiter entfernte Schulter und fixieren die nahe Schulter unter Ihrer Achsel. Mit der freien Hand palpieren Sie die Spitzen der Procc. spinosi der BWS auf Druckempfindlichkeit. Periostschmerzpunkte an den Procc. spinosi (☞ Kapitel 4) deuten auf einen chronisch erhöhten Tonus der inserierenden Muskeln hin.
- Der Patient faltet die Hände im Nacken. Die Ellenbogen berühren sich vor seinem Gesicht. Mit einer Hand ergreifen Sie von unten beide Ellenbogen und führen so mühelos die Extension der Wirbelsäule durch. Ein Finger der anderen Hand palpiert nacheinander die Zwischenräume zwischen den Procc. spinosi auf ihren Bewegungsgrad und prüft die Qualität des Endgefühls bei jedem einzelnen Segment. Der Patient wird aus der Neutralstellung in Retroflexion (Rückbeugung) und zurück in die Neutralstellung geführt. Die langsame Bewegung wird wiederholt, bis die Bewertung abgeschlossen ist. Wenn sich die Procc. spinosi nicht „schließen“, liegt wahrscheinlich eine Einschränkung in Flexion vor (d.h. eine Extension ist nicht möglich) (☞ Abbildung 8.5).
- Anschließend ergreifen Sie die Ellenbogen des Patienten von oben und induzieren eine Flexion der einzelnen Segmente, während Sie mit der anderen Hand die Gewebespannung am Ende des Bewegungsumfangs palpieren. Der Patient wird aus der Neutralstellung in Anteflexion (Vorbeugung) und wieder zurück in die Neutralstellung geführt. Diese langsame Bewegung wird wiederholt, bis die Auswertung abgeschlossen ist.

  Eine erschwerte Flexion ist ein Hinweis auf eine Einschränkung in Extension (d.h. eine Flexion ist nicht möglich) (☞ Abbildung 8.6).

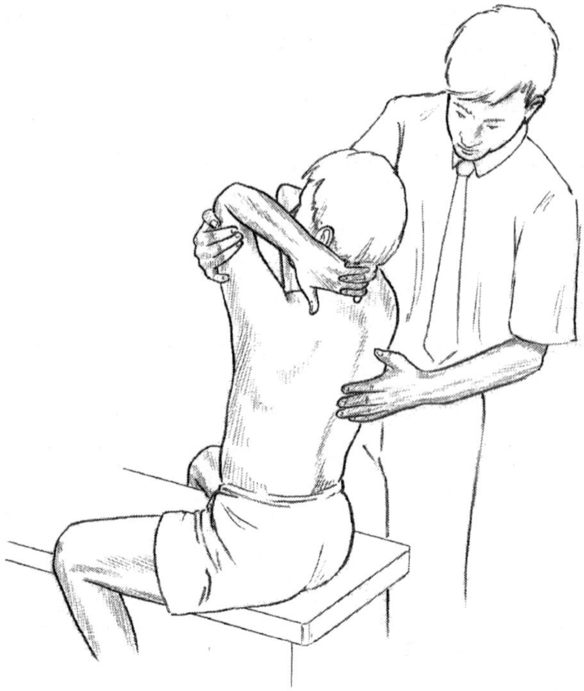

**Abbildung 8.5:** *Palpation der Retroflexion (Extension) der BWS.*

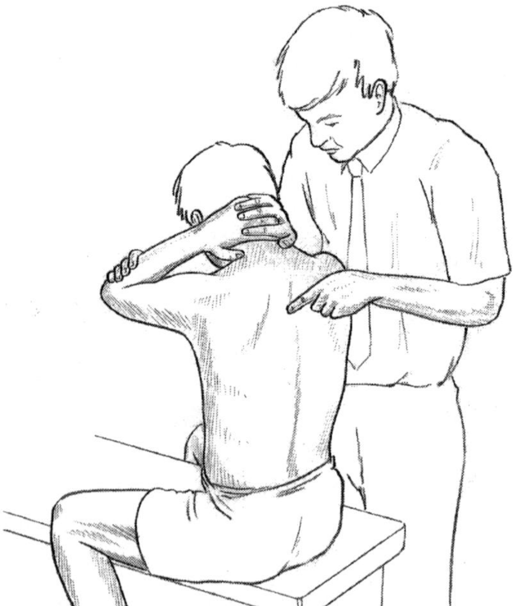

**Abbildung 8.6:** *Palpation des Abstands zwischen den Procc. spinosi bei Flexion der Wirbelsäule.*

- Befunderhebung in Seitneigung: Sie stehen hinter dem sitzenden Patienten und legen einen Daumen über den zu testenden Zwischenraum. Die andere Hand drückt auf der kontralateralen Schulter in Richtung auf die palpierte Seite. Die Wirbelsäule neigt sich dadurch über den palpierenden Finger zur Seite. Die palpierende Hand fungiert also als Fulcrum. Das Bewegungsausmaß in der BWS wird Segment für Segment untersucht. Anzeichen für eine vermehrte Gewebefestigkeit oder eine Veränderung des Endgefühls deuten auf eine Behinderung der Seitneigung und damit auf ein bewegungseingeschränktes Segment hin (☞ Abbildung 8.7).
- Prüfung der Rotation: Der Patient sitzt rittlings auf der Untersuchungsliege, die Hände im Nacken gefaltet. Sie stehen neben dem Patienten und ergreifen über dessen Brustkorb hinweg mit einer Hand die kontralaterale Schulter. Ihr Unterarm liegt dann auf dem Brustkorb des Patienten. Beim Palpieren der einzelnen Segmente induzieren Sie eine Flexion und rotieren den Patienten Segment für Segment. (Die Rotation muss um die Körperachse erfolgen, damit die palpierenden Finger beidseitig der Wirbelsäule den vorhandenen Grad an Rotation in beiden Richtungen exakt bestimmen können.)
  Jedes Anzeichen für vermehrte Gewebefestigkeit oder eine Veränderung des Endgefühls deuten auf eine Behinderung der Rotation im untersuchten Segment hin.

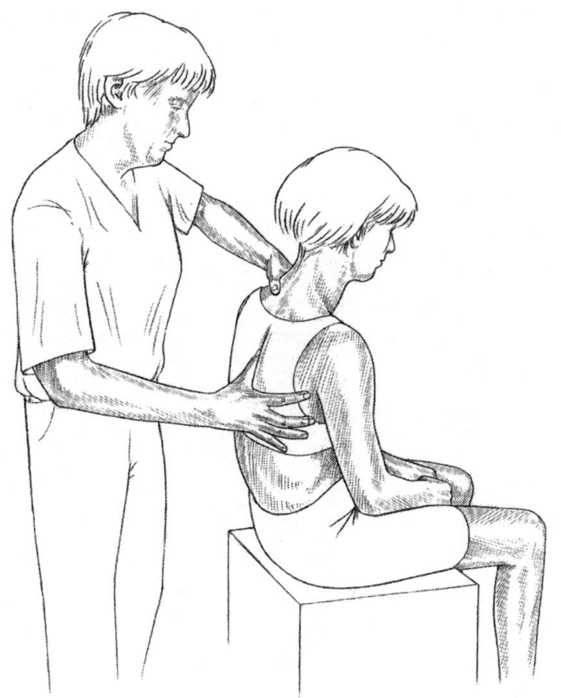

**Abbildung 8.7:** *Der Patient ist über den palpierenden Daumen zur Seite geneigt (hier nach rechts), der die Qualität des Endgefühls beurteilt. Anzeichen einer ungewöhnlichen „Gewebefestigkeit" weisen u. U. auf eine Bewegungseinschränkung hin.*

**Welche Einschränkung der normalen Beweglichkeit oder Abweichungen von der zu erwartenden Qualität des Endgefühls in diesem Bereich konnten Sie mit Hilfe der beschriebenen Methoden feststellen?**
Dokumentieren Sie Ihre Befunde.
*Methode e:* Vergleichen Sie Ihre bisherigen und die mit Waltons Ansatz erzielten Befunde:

- Der Patient sitzt. Die BWS und paraspinalen Gewebe werden mit streichender Palpation untersucht. Verdächtige Bezirke (erkennbar an Verspannung, Druckempfindlichkeit, Hautveränderungen, Ödem) werden tiefer, bis auf die periaxialen Strukturen, palpiert.
  Es wird jeweils eine Seite untersucht. Sie stehen schräg hinter dem sitzenden Patienten auf der untersuchten Seite, z. B. zu seiner Rechten, wenn die rechte Seite untersucht werden soll. Ihre rechte Hand liegt auf der linken Schulter des Patienten, Ihr Unterarm hinter dessen Nacken. Ihr Ellenbogen ist auf der rechten Schulter des Patienten abgestützt. In dieser Haltung kann der kontaktierende Arm relativ mühelos kontrollierte Bewegungen in unterschiedliche Richtungen induzieren: Flexion, Extension, Seitneigung und Rotation.
  Die freie Hand (in diesem Beispiel die linke) kann jedes Segment palpieren (Zwischenräume zwischen den Procc. spinosi, die Procc. transversi und die Knochenvorsprünge der Facettengelenke), während die rechte Hand/der rechte Arm Bewegung induziert. Die kontralaterale Seite wird natürlich bei umgekehrter Handposition untersucht.
- Der Abstand zwischen den Procc. spinosi wird beurteilt. Ist er vergrößert, erfolgt eine eingehendere Untersuchung. Dazu legen Sie den kontaktierenden Arm vorne über den Brustkorb des Patienten, greifen unter die Achsel der Gegenseite und induzieren über den palpierenden Daumen bzw. den (die) Finger eine Extension.
  Nähern sich die Procc. spinosi bei diesem Verfahren nicht an, ist das darüber liegende Segment wahrscheinlich in Flexion blockiert.
- Anschließend legen Sie den kontaktierenden Arm wieder über den oberen Rücken des Patienten. Durch passive Flexion prüfen Sie das Bewegungsausmaß von Segmenten, deren Procc. spinosi laut Palpationsbefund übermäßig angenähert waren. Bei ungenügender Flexion besteht Verdacht auf eine Blockade in Extension.
- Durch Palpation mit Finger oder Daumen zwischen den Procc. transversi werden einander angenäherte Segmente identifiziert. Die kontaktierende Hand (bzw. der Ellenbogen) induziert eine Seitneigung vom palpierenden Finger weg. Vergrößert sich der Abstand zwischen den Procc. transversi nicht, liegt wahrscheinlich eine Einschränkung der Seitneigung in diese Richtung vor.
- Zur Prüfung der Rotation fixieren Sie mit einer Daumenkuppe den Proc. transversus und das Facettengelenk des unter dem zu testenden Wirbels. Der kontaktierende Arm induziert dann eine Rotation am untersuchten Wirbel. Ist keine normale Rotationsbewegung möglich, z. B. nach links, spricht man von einem in rechtsseitiger Rotation blockierten Wirbel.
  In diesem Fall ist das Facettengelenk des betreffenden Wirbels auf der in Rotation blockierten Seite nach posterior verschoben.

Walton erinnert zu Recht an den möglichen Zusammenhang zwischen Bewegungseinschränkungen in diesem Bereich und viszerosomatischer Reflexaktivität, die zu einer Verspannung der paraspinalen Muskulatur führt (☞ Kapitel 4).

*Methode f:* Dr. J. Denslow empfiehlt folgende Palpationsübung für den Thorax (Denslow 1960):

„Der Patient sitzt. Palpieren Sie die Procc. spinosi von Th1, Th6 und Th12. Beachten Sie, ob sich die knöchernen Vorsprünge hart und klar geformt (wie ein gleichförmiges Metallstück mit abgerundeten Ecken, das Sie unter einem Samttuch palpieren) oder die Gewebe verdickt anfühlen, die die Procc. spinosi überziehen bzw. darüber liegen... Eine kontrolliert ausgeführte Bewegung wird untersucht, indem der Therapeut die Kuppe des Mittelfingers einer Hand zwischen die Procc. spinosi im zervikothorakalen Bereich legt. Mit der anderen Hand wird der Nacken des Patienten flektiert und extendiert. Führen Sie den Finger von Zwischenraum zu Zwischenraum, bis Sie die Procc. spinosi von C7 und Th1 tasten. Überprüfen Sie die Gelöstheit des Gewebes und das Bewegungsausmaß. Eine nicht willkürlich kontrollierte Bewegung wird folgendermaßen untersucht: Zunächst wird der oben beschriebene Vorgang wiederholt. Am Ende des noch willkürlich kontrollierten Bewegungsumfangs wird eine federnde Bewegung ausgeführt (= Springing), um die Flexion bzw. Extension zu verstärken. Prüfen Sie, inwieweit das haltende Gewebe ‚nachgibt'."

Mit Hilfe dieser federnden Bewegung des Gelenks können Sie die Qualität des Endgefühls im Bewegungsumfang beurteilen.

**Ist dieses Endgefühl elastisch, hart, schwammig, fest, aber nicht zu fest, oder wie ...?**

**Welches der beschriebenen diagnostischen Verfahren lieferte die aussagekräftigsten Befunde?**

**In welcher der beschriebenen Stellungen konnten Sie den einfühlsamsten Kontakt herstellen?**

Dokumentieren Sie Ihre Befunde.

**Übung 8.19** **Empfohlene Dauer: 7 – 10 Minuten pro Methode**

## Palpation der Lendenwirbelsäule

*Methode a:* Der Patient liegt auf dem Bauch. Bei dieser Palpationsmethode wird bei den einzelnen Segmenten der Reihe nach ein Springing (federnde Bewegung) durchgeführt: Zwei Finger einer Hand liegen auf den Procc. transversi eines Segments, das Hypothenar der anderen – gestreckten – Hand ist darüber gelegt. Die Vorspannung wird aufgenommen und dann eine federnde Bewegung zum Boden hin ausgeführt. Dabei wird der innere Widerstand der Gewebe beurteilt. Bei palpierbarem Widerstand und Schmerzen liegt eine Bewegungseinschränkung vor. Treten lediglich Schmerzen auf, ist möglicherweise eine Bandscheibenläsion die Ursache.

Der Patient liegt auf der Seite. Wiederum werden die einzelnen Segmente mit Hilfe der behutsamen federnden Bewegung untersucht, wobei der Patient zunächst nach vorne gebeugt, dann nach hinten überstreckt daliegt (☞ Methoden b und c unten).

Diese Palpationsmethode gibt Aufschluss darüber, ob die freie Bewegung eingeschränkt, d.h. blockiert ist. Sie sagt jedoch nichts über die Art der Bewegungseinschränkung aus (z.B. Blockade in Flexion, Rotation o.ä.).

**Welche Einschränkung der normalen Beweglichkeit in dieser Region konnten Sie bislang feststellen?**

*Methode b:* Der Patient liegt auf einer Seite, sein Gesicht ist Ihnen zugekehrt. Knie- und Hüftgelenke sind gebeugt. Sie lehnen sich über den Patienten und kontaktieren seine gebeugten Knie entweder mit dem Abdomen oder mit den Oberschenkeln. Durch die Längsachse der beiden Femura üben Sie direkten Druck aus und retroflektieren (extendieren) dadurch die LWS.

Die einzelnen Segmente werden mit den Händen palpiert: Eine Hand stabilisiert die lumbalen Procc. spinosi oberhalb des untersuchten Segments, während ein Finger der anderen Hand zwischen den Procc. spinosi liegt. Nach Aufnahme der Vorspannung wird das Segment durch Druck auf die Femura in Richtung auf die palpierenden Hände gefedert. Hierbei sollte sich das Segment unterhalb des mit der kopfnahen Hand fixierten Segments bewegen. Im Fall einer Blockade wird nur wenig oder keine Bewegung palpiert.

Auch hier weist eine palpierte Einschränkung auf die Existenz einer Problematik hin, sagt jedoch nichts über deren Charakter aus.

*Methode c:* Der Patient liegt auf der Seite. Knie- und Hüftgelenke sind gebeugt, das Gesicht ist Ihnen zugewandt. Sie lehnen sich über den Patienten und fixieren (stabilisieren) seinen Brustkorb mit dem kopfnahen Unterarm. Die Knie- und Hüftgelenke des Patienten sollten vollständig gebeugt sein, sodass die Oberschenkel Brust bzw. Abdomen berühren und durch den Druck auf die Unterschenkel, den Sie über den Kontakt mit Ihrem Abdomen oder Ihren Oberschenkeln ausüben, dort gehalten werden. Auf diese Weise wird die LWS stark anteflektiert. Der fußnahe Unterarm liegt am Gesäß des Patienten und verstärkt oder reduziert wiederholt die Anteflexion. Gleichzeitig palpieren beide Hände die einzelnen Segmente auf eine verminderte, vermehrte oder normale Flexion, während dieser Wirbelsäulenabschnitt in der geschilderten Weise behutsam gefedert wird.

**Welche Einschränkung der normalen Beweglichkeit in dieser Region konnten Sie feststellen?**

*Methode d:* Walton schlägt ein Verfahren vor, wobei der Patient rittlings am Fußende der Untersuchungsliege sitzt und die Hände im Nacken verschränkt hält. Sie stehen schräg hinter dem Patienten, führen Ihre Hand durch das „Loch“, das der eine Arm des Patienten bildet, und legen diese auf den kontralateralen Oberarm. Dadurch lassen sich Flexion, Extension, Rotation und Seitneigung kontrolliert ausführen. Die zweite Hand palpiert unterdessen in derselben Weise auf normale Beweglichkeit, wie bei der Untersuchung der BWS in ☞ Methode 8.18 e beschrieben.

Waltons Palpationsverfahren gibt Aufschluss darüber, welche Art von Einschränkung bzw. Dysfunktion mit den Methoden 8.19 a, b oder c palpiert wurde.

**Mit welcher Palpationsmethode für die LWS haben Sie die aussagekräftigsten Informationen erzielt?**

Dokumentieren Sie Ihre Befunde und wiederholen Sie die Übungen.

## *Übungen 8.17 – 8.19: Diskussion*

Die ☞ Übungen 8.17, 8.18 und 8.19 bieten eine große Auswahl an Verfahren zur Beurteilung lokalisierter Dysfunktionen. Gleichzeitig geben sie Aufschluss über die Art dieser Dysfunktionen. Im Rahmen dieses Buches sollen nicht alle Untersuchungsmethoden umfassend vorgestellt werden. Vielmehr soll ein Instrumentarium bereitgestellt werden, mit dessen Hilfe sich die erforderliche palpatorische Kompetenz erwerben lässt, um diese und andere Methoden zum Zweck der Befunderhebung an der Wirbelsäule einsetzen zu können.

Wenn Sie sich mit der Palpation und Beurteilung der Wirbelsäule befassen, sollten Sie die Merkmale eines in seiner Beweglichkeit eingeschränkten Spinalsegments beurteilen und beschreiben können (in der Terminologie der osteopathischen und chiropraktischen Medizin: ein durch Blockade, Dysfunktion bzw. Läsion oder Subluxation gekennzeichnetes Gelenk).

Bei einer Einschränkung in Flexion (das Segment kann nicht vollständig extendieren) sollten Sie Folgendes beobachten und beschreiben können:

- Der Proc. spinosus des betreffenden Wirbels entfernt sich (nicht) von dem darunter gelegenen.
- Der Proc. spinosus des betreffenden Wirbels tritt (nicht) weiter hervor als der des darüber oder darunter gelegenen Wirbels.
- Das Untersuchungsgebiet ist insgesamt (nicht) stärker flektiert.
- Das Untersuchungsgebiet ist insgesamt (nicht) weniger extendiert.
- Assoziierte Bewegungen sind (nicht) eingeschränkt (z. B. Seitneigung, Rotation etc.).
- Die Muskulatur im Untersuchungsbereich ist (nicht) hyperton oder spastisch.
- Palpation löst (keine) Druckempfindlichkeit aus.
- Der Bereich ist auch ohne Palpation (nicht) schmerzhaft.
- Die Einschränkung wirkt sich (nicht) auf die betreffenden Rippen aus.

Die meisten der genannten Punkte werden Sie im Zuge der oben beschriebenen Befunderhebungssequenz abklären können. Das gilt für alle Gelenke der Wirbelsäule und dürfte Ihnen kaum Schwierigkeiten bereiten, sobald Sie sich die erforderliche palpatorische Kompetenz angeeignet haben.

Schlagen Sie noch einmal im vorangehenden Kapitel nach und vergegenwärtigen Sie sich die dort besprochenen, eher funktionellen Ansätze. Die palpierende Hand soll zwischen normaler und anormaler Reaktion des Gewebes auf eine normale Bewegungsanforderung unterscheiden – wobei es sich um eine Bewegung oder um eine Funktion wie die Atmung handeln kann.

## *Atmung und Bewegungseinschränkungen einzelner Rippen*

**Übung 8.20** **Empfohlene Dauer: 2 – 3 Minuten**

Der Patient liegt auf dem Bauch. Beobachten Sie seine Atembewegung. Es ist eine wellenartige Bewegung: Sie beginnt im Lendenbereich und breitet sich bis in den oberen Brustkorb aus, wenn die Beweglichkeit der Wirbelsäule nicht eingeschränkt ist. Ist ein Segment in seiner Beweglichkeit eingeschränkt, scheint die Bewegung anzuhalten.
**Beginnt die Wellenbewegung am Os sacrum?**
**Beginnt sie an einer anderen Stelle?**
Fertigen Sie eine Skizze an. Vermerken Sie den Beginn der Bewegung und deren Ausbreitung (aufwärts, abwärts, in beide Richtungen).
**Wo endet die Bewegung: auf Höhe des mittleren Brustkorbs? Auf Höhe des Nackens?**
Vergleichen Sie Ihre Beobachtungen mit Ihren Palpationsbefunden (aus den vorigen Übungen zur Befunderhebung an der Wirbelsäule) und den bei früheren Übungen beobachteten „Aufwölbungen“ der paraspinalen Muskulatur.

**Übung 8.21** **Empfohlene Dauer: 5 – 7 Minuten**

### Palpation auf Rippentiefstand

Ein Rippentiefstand liegt vor, wenn die Rippen in Ausatmungsstellung blockiert sind. Diese Rippen werden palpatorisch ausfindig gemacht. Dazu stehen Sie an der Längsseite der Untersuchungsliege, sodass sich Ihr dominantes Auge über der Körpermittellinie befindet (☞ Spezialthema 2 zum dominanten Auge). Der Blick ist zwischen die palpierenden Finger fokussiert, sodass abweichende Rippenbewegungen im peripheren Gesichtsfeld wahrgenommen werden.
Der Patient liegt mit gebeugten Knien auf dem Rücken und atmet tief und gleichmäßig. Die Stellung der Rippen (Höhengleichheit rechts und links) bei maximaler Ein- und Ausatmung wird verglichen im Hinblick auf Heben und Senken der oberen Rippen sowie seitliche Exkursion der unteren Rippen.
Hebt sich der eine Rippe palpierende Finger weniger bei Einatmung (oder bewegt er sich weniger weit nach lateral) als ein Finger auf der Gegenseite, liegt er auf einer tief stehenden Rippe. Normalerweise sind mehrere Rippen gleichzeitig betroffen. Die am weitesten kranial gelegene Rippe, die sich weniger anhebt als die Rippe der Gegenseite, muss ausfindig gemacht werden, denn dabei handelt es sich um die entscheidende, in Ausatmungsstellung blockierte Rippe (d. h. sie steht zu tief).
Eine in Ausatmungsstellung blockierte Rippe kann die weiter kaudal gelegenen in Mitleidenschaft ziehen. Entsprechend beeinträchtigt eine in Einatmungsstellung blockierte Rippe (☞ unten) die weiter kranial gelegenen. Die am weitesten kaudal gelegene eingeschränkte Rippe ist dann für die Dysfunktion entscheidend.

Oft stehen die erste und zweite Rippe tief. Dies führt zu Schmerzen und einem Taubheitsgefühl in der Schulter. Irrtümlicherweise entsteht der Verdacht auf ein Thoracic-outlet-Syndrom (Schultergürtelkompressionssyndrom) oder ein Skalenus-anticus-Syndrom (Naffziger-Syndrom) (die Mm. scaleni anterior und medius inserieren an der ersten, der M. scalenus posterior an der zweiten Rippe).
In Ausatmungsstellung blockierte (tief stehende) Rippen finden sich häufig bei Patienten mit Asthma bronchiale oder obstruktiven Lungenerkrankungen oder bei einer Tendenz zur Hyperventilation.
Zur Behandlung der in Ausatmungsstellung blockierten ersten und zweiten Rippe eignen sich Muskel-Energie-Techniken an den Mm. scaleni.
Um die Stellung der unteren, in Ausatmungsstellung blockierten Rippen zu normalisieren, werden die Mm. pectorales mit diesen Verfahren behandelt.
Tenderpoints (☞ Kapitel 5) für tief stehende Rippen liegen auf der Medioaxillarlinie (im Interkostalraum ober- und/oder unterhalb der betreffenden Rippe).
**Welche normalen Rippenbewegungen sind in diesem Bereich eingeschränkt?**
**Sind Rippen in Ausatmungsstellung blockiert?**
**Bilden diese Rippen eine Gruppe? Wenn ja, welche Rippe dieser Gruppe liegt am weitesten kranial?**
**Besteht ein Zusammenhang zwischen diesen Befunden und den Tenderpoints auf der Medioaxillarlinie dieser Höhe?**
**Lässt sich eine Verkürzung der Mm. scaleni und/oder pectorales feststellen, die mit der stellungsbedingten Funktionsstörung der Rippen zusammenhängt?**

**Übung 8.22** Empfohlene Dauer: 5 – 7 Minuten

## Palpation auf Rippenhochstand

Ein Rippenhochstand liegt vor, wenn die Rippen in Einatmungsstellung blockiert sind.
Diese werden durch Palpation mit ein oder zwei Fingerspitzen ausfindig gemacht. Die Hände werden dazu beidseitig des Sternum flach angelegt. Die Handgelenke sind nicht flektiert, sondern befinden sich in derselben Ebene.
Während der Untersuchung muss der Patient forciert ein- und ausatmen. Henkelbewegung (Heben und Senken der oberen Rippen) und Pumpbewegung der unteren Rippen (laterale bzw. mediale Bewegung der unteren Rippen) werden überprüft. Der Blick ist zwischen die palpierenden Finger fokussiert, sodass abweichende Rippenbewegungen im peripheren Gesichtsfeld wahrgenommen werden.
Hebt sich ein palpierender Finger bei der Einatmung und senkt er sich bei der Ausatmung weniger weit als der Finger auf der Gegenseite, liegt er auf einer hoch stehenden Rippe.
Die betreffende Rippe ist in Einatmungsstellung blockiert.
Bei Feststellung eines Rippenhochstandes werden alle weiter kaudal liegenden Rippen überprüft, bis ein normal bewegliches Paar gefunden ist (d. h. das Rippenpaar hebt

und senkt sich gleichmäßig). Die unmittelbar kranial dieses normal beweglichen Rippenpaares liegende Rippe ist die „Schlüsselrippe" (die am weitesten kaudal liegende hoch gestellte Rippe). Sie zieht vermutlich alle weiter kranial liegenden Rippen in Mitleidenschaft. Daher ist zunächst immer die am weitesten kaudal gelegene aus einer Gruppe von hoch gestellten Rippen ausfindig zu machen.
Die Mm. intercostales oberhalb einer hoch gestellten Rippe sind normalerweise druckempfindlich und verspannt. Häufig ist die fünfte Rippe in Einatmungsstellung blockiert. Bei tiefer Atmung können sich ein tiefer, ausstrahlender Brustschmerz und eine starke Verspannung des M. pectoralis minor bemerkbar machen. Erkrankungen des Herz-Kreislauf-Systems sind differentialdiagnostisch auszuschließen.
Schwellungen können auf eine Entzündung der Rippenknorpel hinweisen. Hier ist eine Behandlung mit Muskel-Energie-Techniken angezeigt.
Alle Rippen sind auf ihren Bewegungsumfang hin zu prüfen. Behandelt wird die am weitesten kaudal liegende in ihrer Bewegung eingeschränkte Rippe.
Tenderpoints für hoch gestellte Rippen liegen meist auf dem hinteren Rippenbogenwinkel. Auf eine Dysfunktion des Interkostalraums hinweisende Tenderpoints finden sich an der Ansatzstelle am Sternum. Diese Tenderpoints gehen oft mit einer Stellungsanomalie einher, wobei die Rippen extrem angenähert sind, aber nicht notwendigerweise ein Hoch- oder Tiefstand vorliegt.
**Welche normalen Rippenbewegungen sind in diesem Bereich eingeschränkt?**
**Sind Rippen in Einatmungsstellung blockiert?**
**Lag diese Stellungsanomalie bei mehreren Rippen vor?**
**Konnten Sie die am weitesten kaudal gelegene dieser Rippen ausfindig machen?**
**Besteht ein Zusammenhang zwischen diesen Befunden und den Tenderpoints in den Interkostalräumen an den hinteren Rippenbogenwinkeln?**
**Konnten Sie im Interkostalraum einen Druckschmerz palpieren, insbesondere im Interkostalraum oberhalb einer hoch gestellten Rippe und nahe am Sternum?**

## Übung 8.23 Empfohlene Dauer: 3 – 5 Minuten

Philip Greenman (1989) empfiehlt zusätzliche Palpationsverfahren zur Feststellung einer Rippendysfunktion.
Sie sitzen hinter dem sitzenden oder stehenden Patienten und palpieren die am meisten nach posterior ragenden Anteile des Brustkorbs von oben nach unten. Achten Sie auf eine „weiche", sich von oben nach unten verbreiternde Konvexität und auf einen im Vergleich zu anderen mehr oder weniger nach posterior gerichteten Rippenwinkel.
Gleichzeitig wird die Muskulatur über oder zwischen den Rippen auf vermehrten Tonus (und Druckschmerzhaftigkeit) hin untersucht. An den Rippenwinkeln setzen die Mm. iliocostales an. Bei einer Rippendysfunktion werden sie hyperton.
**Können Sie mit dieser Palpationsmethode eine vorliegende Rippendysfunktion feststellen?**

**Übung 8.24** **Empfohlene Dauer: 5 – 7 Minuten**

Der Patient/Partner sitzt oder liegt auf dem Rücken. Sie sitzen hinter oder stehen neben ihm.
Palpieren Sie mit den Fingerspitzen die Rippenkörper und achten Sie auf Unterschiede bei den einzelnen Rippen. Die unteren Ränder sind leichter zu palpieren als die oberen.
Bestimmen Sie den Abstand zwischen jeweils zwei Rippen, beurteilen Sie Abweichungen von der Symmetrie und tasten Sie nach Tonusveränderungen in der Interkostalmuskulatur. Triggerpunkte und fibröse Veränderungen können vorliegen.
Bewegen Sie die Fingerspitzen auf die Wirbelsäule zu und lokalisieren Sie die gelenkige Verbindung zwischen den Rippen und Procc. transversi. Palpieren Sie diese Gelenke, während der Patient tief ein- und ausatmet. Bestimmen Sie die Interkostalbewegung und die Beweglichkeit der Rippen im Verhältnis zur Gelenkverbindung mit der Wirbelsäule.
**Konnten Sie alle in dieser Befunderhebungsübung beschriebenen Elemente palpieren?**
Vergleichen Sie Ihre Befunde mit den Ergebnissen aus den vorhergehenden Übungen.

## *Dysfunktion des Akromioklavikular- und Sternoklavikulargelenks*

Die Gelenke der HWS und der übrigen Wirbelsäule sowie die meisten anderen Gelenke werden von Muskeln bewegt und von statischen Muskeln gehalten. Daher kann ihre Funktion auch bis zu einem gewissen Grad von der Muskulatur beeinflusst werden. Auf Gelenke wie das Sternoklavikular-, das Akromioklavikular- und das Iliosakralgelenk trifft dies weit weniger zu. Dennoch greifen Osteopathen gerne auf Muskel-Energie-Techniken zurück, um die funktionelle Integrität dieser Gelenke wiederherzustellen.

**Übung 8.25** **Empfohlene Dauer: 3 – 5 Minuten**

### Dysfunktion des Akromioklavikulargelenks: Befunderhebung

Stiles empfiehlt, das Akromioklavikulargelenk vom Schulterblatt aus, zu dem eine enge funktionelle Beziehung besteht, auf Dysfunktion zu untersuchen.
Der Patient sitzt aufrecht. Der Therapeut steht hinter ihm und palpiert die Spinae beider Schulterblätter. Die Hände werden nach medial geführt, bis die medialen Ränder der Schulterblätter neben der Wirbelsäule zu tasten sind. Die palpierenden Finger dienen als Bezugspunkt: Ein Höhenunterschied zwischen den beiden Spinae lässt auf eine Dysfunktion des Akromioklavikulargelenks schließen.

Die funktionsgestörte Seite muss weiter untersucht werden. Beide Seiten werden getrennt getestet. Der Therapeut steht hinter dem sitzenden Patienten. Um das rechte Akromioklavikulargelenk zu testen, palpiert seine linke Hand das Gelenk, seine rechte Hand hält den rechten Ellenbogen des Patienten. Der Arm wird 45° antevertiert und 45° abduziert. Wird der Arm weiter abduziert und nähert sich 90°, wird das Akromioklavikulargelenk sorgfältig auf eine Scharnierbewegung zwischen Akromion und Schlüsselbein palpiert.
Ist die Beweglichkeit normal und nicht eingeschränkt, bewegt sich die palpierende Hand bzw. der Finger leicht nach kaudal, wenn der Arm über 90° hinaus eleviert wird. Bei einer Bewegungseinschränkung bewegt sich die palpierende Hand bzw. der Finger nach kranial, und das Gelenk zeigt wenig bis keine Bewegung, während der Arm über 90° hinaus eleviert wird.
Die Muskel-Energie-Technik wird eingesetzt, während der Arm wie beim obigen Test an der Widerstandsbarriere gehalten wird.
Steht das Schulterblatt der funktionsgestörten Seite weiter proximal als auf der Gegenseite, wird der Humerus außenrotiert. Dadurch wird das Schulterblatt nach kaudal an die Barriere herangeführt, bevor der Patient isometrische Kontraktionen ausführt.
Steht dagegen das Schulterblatt auf der dysfunktionellen Seite weiter distal als auf der Gegenseite, wird der Arm innenrotiert. Dadurch wird das Schulterblatt nach kranial an die Barriere geführt, bevor der Patient isometrische Kontraktionen ausführt.
Die linke Hand des Therapeuten stabilisiert das distale Ende des Schlüsselbeins (als Beispiel wird eine rechtsseitige Problematik vorausgesetzt). Dazu übt er mit dem linken Daumen auf der proximalen Fläche des Schulterblattes kaudal gerichteten Druck aus. Der linke Zeigefinger ruht auf der distalen Fläche des Schlüsselbeins. Durch die Kombination aus entsprechender Rotation des Oberarms (Außenrotation bei proximal stehendem Schulterblatt, Innenrotation bei distal stehendem) und kaudal gerichtetem Druck durch die linke Hand auf Schlüsselbein und Schulterblatt wird fester Gegenhalt erreicht. Der Arm wird angehoben, bis erste Anzeichen einer fehlerhaften Bewegung im Akromioklavikulargelenk auftreten (erkennbar als ein Gefühl von „Gewebefestigkeit"). Damit ist die Barriere eingestellt. An diesem Punkt wird stabilisiert (Außen- oder Innenrotation des Arms – s. o.). Die rechte Hand des Therapeuten übt festen Gegendruck am Ellenbogen aus. Der Patient versucht, diesen mit knapp submaximalem Krafteinsatz herabzudrücken. Nach 7–10 Sekunden entspannen Patient und Therapeut. Danach wird die Barriere neu eingestellt. Anschließend wird der Oberarm wieder stärker außen- oder innenrotiert, um das Schulterblatt entsprechend einzustellen. Gleichzeitig wird fester, aber nicht kräftiger, Druck in kaudaler Richtung auf Schlüsselbein und Schulterblatt ausgeübt.
Das Verfahren einschließlich der mäßigen isometrischen Kontraktion wird mehrfach wiederholt, bis sich das Bewegungsausmaß nicht mehr erweitern lässt bzw. das Schlüsselbein wieder normal funktioniert.
**Reagieren beide Akromioklavikulargelenke des Patienten/Partners normal auf Abduktion des Armes?**

**Wenn nicht, steht das Schulterblatt der dysfunktionellen Seite höher oder tiefer als auf der Gegenseite?**
Führen Sie den Arm in die geeignete Stellung (Innenrotation bei Tieferstehen des Schulterblatts der funktionsgestörten Seite und Außenrotation bei Höherstehen) und behandeln Sie mit MET.

**Übung 8.26** Empfohlene Dauer: 3 – 5 Minuten

## Abduktionseinschränkung im Sternoklavikulargelenk: Befunderhebung (Test durch Achselzucken „Shrug-Test")

Bei Abduktion des Schultergelenks rotiert das Schlüsselbein nach posterior. Der Patient liegt auf dem Rücken oder sitzt, die Arme seitlich. Der Therapeut steht neben dem Patienten und legt die Zeigefinger auf die obere Fläche am medialen Ende der beiden Schlüsselbeine. Der Patient wird aufgefordert, mit den Achseln zu zucken, während der Therapeut die Bewegung der medialen Schlüsselbeinenden palpiert. Erfolgt sie nicht wie erwartet nach kaudal, ist die normale Abduktionsbewegung eingeschränkt (☞ Abbildung 8.8).
**Reagieren die Sternoklavikulargelenke des Patienten beim Achselzucken normal?**

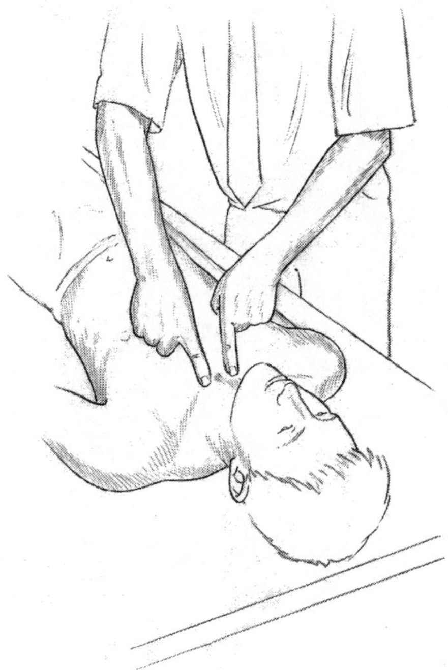

**Abbildung 8.8:** *Bewegungseinschränkung des Schlüsselbeins: Befunderhebung durch „Achselzucken" („Shrug-Test").*

**Übung 8.27** Empfohlene Dauer: 1 – 2 Minuten

## Abduktionseinschränkung des Oberarms (Einschränkung des Sternoklavikulargelenks): Befunderhebung in „Gebetshaltung“ („Prayer-Test“)

Der Patient liegt auf dem Rücken. Sie stehen neben ihm und legen Ihre Zeigefinger auf die obere Fläche am medialen Ende beider Schlüsselbeine.
Der Patient wird aufgefordert, beide Arme in „Gebetshaltung“ vor dem Gesicht zur Decke zu strecken. Die Handflächen berühren sich. Beim Hochstrecken der Hände sollten die medialen Schlüsselbeinenden absinken und sich nicht anheben. Sollte das ein- oder beidseitig nicht der Fall sein, liegt eine Bewegungseinschränkung vor (☞ Abbildung 8.9).
**Reagieren die Sternoklavikulargelenke des Patienten in der „Gebetshaltung“ normal?**

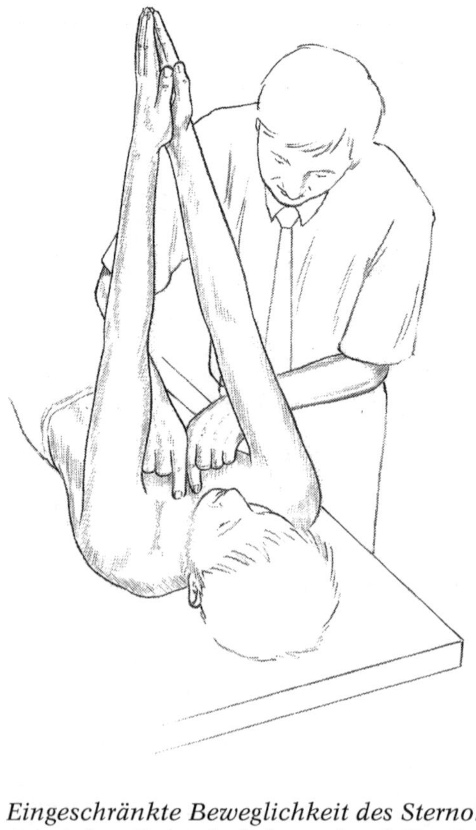

**Abbildung 8.9:** *Eingeschränkte Beweglichkeit des Sternoklavikulargelenks in der Horizontalen: Befunderhebung durch Test in der „Gebetshaltung“ („Prayer-Test“).*

**Übung 8.28** **Empfohlene Dauer: 1 – 2 Minuten**

### Test auf Ungleichgewicht zwischen Humerus und Skapula

Bei einem Ungleichgewicht zwischen überaktiven bzw. verspannten Pars descendens des M. trapezius und M. levator scapulae sowie inhibierten bzw. schwachen Pars transversa und Pars ascendens des M. trapezius ist die normale Bewegungsabstimmung zwischen Schulterblatt und Humerus gestört.
Der Patient sitzt vor Ihnen. Beobachten Sie, wie er den abduzierten und flektierten Arm aus einer Stellung unterhalb der Horizontalen über diese hinaus anhebt.
Normal ist eine Elevation der Schulter erst nach mehr als 60° Abduktion des Armes.
Anormal ist eine Elevation der Schulter oder ein Mitschwingen der Schulterblätter bereits während der ersten 60° Abduktion des Arms.

#### *Übungen 8.20 – 8.28: Diskussion*

Das Augenmerk richtete sich in dieser Übungsreihe zunächst auf die Atmung. Es wurde beobachtet, wie sich die Atembewegung wellenartig im Körper ausbreitet. Damit lässt sich erkennen, wie Einschränkungen an Muskeln oder Wirbelsäule u. U. das normale Funktionsmuster beeinträchtigen. Anschließend wurden typische Bewegungseinschränkungen der Rippen vorgestellt, die sich durch Inspektion und Palpation bestimmen lassen. Es zeigte sich, dass Bewegungseinschränkungen am Schlüsselbein zügig ablaufende Befunderhebungsverfahren erfordern. Diese umfassen Inspektion und/oder Palpation.

Insgesamt verdeutlichen die Ausführungen in diesem Kapitel die enge Verbindung zwischen Inspektion und Palpation bei der Befunderhebung. Sie zeigen auch, dass die genaue Bestimmung von Bewegungseinschränkungen und Dysfunktionen auf der Grundlage einer allgemeinen Beurteilung des Patienten erfolgen muss. Außerdem erwies sich eine strikte Trennung zwischen funktionellen und strukturellen Befunderhebungsmethoden als unmöglich.

## Palpation des Schädels

Die nächste Palpationsübung ist rein struktureller Art. Sie befasst sich mit der Anatomie des Schädels und bestimmten Orientierungspunkten am Schädel.

Anhand einiger Übungen in ☞ Kapitel 2 und 5 wurden Aspekte der Funktion des kraniosakralen Rhythmus untersucht. Die folgende Palpationsübung soll genauere Kenntnisse von Knochennähten und gelenkigen Verbindungen am Schädel vermitteln.

Sie ist im Hinblick auf die Palpationsfertigkeit in jedem Fall vonnutzen, unabhängig davon, ob man kraniale osteopathische Methoden in die eigene Arbeit integriert.

Die Übung sollte am lebenden Modell ausgeführt werden. Ein gutes Nachschlagewerk und ein zerlegter Schädel (Kunststoff oder natürlicher Knochen) sollten zur

Hand sein. Diese Hilfsmittel erleichtern Überprüfung und Vergleich anatomischer Anhaltspunkte und typischer Knochennähte und erlauben es, sich besser mit den Eigenschaften verschiedener gelenkiger Verbindungen vertraut zu machen.

Osteopathische Untersuchungen haben ergeben, dass die Knochennähte den Schädel in gewissem Umfang formbar bzw. beweglich machen. Beim lebenden Menschen sind die Knochennähte zudem mit bindegewebigen Fasern ausgekleidet, deren Anordnung den Funktionsbewegungen im jeweiligen Bereich entspricht. Überdies wurden dort Blutgefäße und winzige neurale Strukturen gefunden (u. a. freie Nervenendigungen und nicht myelinisierte Fasern).

Die nachstehende Übung spart Gesicht und Orbita aus. Sie ist als Palpationsübung zu verstehen, nicht als Lektion für kraniale Osteopathie.

## Übung 8.29 Empfohlene Dauer: 15 – 25 Minuten

Der Patient liegt ohne unterstützendes Kissen flach auf dem Rücken. Sie sitzen an der Stirnseite der Untersuchungsliege, die Unterarme abgestützt. Mit den Fingerkuppen palpieren Sie die Sutura sagittalis (Pfeilnaht) auf der Vertex (= Scheitel, höchster Punkt des Schädels). Folgen Sie dem Weg, den die Sutura sagittalis nach anterior nimmt. Beachten Sie die sägeförmige Form, die posterior breiter ist und sich nach anterior verschmälert. Eine Knochennaht wird am besten palpiert, indem man eine Fingerkuppe ohne jeden Druck von einem Knochen zum gegenüberliegenden gleiten lässt und so die gezackte Formation des Gelenks nachvollzieht.

Wenn Sie den Finger in der beschriebenen Weise entlang dieser Knochennaht nach anterior führen, erreichen Sie eine Vertiefung oder Mulde, das Bregma. Dort treffen sich Sutura coronalis (Kranznaht) und Sutura sagittalis.

**War eine Seite der Knochennaht erhabener als die andere?**

**Waren einige Abschnitte beim Palpieren überraschend starr?**

Legen Sie nun jeweils die Fingerspitzen einer Hand rechts und links vom Bregma an. Palpieren Sie davon ausgehend entlang der Sutura coronalis nach lateral bis zur Verbindung zwischen Os frontale und Os parietale. Achten Sie auch hier auf die spezifischen Nahtränder.

**Sind die genannten Knochennähte symmetrisch?**

Am Ende der Sutura coronalis ertasten Sie eine leichte Erhabenheit. Daran schließt sich das Pterion an, die Vereinigung von Os temporale, Os sphenoidale, Os parietale und Os frontale.

Vergegenwärtigen Sie sich die Lage dieser Orientierungspunkte, Knochen und Knochennähte anhand eines Anatomieatlasses oder Schädelmodells.

**Liegen die Erhabenheiten und Vertiefungen symmetrisch an beiden Seiten des Schädels?**

Führen Sie die Finger etwas weiter nach inferior. Sie palpieren jetzt die Spitze der Ala major des Os sphenoidale. In der Kranialarbeit ist dies eine wichtige Kontaktstelle.

**Ist diese Spitze auf einer Seite prominenter?**

**Steht die Spitze auf einer Seite höher oder tiefer als auf der anderen?**

Nehmen Sie wieder Kontakt am Pterion auf und folgen Sie der Naht zwischen Os parietale und Pars squamosa des Os temporale (Sutura squamosa). Sie biegt über dem Ohr nach hinten ab (die inferiore Fläche der Pars squamosa des Os temporale ist abgeschrägt und schiebt sich ein wenig über diese gelenkige Verbindung).
Am besten folgen Sie dem Verlauf dieser sehr feinen Gelenkverbindung, indem Sie eine Fingerspitze vom Os parietale abwärts bis zum Ohr gleiten lassen und auf den kleinen Höcker am Ort der Gelenkverbindung achten. Setzen Sie die Palpation nach posterior fort. Sie erreichen dann das Asterion, die Vereinigungsstelle von Os temporale, Os parietale und Os occipitale.
**Stellen Sie sich dabei immer wieder die Fragen nach Symmetrie, Erhabenheiten, Vertiefungen und Rigidität der Strukturen.**
Tasten Sie vom Asterion ausgehend nach superior (und medial) die Sutura lambdoidea bis zur Mittellinie. Hier bildet die Sutura lambdoidea mit der Sutura sagittalis das Lambda.
Legen Sie die Fingerspitzen anschließend wieder auf das Asterion und palpieren Sie die Sutura occipitomastoidea bis zum Proc. mastoideus. Diese Knochennaht wird zunehmend von Weichteilgewebe überdeckt, je weiter Sie sich dem Nacken nähern.
***CAVE:** Diese Knochennähte dürfen nur mit wenigen Gramm Druck palpiert werden.*
Sie benötigen für diese Palpationsübung mindestens 15 Minuten.
Wiederholen Sie diese Übung mehrfach, bis Ihnen die Lage aller Orientierungspunkte vertraut ist und Sie die erwähnten Fragen ohne Zögern beantworten können.

## Palpationsübung für das Knie

Die nachstehende Übung widmet sich als Einzige in diesem Kapitel einem Gelenk, das nicht unmittelbar mit Wirbelsäule oder Becken zusammenhängt.

### Übung 8.30 Empfohlene Dauer: 10 Minuten

Denslow beschreibt eine Reihe nützlicher funktioneller Tests für das Kniegelenk.
Der Patient liegt auf dem Rücken. Sie stehen neben ihm.
Legen Sie Daumen und Mittelfinger Ihrer linken Hand in die Mulde zwischen Femur und Tibia am rechten Knie des Patienten. Ergreifen Sie mit Ihrer rechten Hand den rechten Knöchel. Der Patient beugt und streckt nun aktiv das Kniegelenk (mit Ihrer leichten Unterstützung). Überprüfen Sie Gelöstheit des Gewebes und Bewegungsumfang sowie Veränderungen (Tiefe und Ausdehnung) der palpierten Mulde. Wiederholen Sie den Test am linken Bein und vergleichen Sie die Befunde.
Wiederholen Sie diese Palpationsübung. Üben Sie jedoch diesmal in den endgradigen Gelenkstellungen (Flexion und Extension) leichten federnden Druck aus.
Beachten Sie, wie elastisch die stabilisierenden (Weichteil-)Gewebe nachgeben. Vergleichen Sie die Befunde von beiden Kniegelenken.

Legen Sie zur abschließenden Untersuchung Ihren linken Handballen seitlich an das gestreckte rechte Knie des Patienten. Der Mittelfinger ruht in der Mulde zwischen Femur und Tibia auf der Innenseite des Knies. Legen Sie die rechte Hand auf den rechten Knöchel. Federn Sie das Kniegelenk nach medial, indem Sie mit den Händen Druck in entgegengesetzte Richtungen ausüben (die rechte Hand drückt nach medial, die linke nach lateral).
Wiederholen Sie dies am linken Knie.
Prüfen Sie die Elastizität der stabilisierenden Weichteilgewebe und die Formveränderung der Mulde an der Knieinnenseite. Vergleichen Sie die Befunde an beiden Beinen.

## Anmerkungen zu Palpation und Beurteilung der Beinverkürzung

Die nachstehenden Anmerkungen und Übungen beziehen sich auf ein häufig beobachtetes muskuloskelettales Problem. Sie sollen dazu beitragen, palpatorische und diagnostische Fähigkeiten des Therapeuten zusammenzufügen. Diese Ausführungen erheben nicht den Anspruch, den Stand der Forschung wiederzugeben, wenngleich sie Ansichten und Methoden zahlreicher führender Wissenschaftler auf diesem Gebiet zusammenfassen. Sie liefern Therapeuten, die sich eingehender mit der Körpermechanik befassen wollen, einen Ausgangspunkt für ihre Studien. In erster Linie sollen die Übungen in diesem Abschnitt des Kapitels den Therapeuten dazu anregen, seine palpatorischen Fertigkeiten gleichermaßen auf Gelenke und auf Weichteilgewebe anzuwenden.

Zuvor müssen jedoch die Standpunkte einiger Fachleute vorgestellt werden (ihre Ansichten divergieren in einigen Punkten), um die erhobenen Befunde einordnen zu können. Es empfiehlt sich, gegebenenfalls die Abschnitte zur Befunderhebung an Wirbelsäule und Becken in diesem Kapitel heranzuziehen.

### Übung 8.31 Empfohlene Dauer: 15 Minuten

Mitchell, Moran und Pruzzo wurden bereits an früherer Stelle ausführlich referiert. Nachstehend sind ihre Beobachtungen zur Befunderhebung bei funktioneller bzw. offensichtlicher Beinverkürzung wiedergegeben. Sie betonen, dass nur auf dieser Grundlage Erfolg oder Misserfolg einer Behandlung zu beurteilen sei.
Gehen Sie entsprechend dem von den Autoren vorgeschlagenen Verfahren vor:

- Die Höhe der Beckenkämme (Cristae iliacae) wird am stehenden Patienten bestimmt (☞ Übung 8.4). Sie gibt Auskunft über eine anatomische Beinlängendifferenz.
- Funktionelle (offensichtliche) Beinverkürzung: Der Patient liegt gestreckt auf dem Rücken. Der Abstand zwischen unterer Schräge der Innenknöchel und Rumpf wird verglichen. Dazu legen Sie die Daumen dort an und blicken direkt von oben auf diese herab. Ist eine Seite kürzer – d.h. der Knöchel näher am Rumpf –, liegt eine

Läsion im Iliosakralgelenk der betreffenden Seite vor, die die Ursache für die Beinverkürzung ist (vorausgesetzt, die Cristae iliacae befanden sich beim stehenden Patienten auf gleicher Höhe).

- Führen Sie zur Abklärung des Verdachts auf eine Läsion im Iliosakralgelenk den Flexionstest im Stehen durch. Achten Sie auf die Bewegungen der SIPS (Vorlaufphänomen).
- Falls in Rückenlage keine Verkürzung festzustellen ist, nimmt der Patient anschließend die gestreckte Bauchlage ein. Messen und vergleichen Sie wiederum durch Begutachtung der Innenknöchel, wobei die Daumen an deren unterer Schräge angelegt sind.
  Befinden sich die Knöchel auf gleicher Höhe, liegt keine funktionale Verkürzung vor.
  Erscheint ein Bein kürzer – d. h. ein Knöchel ist dem Rumpf weiter angenähert – ist dies auf der betreffenden Seite ein Hinweis auf eine Läsion im Iliosakralgelenk.
- Führen Sie zur Prüfung auf eine Läsion im Iliosakralgelenk den Flexionstest im Sitzen durch. Legen Sie die Daumen an die SIPS und achten Sie darauf, welcher die größten Bewegungen ausführt (Vorlaufphänomen), während sich der Patient nach vorne beugt.

Mitchell, Moran und Pruzzo zufolge können verschiedenste iliosakrale, sakroiliakale, pubische und lumbale Läsionen diese sichtbare Verkürzung verursachen.
**Konnten die in Bauch- oder Rückenlage des Patienten erhobenen Befunde an den Knöcheln den beim Flexionstest im Stehen oder im Sitzen ermittelten Befund einer iliosakralen oder sakroiliakalen Bewegungseinschränkung bestätigen?**

## *Beobachtungen zur Beinverkürzung nach Fryett*

Fryett (1954) beobachtete Folgendes:

1. Bis zu 90 % der Bevölkerung weisen eine Beinlängendifferenz auf.
2. Diese dürfte der Hauptgrund für eine sakroiliakale Dysfunktion sein.
3. Eine Beinlängendifferenz kann vorgetäuscht werden durch:
   - einseitige Entzündung des M. psoas
   - ungleiche Spannung im Lendenbereich
   - Verkürzung der Faszien im Hüftbereich
   - Verkürzung oder Erschlaffung der Bänder
   - Senk-Spreiz-Fuß.
4. Eine Beinlängendifferenz wird am besten radiologisch diagnostiziert und vermessen. Um Verzerrungen zu vermeiden, ist die Röntgenröhre genau zu zentrieren und horizontal auf den Femurkopf auszurichten. Der Patient muss mit gestreckten Knien unbeweglich stehen. Auf diese Weise lässt sich die Höhe des Trochanter (bis auf 0,5 cm) genau bestimmen. Dagegen ist die Position von Os sacrum und LWS verzerrt.
5. Alle Personen mit (selbst geringfügiger) Beinlängendifferenz weisen eine gewisse Funktionsstörung der Iliosakralgelenke auf, sofern sie keine Absatzerhöhung tragen.

6. Junger wie alter Knochen ist formbar und verhält sich entsprechend dem Wolff'schen Gesetz, das besagt: „Jede Veränderung in Gebrauch oder statischer Beziehung eines Knochens führt sowohl zu einer Veränderung der Binnenstruktur und Architektur als auch zu einer Veränderung von äußerer Form und Funktion."
7. In chronischen Fällen hat sich die Form des Iliosakralgelenks verändert und ist nicht vollständig normal. Dieser Umstand ist therapeutisch zu berücksichtigen. In der Regel besteht das Problem, seit der Patient laufen gelernt hat.
8. Es kommt immer zu einer Kompensation, die gelegentlich sogar ausreichend ist. Dadurch rufen eine ausgeprägte Schrägstellung und Deformation des Beckens in Verbindung mit einer Beinlängendifferenz von bis zu 1 cm u. U. keine Schmerzen hervor.
9. Fryett lehnt den Ausdruck „Beinverkürzung" ab, da oft ein langes Bein das eigentliche Problem darstellt. Er weist darauf hin, dass der Belastungsgrad eines Beins sein Wachstum beeinflusst.
10. Einige Experten meinen, Rechtshänder stützen sich mehr auf dem linken Bein ab, das sich dadurch stärker entwickelt. Bei vielen Rechtshändern ist folglich der linke Fuß größer als der rechte.
11. Janda weist darauf hin, dass man rund 80 % der Zeit auf einem Bein steht (wenn man nicht sitzt oder liegt).
12. Der Collum-Diaphysen-Winkel (der von Schenkelhals und -schaft eingeschlossene Winkel) variiert. Normalerweise beträgt er ca. 125°. Je weiter sich der Oberschenkelhals der Senkrechten annähert (Coxa valga), desto länger erscheint das Bein. Im entgegengesetzten Fall (Coxa vara) erscheint das Bein kürzer als normal.
13. Fryett hält eine Beinverlängerung nicht für aussichtslos. Bei jungen Menschen lohne der Versuch immer. Liegt bei einem Kind mit Beinlängendifferenz kein pathologischer Befund vor, kann man davon ausgehen, dass „der Fehler" beim kürzeren Bein liegt.
14. Laut *Grays Lehrbuch der Anatomie* geht das „Längenwachstum des Femur hauptsächlich von der distalen Epiphyse aus". Diese liegt auf Höhe des Tuberculum adductorium.

## *Behandlung der Beinverkürzung nach Fryett*

Fryett befasst sich insbesondere mit den Epiphysen von Femur, Tibia und Fibula (er „manipuliert sie und versucht, sie zu strecken"). Dadurch will er die arterielle Durchblutung an den Epiphysenfugen verbessern. Außerdem lässt er seine Patienten auf dem kürzeren Bein hüpfen und damit treten (z. B. nach einem Fußball). Er stellt seine jungen Patienten auf zwei Personenwaagen und passt ihre Schuhabsätze an, sodass das kürzere Bein mehr Körperlast übernehmen muss.

Hinsichtlich der allgemeinen Auswirkungen solcher Anomalien erinnert Fryett daran, dass es nicht mit der Behandlung der lokalen und manifesten Probleme getan ist: „Es gibt ein physikalisches Gesetz, wonach sich Stress in jedem Mechanismus ausbreitet, bis er absorbiert ist, oder bis der Mechanismus kollabiert."

Laut Fryetts Therapieprotokoll sind folgende physiologische Faktoren in Betracht zu ziehen:

1. Bei normal oder übermäßig ausgeprägter Lendenlordose rotieren die Lendenwirbelkörper zur tiefer stehenden Seite. Bei z. B. längerem linken Bein sinkt das rechte Becken ab. Bei normaler Lendenlordose, rotieren die Wirbelkörper nach rechts. Die Behandlung (nach Fryett) bestünde in diesem Fall in einer Absenkung der linken Seite, um einen Höhenausgleich zu erreichen und die kompensatorischen Läsionen zu beheben.
2. Je nach Grad der Hyperlordose werden die Wirbelkörper in eine Rotation zur erhöhten Seite gezwungen. Bei Rotation der Wirbelkörper zur hochstehenden Beckenseite kann man davon ausgehen, dass sie auch zu weit nach posterior stehen. In einem solchen Fall ist eine Absatzerhöhung kontraindiziert. Vielmehr empfiehlt sich eine Optimierung der Lendenlordose. Wenn die Krümmung wieder in den Normalbereich übergeht, lösen sich die Wirbel (die Wirbelkörper, nicht die Procc. spinosi) und rotieren zur tiefer stehenden Seite. Zuvor muss u. U. der Tonus eines/beider kontrahierten, verkürzten M. psoas normalisiert werden. Andernfalls könnte die Lendenwirbelsäule in übermäßiger Lordose fixiert bleiben (weitere Einzelheiten zum M. psoas und assoziierten Muskeln ☞ S. 274).
3. Bei eingeschränkter Beweglichkeit des Iliosakralgelenks (bzw. beider Gelenke) oder der Lendenwirbel wird die Absatzhöhe erst angepasst, nachdem diese Probleme durch Mobilisation behoben wurden (Angleichung, Muskel-Energie-Techniken, Dehnungsübungen usw.).
4. Jede Beinlängenangleichung mit Hilfe einer Absatzerhöhung sollte anfangs nicht mehr als 0,25 cm betragen. Oft reicht diese geringfügige Anpassung zur Auslösung von Kompensationsmechanismen aus. Eine zu große Erhöhung erfordert u. U. eine übermäßige Adaptation und verschlimmert die Symptome. Nach sechswöchiger Gewöhnungsphase kann der Absatz weiter erhöht werden.
5. In einigen Fällen ist es empfehlenswert, das längere Bein abzusenken (den Grund kennt Fryett allerdings nicht). Dazu wird an *allen* regelmäßig getragenen Schuhe der entsprechende Absatz gekürzt.
6. Gelegentlich lassen sich alle mit mangelhafter Kompensation einhergehenden Symptome ohne jede Absatzerhöhung allein durch Manipulation beheben. Wahrscheinlich ist es ratsam, zu Beginn der Behandlung alle verkürzten statischen Muskeln zu dehnen (☞ Tests weiter unten und in Kapitel 4).

## Ansichten zur Beinverkürzung nach Mennell

Mennell (1964) empfiehlt, die Spannung der Achillessehne zu testen. Seiner Ansicht nach verbietet sich bei allen Konfektionsschuhen eine Absatzerhöhung um mehr als 1 cm. Durch die geänderte Stellung der Schuhsohle werde sonst der gesamte Fuß gestresst. Eine gleichzeitige Verstärkung der Schuhsohle schafft Abhilfe.

Bei einer verkürzten Achillessehne ist von einem vollen Absatzausgleich abzuraten, weil diese ansonsten ihre verbliebene Elastizität einbüßen könnte. Mennell hält es für wichtig, eine mögliche Verkürzung des M. tensor fasciae latae festzustellen und zu therapieren, da ein Zusammenhang mit Beschwerden im Bereich der LWS und in den Iliosakralgelenken bestehe (☞ unten und Kapitel 5, S. 120).

## Beinverkürzung aus der Sicht von Cailliet

Cailliet (1962) hält die Messung des Abstandes zwischen SIAS und Knöchel (wie von einigen Fachleuten vorgeschlagen) für wenig aussagekräftig, da dieser bestenfalls ungenau ist. Er bevorzugt drei andere Orientierungspunkte:

1. Der Patient steht barfuß, Füße nebeneinander, Knie vollständig gestreckt. Der Untersucher legt je einen Finger auf die Beckenkämme und prüft, ob sie höhengleich sind. Der Wert ist ziemlich exakt.
2. Der Untersucher inspiziert die Grübchen oberhalb der Iliosakralgelenke (Ursprung des M. gluteus maximus an der dorsalen Fläche Des Os sacrum). Von diesen Punkten aus wird der Beckenstand bestimmt. Dieses Verfahren ist nur bei stark über- oder untergewichtigen Patienten schwierig (☞ Übungen 8.6 und 8.8 zur Palpation und Befunderhebung am Becken).
3. Der Untersucher inspiziert die Lendenwirbelsäule vom Os sacrum ausgehend. Die Dornfortsätze in diesem Abschnitt sind im Allgemeinen prominent und gut wahrnehmbar. Falls die LWS schräg ansteigt, ist vermutlich die Sakrumbasis schräg gestellt.

Lassen diese drei klinischen Untersuchungsverfahren auf eine Beinlängendifferenz schließen, wird das genaue Ausmaß mit Hilfe unterschiedlich dicker Brettchen bestimmt (0,25, 0,75, 1,25, 2 und 2,5 cm hoch). Sie werden unter den Fuß des kürzeren Beins geschoben, bis das Becken horizontal steht.

Cailliet betont, dass es letztlich um diese horizontale Beckenstellung (und damit eine gerade Wirbelsäule) und nicht um gleich lange Beine gehe. Er erinnert daran, dass eine Poliomyelitis, ein Genu valgum oder varum oder eine Fraktur der Beinknochen zu merklichen Beinlängendifferenzen führen kann. Relevant ist lediglich deren Auswirkung auf die Stellung von Becken und Wirbelsäule.

## Beinverkürzung aus der Sicht von Karel Lewit

Karel Lewit (1985) schreibt viel zu dem Thema Beinverkürzung.

Er ruft uns in Erinnerung, dass eine künstlich hervorgerufene Beinlängendifferenz von mehr als 1 cm die Balance in der Frontalebene verschiebt. Der Patient spürt eine solche Veränderung sofort und empfindet sie als unangenehm. Dagegen fällt eine Erhöhung beider Absätze kaum auf. Lewit ermittelt mit Hilfe des Lots, ob das Becken von der Mittellinie aus nach lateral verschoben ist.

*Anmerkung:* Auf diese Weise lässt sich auch die Wirbelsäulenmechanik prüfen. Dazu unterlegt man die Fersen des Patienten mit unterschiedlich hohen Absätzen und beobachtet die entstehenden Abweichungen.

## Physiologische Reaktionen auf eine Beinverkürzung (nach Lewit)

Von einer normalen Reaktion (Adaptation) auf eine (natürliche oder vom Therapeuten provozierte) Beinlängendifferenz ist in folgenden Fällen auszugehen:

1. Die WS krümmt sich konvex zum kürzeren Bein.
2. Die Wirbelkörper rotieren zum kürzeren Bein (vorausgesetzt, die Lendenlordose ist in Übereinstimmung mit Fryett normal ausgeprägt).
3. Der lumbosakrale Übergang steht vertikal über dem Os sacrum.
4. Das Becken verlagert sich in seiner Gesamtheit zur Seite des längeren Beins.

*Anmerkung:* Wird im Stand eine Schrägstellung der Sakrumbasis beobachtet, ist dieser Befund stets im Sitzen zu überprüfen. Bleibt die Schrägstellung auch dann erhalten, ist die Ursache keine Beinverkürzung. (Daher sollte die Stellung des Os sacrum im Sitzen und im Stehen verglichen werden, bevor man Cailliets Empfehlung folgt und Fußbrettchen unterlegt.)

Die Gewichtsverteilung wird überprüft, indem sich der Patient mit je einem Fuß auf eine Personenwaage stellt. Die Messwerte sollten annähernd gleich sein. Nur dann ergibt eine Untersuchung anhand des Lots einen korrekten Befund. Erhielt der Patient eine Absatzerhöhung, ist ebenfalls auf eine ausgeglichene Gewichtsverteilung zu achten. Wenn ein Fuß stärker als der andere belastet wird, weicht der gesamte Körper und insbesondere der Kopf zur betreffenden Seite ab.

Die Gewichtsverteilung wird mit und ohne Absatzerhöhung unter dem kürzeren Bein auf zwei Waagen gemessen. Der Patient sollte sich dazu äußern, ob ihm die Absatzerhöhung angenehm ist oder nicht. Bei einseitigem Senk-Spreiz-Fuß ist eine Einlage vermutlich wirkungsvoller als eine Absatzerhöhung.

Auch Lewit hält eine unterschiedliche Beinlänge für unerheblich, sofern sie keine Schiefstellung von Sakrumbasis und Wirbelsäule verursacht. Auch die Messmethoden sind seiner Ansicht nach nicht von Belang, denn wichtig sind lediglich die Röntgenbefunde im Verhältnis zur Wirbelsäulenmechanik.

## Pathologische Befunde bei einer Beinverkürzung (nach Lewit)

1. Ein Beckenschiefstand ohne bzw. mit unzureichender kompensatorischer Skoliose. Der lumbodorsale Übergang ist gegenüber dem lumbosakralen Übergang seitlich versetzt.
2. Keine Beckenverschiebung zur höher gestellten Seite hin.
3. Keine Rotation der Wirbelkörper bei vorhandener Skoliose und Lordose bzw. Rotation zur Gegenseite der Skoliose (von der Konvexität weg gerichtet) oder Skoliose zur höher statt zur tiefer stehenden Seite hin.

## Korrekturziele einer Absatzerhöhung

1. Ausreichende Kompensation, um den lumbodorsalen Übergang möglichst genau über dem lumbosakralen auszurichten.
2. Beseitigung des Beckenschiefstands.
3. Abschwächung der Skoliose.

In manchen Fällen einer komplexen Beckenfehlstellung kann ein Bein in Rückenlage des Patienten kürzer erscheinen, im Sitzen dagegen nicht. Normalerweise liegt dann eine muskuläre „Blockade" vor, meist des M. iliacus, und/oder es besteht ein muskuläres Ungleichgewicht zwischen den Mm. glutei.

Lewit empfiehlt eine routinemäßige Prüfung der Beinlänge *unterhalb* des Knies. Dazu liegt der Patient auf dem Rücken und beugt beide Knie so weit, dass die Fußsohlen fest auf der Untersuchungsliege aufgesetzt sind. Steht ein Knie höher als das andere, ist der betreffende Unterschenkel länger.

## Häufige Phänomene

Bailey und Beckwith (1966) berichten über Röntgenuntersuchungen im Stehen. In mehr als 400 Fällen entdeckten sie dabei eine Beinlängendifferenz. Die durchschnittliche Beinverkürzung betrug 0,88 cm, in 53 % war das linke Bein betroffen. In 88 % der Fälle stand der Beckenkamm auf der Seite des verkürzten Beins tief, bei 72 % war der obere Rand des Os sacrum zur Seite des verkürzten Beins geneigt. In 39 % der Fälle wich die Symphysis pubica zur verkürzten Seite ab, bei 30 % befand sie sich in der Mittellinie.

## Absatzerhöhung: Pro und Kontra

Strachan (1966) vertritt folgende Ansicht:

- Bei einer unbeweglichen Wirbelsäule ist sorgfältig abzuwägen, ob eine Absatzerhöhung indiziert ist.
- Weniger das Alter eines Patienten ist das ausschlaggebende Kriterium als vielmehr die Beweglichkeit der Wirbelsäule und folglich deren Anpassungsvermögen an neue Anforderungen.
- Bei Kindern empfiehlt sich eine Absatzerhöhung, die den Beinlängenunterschied fast vollständig ausgleicht.
- Die Beweglichkeit der Wirbelsäule nach lateral ist wichtig bei der Entscheidung über eine Absatzerhöhung. Eine eingeschränkte Beweglichkeit nach lateral sollte behandelt werden, bevor bei gegebener Indikation eine Absatzerhöhung verordnet wird.
- Verformungen der Wirbelsäule aufgrund einer Beinlängendifferenz manifestieren sich in den unteren Wirbelsäulenabschnitten.
- Seitausweichungen der Wirbelsäule, die nicht mindestens zwei Lendenwirbel einbeziehen, werden auch bei bestehender Beinlängendifferenz durch eine Absatzerhöhung kaum ausgeglichen.

## Williams zur Frage einer Absatzerhöhung bei Beinverkürzung

Laut Williams (1965) ist eine Absatzerhöhung insbesondere dann hilfreich, wenn das Os sacrum zur verkürzten Seite geneigt und die LWS zu dieser Seite hin konvex gekrümmt ist. Davon abweichende Stellungen und Krümmungen werden durch eine Absatzerhöhung möglicherweise eher verstärkt. Nur wenn *keine* Schmerzausstrahlung in das kürzere Bein besteht, ist eine Absatzerhöhung angezeigt.

Strahlt der Schmerz in das längere Bein aus, kann ein kompensatorisches Anheben der kürzeren Seite den Nervenschmerz oft lindern. Bei Verdacht auf Verengung eines Foramen intervertebrale als Ursache der Nervenschmerzen in einem Bein und fehlender Beinlängendifferenz lassen sich die Symptome möglicherweise durch zeitweilige Unterpolsterung der Ferse des schmerzfreien Beins lindern.

## Übung 8.32 Empfohlene Dauer: 15 – 20 Minuten

Der Patient/Partner steht vor Ihnen. Betrachten Sie die Orientierungspunkte am Becken (Beckenkamm, „Grübchen" im Sakroiliakalbereich, Lumbosakralwinkel).
Liegt eine Beinlängendifferenz vor? Welche Seite ist verkürzt?
Zeigen die Stellungsveränderungen an Becken und Wirbelsäule eine ausreichende oder ungenügende Adaptation an die Verkürzung eines Beins (☞ Kriterien nach Lewit S. 268).
Testen Sie auf Verkürzung des M. piriformis, M. psoas und M. tensor fasciae latae, der Achillessehne, auf Senk-Spreiz-Füße und auf eingeschränkte Seitneigung der Wirbelsäule.
Dokumentieren Sie Ihre Befunde.
**Welche Aussagekraft haben diese Befunde hinsichtlich einer Beinlängendifferenz?**
Falls Sie über eine Lotschnur verfügen, prüfen Sie, ob der Körper seitlich verlagert ist.

## Übung 8.33 Empfohlene Dauer: 2 – 3 Minuten

Vergleichen Sie die beobachteten Veränderungen von Becken- und Wirbelsäulenstellung am stehenden und am sitzenden Patienten.
**Steht die tief stehende Seite immer tief?**
**Wenn nicht, was folgt daraus?**

## Übung 8.34 Empfohlene Dauer: 7 – 10 Minuten

Ist im Stehen keine Beinlängendifferenz festzustellen, heben Sie zunächst eine Ferse, dann die andere mit einem Polster, einer gefalteten Zeitung oder einem anderen Hilfsmittel an. Beobachten Sie den Patienten. Stellen Sie normale oder anormale Veränderungen fest? Denken Sie daran, welche Unterschiede auftreten, wenn die Lendenlordose normal bzw. übermäßig ausgeprägt oder abgeflacht ist (☞ Fryetts Anmerkungen S. 265).
**Ist die Lendenwirbelsäule zur tiefer stehenden Seite hin (verkürztes Bein) konvex gekrümmt?**
**Sind die Wirbelkörper zu dieser Seite hin rotiert?**
**Ist das Becken zur höher stehenden Seite hin verschoben?**
**Stehen lumbosakraler und lumbodorsaler Übergang direkt über einander?**
**Ist von einer physiologisch normalen Wirbelsäulenmechanik auszugehen?**

**Übung 8.35** **Empfohlene Dauer: 5 Minuten**

Werten Sie Ihre Befunde der ☞ Übungen 8.32–8.34 aus. Entscheiden Sie auf dieser Grundlage, ob eine Absatzerhöhung indiziert ist.
**Bewirkt eine Absatzerhöhung die von Lewit geforderte Normalisierung?**
Erarbeiten Sie anschließend die folgende Übungssequenz nach DeJarnette und vergleichen Sie die Befunde mit den obigen Ergebnissen (DeJarnette 1935).

## *Beinverkürzung aus der Sicht von DeJarnette*

In der Sakrookzipitaltechnik nimmt die Bestimmung einer Beinverkürzung und damit zusammenhängender Dysfunktionen breiten Raum ein.

Routinemäßig wird die Fersenspannung untersucht, da man davon ausgeht, dass sich die am stärksten gespannte Achillessehne (im Regelfall) am stärkeren Bein befindet. An dieser Stelle wird darauf verzichtet zu erläutern, wie Patienten in der Sakrookzipitaltechnik den Kategorien 1, 2 oder 3 zugeordnet werden, in welcher Weise man Beinlängendifferenzen ausgleicht und verschiedenste Anzeichen nutzt („Dollarzeichen", „Beckenkammzeichen", „Grübchenzeichen" usw.). Einschlägige Kenntnisse sind im Rahmen von Fachseminaren zu erwerben.

In einem Handbuch der ersten Hilfe für Chiropraktiker beschreibt DeJarnette folgende diagnostische Verfahren bei Verdacht auf eine Beinverkürzung:

> „Der Patient liegt auf dem Rücken. Der Therapeut ergreift beide Sprunggelenke des Patienten, extendiert diese und bestimmt, welcher Innenknöchel höher steht. Dieser gehört zum verkürzten Bein.
> Zur Korrektur des längeren Beins wird zunächst der Fuß von diesem Bein auf das gestreckte Knie des verkürzten Beins gestellt. Die Hüfte wird außenrotiert, sodass das Knie des gebeugten (längeren) Beins auf die Untersuchungsliege sinken kann.
> Diese Dehnungsposition wird gehalten, bis die verspannte Muskulatur nachgibt (mindestens 30 Sekunden lang). Danach wird der Patient wieder in die normale Rückenlage gebracht. Als Nächstes ergreift der Therapeut den Knöchel des verkürzten Beins, flektiert und adduziert dessen Knie, sodass es das gestreckte Knie des längeren Beins überkreuzt. Der Knöchel wird nach lateral geführt und damit die Dehnung der Becken-Hüft-Muskulatur vermehrt. Diese Dehnungsposition wird 40 Sekunden lang gehalten (der Patient empfindet diese Stellung u. U. als unangenehm).
> Der Patient liegt auf dem Rücken. Die Knie sind gebeugt und gespreizt, die Füße flach auf der Untersuchungsliege aufgesetzt. Der Therapeut hält die Knie in dieser Position, während der Patient rund zehn Sekunden lang kraftvoll versucht, sie zusammenzudrücken.
> Gleiche Ausgangsposition, jedoch mit geschlossenen Knien. Der Patient versucht, die Knie auseinander zu drücken, der Therapeut leistet rund zehn Sekunden lang Widerstand. Diese beiden Übungen werden je dreimal abwechselnd wiederholt. Ziel ist es, den Tonus der Muskulatur, die das Becken und die Iliosakralgelenke stabilisiert, zu verbessern."

DeJarnette empfiehlt diese Übungen bei verschiedenen Beschwerden an LWS, den Hüften und Beinen.

**Übung 8.36** **Empfohlene Dauer: 25 – 30 Minuten**

Absolvieren Sie nach Durchführung aller oben beschriebenen Befunderhebungsverfahren (☞ Übungen 8.31 – 8.35) die gesamte Übungssequenz nach DeJarnette. Prüfen Sie, ob Ihnen die anschließende erneute Befunderhebung nach DeJarnette abweichende Informationen oder Hinweise liefert.
Integrieren Sie auch Teile der nachstehend beschriebenen Verfahren zur spezifischen Untersuchung der Muskulatur.

## Untersuchung spezifischer Muskeln bei Beinverkürzung

☞ Siehe auch die spezifischen Tests auf Verkürzung dieser Muskeln in Kapitel 4.

**Übung 8.37** **Empfohlene Dauer: 4 Minuten**

### Überaktivität des M. tensor fasciae latae oder M. psoas

Der Patient befindet sich in Seitenlage. Der Therapeut steht vor ihm und stabilisiert das Becken. Gleichzeitig palpiert er den Trochanter major des oben liegenden (getesteten) Beins.
Das nicht getestete (unten liegenden) Bein ist in Hüft- und Kniegelenk leicht flektiert. Das zu testende Bein ist im Kniegelenk gestreckt und im Hüftgelenk leicht überstreckt. Die Hand des Therapeuten liegt über der SIAS und palpiert gleichzeitig den Trochanter major.
Der Patient abduziert das gestreckte Bein etwa 45° gegen leichten Widerstand der anderen Hand des Therapeuten. Am Trochanter major sollte eine Bewegung spürbar sein (er gleitet fort), wenn das Bein und nicht das ganze Becken bewegt wird.
Eine normale Ausführung dieser Übung wird (nach Janda) mit Grad 5 oder 4 bewertet.
Lewit empfiehlt, die kopfnahe, auf dem Becken ruhende Hand so zu positionieren, dass die Finger auf dem M. tensor fasciae latae und der Daumen auf dem M. gluteus medius liegen. Die fußnahe Hand liegt auf dem unteren Ende des Oberschenkels und setzt der Abduktionsbewegung Widerstand entgegen.
In dieser Position ist die echte Abduktion durch die Mm. tensor fasciae latae und gluteus palpatorisch deutlich von einer Rotationsbewegung zu unterscheiden. Letztere entsteht aufgrund einer Fehlkoordination der genannten Muskeln. Der Therapeut kann fühlen, wie der M. gluteus medius verzögert „anspringt“.
Ist die Abduktion gegen Widerstand zu schwierig, führen Sie diese ohne Widerstand aus (Grad 3).
Am Patienten in Seitenlage sollte sich eine senkrechte Linie zwischen den beiden SIAS und weiter auf die Untersuchungsliege ziehen lassen. Die unverfälschte Abduk-

tion erfolgt ohne Beckenbewegung. Wird das Becken im Verlauf des Tests angehoben, wurde der M. quadratus lumborum eingesetzt, und die Bewegung erfolgt im Lumbosakralbereich.
Außenrotiert und flektiert das Hüftgelenk, so überspielen der M. tensor fasciae latae und der M. iliopsoas die Aktivität der Mm. glutei.
Bei sehr schwacher Abduktion sollte der Patient diese in Rückenlage ausführen (Grad 2 oder 1).
Nützlich ist auch eine Befunderhebung am M. tensor fasciae latae, wie in ☞ Kapitel 4 beschrieben.

## *Beteiligung eines verkürzten M. psoas*

Janda schreibt: „Das folgenreichste muskuläre Ungleichgewicht im Beckenbereich besteht zwischen den Hüftflexoren einerseits und den zur Rumpfaufrichtung erforderlichen Muskelgruppen andererseits (er spricht vom ‚unteren gekreuzten Syndrom'). Aufgrund dieses muskulären Ungleichgewichts verändert sich die Beckenstellung. Beim Stehen und Gehen kommt es insbesondere auf Höhe von L5–S1 zu Stress und dadurch zu Schmerzen und Irritation. Ein vergleichbares muskuläres Ungleichgewicht kann zwischen den lateralen sog. Korsettmuskeln bestehen, dem M. gluteus medius, M. gluteus minimus und M. quadratus lumborum. Auch in diesem Fall werden L5–S1 gereizt, diesmal jedoch in der Sagittalebene."

Lewit merkt an:

> „Unter den vier wichtigsten Übergangsregionen ist der thorakolumbale Übergang am wenigsten stabil, da hier zwei bewegliche Strukturen zusammentreffen. Die Qualität der Bewegung gibt Hinweise auf mögliche Veränderungen. Diese Region wird durch Muskelkraft stabilisiert (im Wesentlichen durch Aktivität des M. iliopsoas, des thorakalen Anteils des M. erector spinae, des M. quadratus lumborum und M. rectus abdominis). Eine Spastik des M. psoas äußert sich in Abdominalschmerzen, einer Flexion der Hüftgelenke und einer typischen schmerzvermeidenden Haltung. Wenn mehrere dieser Muskeln gleichzeitig betroffen sind, zieht die Normalisierung der Funktion des einen oft die Korrektur der anderen nach sich, wie auch bei der Behandlung der thorakolumbalen Einschränkung zu beobachten ist."

Cailliet gibt folgende Anhaltspunkte für eine Beteiligung des M. psoas:

- Bei fixierter Lendenwirbelsäule flektiert eine Kontraktion des M. psoas das Femur gegen das Becken.
- Bei fixiertem Femur wird der Ansatz des M. psoas funktionell zum Ursprung und der Ursprung an der LWS stattdessen zum Ansatz. Eine Verkürzung des Muskels unter diesen Gegebenheiten verursacht eine Traktion an der Ventralseite der LWS und verstärkt die Lendenlordose.

Diese Ansicht ist umstritten. Osteopathieforscher (Fryett 1954, Kappler 1973) halten dagegen, dass durch eine chronische Kontraktur des M. psoas (gewöhnlich) die normale anteroposteriore Krümmung der LWS verloren gehe. Sie erscheine abgeflacht oder sogar umgekehrt. Fryett schreibt:

„Im Fall einer einseitigen Entzündung des M. psoas ist dieser Muskel verkürzt und von beiden Enden her kontrahiert. Infolgedessen wird der Patient nach vorne und zur betroffenen Seite gebeugt. Das Os ilium der betroffenen Seite rotiert auf dem Os sacrum nach posterior, und der Oberschenkel ist nach außen gedreht.
Der M. psoas reagiert auf Überlastung und Sepsis, wie sie durch abgestorbene Zahnwurzeln, Prostatitis, Gonorrhöe, banale Erkältungen etc. ausgelöst werden, ausgesprochen empfindlich. In erster Linie ist jedoch meist eine Läsion der Wirbelgelenke L1 oder L2 die Ursache.
Sofern beide Mm. psoas betroffen sind und die Verspannung gleich stark ist, wird der Patient nach vorne gebeugt. Die lumbale Krümmung ist blockiert und erlaubt weder das Rückbeugen noch eine Seitneigung. Das Vorbeugen kann der Patient dagegen meist noch verstärken."

Beschwerden im M. psoas gehen meist auf flexionsbedingten Stress zurück. Der osteopathischen Forschung zufolge lässt sich die Diagnose daher gemeinhin auf eine Inspektion der anteroposterioren Wirbelsäulenkrümmung stützen. Entscheidendes Merkmal ist dabei die Fixierung der oberen Lendenwirbel in Flexion mit begleitender Bewegungseinschränkung der Extension.

Bei normaler anteroposteriorer Krümmung der LWS ist eine Beteiligung des M. psoas unwahrscheinlich, sofern keine paradoxe Situation besteht (☞ unten). Im Gegensatz zu Kapplers und Fryetts Aussagen (☞ oben, Flexion der LWS bei beidseitiger Beteiligung des M. psoas) wird auch ein paradoxer, entgegengesetzter Effekt beobachtet.

## Das Psoas-Paradoxon

Bei deutlicher Verkürzung des M. erector spinae und ausgeprägter beidseitiger Verspannung des M. iliopsoas richtet sich die Aktion des M. psoas nach dorsal aus. Der Muskel fungiert dann nicht mehr als Flexor, sondern als Extensor der Wirbelsäule, d. h. er begünstigt eine Hyperlordose der LWS. Janda zufolge wurde dies oft bei Patienten mit Poliomyelitis beobachtet. In diesem Fall kann der Patient allein durch Aktivität des M. iliopsoas und ohne Beteiligung der Bauchmuskulatur aufrecht sitzen.

Je verspannter die Erektorgruppe des Rumpfes ist, desto eher ist folglich mit dem Psoas-Paradoxon zu rechnen. Der betroffene Patient kann die Bauchmuskulatur erst nach Behandlung der Erektorgruppe kräftigen (aufgrund der anhaltenden reziproken Inhibition). Erst dann wird der M. psoas wieder zum Rumpfbeuger. Eine beidseitige Kontraktion des M. psoas ergibt klinisch unterschiedliche Bilder, je nachdem, ob die Erektoren verspannt oder normal lang sind.

## Die Psoas-Symptomatik

Zu den Symptomen einer akuten Dysfunktion des M. psoas zählen die bereits erwähnten Haltungsanomalien. Hinzu kommt außerdem ein Schmerz, der von der Taille und vom lumbosakralen Bereich auszugehen scheint (an dieser Stelle konzentrieren sich die meisten Stressfaktoren und bewirken bei fixiertem lumbosakralen Übergang vermehrte

Extension). Der Schmerz strahlt gewöhnlich nach lateral aus. Abdominalschmerzen sind häufig. Wenn sich der M. psoas kontrahiert und die oberen Lendenwirbel in Flexion fixiert werden, baut sich im Lumbosakralbereich ein begleitender Stress auf, und die Körperhaltung verändert sich entsprechend. Bei einer seitlich gerichteten Haltungsänderung entstehen Schmerzen im Gluteal- und Iliosakralbereich der instabilen Seite. Häufig werden fälschlicherweise die Lumbosakral- und Sakroiliakalregion therapiert – mit negativen Auswirkungen auf den Gesamtzustand (Fryett 1954, Kappler 1973).

**Übung 8.38** Empfohlene Dauer: 3 Minuten

## Untersuchung des M. psoas unter Verwendung des modifizierten Thomas-Tests

Der Patient steht mit dem Rücken zum Fußende der Untersuchungsliege. Ein Knie- und Hüftgelenk sind flektiert. Der Patient zieht dieses Bein fest an den Rumpf. Er legt sich rückwärts auf die Untersuchungsliege, sodass das Steißbein an der Tischkante positioniert ist und keine Lordose entsteht (☞ S. 119, Übung 4.16).
Der freie Oberschenkel sollte sich in der Ebene der Liege befinden. Andernfalls ist der M. psoas verkürzt.
Der Unterschenkel sollte annähernd rechtwinklig zum Oberschenkel herabhängen. Wenn nicht, ist der M. rectus femoris verkürzt. Wird in diesem Fall das Kniegelenk passiv um 90° gebeugt, flektiert das Hüftgelenk unwillkürlich.
Bei Auftreten eines Grübchens an der Außenseite des Oberschenkels und Lateralabweichung der Patella besteht Verdacht auf Verkürzung des M. tensor fasciae latae. Wird in diesem Fall das Bein adduziert, flektiert das Hüftgelenk unwillkürlich.
Legen Sie die Arme des Patienten (in Rückenlage) hinter dem Kopf ab und prüfen Sie, ob diese gleich lang sind.
**Wie lautet Ihr Befund hinsichtlich des Status des untersuchten M. psoas?**

**Übung 8.39** Empfohlene Dauer: 3 Minuten

## M. psoas: Krafttest

Gleiche Ausgangsstellung des Patienten. Beide Beine hängen über das Fußende der Untersuchungsliege. Stellen Sie sich zwischen die Beine des Patienten und legen Sie Ihre Hände auf dessen Oberschenkeln ab. Der Patient drückt seine Füße gegen die Außenseite Ihrer Unterschenkel und versucht, Sie mit seinen Füßen „hochzuheben“. Beurteilen Sie die relative Kraft. Vergleichen Sie das Ergebnis mit dem Test auf Muskelverkürzung.
Laut Mitchell et al. (1979) erfordert ein verspannter und kräftiger M. psoas Dehnungsübungen. Ist der Muskel dagegen verspannt und schwach, müssen zunächst andere Faktoren behandelt werden (z. B. eine verspannte Erector-spinae-Gruppe).

Mit dem modifizierten Thomas-Test lässt sich eine Verkürzung des M. psoas feststellen (das Ergebnis wird durch den Armtest bestätigt: auf der Seite des verkürzten M. psoas ist der Arm scheinbar verkürzt).
Zur Dehnung des Muskels extendiert der Patient bei stabilisierter LWS die Hüftgelenke (isometrische Muskel-Energie-Technik).
**Wie lautet Ihr Befund?**
**Konnten Sie eine relative Schwäche oder Kraft des M. psoas feststellen?**

## Kommentar

Folgende Phänomene sind im Zusammenhang mit einem Funktionsdefizit des M. psoas zu beobachten:

- Durch den Zug des M. rectus abdominis neigt sich der Brustkorb nach vorne und nach unten.
- Die Mm. rhomboidei sind geschwächt.
- Der Rumpf neigt sich in der Lende nach vorne, d. h. der M. psoas ist dort „angeklebt", wo er den Beckenkamm kreuzt. Eine aufrechte Haltung ist nicht möglich. (Funktionsstörungen des M. psoas gehen üblicherweise mit Problemen im Lendenbereich einher.)

Bei ordnungsgemäßem Zusammenspiel von M. rectus abdominis und M. psoas sollte sich der M. psoas „zurückziehen", wenn die Wirbelsäule flektiert wird. Der Bauch flacht sich daher beim Vorbeugen ab statt sich vorzuwölben.

## Übung 8.40 Empfohlene Dauer: 3 Minuten

Der Patient/Partner liegt auf dem Boden und zieht beide Beine an das Gesäß. Die Fersen bleiben dabei nebeneinander. Wölbt sich der untere Rücken, arbeitet der M. psoas nicht zufriedenstellend. Die Taille sollte Bodenkontakt halten.
Der Patient liegt auf dem Rücken und streckt beide Beine zur Decke. Wölbt sich der Bauch?
In diesem Fall sind der M. rectus abdominis und M. psoas nicht im Gleichgewicht. Bei ausreichender Funktion des M. psoas kann der Patient die Beine in die Senkrechte bringen, ohne dass sich der M. rectus abdominis anspannt.

## Kommentar

Cailliet (1962) weist darauf hin, dass beim Anheben der gestreckten Beine bis 30° der M. iliopsoas in Aktion tritt. Jenseits der 30° übernimmt die Abdominalmuskulatur die Arbeit. Cailliet empfiehlt, Kräftigungsübungen für die Bauchmuskulatur grundsätzlich erst durchzuführen, wenn die gestreckten Beine um 30° angehoben sind, um LWS und M. psoas zu entlasten.

Lewit zufolge ist eine Tonuserhöhung der Bauchmuskulatur auch ohne solche Übungen zu erreichen, wenn zuvor der verspannte M. erector spinae behandelt wurde.

## Einfluss eines verkürzten M. piriformis

Bei Beschwerden in Becken oder unterer Extremität deuten bestimmte Anzeichen auf eine Beteiligung des M. piriformis hin:
- Schmerzen in der Umgebung des Trochanter major
- Schmerzen im Inguinalbereich
- Lokalisierte Druckempfindlichkeit oberhalb des M. piriformis und seiner Sehne
- Schmerzen im Iliosakralgelenk der kontralateralen Seite
- Nach außen gestellter Fuß auf der betroffenen Seite
- Ischiasartiger Schmerz, der bis zum Knie ausstrahlt
- Lageunabhängiger Schmerz; der Patient fühlt sich in aufgerichteter Position und bei Bewegung am wohlsten
- Eingeschränkte Innenrotation des Hüftgelenks, begleitet von Schmerzen in der Hüftregion
- Verkürzung der betroffenen Seite
- Schmerzen und Bewegungseinschränkung auf Höhe Th10 und Th11
- Verspannungen auf Höhe Th3 und Th4
- Schmerzen und Bewegungseinschränkung auf Höhe C2 kontralateral der dysfunktionellen Seite; begleitende atlantooccipitale Läsion der gleichen Seite aufgrund der Verkürzung des betroffenen Beins (die Behandlung der sekundären Läsionen bleibt erfolglos, solange der M. piriformis nicht wiederhergestellt ist).

## Symptome

Folgende Symptome sind für ein Piriformis-Syndrom typisch:
- Persistierende, schwere, in den LWS-Bereich ausstrahlende Schmerzen. Sie ziehen sich vom Os sacrum zum Hüftgelenk, über die Glutealregion und die Oberschenkelrückseite bis in die Kniekehle.
- Keine Symptomlinderung durch Änderung der Körperhaltung. Sitzen, Hocken, Liegen und Stehen sind gleichermaßen unangenehm.
- Extreme Druckempfindlichkeit des Gesäßes.
- Normalerweise persistierende Außenrotation des betroffenen Beins, das verkürzt erscheint.

  Erscheint das Bein der betroffenen Seite nicht verkürzt, deuten die genannten Symptome normalerweise auf andere Faktoren als eine Beteiligung des M. piriformis.

## Symptome an Becken und Wirbelsäule

Eine Dysfunktion des M. piriformis manifestiert sich im Allgemeinen in einem bestimmten Symptommuster an Becken und Wirbelsäule:
- Eine Kontraktion des rechten M. piriformis lässt das Os sacrum um seine Achse nach schräg links rotieren.
- Die rechte Sakrumbasis verschiebt sich im Verhältnis zur SIPS nach anterior. Palpatorisch erscheint die Furche über der Wirbelsäule tiefer. Die Spitze des Os sacrum

verlagert sich von der Mittellinie aus nach links und von der SIPS aus nach posterior. Bei Palpation und Inspektion erscheint die linke Furche wegen der Linksverlagerung des Os sacrum flacher.

## *Befunderhebung am M. piriformis nach Mitchell*

Mitchell erarbeitete ein Verfahren zur Bestimmung von relativer Kraft und Verkürzung der Hüftaußenrotatoren. Er geht in folgender Reihenfolge vor (☞ nächste Übung):

Der Patient liegt auf dem Bauch auf der Untersuchungsliege, die Kniegelenke sind gebeugt. Der Therapeut ergreift und abduziert die Knöchel und bringt die Hüftgelenke ohne Kraftaufwand in vollständige Innenrotation. Das Bewegungsausmaß beider Hüftgelenke wird verglichen (in Winkelgraden von der Mittellinie aus gemessen). Die Bewegung wird ohne Kraftaufwand ausgeführt (passives Bewegungsausmaß).

Bei gleicher Innenrotation liegt kein Ungleichgewicht vor.

Abweichungen der Bewegungsumfänge sind ein Hinweis auf eine Verspannung der einen oder eine Schwäche der anderen Seite.

In der nächsten Phase steht der Therapeut am Fußende der Behandlungsliege zwischen den Beinen des Patienten. Dessen Knie sind 90° gebeugt. Der Therapeut fixiert die Unterschenkel des Patienten bei innenrotierten Hüftgelenken am Ende des Bewegungsausmaßes. Der Patient wird aufgefordert, die Knöchel gegen den Widerstand des Therapeuten zur Mittellinie zusammenzuführen. Dabei müssen die Hüftgelenke außenrotiert werden.

Der Therapeut bewertet die relative Stärke der Anstrengung.

Ist eine Seite verkürzt, der kontralaterale M. piriformis jedoch nicht erkennbar geschwächt, sollte die Verkürzung Mitchell zufolge mittels MET behandelt werden.

### Kommentar

Aufgrund einer Verkürzung des M. piriformis können die Durchblutung unterbrochen und der N. pudendus in Mitleidenschaft gezogen werden. Möglich sind auch erhebliche Beschwerden im Genitalbereich bei beiden Geschlechtern. Wegen der Beinstellung treten bei Frauen u. U. schwerste Schmerzen beim Sexualverkehr auf.

### Übung 8.41 **Empfohlene Dauer: 15 – 20 Minuten**

Führen Sie folgende Befunderhebungssequenz für den M. piriformis vollständig aus:
Inspektion auf Verkürzung und Außenrotation (Patient in Rückenlage).
Palpation auf Druckschmerzhaftigkeit im Bereich des Ansatzes des M. piriformis (Patient in Seitenlage; der Muskel inseriert an der Kreuzung einer gedachten Linie von der SIAS zum Os ischii und einer gedachten Linie vom SIPS zum Trochanter).
Bestimmen Sie die relative Freiheit, mit der das Bein nach innen und außen rotiert (Patient in Rückenlage).

Bestimmen Sie das passive Bewegungsausmaß der Innenrotation des Hüftgelenks (Patient in Bauchlage), anschließend die relative Schwäche des Muskels in derselben Position (wie von Mitchell vorgeschlagen, ☞ oben).
Der Patient liegt auf dem Rücken. Das Bein der möglicherweise dysfunktionellen Seite wird über das gestreckte Bein der unauffälligen Seite gelegt. Der Fuß setzt neben der Außenseite des gestreckten Knies auf. Der Winkel zwischen Oberschenkel und Becken der getesteten Seite beträgt ca. 60°.
Üben Sie medial gerichteten Druck gegen das flektierte Knie aus, um den M. piriformis zu dehnen. Schmerz hinter dem Trochanter deutet auf eine Verkürzung des M. piriformis hin.
Greifen Sie auf die Anleitungen aus ☞ Spezialthema 4 zurück. Darin wird erläutert, woran man erkennt, ob etwaige bestehende Schmerzen muskulären Ursprungs oder gelenkbedingt sind.
**Rufen passive und aktive Bewegungen in entgegengesetzte Richtungen den Schmerz hervor?**
**Verursacht eine Dehnung des Muskels die Schmerzen?**
Betrachten Sie die Orientierungspunkte am Os sacrum. Stimmt deren Lage damit überein, was bei einer Dysfunktion des M. piriformis zu erwarten ist (☞ Anmerkungen S. 279)?
**Verschwindet ein ischiasartiger Schmerz beim Anheben des gestreckten Beins aus der Rückenlage durch Außenrotation des Beins (wenn ja, ist vermutlich der M. piriformis betroffen)?**
Es wurden verschiedene, im Kontext der erörterten Beinlängendifferenz vorgestellte Testverfahren erarbeitet. Außerdem wurde (palpatorisch und inspektorisch) ermittelt, in welchem Ausmaß Becken- und statischen Muskulatur am Geschehen beteiligt sind. Sie hatten somit Gelegenheit, sich eine Vielzahl palpatorischer und inspektorischer Fertigkeiten anzueignen.

## Übung 8.42 Empfohlene Dauer: 10 – 15 Minuten

Die abschließende Übung dieses Kapitels fußt auf den Arbeiten von W. L. Johnston (1982). Johnston wählte mehrere Körperregionen und Methoden aus, anhand derer er sich während der körperlichen Untersuchung einen „ersten Eindruck" verschaffte. Er führte sozusagen eine orientierende Untersuchung durch und hielt nach Hinweisen für Dysfunktionen in bestimmten Körperregionen Ausschau. Auffällige Befunde dieser groben Tests veranlassten weitere, eingehendere Untersuchungen. Solche Tests geben lediglich Auskunft über das Vorhandensein, nicht jedoch über die Art eines Problems.
*Anmerkung:* Als „aktiv" bezeichnet Johnston eine vom Therapeuten, nicht vom Patienten induzierte Bewegung (in Europa wird der Begriff in umgekehrter Bedeutung gebraucht).
Johnston will sich anhand seiner Methoden als erstes einen Eindruck von der Bewegungsleistung in den verschiedenen Körperregionen und zweitens einen Überblick über die wichtigsten Bewegungsmuster des Körpers verschaffen. Beispiele:

- Beim sitzenden Patienten wird eine Rotationsbewegung von Kopf/Hals und Schultern und beim stehenden Patienten eine Rotationsbewegung der Hüften induziert.
- Eine Seitneigung des Halses zu einer Seite wird durch Fixieren der kontralateralen Schulter induziert, eine Seitneigung des Rumpfes durch Herabdrücken der Schulter, zu der die Neigung erfolgt.
- Translatorische Bewegungen – von einer Seite zur anderen – werden beim stehenden Patienten auf Höhe der Trochanter induziert.
- Lateraler Beinschwung beim Patienten in Rückenlage und
- danach passive Elevation der Arme (in Rückenlage). Mit dieser abschließenden Übung verfügt der Therapeut über Bewegungsbeispiele für jede Region an der Wirbelsäule und den Extremitäten.

Johnston erläutert:

> „Der Therapeut versichert sich der Mitarbeit des Patienten, indem er kurz das Verfahren erklärt und den Patienten bittet, ... mitzumachen und sich nicht dagegen zu sperren. Die Hände werden leicht angelegt ... Die aktive Rolle des Therapeuten beschränkt sich darauf, die Bewegung zu initiieren und zu begleiten. Seine Hauptaufgabe ist es, während des gesamten Tests die Reaktionen zu erspüren.
> Der Therapeut nimmt eine bequeme, variable Position ein. Damit verringert er während der Palpation mögliche propriozeptive Störreize. Die induzierten Bewegungen dürfen den Gleichgewichtssinn des Patienten nur herausfordern, wenn der Therapeut gleichzeitig koordinierte Unterstützung leistet. Haltungsanforderungen lösen Reaktionen aus, ... die zu einem falsch positiven Ergebnis führen.
> Ein positiver Befund wird anhand palpatorischer Kriterien bestimmt. Wenn der Therapeut ein Gespür für die typische palpierbare Widerstandsbarriere am Ende des Bewegungsumfangs entwickelt hat, kann er damit den richtigen Zeitpunkt und die Qualität der Bewegung ermitteln. Nur durch zusätzlichen Kraftaufwand kann der Therapeut den Widerstandspunkt überwinden. Ein Beispiel: Der Patient liegt auf dem Rücken auf der Untersuchungsliege. Der Therapeut umfasst die Beine an den Knöcheln und hebt diese wenige Zentimeter weit von der Liege ab. Lassen sich die Beine mühelos nach rechts und links schwingen, ohne dass Widerstand in mehr als nennenswertem Ausmaß spürbar wird? Wird in einer Richtung früher ein Endpunkt erreicht als in der anderen? (Die Hände nehmen die palpierbaren Anhaltspunkte besser wahr, wenn der Therapeut die Augen schließt.)
> Vermittelt der Endpunkt ein Gefühl von normaler Elastizität oder leichtem Nachgeben, oder wird er als unelastisch-feste Barriere empfunden?"

Die Testabfolge nach Johnston umfasst

**im Sitzen:**

1. Rotation des Kopfes nach links und rechts
2. Seitneigung des Halses bei fixierter kontralateraler Schulter (Seitneigung nach links/rechts Schulter fixiert)
3. durch die Schultern induzierte Rotation (Arme dabei vor der Brust verschränkt)
4. durch die Schultern induzierte Seitneigung

**im Stehen:**

5. Rotation der Hüften nach links und rechts

**in Rückenlage:**

6. von den Trochanteres aus induzierte Bewegung von einer Seite zur anderen (Translation)

7. seitlichen Beinschwung
8. Armführung über den Kopf.
Führen Sie diese Tests aus und dokumentieren Sie Ihre Befunde.

**Quellen**

Bailey H, Beckwith C. Yearbook of the Academy of Applied Osteopathy, 1966
Cailliet. Low back pain syndrome. Blackwell, 1962
DeJarnette B. Spinal distortions. DeJarnette, Nebraska City, 1935
Denslow J. Palpation of the musculoskeletal system. Journal of the American Osteopathic Association 60, August 1960
Downing C. Osteopathic principles in disease. Orozco, San Francisco, 1935
Fryett H. Principles of osteopathic technic. National Printing, Kirksville, Missouri, 1954
Greenman P. Principles of manual medicine. Williams & Wilkins, Baltimore, 1989
Grieve G. Mobilisation of the spine. Churchill Livingstone, London, 1984
Janda V. Muscle function testing. Butterworths, London, 1983
Janda V. Postural muscles and posture. Australian Journal of Physiotherapy 29, 1983, S. 83
Johnston W. L. Passive gross motion testing. Journal of the American Osteopathic Association 87, January 1982
Kappler R. Role of psoas mechanism in low back complaints. Journal of the American Osteopathic Association 72, April 1973
Lewit K. Manipulative therapy in rehabilitation of the locomotor system. Butterworths, London, 1985
Lewit K. Manipulation in rehabilitation of the locomotor system. Butterworths, London, 1992
Mennell. Back pain. T & A Churchill, London, 1964
Mitchell F, Moran P, Pruzzo N. An evaluation of osteopathic muscle energy procedures. Valley Park, Missouri, 1979
Rumney I. Structural diagnosis and manipulative therapy. Journal of the American Osteopathic Association 67, July 1967
Strachan W. Yearbook of the Academy of Applied Osteopathy, 1966
Sutton S. An osteopathic method of history taking and physical examination. Yearbook of the Academy of Applied Osteopathy, Colorado Springs, 1977
Walton W. Palpatory diagnosis of the osteopathic lesion. Journal of the American Osteopathic Association 71, August 1971
Williams P. Lumbosacral spine. McGraw-Hill, 1965

# Palpatorische Perkussion

Die Perkussion wird in der manuellen Diagnostik und Therapie seit langem eingesetzt.

Die erste einschlägige Studie zum Thema stammt von Albert Abrams (bekannt durch die „Black Box"). Sein großes Buch mit dem Titel *Spondylotherapy* wurde erstmals im Jahre 1910 veröffentlicht (Abrams 1910). Im Vorwort schrieb der Autor:

> „In der Spondylotherapie spielen mechanische Vibrationen eine ganz außerordentliche Rolle. Sie sind in der Anwendung einfach zu überwachen und praktisch. In der Hand von Fachleuten, die mit der Wirbelsäulenperkussion vertraut sind, sind sie ein wirkungsvolles Instrument."

Abrams beschrieb dann die Anwendung der Technik:

> „Einfache Erschütterungen erziele ich mit Hilfe eines Rechtecks aus weichem Gummi oder Linoleum. Es misst 15 × 4 × 0,5 cm und dient als Plessimeter. Dieses nimmt den Schlag auf, der mit einem breiten Gummihammer ausgeführt wird. Falls dergleichen nicht zur Hand ist, genügt ein für die Diagnostik üblicher oder sogar ein Nagelhammer. Man kann die Procc. spinosi auch mit den Fingerknöcheln beklopfen. Besser noch setzt man die Finger als Plessimeter und die geballte Faust als Plessor ein ... [Im Idealfall] wird das Linoleumstück über den einzelnen Proc. spinosus oder den zu untersuchenden Processus angelegt. Dann wird mit einem Hammer eine Reihe scharfer, kräftiger Schläge auf das Plessimeter ausgeführt. Natürlich sind diese Schläge für den Patienten nicht angenehm, aber darüber hinaus erfährt er keine Beeinträchtigung."

Einige Jahre später beschrieb Dr. A. C. Johnson (1939) die Perkussion mit der Hand oder einem mechanischen Instrument. Er bezeichnet die Perkussion als nur dann wirksam, „wenn sie in ausreichend schnell aufeinander folgenden Schlägen verabreicht wird".

Der Rahmen dieses Buches gestattet keine eingehende Diskussion des therapeutischen Werts dieser Methoden. Abrams und andere Autoren sind sich jedoch über den hohen diagnostischen Wert dieser vernachlässigten Kunst völlig im Klaren.

Das Perkutieren als Methode zur Bestimmung der Lage und in gewissem Umfang auch des Status von Organen hat eine lange Tradition. Sie wird, wenn auch mit beträchtlichen Unterschieden, sowohl in der westlichen als auch der östlichen Medizin eingesetzt. (☞ Vgl. Übung 7.4, S. 216)

Perkussion erzeugt unterschiedlichsten Schall. Zahlreiche Autoren haben sich mit dessen Interpretation beschäftigt. Nur wenige sind dabei so umfassend und gründlich vorgegangen wie Sir Robert Hutchinson (1897). Sein Buch erschien erstmals vor rund einem Jahrhundert und wird noch immer verlegt. Er legte detailliert dar, wie durch die Untersuchung mittels Perkussion die Organabgrenzungen bestimmt werden und wie sich auf gesunde und pathologische Zustände hinweisende Resonanzen der einzelnen Organe unterscheiden.

Im Zusammenhang z. B. mit der Thoraxperkussion beschreibt er quantitative und qualitative Schallunterschiede. Die quantitativen Varianten reichen von hypersonor bis zu vollständig gedämpft. Qualitativ unterscheidet er verschiedenartigen tympanischen Klopfschall, einen Schachtelton, ein Geräusch des gesprungenen Topfes (wie das Scheppern eines leeren Topfes), glockenartigen/metallischen Klopfschall, am-

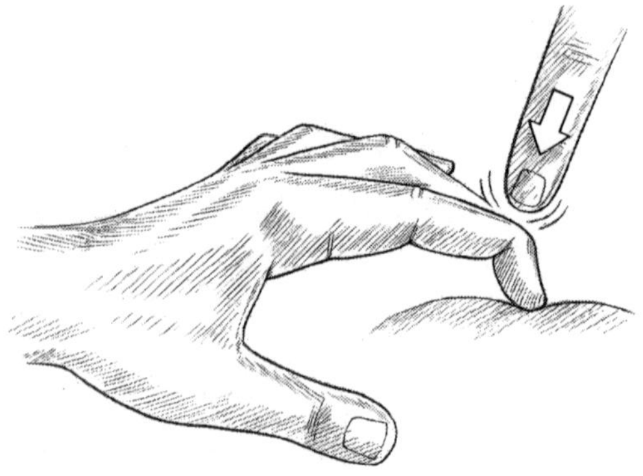

**Abbildung 9 A:** *Die distale Phalanx wird gemäß Abrams Beschreibung zur Perkussion möglichst vertikal zur palpierten Oberfläche gehalten („Orthoperkussion").*

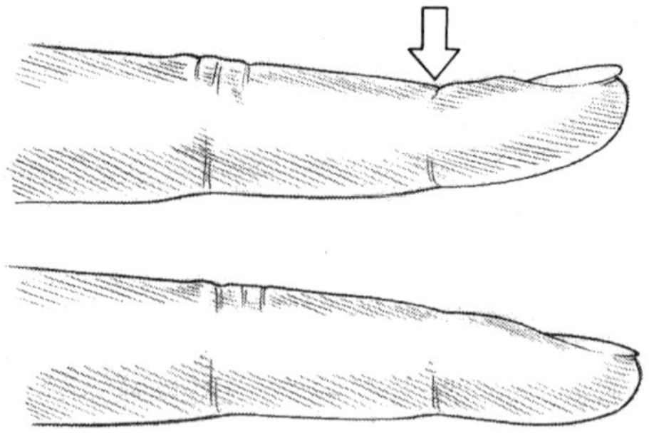

**Abbildung 9 B:** *Die distale Phalanx eines als Plessimeter dienenden Fingers sollte leicht nach oben gebogen sein (oberer Finger) und nicht in ganzer Länge dem zu palpierenden Gewebe anliegen (unterer Finger) [nach Abrams]. Der Pfeil markiert die Stelle, die beim Beklopfen optimale Perkussionsresultate liefert.*

phorischen Schall etc. Jede dieser unterschiedlichen Schallqualitäten besitzt diagnostischen und prognostischen Wert, wenn der Untersucher sie im Kontext anderer Informationen interpretiert.

Die Schallunterschieden hängen von der relativen Dichte und der Form des palpierten Organs sowie der Art und Menge des dazwischen liegenden Gewebes (Knochen, Muskel, Fett- oder anderes Weichteilgewebe) ab. Auch die in den Geweben eingeschlossene Luftmenge und die Art des Perkutierens spielen eine Rolle (☞ Abbildungen 9 A, B).

## Vorgehensweise

Hutchinson empfiehlt, den Mittelfinger der linken Hand als Plessimeter zu benutzen. Dieser Finger wird fest auf das zu untersuchende Gewebe gelegt. Es darf sich kein Luftpolster zwischen Finger und Haut bilden. Der Mittelfinger der rechten Hand führt dann die Klopfbewegung aus. Durch den Plessimeterfinger erhält der Therapeut oft zusätzliche aufschlussreiche Informationen über den Gewebewiderstand:

> „Mit der Spitze des rechten Mittelfingers wird die mittlere Phalanx (des linken Mittelfingers) beklopft. Die Bewegung sollte von Hand- und Fingergelenken ausgehen, nicht vom Ellenbogen. Der perkutierende Finger wird so gebeugt, dass im Moment des Schlages das Endglied im rechten Winkel zu den Mittelhandknochen steht und ein senkrechter Schlag auf das Plessimeter ausgeübt wird. Der Finger muss nach dem Schlag sofort wieder abgehoben werden, um die ausgelösten Vibrationen nicht zu beeinflussen. Genau so fällt das Filzhämmerchen beim Klavier sofort wieder an seinen Platz zurück, sobald es eine Saite angeschlagen hat. Wenn eine kräftigere Perkussion erforderlich ist, werden mehrere Finger gleichzeitig eingesetzt. Es empfiehlt sich jedoch, möglichst nur

einen Finger zu benutzen ... Selten sind jeweils mehr als zwei oder drei Schläge erforderlich. Bei der Perkussion werden die Lautstärke und *Tonhöhe* des ausgelösten Klopfschalls sowie das *Widerstandsgefühl*, das der Finger wahrnimmt, beurteilt."

Hutchinson formuliert drei Grundregeln für das Perkutieren:

„Erstens sollte bei der Abgrenzung von benachbarten Organen immer vom stärker resonanten [hohleren] zum weniger resonanten [dichteren] Organ vorgegangen werden. Zweitens sollte die Längsachse des Plessimeters [Fingers] parallel zum Rand des Organs verlaufen, dessen Grenzen festgestellt werden sollen, und es sollte auf einer Linie rechtwinklig zu diesem Rand perkutiert werden. Drittens muss der als Plessimeter dienende Finger festen Kontakt mit dem [untersuchten] Gewebe halten."

Beim Perkutieren des Abdomens hängt die Tonhöhe laut Hutchinson von der Größe des luftgefüllten Raums und von der Spannung der Hülle des untersuchten Organs ab. Beide Faktoren können an demselben Organ zu unterschiedlichen Zeitpunkten grundverschieden sein. Z. B. erklärt sich der normale gedämpfte Klopfschall, den die Perkussion von Leber oder Milz hervorruft, durch das freie Gas im Peritonealraum. Wird ein anormal gedämpfter Schall erzielt, ist zu prüfen, ob er in allen Stellungen des Patienten gleich ist oder sich bei Umlagerung des Patienten ändert. Bei bestehendem Verdacht auf anormale Flüssigkeitsansammlungen wie im Fall eines Aszites ist das besonders wichtig. Als Beispiel führt Hutchinson einen ungewöhnlich stark aufgetriebenen Bauch an, der durch Gas, Aszites oder ein Neoplasma verursacht sein könnte. Sowohl der Tumor als auch die Flüssigkeitsansammlung erzeugen einen dumpfen Perkussionsschall. Bei Umlagerung des Patienten würde sich die Flüssigkeit bewegen (und sich der Klopfschall folglich ändern), während der Tumor seine Lage beibehielte.

## Übung zum Spezialthema

### Perkussion des oberen und unteren Leberrandes

Um den typischen gedämpften Klopfschall der Leber zu perkutieren, liegt der Patient bei der Perkussion von anterior am besten auf dem Rücken, bei der Perkussion von posterior sitzt oder steht der Patient.
Perkutieren Sie von der zweiten Rippe abwärts. So erhalten Sie einen guten Lungenton:

„Perkutieren Sie von Rippe zu Rippe, bis Sie eine Beeinträchtigung bemerken. Wiederholen Sie dann den Vorgang, perkutieren jetzt jedoch die Interkostalräume statt der Rippen. Verfahren Sie entsprechend entlang der Linea mamillaris, axillaris media und scapularis. Der obere Rand der Leberdämpfung ist in der Linea medialis von der Herzdämpfung nicht zu unterscheiden. Um diesen herauszufinden, ziehen Sie eine gerade Linie vom Herzspitzenstoß zu dem Winkel, in dem der rechte Herzrand und die tiefe Leberdämpfung zusammentreffen. Der obere Rand der Leberdämpfung bildet eine annähernd horizontale Linie über den Brustkorb.
Den unteren Leberrand bestimmen Sie mit Hilfe sehr leichter, nach kranial fortschreitender Perkussion. Die exakte Position des unteren Leberrandes ist sehr variabel. Im

Normalfall ist sie mit dem Rippenbogen in der Linea mamillaris deckungsgleich. Sie kann jedoch auch erheblich darüber oder darunter liegen, ohne dass eine pathologische Organveränderung anzunehmen wäre.
Beim Perkutieren der Leberoberfläche, wo sie nicht von der Lunge überlagert wird, ist zu beachten, dass dieses Organ einen gewissen *Widerstand* bzw. eine gewisse *Elastizität* besitzt. Nur die Praxis lehrt, in welchem Umfang dies normal ist. Wenn das Organ vergrößert oder gestaut ist, zeigt es auch größeren Widerstand bei der Perkussion, da es fester gegen die Brustkorbwand gepresst wird."

**Perkutieren Sie die Leber in der beschriebenen Weise. Können Sie die Organgrenzen bestimmen?**

Die Perkussion ist eine Form der Palpation, der eine größere Verbreitung zu wünschen ist. Die therapeutische Verwendung ergibt sich ganz selbstverständlich, wenn man sich diese Technik angeeignet hat.

**Quellen**

Abrams A. Spondylotherapy. Philopolis Press, San Francisco, 1910
Hutchinson R. Clinical methods. Cassel and Company, London, 1897
Johnson A. C. Principles and practice of drugless therapeutics. Chiropractic Educational Extension Bureau, Los Angeles, 1939

# 9 Viszerale Palpation und Untersuchung der Atemfunktion

Im Grunde gibt es nur eine Methode, das viszerale Palpieren zu lernen: ein hohes Maß an palpatorischer Feinfühligkeit zu erwerben und beharrlich zu üben.

An Übungsgebieten mangelt es wahrlich nicht. Goldthwaite und Kollegen (1935) beschreiben die bei nicht ausreichend funktionierendem Zwerchfell und Ptose der Bauchorgane auftretenden Veränderungen:

- Dysfunktion und Einschränkungen der Atmung.
- Zug auf die das Herz stützende Faszie. Dadurch wird das Herz verlagert und Traktion auf die Aorta ausgeübt. Die das Herz versorgenden Nerven geraten ähnlich unter mechanischen Stress.
- Dehnung der zervikalen Faszie (wie schon erwähnt können daraus Verzerrungen vom Schädel bis zu den Füßen resultieren, da die Faszie durch den ganzen Körper verläuft).
- Venöse Stauung unterhalb des Zwerchfells (Beckenorgane usw.). Ursache ist die inhibierte und reduzierte Pumptätigkeit des Zwerchfells. Varikosis und Hämorrhoiden zählen zu den möglichen Folgen.
- Senkung und Kippung des Magens mit nachfolgender Beeinträchtigung seiner Funktion.
- Dehnung des Ösophagus und des Truncus coeliacus. Eine Hiatushernie, Dyspepsie und Verstopfung treten häufiger auf.
- Mechanische Beeinträchtigung und Durchblutungsstörung des Pankreas.
- Verlagerung der Leber nach posterior, Inversion der Blase, Veränderung am Halteapparat der Nieren, Dünn- und Dickdarm werden mechanisch zusammengedrängt und herabgedrückt (ebenso die Blase). Alle genannten Organe sind daher in ihrer Funktion beeinträchtigt.
- Schädigung der Prostata aufgrund von Durchblutungsstörungen und gesteigertem Druck, was einer Hyperplasie Vorschub leistet. Bei Frauen häufigeres Auftreten von Menstruationsunregelmäßigkeiten.
- Vermehrte Muskelspannung führt zu einer Erschöpfung der Energiereserven. Die daraus folgende schwere Müdigkeit wird durch eine unzureichende Sauerstoffaufnahme und mangelhafte Ausscheidungsfunktionen verstärkt.
- Bewegungseinschränkungen an Wirbelsäule und Rippen chronifizieren und verschlimmern die Problematik.
- Überbeanspruchung der Gelenke des Halteapparates. Folge sind Dysfunktionen von Wirbelsäule, Hüft- und Kniegelenk sowie Füßen, wodurch die Gefahr von Verschleiß und Verletzungen zunimmt.

Alle diese Veränderungen lassen sich palpieren und bei rechtzeitiger Erkennung auch korrigieren. Lehrbücher wie das höchst empfehlenswerte *Visceral manipulation* von Barral und Mercier (1988) haben die genaue Untersuchung einer mechanischen viszeralen Dysfunktion erleichtert. Das erwähnte Buch bietet an Palpation und Therapie der Viszera Interessierten zahlreiche Anleitungen, Anweisungen und nützliche Tipps. Die in England ausgebildeten Osteopathen haben die viszerale Palpation und Manipulation auf ein hohes fachliches Niveau gehoben, das sie gemäß den Grundsätzen der osteopathischen Philosophie und Praxis zu halten bemüht sind. Im Rahmen dieses Kapitels kann lediglich eine Einführung in diese Art der Palpation gegeben werden.

Im einleitenden Kapitel erläutern Barral und Mercier, was unter viszeraler Motilität (selbstständiges Bewegungsvermögen) und Mobilität (Beweglichkeit) zu verstehen ist:

> „Jede dieser Bewegungsarten (Mobilität und Motilität) besitzt eine inhärente Rotationsachse. In einem gesunden Organ fallen die Achsen der Mobilität und Motilität normalerweise zusammen. Im Fall einer Erkrankung weichen sie oft voneinander ab, da sich bestimmte Einschränkungen stärker auf die eine Bewegungsart auswirken als auf die andere. Mit größtem Erstaunen stellten wir fest, dass die Bewegungsachsen exakt denen der Embryonalentwicklung entsprechen! Unsere Forschung war weder von vorgefassten Meinungen noch einschlägigen Hypothesen in diesem Sinne geleitet. Wir entdeckten dies Phänomen auf rein empirischem Wege. Es ist ein Argument zugunsten der Ansicht, dass ‚Zellen nicht vergessen'."

Im Körper kommt es ständig zu vielfältigen und gleichzeitigen Bewegungen. Das kann beim Palpieren Verwirrung stiften.

Die viszerale Bewegung wird beeinflusst von

1. dem somatischen Nervensystem (Körperbewegung, Muskeltonus und -aktivität, Körperhaltung). Barral und Mercier führen als Beispiel die Bewegung der Leber an. Bei Flexion gleitet sie nach vorn über das Duodenum und die darunter gelegene rechte Kolonflexur. Alle Viszera vollziehen ähnliche Bewegungen, abhängig von ihrer Befestigung und ihren anatomischen Beziehungen.
2. dem autonomen Nervensystem einschließlich Zwerchfellbewegung, Herzpulsation und -bewegung und Peristaltik. Diese autonomen Bewegungen beeinflussen natürlich räumlich benachbarte, aber auch weiter entfernt liegende Organe (durch seine täglich 24 000 Bewegungen wirkt das Zwerchfell auf alle Organe ein und bewegt sie gewissermaßen – man könnte auch sagen, es versetzt sie in Schwingungen).
3. dem kranialen Rhythmus, der palpierbare Bewegungen im ganzen Körper hervorruft, was die Viszera sicherlich einschließt.

## *Einflüsse aus der Embryonalentwicklung*

Diese drei genannten Faktoren bewirken die Mobilität der Viszera. Überdies gibt es eine den Organen inhärente Motilität, die Barral und Mercier zufolge mit der embryonalen Entwicklung im Zusammenhang steht. Die Autoren beschreiben das Phänomen beispielhaft an den Lageveränderungen des Magens während der Embryonalentwicklung: Der Magen rotiert zunächst in der Transversalebene nach rechts und in der Frontalebene im Uhrzeigersinn. Die transversale Rotation bringt die kleinere anteriore Kurvatur des Magens nach rechts und die größere posteriore Kurvatur nach links. Der Pylorus wird nach superior, die Kardia nach inferior rotiert.

Wie die Autoren feststellten, bleiben diese Richtungen „den viszeralen Geweben eingeprägt". Sie bewegen sich um eine Achse, einen Gleichgewichtspunkt, in die Richtung der embryonalen Bewegung und kehren dann in eine Neutralstellung zurück. (Dies erinnert an das kraniosakrale Geschehen bei Flexion und Extension der Schädelstrukturen).

## Inspir und Exspir

Der Motilitätszyklus gliedert sich in zwei Phasen, die als *Inspir* und *Exspir* bezeichnet werden.

Diese stehen in keinem Zusammenhang mit dem Atemzyklus, sondern erinnern vielmehr an die Darstellung der Kranialbewegungen in der kranialen Osteopathie, Flexion und Extension.

Inspir beschreibt die inhärente Organbewegung, Exspir die anschließende Rückkehr in die Neutralstellung (sieben bis acht Zyklen pro Minute).

Die Leber z. B. rotiert in Inspir nach posterosuperior (ihre durch Atembewegungen des Zwerchfells induzierte Mobilität ist fast genau entgegengesetzt ausgerichtet, nämlich nach anteroinferior).

Beim Palpieren lässt sich Exspir oft leichter tasten, weil das betreffende Organ damit in die Neutralstellung zurückkehrt (obgleich Inspir „aktiver" ist, da ihm weniger Widerstand entgegengesetzt wird).

## Chronobiologie

Der Einfluss der Chronobiologie stellt in diesem Zusammenhang einen weiteren lebenswichtigen, wenngleich verwirrenden Faktor dar. Die Bedeutung der erstmals in der Traditionellen Chinesischen Medizin (TCM) beschriebenen „Energieuhr" ist nicht zu bestreiten. Inzwischen ist allgemein anerkannt, dass sich Veränderungen der physiologischen Funktionen im 24-Stunden-Verlauf trefflich beschreiben lassen. Gemäß TCM zirkuliert zu folgenden Zeitpunkten die meiste Energie in den assoziierten Meridianen:

- Lunge: zwischen 3.00 und 5.00 Uhr
- Dickdarm: zwischen 5.00 und 7.00 Uhr
- Magen: zwischen 7.00 und 9.00 Uhr
- Milz: zwischen 9.00 und 11.00 Uhr
- Herz: zwischen 11.00 und 13.00 Uhr
- Dünndarm: zwischen 13.00 und 15.00 Uhr

- Blase: zwischen 15.00 und 17.00 Uhr
- Niere: zwischen 17.00 und 19.00 Uhr
- Perikard: zwischen 19.00 und 21.00 Uhr
- Dreifacher Erwärmer (San Jiao): zwischen 21.00 und 23.00 Uhr
- Gallenblase: zwischen 23.00 und 1.00 Uhr
- Leber: zwischen 1.00 und 3.00 Uhr.

Andere monatliche, jahreszeitliche und jährliche Zyklen sollten bei der viszeralen Palpation/Manipulation in Betracht gezogen werden.

## *Viszerale Verbindungen*

Ebenso wie die Gelenke haben auch die Viszera „Gelenkflächen“. Dabei handelt es sich um gleitende Oberflächen (die Meningen im ZNS, die Pleura der Lungen, das Peritoneum im Bauchraum und das Perikard des Herzens) und Stützgewebe (u.a. Bänder, Innenraumdrücke, diverse Peritonealfalten, die Halt und Unterstützung bieten). Anders als die meisten Gelenke wird der Großteil der Organe jedoch nicht durch Muskelkraft bewegt.

Verklebungen und Verhaftungen innerhalb des stützenden und „artikulierenden“ Gewebes wirken sich negativ auf die Viszeralbewegungen aus. Das gilt auch für eine generelle Lageänderung aufgrund einer Ptose (Absinken oder Erschlaffen), die Auswirkungen von muskulären Bewegungseinschränkungen durch Spasmen und jedes andere Geschehen, das die assoziierten Körperrhythmen, wie etwa die Zwerchfellbewegungen, stört.

### Die drei Elemente der viszeralen Palpation

Barral und Mercier (1988) zufolge wird die viszerale Funktion mit drei Verfahren beurteilt:

- Palpation (gibt Auskunft über den Bauchwandtonus)
- Perkussion (gibt Auskunft über Größe und Lage der betreffenden Organe)
- Auskultation (gibt Auskunft über Faktoren wie die Zirkulation von Luft, Blut und Sekreten, z.B. Galle).

## *Einflüsse der Muskulatur*

Die Autoren betonen die Bedeutung der Muskelaktivität für die viszerale Funktion. Sie halten Mobilitätstests zur Bestimmung von Dysfunktionen im muskuloskelettalen System für unerlässlich. Andererseits schreiben sie:

> „Unserer Ansicht nach sind Bewegungseinschränkungen der Viszera weitaus häufiger als solche des muskuloskelettalen Systems als die ursächlichen Schädigungen zu betrachten.“

## Wie palpiert man Organmobilität?

Laut Barral und Mercier mit präzise ausgeführten Bewegungen. Zuvor müssen jedoch die normalen Organbewegungen bekannt sein. Die Autoren geben das Beispiel der Leber, die man „buchstäblich anhebt, um die Elastizität der Stützgewebe und das Ausmaß der Bewegungsmöglichkeit zu prüfen".

Die Beurteilung der Mobilität liefert dem Untersucher Informationen über Elastizität, Erschlaffung/Ptose, Spasmen und strukturelle Schäden an muskulären oder ligamentären Stützstrukturen. Sie erfordert weniger ausgefeilte Fertigkeiten als die subtilere Beurteilung der inhärenten Motilität und der Normabweichungen.

## Wie palpiert man Organmotilität?

Barral und Mercier empfehlen die von Rollin Becker (☞ Kapitel 5) entwickelte Methode, bei der eine Hand die Informationen aus dem Gewebe „erlauscht". Sie schreiben:

> „Legen Sie die Hand über das Organ, das Sie untersuchen wollen. Je nach Tiefe des Organs üben Sie zwischen 20 und 100 g Druck aus. In einigen Fällen kann sich die Hand der Form des Organs anpassen. Die Hand bleibt völlig passiv. Sie arbeiten jedoch während der gesamten Übung mit einer Art räumlicher Erweiterung des Tastsinns. Die Hand folgt passiv dem, was sie erspürt – eine langsame Bewegung, eine kaum merkliche Amplitude wird fühlbar, hält inne und beginnt erneut (beim gesunden Organismus sieben- bis achtmal pro Minute). Das ist viszerale Motilität."

Nach einigen Zyklen sollte man Frequenz, Amplitude und Richtung der Motilität abschätzen können. Becker, Upledger, Smith und andere empfehlen Ähnliches (☞ Kap. 5). Man darf keine vorgefasste Meinung davon haben, was man spüren wird, sondern muss seinen Empfindungen vertrauen. Man sollte an nichts denken und die Hand lauschen lassen. (Paarig angelegte Organe sollten beide untersucht und miteinander verglichen werden.)

Nachstehend findet sich ein auf den Ausführungen von Barral und Mercier basierendes Übungsbeispiel für viszerale Palpation (Motilität). Es setzt das erfolgreiche Absolvieren der Übungen voraus, die sich auf Beckers Arbeiten stützen (☞ Kapitel 5). Wer sich eingehend mit diesem subtilen und lohnenden Thema auseinander setzen möchte, sollte die einschlägige Fachliteratur durcharbeiten und entsprechende Seminare und Workshops besuchen.

**Übung 9.1** **Empfohlene Dauer: 10 Minuten**

## Palpation der Lebermotilität

Der Patient liegt auf dem Rücken. Sie stehen oder sitzen dem Patienten zugewandt auf dessen rechter Seite und legen die rechte Hand auf die unteren Rippen. Die Hand schmiegt sich deren Krümmung an und bedeckt die Außenseite der Leber.

Legen Sie die linke Hand über die rechte. Lassen Sie Ihre Gedanken zur Ruhe kommen. Stellen Sie sich die Leber bildlich vor, wenn Ihnen das hilft.
Denken Sie daran, dass Sie die Rückkehr in die Neutralstellung bestimmen wollen (Exspir des Motilitätszyklus). Die Richtung der aktiven Bewegung ist folglich der in dieser Phase palpierten entgegengesetzt. Laut Barral und Mercier fällt es dem Anfänger leichter, Exspir zu palpieren.
Während Exspir sind drei Bewegungen gleichzeitig spürbar. Erstens: In der Frontalebene findet sich eine gegen den Uhrzeigersinn gerichtete Bewegung von rechts nach links um die Sagittalachse (Ihrer Hand, also auch der Leber.) Diese Bewegung führt die Hand zum Nabel (☞ Abbildung 9.1).
Zweitens: In der Sagittalebene rotiert der obere Teil der Hand in anteroinferiorer Richtung um die Horizontalachse, die durch die Handmitte verläuft.
Drittens: In der Transversalebene rotiert die Hand nach links um die Longitudinalachse. Dadurch hebt sich die Handfläche vom Körper ab, während die Finger fester in den Körper zu drücken scheinen.

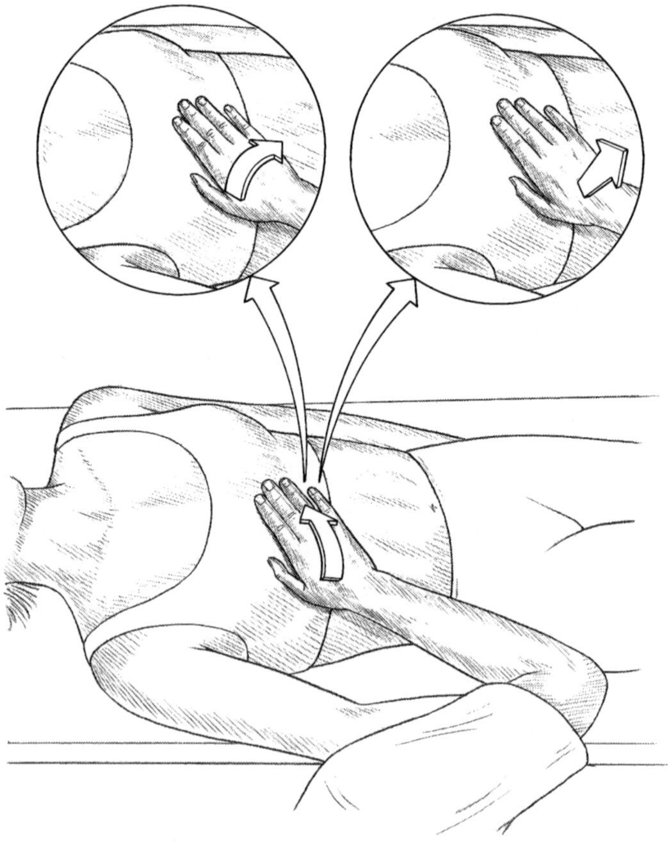

**Abbildung 9.1:** *Palpation der Leber (nach Barral und Mercier): Die frontale, sagittale und transversale Bewegungsebene werden nacheinander untersucht.*

Sie können jede dieser Bewegungsebenen getrennt beurteilen, bevor Sie alle zusammen betrachten. Dies vermittelt ein deutliches Bild von der Lebermotilität in Exspir des Zyklus (Inspir verläuft genau entgegengesetzt).
Führen Sie diese Palpationsübung möglichst mit geschlossenen Augen aus. Lassen Sie den Patienten außerdem in regelmäßigen Abständen den Atem etwa 20 Sekunden lang anhalten. Vielleicht wird die Bewegung für Sie dadurch deutlicher.
Erinnern Sie sich an Beckers Befunderhebungsmethode (☞ Kapitel 5): Er setzte den Ellenbogen oder Unterarm als Fulcrum ein. Greifen Sie diese Methode zur Optimierung Ihrer palpatorischen Feinfühligkeit auf und prüfen Sie, ob Sie Ihre Wahrnehmungsfähigkeit auf diese Weise tatsächlich steigern können.

## Die Atmung: Befunderhebung

Lewit (1992) fasst den aktuellen Wissensstand zur Wechselwirkung zwischen Atmung und Körpermechanik zusammen. Er beschreibt, wie Effizienz und Koordination der Atmung zu begutachten sind:

> „Wenn von der Atmung die Rede ist, denkt man selbstverständlich an den Respirationstrakt.
> Tatsächlich jedoch ist die Lungenfunktion vom Bewegungsapparat abhängig. Dessen Aufgabe ist es auch, die spezifischen Respirationsbewegungen mit der übrigen lokomotorischen Aktivität des Körpers zu koordinieren. Diese Aufgabe ist derartig komplex, dass es an ein Wunder grenzte, käme es dabei nicht zu Störungen."

### *Die Struktur des Respirationstraktes*

Garland (1994) hat die strukturellen Faktoren zusammengestellt, aufgrund derer eine Atemschulung fehlschlagen kann. Außerdem rät er zur psychologischen Intervention, bis sich die Atemfunktion zumindest teilweise normalisiert hat.

Er nennt folgende abträgliche Veränderungen:

> „Viszerale Stase/Schwäche des Beckenbodens, Dysbalance zwischen der Abdominalmuskulatur und dem M. erector spinae, Bewegungseinschränkung der Faszie, die von der zentralen Sehne über die Faszie des Perikards bis zu Hirnbasis und Hinterhaupt reicht, Elevation der oberen Rippe mit begleitender Verspannung des Rippenknorpels, Dysfunktion der BWS und mögliche Störungen im sympathischen Nervensystem, Hypertonus und Fibrose der Atemhilfsmuskulatur, Faktoren, die eine Versteifung der HWS und eine Fixierung ihrer Lordose begünstigen, verminderte Beweglichkeit im zweiten Zervikalsegment und Leitungsstörung des N. vagus … u. a. m."
> [Diese Veränderungen] „… sind physikalisch und physiologisch konträr zu biologisch verträglichen Mustern. Wie in einem Teufelskreis begünstigen sie Funktionsanomalien, was eine Veränderung von Strukturen nach sich zieht, die wiederum eine Rückkehr zur normalen Funktion verwehrt."

Mit anderen Worten: Solange die Maschine nicht halbwegs wiederhergestellt ist, kann sie nicht normal eingesetzt werden, was immer man auch versucht. Andererseits gilt:

„Wenn es gelingt, bei einem hyperventilierenden Patienten die Auswirkungen somatischer Veränderungen weitestgehend zu reduzieren, und wenn an diesen strukturellen Veränderungen ein Modifikationsprozess eingeleitet werden kann, haben therapeutische Interventionen in Form von Atemtraining und Beratung größere Aussicht auf Erfolg."

Garland kommt zu dem Schluss:

„Im Fall der Hyperventilation, bei der psychologische gegenüber physiologischen Faktoren überwiegen, kann die Tätigkeit des Osteopathen sehr von Vorteil sein."

Lewit (1980) hat sich eingehend mit Struktur und Funktion in Verbindung mit der Atmung befasst. Er stellt fest:

„Die folgenreichste Störung der Atmung entsteht durch Überlastung der oberen Atemhilfsmuskulatur, die den Thorax bei ruhiger Inspiration anhebt."

Garland hat die Auswirkungen dieser Störung beschrieben, wie oben detailliert aufgeführt.

Andere Forscher haben den Zusammenhang zwischen Atmung und der Funktion des muskuloskelettalen Systems untersucht. Cummings und Howell (1990) befassten sich z. B. mit den Auswirkungen der Atmung auf myofasziale Verspannungen. Sie konnten (am Beispiel der Ellenbogenflexoren) deutlich mechanische Auswirkungen der Atmung auf myofasziales Gewebe im Ruhezustand nachweisen.

Sie zitieren auch eine Arbeit von Kisselkova und Georgiev (1976). Diese Autoren berichteten, dass das Ruhe-EMG des M. biceps brachii, M. quadriceps femoris und M. gastrocnemius „sich nach einer Übungseinheit auf dem Fahrradergometer mit der Atmung bewegte. Daraus wird ersichtlich, dass auch Muskeln, die nicht im Zusammenhang mit der Atmung stehen, Input durch die Atmungszentren erhalten".

Sie kommen zu dem Schluss:

„Diese Studien belegen sowohl einen mechanisch als auch neurologisch vermittelten Einfluss auf die Spannung myofaszialer Gewebe. Sie verifizieren den klinisch beobachteten Einfluss der Atmung auf das muskuloskelettale System und unterstreichen, welche Rolle diese in der Manipulationstherapie spielen kann."

## *Atmung und Muskelschmerzen*

Dr. Mark Pellegrino (1993/1994) von der Ohio State University hat das Fibromyalgiesyndrom in Verbindung mit Schmerzen im Brustraum untersucht.

Er schreibt: „Patienten mit Fibromyalgiesyndrom neigen eher zu Angstzuständen oder Panikattacken, insbesondere in Stresssituationen."

Unregelmäßigkeiten der Atmung gehen oft mit Angstsymptomen einher. Zwischen Hyperventilation, Angst und unzureichender Stressbewältigung besteht eine enge Beziehung.

Im einfachsten Fall stellt sie sich folgendermaßen dar:

- Der Patient reagiert auf eine vermeintliche Stresssituation gewohnheitsmäßig mit flacher Atmung. Dabei wird der obere Brustkorb anstelle des Zwerchfells eingesetzt.

- Dieses Atemmuster verselbstständigt sich. Es bleibt sogar bestehen, wenn der vermeintliche Stress nicht wirksam ist (selbst im Schlaf). In einer faktischen Stresssituation wird das Muster besonders deutlich.
- Infolge dieses Atemmusters wird die Atemhilfsmuskulatur überaktiv und verspannt. Nicht selten bilden sich schmerzhafte Bezirke.
- Durch Reizung lokaler Nervenstrukturen in diesen Muskeln und/oder durch Mangeldurchblutung und Hyperämie des Kopfes können Kopfschmerzen, leichte Benommenheit und Schwindel auftreten.
- Aufgrund der Hyperventilation wird zu viel Kohlendioxid abgeatmet. Der pH-Wert des Blutes wird alkalisch und der Bikarbonatspiegel sinkt.
- Folge dieser Alkalisierung ist ein Gefühl der Anspannung bzw. Angst, wodurch sich das anormale Atemmuster verstärkt. Panikattacken und sogar phobische Zustände sind nicht selten.
- Durch die Alkalisierung werden die Nervenendigungen außerordentlich reizbar. Der Patient empfindet daher Schmerzen, wo er ansonsten nur Missempfindungen registrieren würde.
- Als weitere Folge der Alkalisierung tritt eine Vasokonstriktion der Blutgefäße des Kopfes auf. Dadurch verschlechtert sich die Sauerstoffversorgung in diesem Bereich weiter.
- Bei erhöhter Erregbarkeit/Angstbereitschaft und einer zerebralen Sauerstoffschuld tendiert der verbliebene Sauerstoff zu einer engeren Bindung an das Hämoglobin-Trägermolekül. Infolgedessen werden die Gewebe schlechter mit Sauerstoff versorgt und ermüden rascher.
- In überbeanspruchten Muskeln kommt es zu einer unzureichenden Sauerstoffversorgung und einem ungenügendem Abtransport von sauren Stoffwechselendprodukten. Die Muskeln werden daher schmerzhaft und unelastisch.
- In erster Linie sind die statischen Muskeln infolge des abträglichen Atemmusters überlastet (Mm. scaleni, M. splenius capitis, M. trapezius, M. pectoralis, M. levator scapulae). Sie neigen durch den wiederholten Hyperventilationsstress zu Verkürzung, Verspannung und Schmerzhaftigkeit; Triggerpunkte bilden sich.
  Es sei daran erinnert, dass die für das Fibromyalgiesyndrom typischen Tenderpoints sowie Triggerpunkte in eben dieser Muskulatur von Hals, Schultern und Brustkorb anzutreffen sind.
- Die vermehrte Spannung dieser Muskeln steigert das Ermüdungsgefühl noch, da sie ständig, sogar im Schlaf, in unproduktiver Weise Energie verbrauchen.
- Das ungünstige Atemmuster beeinträchtigt die gelenkigen Verbindungen zwischen Wirbelsäule und Rippen. Da diese sich infolge der flachen Atmung nicht mehr bei jedem Atemzug bewegen, versteifen sie und verursachen Missempfindungen.
- Auch die Verbindungen zwischen Rippen und Sternum sind in ihrer Bewegung eingeschränkt, was zu Schmerzen führt.
- Da sich das Zwerchfell ebenfalls nur unzureichend hebt und senkt, entfällt die rhythmische „Massage“ der Verdauungsorgane.
- Die flache Atmung schränkt den Pumpmechanismus zwischen Brust- und Bauchraum ein, der normalerweise den Rückstrom des venösen Blutes aus den Beinen

zum Herzen unterstützt. Dies kann kalte Füße und Beine hervorrufen oder auch verschlimmern.

- Die Interkostalmuskulatur verspannt und verfestigt sich. Mögliche Folgen sind Schmerzen im Brustraum und das Gefühl, nicht tief genug Luft holen zu können.

Die Auswirkungen von Dysfunktionen des Respirationstraktes, die nicht in die Kategorie einer akuten Hyperventilation fallen, sollten nicht unterschätzt werden. Ihre gesundheitlichen Auswirkungen sind vielleicht weniger dramatisch als die eben skizzierten, aber sie zeigen dieselbe Tendenz (☞ vgl. Spezialthema 11 zur Hyperventilation).

## Atmung sowie Muskel- und Gelenkaktivität

Grundsätzlich wird Muskelaktivität durch Einatmung angeregt und durch Ausatmung gehemmt. Eine Ausnahme von dieser Regel stellt z. B. die durch forcierte Exspiration angeregte Abdominalmuskulatur dar. Die Flexion von HWS und LWS wird durch Ausatmung begünstigt, die Flexion der BWS dagegen durch maximale Inspiration. Diese Atemphasen können bei der Mobilisation (und der Befunderhebung einschließlich Palpation) dieser Regionen nutzbringend verwendet werden.

Lewit beschreibt, wie die Atmung darüber hinaus auf die Mechanik der Wirbelsäule wirkt:

> „Als erstaunlichste Auswirkung der Ein- und Ausatmung ist die alternierende Aktivierung und Inhibition einzelner Wirbelsäulensegmente bei der Seitneigung zu nennen, die Gaymans (1980) entdeckte. Regelmäßig nimmt während der Seitneigung und gleichzeitigen Einatmung der Widerstand im Bereich der HWS und BWS in den geradzahligen Segmenten zu (Okziput-Atlas, C2 etc. und Th2, Th4 etc.). Während der Ausatmung können wir in diesen Segmenten mobilisieren. Umgekehrt nimmt in den ungeradzahligen Segmenten während der Ausatmung der Widerstand zu (C1, C3 etc. und Th3, Th5 etc.). Zwischen C7 und Th1 liegt eine neutrale Zone."

Die Einatmung steigert in der Art. atlantooccipitalis den Widerstand gegen Bewegung in allen Richtungen, während die Ausatmung die Bewegung entsprechend erleichtert – eine wertvolle Information bei der Manipulation oder Untersuchung/Palpation von Bewegung. Sobald maximale Muskelkraft gefordert ist, neigt man dazu, weder ein- noch auszuatmen, sondern den (eingesogenen) Atem anzuhalten (Valsalva-Versuch).

Hierbei wird Haltungsstabilität (keine Wirbelsäulenbewegungen in irgendeinem Segment) auf Kosten der Atemfunktion erreicht. Lewit spricht daher vom Zwerchfell als einem „respiratorischen Muskel mit statischer Funktion", während er die Abdominalmuskulatur als „statische Muskulatur mit respiratorischer Funktion" bezeichnet.

Diese Zitate unterstreichen die Rolle des Zwerchfells bei der Unterstützung der Wirbelsäule. Laut Lewit handelt es sich bei der Bauchhöhle um einen flüssigkeitsgefüllten Raum. Dieser lässt sich nicht zusammendrücken, solange die Abdominalmuskulatur und das Perineum kontrahiert sind (der Schrei, den Judoka, Skispringer und Gewichtheber ausstoßen, belegt, dass diese Stabilitätssteigerung genutzt wird).

Auch im Stand auf Zehenspitzen (z. B. vor dem Start zu einem Wettlauf oder beim Springen) kontrahiert sich das Zwerchfell und entfaltet seine stabilisierende Wirkung. Lewit zufolge hängt die Einatmung hauptsächlich von der Kontraktion des Zwerchfells ab. Es hebt die unteren Rippen gerade so lange an, wie seine Zentralfläche durch den Gegendruck funktionsfähiger Abdominalmuskeln abgestützt wird. Dieser Vorgang ist nach Lewits Ansicht die einzig einleuchtende Erklärung für die Weitung der unteren Thoraxapertur (☞ Befunderhebungsverfahren nach Latey, Kapitel 11, S. 328).

Der Thorax muss sich von unten weiten, damit während der Atmung Stabilität gewährleistet ist; keinesfalls darf er sich von oben anheben. Folglich rotieren Schultern, Schlüsselbeine und obere Rippen leicht, um der unteren Thoraxapertur zu entsprechen, aber sie heben sich nicht an. Dieser Vorgang ist in Rückenlage oder im Vierfüßlerstand nicht zu beobachten. In diesen Fällen ist keine Stabilisierung notwendig, und die ausschließlich abdominale Atmung ist physiologisch normal. Dabei wölbt sich der Bauch vor, während die Flanken entspannt bleiben.

## Untersuchung der Atemfunktion

Diese einleitenden Erklärungen sollen verdeutlichen, worauf bei einer respiratorischen Dysfunktion zu achten ist, was es zu beobachten und zu palpieren gibt.

1. Inaktive Abdominalmuskeln sind im Sinne einer normalen Atmung und Haltung unerwünscht, denn dann wird die Wirbelsäule nicht mehr vom Zwerchfell unterstützt. Der Tonus der Abdominalmuskulatur lässt sich am sitzenden, entspannten Patienten beurteilen. Diese sollte sich nicht schlaff anfühlen. Beim Vorbeugen im Stehen sollte die Kontraktion der Abdominalmuskulatur palpierbar sein.
   Janda konnte zeigen (☞ Kapitel 4, S. 110), dass die Verspannung des M. erector spinae zu einer reziproken Inhibition der Abdominalmuskulatur führt. Alle Kräftigungsübungen sind also vergebens, solange die Erector-spinae-Gruppe nicht gedehnt ist und sich ihr Tonus nicht normalisiert hat.
   Zur Prüfung der Kraft der Abdominalmuskulatur richtet sich der Patient bei gebeugten Hüft- und Kniegelenken aus der Rückenlage auf. Gleichzeitig kann er die Fersen *nach hinten* gegen ein festes Kissen oder Polster drücken und damit die Aktion des M. gluteus maximus koordinieren. Ist diese Übung zu schwierig, rollt sich der Patient aus dem Sitzen in die Rückenlage, um die Abdominalmuskulatur zu kräftigen.
   Dabei flektiert die Wirbelsäule, und ein Segment nach dem anderen wird auf der Untersuchungsliege oder dem Boden abgelegt, ohne die Füße abzuheben. Sobald sich die Füße lösen, wird die Bewegung angehalten, und der Patient kehrt langsam in den aufrechten Sitz zurück. Die Übung wird wiederholt. Ziel ist es, die Bewegung ständig zu erweitern, ohne dass sich die Füße von der Unterlage abheben.
2. Der Thorax muss sich während der Einatmung erkennbar von unten weiten. Bei einem gebeugt sitzenden oder auf dem Bauch liegenden Patienten muss außerdem zu sehen sein, wie er in die posteriore Brustkorbwand „hineinatmet“. Die „respiratorische Welle“ verdeutlicht diesen Vorgang (☞ S. 254).

Diese Atemwelle beginnt im unteren LWS-Bereich und setzt sich während der gesamten Inspiration bis zum dorsozervikalen Übergang fort. Ist sie nicht vorhanden, lassen sich im BWS-Bereich Bewegungseinschränkungen palpieren, da dieser Wirbelsäulenabschnitt dann nicht regelmäßig durch den Atemvorgang mobilisiert wird.

3. Eine ungenügende Atemfunktion manifestiert sich am deutlichsten in der Bewegung des oberen Thorax: Durch Kontraktion der oberen Schulterfixatoren und der zervikalen Hilfsmuskeln (Pars descendens des M. trapezius, M. levator scapulae, Mm. scaleni, M. sternocleidomastoideus usw.) hebt er sich an.
   Diese Bewegung unterstützt die Atmung wenig und überlastet gleichzeitig die zervikalen Strukturen. Bei ausgeprägter Fehlfunktion fällt sie sofort auf. Ansonsten muss der Patient u. U. erst tief einatmen, um diese deutlich zu machen.

**Übung 9.2** **Empfohlene Dauer: 20 Minuten**

## Untersuchung der Atemfunktion

Sie stehen hinter dem sitzenden Patienten und legen beide Hände so auf dessen untere Rippen, dass die Fingerspitzen nach vorne zeigen. Der Patient atmet ein.

**Weitet sich der Brustkorb nach lateral?**

**Oder entsteht der Eindruck, Ihre Hände würden nach oben geführt?**

Der Abstand zwischen Ihren Händen sollte sich vergrößern. Bei unzweckmäßiger Atembewegung scheinen sie sich jedoch anzuheben.

**Bewegt sich eine Seite stärker als die andere?**

In diesem Fall liegen lokale Bewegungseinschränkungen oder Muskelverspannungen vor.

Beurteilen Sie den „Fluss der Bewegung“ in der Ein- und Ausatmungsphase. Achten Sie auf Unterbrechungen und Neuansätze, Asymmetrie oder Fehlkoordination sowie unerwartete Abweichungen von der gleichmäßigen Atembewegung.

Legen Sie die Hände auf den oberen Schulterbereich Ihres Patienten. Die Fingerspitzen zeigen nach vorn.

**Werden Ihre Hände beim Einatmen angehoben?**

**Hebt sich das Schlüsselbein beim Einatmen an?**

Auch bei vertiefter Einatmung sollten sich weder Ihre Hände noch das Schlüsselbein anheben.

Beurteilen Sie in der gleichen Position, ob sich beide Seiten des Patienten unterschiedlich bewegen. Dann liegen lokale Bewegungseinschränkungen oder Muskelverspannungen vor.

**Betrachten Sie die Pars descendens des M. trapezius in ihrem Faserverlauf zum Nacken. Ist der Verlauf konvex (nach außen gebogen)?**

In diesem Fall (so genannte „gotische Schultern“) sind die Muskelfasern wahrscheinlich sehr straff und die Atmung unzweckmäßig, da die oberen Rippen angehoben werden (beteiligt sind außerdem die Mm. scaleni, M. sternocleidomastoideus und M. levator scapulae).

Palpieren Sie diese Muskeln und testen Sie diese auf Verkürzungen (☞ Kapitel 4).
Palpieren Sie das Abdomen, während der Patient sitzt und tief einatmet.
**Wölbt sich das Abdomen bei Inspiration (leicht) vor?**
Das ist normal. Bei gelegentlich zu beobachtender starker Fehlatmung wird das Abdomen bei der Inspiration eingezogen und wölbt sich während der Exspiration nach vorne.
Legen Sie die Hände nun wieder wie zu Beginn auf die unteren Rippen.
Fühlen Sie den Grad der Muskelkontraktion bei der Exspiration.
**Kann der Patient vollständig ausatmen?**
**Oder scheint Restluft zurückzubleiben, bevor der Patient erneut einatmet?**
Aufgestaute Restluft macht letztlich tiefes Einatmen unmöglich. Die Inspirationstiefe hängt also davon ab, dass vollständig ausgeatmet werden kann.
Fordern Sie den Patienten auf, so langsam wie möglich einzuatmen.
**Wie viel Zeit ist verstrichen?**
Bei weniger als fünf Sekunden liegt wahrscheinlich eine Dysfunktion vor.
Anschließend bitten Sie den Patienten, so langsam wie möglich auszuatmen (keine schnelle Exspiration mit anschließender langer Pause).
Auch dieser Vorgang sollte mindestens fünf Sekunden in Anspruch nehmen. Bei Personen mit Atemdysfunktion, Hyperventilation oder in Angstzuständen sind die Ein- und Ausatmungsphasen oft auf weniger als drei Sekunden verkürzt.
Messen Sie den Zeitumfang eines kompletten Atemzyklus. Bei guter Funktion sollte er zehn Sekunden nicht unterschreiten.
Der Patient liegt nun auf dem Rücken, die Knie sind gebeugt. Legen Sie eine Hand knapp oberhalb des Nabels leicht auf und fordern Sie den Patienten auf, tief einzuatmen.
**Wird Ihre Hand zur Decke hin angehoben?**
**Ist die Abdominalmuskulatur entspannt?**
**Oder sinkt die Hand beim Einatmen Richtung Boden ab?**
Die ersten beiden Fragen sollten Sie bejahen, die letzte eindeutig verneinen können.
**Bewegte sich das Abdomen im Fall einer Anhebung als erster Teil des respiratorischen Mechanismus oder folgte es unzweckmäßig einer anfänglichen Bewegung des oberen oder unteren Brustkorbes?**
Bei paradoxer Atmung wird der Atmungsapparat in eben dieser unkoordinierten Weise eingesetzt.
Der Patient liegt auf dem Bauch. Beobachten Sie den Verlauf der Atemwelle, die sich beim Einatmen vom unteren Lendenbereich ausgehend fächerartig zur Nackenbasis ausbreitet. Diese Welle lässt sich durch Beobachtung der Procc. spinosi oder der paravertebralen Muskulatur bzw. durch leichte Palpation der Wirbelsäule oder paravertebralen Muskulatur erkennen.

## Querverweise zu anderen Palpationsbefunden

Alle im Rahmen dieser Übung beobachteten und palpierten Bewegungseinschränkungen und unkoordinierten Bewegungen lassen sich nun zu anderen Befunden in Beziehung setzen: Bewegungseinschränkungen an der Wirbelsäule, Dysfunktion von

Rippen und Schlüsselbein (☞ Kapitel 8), Verkürzung der Atem- und statischen Muskulatur sowie Triggerpunktaktivität, insbesondere in den Mm. intercostales (☞ Kapitel 4), Dysbalance der statischen Muskulatur, Dysfunktion im Beckenbereich, Beinlängendifferenz (☞ Kapitel 8), Beteiligung emotionaler Faktoren (☞ Kapitel 11). Durch Zusammenfügen der bisher beschriebenen Palpationsmöglichkeiten lässt sich bereits erworbene palpatorische Kompetenz weiter verfeinern.

## *Dokumentation der Befunde*

Die ☞ Kästen 9.1 und 9.2 geben Beispiele für Checklisten und die Dokumentation bei einer Dysfunktion des Atemsystems.

**Kasten 9.1: Verkürzung der Atem- und -hilfsmuskulatur: Befunderhebung (B = bilateral, bei beidseitiger Verkürzung markieren, L = links und R = rechts, bei einseitiger Verkürzung entsprechend markieren)**

| | | | | |
|---|---|---|---|---|
| 1. | M. psoas | B | L | R |
| 2. | M. quadratus lumborum | B | L | R |
| 3. | M. pectoralis major | B | L | R |
| 4. | M. latissimus dorsi | B | L | R |
| 5. | Pars descendens des M. trapezius | B | L | R |
| 6. | Mm. scaleni | B | L | R |
| 7. | M. sternocleidomastoideus | B | L | R |
| 8. | M. levator scapulae | B | L | R |
| 9. | Abflachung der Wirbelsäule (im Sitzen, Beine gebeugt) | Untere LWS<br>Mittlere BWS | Lumbodorsaler Übergang<br>Obere BWS | Untere BWS |
| 10. | Extensoren der HWS verkürzt? | Ja | Nein | |

**Kasten 9.2: Palpatorische Befunderhebung und Beurteilung**

**Im Sitzen**

| | | | | |
|---|---|---|---|---|
| a) | Symmetrische laterale Weitung des Brustkorbs?<br>Spezifikation: .................................... | | Ja | Nein |
| b) | Brustkorbweite bei normaler Atmung* | | Ausgeatmet | Eingeatmet |
| | | Von | .... cm | bis .... cm |
| c) | Brustkorbweite bei tiefer Atmung* | | Ausgeatmet | Eingeatmet |
| | | Von | .... cm | bis .... cm |
| d) | Unvollständige Ausatmung? | | Ja | Nein |
| e) | Anheben der Klavikula bei Einatmung? | | Ja | Nein |
| f) | Wenn „Ja": symmetrisch?<br>Spezifikation: .................................... | | Ja | Nein |
| g) | Paradoxe Atmung (Abdomen bei Inspiration eingezogen)? | | Ja | Nein |
| h) | Atemzyklus: Zeitumfang<br>Inspiration mindestens 5 Sekunden?<br>Dauer der Inspiration: .................... Sekunden | | Ja | Nein |

Exspiration mindestens 5 Sekunden? Ja Nein
Dauer der Exspiration: .................. Sekunden
Gesamter Zyklus mindestens 10 Sekunden? Ja Nein
Dauer des gesamten Zyklus: .............. Sekunden

i) Beurteilung der Bewegungseinschränkung der BWS
j) Liste und Skizze der Befunde

**In Bauchlage**

k) Beobachtung der „Atemwelle“ bei tiefer Atmung:
Wellenartige Bewegung von Sakrumbasis bis Nackenbasis erkennbar? Ja Nein
Anfangs- und Endpunkt der „Welle“? Untere LWS – Lumbodorsaler Übergang – Untere BWS – Mittlere BWS – Obere BWS

**In Rückenlage**

l) Bewegungseinschränkung der Rippen: Hochstand oder Tiefstand?
m) Asymmetrien der Atemfunktion (insbesondere laterale Weitung)?

*1. Messung der Brustkorbweitung: Der Patient sitzt. Der Therapeut sitzt oder steht vor ihm. Handposition: Daumenkuppen auf Linea mediana anterior, Zeigefinger auf Rippenschaft (z. B. sechste Rippe), Fingerspitzen zeigen nach posterior. Bei Inspiration Vergrößerung des Abstands zwischen den Daumen. Schnelle und genaue Methode zur Abschätzung der Weitung.
2. Alternative: Messung des Brustkorbumfangs in Aus- und Einatmung mit einem Maßband.

**Quellen**

Barral J-P, Mercier P. Visceral manipulation. Eastland Press, Seattle, 1988
Cummings J, Howell J. The role of respiration in the tension production of myofascial tissues. Journal of the American Osteopathic Association 90 (9), 1990, S. 842
Garland W. Somatic changes in hyperventilating subject – an osteopathic perspective. Presentation to Paris Symposion, 1994
Goldthwaite J, et al. Bodymechanics. Lippincott, Philadelphia, 1945
Kisselkova, Georgiev J. Applied Physiology 46, 1976, S. 1093–1095
Lewit K. Relation of faulty respiration to posture. Journal of the American Osteopathic Association 79 (8), 1980, S. 525–529
Lewit K. Manipulation in rehabilitation of the motor system. Butterworths, London, 1992
Lewit K. Manipulation in rehabilitation of the locomotor system. Butterworths, London, 1985
Pellegrino M. Fibromyalgia Network Newsletters. Tucson, Arizona, 1933/1994

# Pulstastung in der Traditionellen Chinesischen Medizin

Eine seit mehr als 5000 Jahren bestehende und ausgefeilte Diagnostik verdient Beachtung, auch wenn ihre Grundannahmen und Schlussfolgerungen dem heutigen medizinischen Denken konträr sind.

Auch die Pulsdiagnostik existiert in verschiedene Varianten und Interpretationsweisen. Die grundlegende Methodologie ist jedoch in allen Schulen gleich.

Als Palpationsübung sind die Methoden der Pulsdiagnostik sehr zu empfehlen, selbst wenn man die Interpretationen nicht nachvollziehen kann.

Das gilt auch für die Kranialpalpation. Dort steht ebenfalls außer Frage, dass bei der Untersuchung der „kranialen Impulse etwas" zu ertasten ist. Die Debatte entzündet sich lediglich an der Frage, was dieses „Etwas" ist und was es in Bezug auf die Gesundheit bedeutet.

## *Geschichte*

Mary Austin (1974) zufolge ist das Pulstasten auch ein wesentlicher Bestandteil der westlichen Medizin:

> „Wie viele Pulsschläge kommen auf einen Atemzug? Sind sie stark oder schwach, gleich- oder unregelmäßig? Welchen Eindruck hinterlässt der Blutstrom in einem Gefäß, das nahe der Oberfläche verläuft und somit leicht zu tasten ist: Ist er voll oder leer, kräftig oder schwach, straff gespannt oder sanft, regelmäßig oder unterbrochen usw.?"

## *Die Pulse in der TCM*

Das Pulsverständnis der TCM geht jedoch weit darüber hinaus:

> „Die entscheidende große Erkenntnis der Chinesen im Hinblick auf den Puls war, dass sich *aus diesem nicht allein der Gesundheitszustand des Gesamtorganismus, sondern der einzelnen inneren Organe ablesen lässt*: Ob dort wenig oder viel Energie vorhanden ist, ob das betroffene Organ mehr oder weniger gestaut ist, ob es zu schwinden scheint oder unzulänglich arbeitet, welchen Aktivitätsgrad es aufweist, ob Dominanz und Wechsel der Polaritäten in der richtigen Ordnung erfolgen usw. – all dies ist den Pulsen zu entnehmen."

Die Chinesen kennen 12 (laut einiger Quellen 14) Positionen auf dem Radialispuls, an denen Status und Funktion spezifischer Organe getastet werden können. Wie ist das möglich?

Dr. Austin gibt folgende Erklärung dazu:

> „Wenn Wasser durch einen elastischen Schlauch, z. B. aus Gummi oder Kunststoff, strömt, kann man diesen Strom fühlen, wenn man eine Fingerspitze leicht an den Schlauch anlegt. Dafür ist kaum Druck auf den Schlauch erforderlich. Lassen Sie die Fingerspitze eine Weile auf dem Schlauch ruhen, bis sich Ihnen das Gefühl des Strömens einprägt. Komprimieren Sie dann den Schlauch, indem Sie stetig zunehmenden

> Druck ausüben, bis Sie den Strom unterbrochen haben. Nun heben Sie den Finger wieder ganz wenig ab. Halten Sie diesen Druck und merken Sie sich, was Sie spüren. Ihre Fingerspitze registriert jetzt eine andere Empfindung als zu Beginn bei kaum merklichem Druck. Vielleicht nehmen Sie die Elastizität des Schlauches bei unterschiedlich starkem Druck deutlicher wahr, oder auch das Volumen des Wassers, seinen Druck, seine Fließgeschwindigkeit usw. Führen Sie Ihr Experiment fort, indem Sie den Schlauch auf verschiedenen Unterlagen palpieren. Auf einer harten Unterlage vermittelt er ein anderes Tastgefühl als auf einer weichen (z. B. einem gefalteten Handtuch). Dasselbe gilt, wenn sich zwischen Fingerspitze und Schlauch z. B. noch eine Gazeschicht befindet."

Man stelle sich nun statt des von Austin erwähnten Schlauches eine Arterie vor, statt der harten Unterlage einen Knochen und statt Gaze Weichteilgewebe. Dann wird verständlich, dass Fließvarianten palpatorisch unterscheidbar sind, je nachdem, was zwischen palpierendem Finger und Gefäß und darunter liegt.

## Übung 1 zum Spezialthema

Befestigen Sie einen Gummi- oder Kunststoffschlauch an einem Wasserhahn und führen Sie das Experiment wie von Austin beschrieben durch.
**Spüren Sie Unterschiede je nach Unterlage, auf der der Schlauch liegt, und Material zwischen dem Schlauch und Ihrer Fingerspitze?**

## Übung 2 zum Spezialthema

Lernen Sie die Pulstastung an sich selbst und an Patienten oder Kollegen. Nehmen Sie eine entspannte Sitzhaltung ein und tasten Sie mit der rechten Hand den Puls am linken Handgelenk. Legen Sie dazu den linken Handrücken in die rechte Handfläche und beugen Sie die Finger der rechten Hand so weit, dass sie über der A. radialis liegen. Legen Sie den Mittelfinger direkt unterhalb der Gelenkfalte auf Höhe des Proc. styloideus radii an. Ihr Zeigefinger ist dann auf der Handgelenkfalte nahe des Daumenballens platziert, der Ringfinger auf der dritten Pulsposition. (☞ Abbildungen 10 A und 10 B)
George Oshawa (1973) schreibt:

> „Das äußerste Ende des Fingers, die Fingerspitze, ist am sensibelsten. Mit ihr sollte der Puls getastet werden. Die Fingerendglieder stehen dabei senkrecht zur Ebene des Handrückens. Die Fingernägel müssen kurz geschnitten sein.
> Der oberflächliche Yin-Puls entspricht den Hohlorganen, der tiefe Yang-Puls den dichten Yang-Organen. Der oberflächliche Puls wird beurteilt, indem man sich zunächst in die Position einfühlt und dann allmählich den Fingerdruck steigert. Für die tiefe Pulstastung komprimiert man anfangs die Arterie vollständig und verringert dann allmählich den Druck. Der tiefe Puls sagt etwas über den Blutdruck und die grundsätzliche Zusammensetzung des Blutes aus, der oberflächliche Puls über den variablen Blutdruck."

Nehmen Sie die beschriebene Palpationshaltung ein und palpieren Sie mit der rechten Hand den linken Radialispuls.

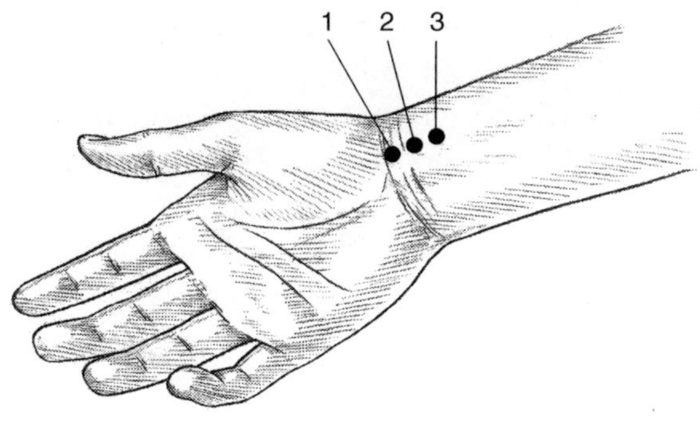


**Abbildung 10 A:** *Positionen für die Pulstastung in der TCM (rechte Hand).*

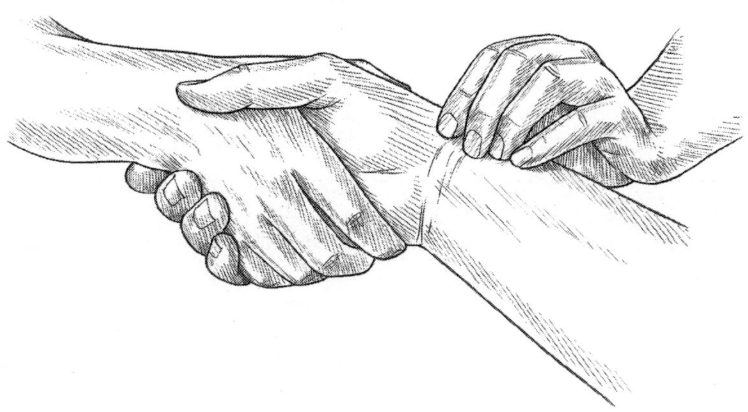

**Abbildung 10 B:** *Pulstastung in der TCM. Ein Finger nach dem anderen übt angemessenen Druck für eine oberflächliche oder tiefe Befunderhebung aus.*

Position 1 ist beim Zeigefinger, Position 2 beim Mittelfinger, Position 3 beim Ringfinger.

**Linkes Handgelenk**

Position 1: Dünndarmmeridian (oberflächlicher Druck), Herzmeridian (tiefer Druck)

Position 2: Gallenblasenmeridian (oberflächlicher Druck), Lebermeridian (tiefer Druck)

Position 3: Blasenmeridian (oberflächlicher Druck), Nierenmeridian (tiefer Druck)

**Rechtes Handgelenk**

Position 1: Dickdarmmeridian (oberflächlicher Druck), Lungenmeridian (tiefer Druck)

Position 2: Magenmeridian (oberflächlicher Druck), Milzmeridian (tiefer Druck)

Position 3: Dreifacher Erwärmer (San Jiao; oberflächlicher Druck), Kreislauf (tiefer Druck)

*Anmerkung:* Laut Oshawa gilt die erwähnte Organzuordnung der Pulse der rechten und linken Hand nur für Männer. Bei Frauen sei sie genau umgekehrt. Solche fragwürdigen Feststellungen verdeutlichen, weshalb viele im westlichen System ausgebildete Therapeuten Schlussfolgerungen aus der TCM-Pulsdiagnostik nur schwer akzeptieren können.

Vereinfacht dargestellt erlauben die Pulse folgende Deutung (nach Stiefvater 1956):

> „Klein, dünn, fein – Insuffizienz.
> Voll und hart – Hypertonie und Überfunktion.
> Weich und stark – Entzündung.
> Klein, hart, pointiert – Spastizität, Kontraktur. Das dazugehörige Organ ist gewöhnlich schmerzhaft.
> Überströmend und ausgedehnt – exzessiver Zustand, in der Regel mit Entzündung und Schmerzhaftigkeit einhergehend.
> Sehr schwach, kaum wahrnehmbar – Erschöpfung der Energiereserven."

Beim Palpieren sollte man versuchen, ein Gefühl für Normales (Bewertung 4), ein Übermaß (Bewertung 5 bis 8) und einen Mangel (Bewertung 0 bis 3) zu entwickeln. Denis Lawson-Wood (1965) zufolge entspricht eine Bewertung von 0 einem annähernd leblosen Individuum, wogegen 8 einen Patienten im Extremzustand kennzeichnet.

> „Wenn der Therapeut den Puls tastet, ‚lauscht' er ungefähr so darauf, wie man dem Spiel eines Orchesters zuhört, wobei jeder Puls ein Instrument repräsentiert. Gemeinsam sollte sich eine fröhliche, harmonische ‚Melodie' ergeben. Ist die Melodie nicht heiter und harmonisch, ist zumindest eines der Instrumente nicht richtig gestimmt, und der Therapeut muss herausfinden, um welches es sich handelt. Als Therapeut müssen Sie entspannt und aufnahmebereit sein. Während Sie die Pulse einzeln palpieren, sagen Sie sich: ‚Jetzt lausche ich dem (Name des Meridians) Puls und höre und verstehe, was er mir zu sagen hat'."

Experten zufolge werden die zuverlässigsten Ergebnisse erzielt, wenn Sie oder der Patient vor der Befunderhebung mindestens zehn Minuten geruht haben. Als beste Tageszeit für eine Pulsdiagnostik gilt die Spanne zwischen 5.00 und 13.00 Uhr.

Diese Übung soll ein Gefühl für die einzelnen Varianten vermitteln, die sich in den unterschiedlichen Pulspositionen tasten lassen. Es wird nicht erwartet, dass man auf dieser Basis eine Diagnose stellt oder die Deutungen der TCM akzeptiert. Man sollte sich nur bewusst werden, welche Interpretationsvorschläge die TCM bereithält.

**Quellen**

Austin M. Acupuncture Therapy. Turnstone Books, London, 1974
Lawson-Wood D. Five elements of acupuncture and Chinese massage. Health Science Press, Rustrington, Sussex, 1965
Oshawa G. Acupunctur and the philosophy of the Far East. Tao Publications, Boston, Mass., 1973
Stiefvater. Akupunktur als Neuraltherapie. Haug, Heidelberg, 1956

# 10 Palpation ohne Berührung (die therapeutische Berührung)

Seit vielen Jahren werden Manipulationsmethoden ohne Berührung wissenschaftlich erforscht. Darunter fallen Handauflegen, Bioenergie, spirituelles Heilen, Fürbitten, Fernheilung, Qigong, Reiki, Chakren-Balance u. v. a. m.

Dr. Daniel Benor (1992) hat die Ergebnisse gesammelt, zusammengestellt und kommentiert.

Die Ergebnisse zahlreicher klinischer Studien zum Heilen ohne Berührung sind hinsichtlich ihres Umfangs und ihrer Tragweite mehr als verblüffend. Sie reichen von günstigen Veränderungen bei Patienten mit Angststörungen, Schmerzsyndrom und chronischen Kopfschmerzen über eine Verbesserung der Hämoglobin- und Hämatokritwerte bis zur Heilung von Hautwunden. Des Weiteren werden Senkung des Blutdrucks, signifikant reduzierte Komplikationsraten bei Patienten auf einer kardiologischen Station, erfolgreiche Schlaganfallprävention bei Patienten mit Hypertonie sowie Besserung von Kurzsichtigkeit erwähnt.

Angesichts der nachweislichen Wirkung dieser Methoden bei der Erholung der Enzyme, an Einzellern, Pilzen, Bakterien, Pflanzen und Tieren und nicht zuletzt Menschen verbietet es sich, diese mit der Bemerkung, „das spielt sich doch alles nur im Kopf ab“ vom Tisch zu wischen.

Natürlich handelt es sich im strengen Sinn nicht um Palpation oder Manipulation der Gewebe, wenn die Hände über einen Körper gehalten werden. Es muss jedoch erforscht werden, was zwischen dem eindeutig Körperlichen und dem Anderen, jenseits der Körperoberfläche Palpierbaren liegt. Wie der Arbeit von Fritz Smith (und anderen, die mit „Energie“ arbeiten, ☞ Kapitel 5) zu entnehmen ist, hilft es bei der Betätigung auf diesem bisher unklar umrissenen Gebiet, ein Energiefeld/einen Energiekörper zu „visualisieren“.

## Die therapeutische Berührung

Die von Dolores Krieger entwickelte therapeutische Berührung stellt eine moderne Variante des Handauflegens dar, bei der der Körper des Patienten kaum berührt wird, oder die Hand in heilender Absicht in einigem Abstand von der Körperoberfläche gehalten wird. Inzwischen erlernen weltweit viele Pflegekräfte diese Methode. Jüngste Untersuchungen haben ihren therapeutischen Nutzen bestätigt.

Keller und Bzdek (1989) berichten über einen faszinierenden, wenngleich schwer nachvollziehbaren Effekt, der unter kontrollierten Bedingungen erzielt wurde.

Sechzig unter Spannungskopfschmerzen leidende Patienten, die freiwillig an dieser Studie teilnahmen, wurden in zwei Gruppen randomisiert. Die erste Gruppe wurde mit therapeutischer Berührung behandelt: fünfminütigem Energieausgleich (Energy-Balancing) ohne Berührung in heilender Absicht. Bei der zweiten Patientengruppe wurde scheinbar in der gleichen Weise verfahren: gleiches Anlegen der Hand usw. Allerdings konzentrierte sich der Therapeut währenddessen bewusst auf eine Kopfrechenaufgabe.

Die Patienten beider Gruppen waren angewiesen, während der wirklichen und der Plazebo-Behandlung ruhig zu sitzen und tief zu atmen. *In keiner Gruppe wurde körperlicher Kontakt hergestellt.*

Vor, unmittelbar nach und vier Stunden nach jeder wirklichen bzw. Plazebo-Therapiesitzung füllten die Patienten den standardisierten McGill-Melzak-Schmerzfragebogen aus. 90 % der mit therapeutischer Berührung behandelten Patienten gaben eine anhaltend verminderte Kopfschmerzintensität an, die durchschnittliche Schmerzreduktion betrug 70 % und war doppelt so hoch wie unmittelbar nach der therapeutischen Berührung.

Die therapeutische Plazebo-Berührung verminderte bei 80 % der Patienten den Schmerz, jedoch lediglich um 37 % und nur für kürzere Zeit. Die Hälfte der Patienten in der Plazebo-Gruppe nahm binnen vier Stunden nach der Behandlung wieder Schmerzmittel ein, verglichen mit fünf Patienten in der tatsächlich therapierten Gruppe.

## *Verfahren und Konzepte*

Was genau haben die Therapeuten getan? Keller und Bzdek beschreiben es folgendermaßen:

> „Zunächst zentrierte sich der Therapeut, brachte sich in einen Zustand meditativer Ruhe und konzentrierte sich darauf, dem Patienten zu helfen. Dann strich er mit den Händen in 15 – 30 cm Abstand ohne physischen Kontakt über den Körper, prüfte dessen Energiefeld ... und ließ akkumulierte Spannung aus dem Feld entweichen. Danach ließ er seine Hände im Umfeld von (nicht auf) dem Kopf oder Solarplexus ruhen, in einem Gebiet, wo er ein Energieungleichgewicht oder -defizit spürte, und leitete Lebensenergie zum Patienten."

Wer sich bisher noch nicht mit diesen Methoden befasst hat, möchte vielleicht tiefer in das Geschehen unter diesen Gegebenheiten eindringen und begreifen, wie man Energiefluktuationen „fühlen" kann, was anscheinend mit einiger Übung gelingt.

Als Einstieg und zum Verständnis, wie diese therapeutischen Interventionen vonstatten gehen, werden nachfolgend Methoden vorgestellt, die verschieden Fachleute auf dem Gebiet des Palpierens und Therapierens mit „Energie" empfehlen.

## *Dr. Dolores Krieger*

In den 60er Jahren des 20. Jahrhunderts wurde eine Reihe von Experimenten mit Enzymen, Pflanzen und Tieren durchgeführt. Dabei konnte gezeigt werden, welche günstigen schützenden Wirkungen das „Handauflegen“ gegen die unterschiedlichsten negativen Einflüsse hatte, von Mangelernährung bis Strahlenbelastung. Richard Gerber (1988) gibt in seinem Buch *Vibrational medicine* eine kurze Zusammenfassung dieser Untersuchungen.

Die Veröffentlichungen erregten die Aufmerksamkeit von Dolores Krieger, Professorin für Pflegewesen an der New York University. Insbesondere die Untersuchungen von Dr. Bernard Grad von der McGill University faszinierten sie. Er konnte eine Chlorophyllzunahme bei Pflanzen nachweisen, die mit von Heilern „behandeltem“ Wasser gegossen worden waren. Krieger begann, das Potential dieser Methoden für den Humanbereich zu erforschen. Ausgangspunkt war, dass Chlorophyll und Hämoglobin chemisch identisch sind, abgesehen davon, dass ersteres ein Magnesiumatom anstelle des Eisenatoms besitzt. Folglich müsste es möglich sein, so die Überlegung, den Hämoglobinspiegel des Menschen mit ähnlichen Mitteln anzuheben.

Ein Heiler, der an dem Pflanzenexperiment mitgewirkt hatte, stattete eine Gruppe von Kranken mit „magnetisch geladenen“ Baumwollrollen aus, die sie bei sich tragen sollten. Außerdem legte er den Patienten die Hand auf. Ein Jahr später wurden sie mit einer nicht auf diese Weise „behandelten“ Kontrollgruppe verglichen. Wie sich herausstellte, wiesen die Patienten der ersten Gruppe deutlich erhöhte Hämoglobinwerte auf. Weitere Versuche bestätigten dieses Ergebnis und veranlassten Dr. Krieger, ihre „therapeutische Berührung“ genannte Methode an Oberschwestern weiterzugeben. Inzwischen war sie zu der Überzeugung gelangt, dass es sich bei dem Manipulierten um *prana* (Lebensenergie), wie in der Hindu- und Yogatradition beschrieben, handelte.

Vereinfacht ausgedrückt verstand man unter dieser Methode das Ausbalancieren eines Energiefeldes, das durch Krankheit oder Prädisposition für Krankheit gestört oder geschwächt worden war. Grundsätzlich gesunde Individuen verfügen über einen Energieüberschuss. Sie können diesen zum Wohle anderer, energiegestörter Menschen einsetzen. Der körperliche und emotionale Gewinn ist groß.

Nach Kriegers Überzeugung besitzt jeder das Potential, in dieser Weise zu heilen (ihr Buch *The therapeutic touch* [Krieger 1979] sei an dieser Stelle nachdrücklich empfohlen). Es lässt sich mit einfachen Mitteln entfalten. Wer es aktualisiert, kann vor allem eine tiefe, allgemeine Entspannung herbeiführen und erwirbt die Fähigkeit, Schmerzen zu lindern. Unabdingbare Voraussetzung der therapeutischen Berührung ist das „Zentrieren“. Dabei lernt der Therapeut, in sich selbst einen Punkt der Ruhe und Stabilität zu finden. In Kriegers Worten:

> „Das Zentrieren ... kann man sich vorstellen als einen Ort des Inneren Seins, einen Ort der Ruhe in uns selbst, wo wir ganz heil, bei uns selbst und fokussiert sind. Wer in Meditation und Tiefenentspannung bewandert ist, kennt diesen Ort gut. Er lässt sich nicht durch angestrengtes Bemühen finden. Es ist eine bewusste, nach innen gerichtete Aufmerksamkeit, ein ‚müheloses Bemühen‘, das abstrakt und zugleich erfahrbar ist.“

Anleitungen, wie dieser Ruhezustand zu finden ist, würden den Rahmen dieses Buches sprengen. Es gibt eine Vielfalt an Materialien und Gelegenheiten, einzeln oder in einer Gruppe zu lernen, wie man diesen Zustand erreicht, der „Ausgewogenheit, Gleichgewicht und Ruhe ist, in die das Zentrieren mündet".

Ist dies gelungen, gibt Krieger klare Anleitungen für das Palpieren von Energien.

**Übung 10.1** Empfohlene Dauer: 10 Minuten

## Das Palpieren von Energie

Zentrieren Sie sich. Setzen Sie sich bequem hin. Beide Füße sind auf den Boden aufgesetzt, die Handflächen einander zugewandt.

Die Ellenbogen liegen nicht am Rumpf an, die Unterarme sind nicht abgestützt. Führen Sie die Handflächen so nahe wie möglich aufeinander zu, ohne dass sie sich berühren (u. U. weniger als 0,5 cm Abstand). Entfernen Sie diese dann langsam rund 5 cm voneinander und nähern Sie sie anschließend wieder an (Abstand 0,5 cm). Danach vergrößern Sie den Abstand auf 10 cm, bevor Sie langsam in die Ausgangsposition zurückkehren. Beim nächsten Mal vergrößern Sie den Abstand auf 15 cm. Alle Bewegungen werden sehr langsam ausgeführt (☞ Abbildung 10.1).

**Spüren Sie etwas, wenn Sie die Hände einander annähern?**

**Entsteht in dem kleinen Raum vielleicht eine Art Druck?**

**Spüren Sie etwas anderes, vielleicht ein Kribbeln oder Vibrieren?**

Entfernen Sie Ihre Handflächen nun 20 cm voneinander. Nähern Sie diese diesmal aber nicht sofort wieder an, sondern in kleinen Schritten von etwa 5 cm: erst auf 15 cm, dann 10 cm, 5 cm, bis Sie die Ausgangsposition erreicht haben. Halten Sie auf jeder Zwischenstufe an und prüfen Sie, was Sie zwischen Ihren Händen fühlen (☞ Abbildung 10.2).

**Spüren Sie, dass Sie etwas zwischen Ihren Händen zusammendrücken? Spüren Sie ein Federn?**

**Wenn ja, wann war es erstmals wahrnehmbar?**

Wiederholen Sie diese Übung immer wieder, mindestens eine Minute lang.

Versuchen Sie auszumachen, was Sie spüren. Merken Sie sich, wie sich das elastische, federnde Energiefeld zwischen Ihren Händen anfühlt.

**Spüren Sie Hitze, Kälte, ein Kribbeln, Pulsieren oder etwas ganz anderes?**

Diese Übung können Sie ausführen, sooft Sie einen Augenblick Zeit haben, bis Sie sicher sind, dass das, was Sie spüren, real ist, und Sie mit seinen Merkmalen vertraut sind. Führen Sie die Übung mit geöffneten und geschlossenen Augen aus und prüfen Sie, was sich am besten für Sie eignet. „Es hört nicht auf der Haut auf", so Krieger. Diese Übung ist der Beweis. Sie erwerben dadurch die nötige Empfindsamkeit, therapeutisch zu berühren.

Krieger bietet eine Reihe von Übungen an, die Ihnen schrittweise bewusst machen, wie groß Ihr Potential in diesem Bereich ist. Das erwähnte Buch ist unverzichtbares Lehrmaterial für jeden, der an dieser Methode interessiert ist.

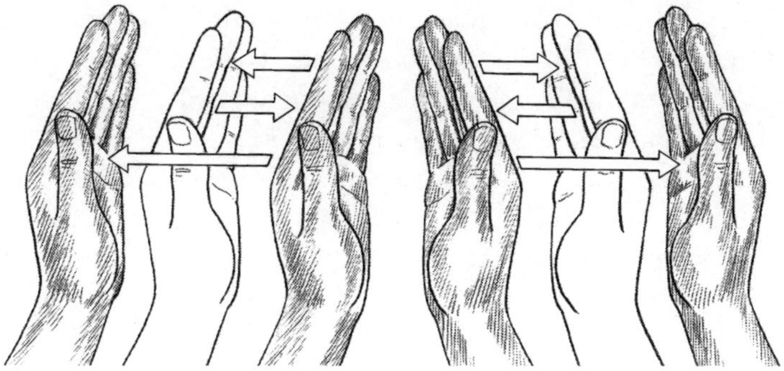

**Abbildung 10.1:** *Führen Sie die Hände möglichst nahe zusammen, ohne dass sich die Handflächen berühren. Dann bringen Sie diese auf ca. 5 cm Abstand. Führen Sie die Hände anschließend langsam in die Ausgangsstellung zurück. Wiederholen Sie den Vorgang, wobei Sie den Abstand zwischen den Händen jedes Mal um 5 cm vergrößern, bis er 20 cm beträgt.*

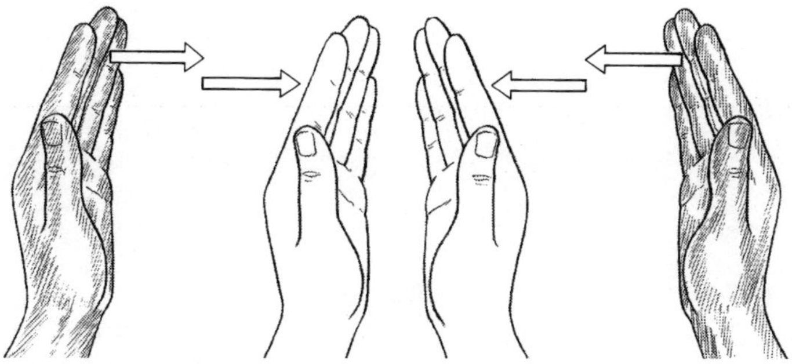

**Abbildung 10.2:** *Führen Sie die Hände aus einem Abstand von ca. 20 cm langsam stufenweise aufeinander zu. Prüfen Sie nach jeweils 5 cm, ob Sie zwischen Ihren Händen ein Federn oder Elastizität spüren.*

**Übung 10.2** **Empfohlene Dauer: 10 – 15 Minuten**

## Untersuchung des Energiefeldes

Wenn Sie im Palpieren von Energie einige Fertigkeit erworben haben und sich zentrieren können, untersuchen Sie das Energiefeld Ihres Patienten wie folgt:
Der Patient/Partner sitzt oder liegt. Platzieren Sie Ihre Hände 5 – 8 cm von der Hautoberfläche entfernt. Beginnen Sie z. B. am Kopf. Prüfen Sie die linke Seite vom Kopf und vergleichen Sie diese mit der rechten.
Lassen Sie Ihre Hände in dieser Weise vom Schädeldach über das Gesicht zum Kinn gleiten. Dies dauert etwa zehn Sekunden. Nehmen Sie bewusst wahr, was Sie spüren, z. B. Veränderungen der Empfindungen, der Temperatur usw. Denken Sie jedoch nicht darüber nach, ob Sie nun etwas gespürt haben oder nicht. Nehmen Sie einfach auf, was durch Ihre Hände zu Ihnen dringt.

Bewegen Sie Ihre Hände allmählich über die ganze Vorderseite des Körpers und dann über die Rückseite. Die Bewegung ist langsam und gleichmäßig.
Ist der Überblick abgeschlossen, überprüfen Sie nochmals Bereiche, die Ihnen auffällig erschienen. Überprüfen Sie Ihren ersten Eindruck.
Möglicherweise nehmen Sie in Bereichen mit einem erheblichen Unterschied des Energiefeldes durch Ihre Hände Temperaturfluktuationen wahr. Vielleicht spüren Sie auch eine Druckveränderung, ein Kribbeln, Vibrationen, Empfindungen wie bei einem Stromschlag oder Pulsationen.
Alles kann von Bedeutung sein. Merken Sie sich und dokumentieren Sie, was Sie spüren.

**Übung 10.3** **Empfohlene Dauer: 5 Minuten**

## Erste Übersicht über die Chakren

Entspannen und zentrieren Sie sich. Verschaffen Sie sich eine Übersicht über den Körper Ihres Patienten/Partners. Spüren Sie Abweichungen oder Veränderungen in Beschaffenheit und Art des Energiefeldes an den Stellen, wo die „Chakren" liegen, wie in Kapitel 5 (☞ S. 150) von Upledger beschrieben (☞ Abbildung 10.3)?

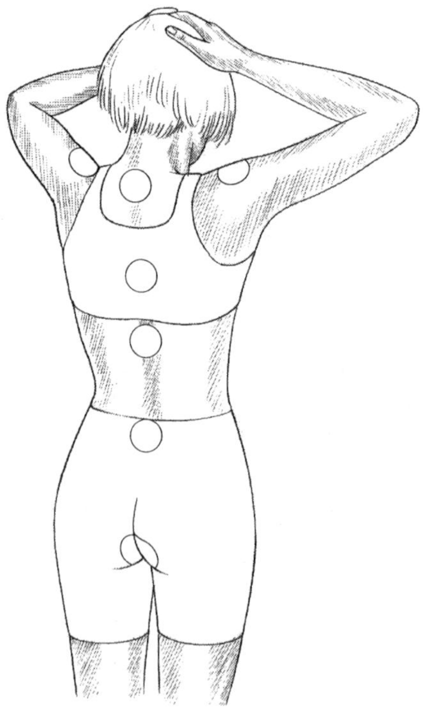

**Abbildung 10.3:** *Lage der „Energiefelder (oder Chakren)" im Wirbelsäulenbereich.*

Vergleichen Sie, was Sie am Ort der Chakren bei einem „normalen“, energetisch gesunden Individuum und bei einem kranken wahrgenommen haben.
Beobachten Sie, ob zwischen bestimmten Formen schlechten Befindens und bestimmten Energiefluktuationsmustern eine Beziehung besteht.
Dokumentieren Sie Ihre Befunde.

## Das Konzept von Brugh Joy

Neben Dr. Kriegers Buch bietet auch *Joy's way* von Dr. Brugh Joy (1979) eine durchdachte, gut lesbare Einführung in die energetische Medizin. Es finden sich viele Anklänge an Krieger, aber auch viel Neues. Zudem enthält das Buch umfangreiches Material, mit dessen Hilfe der Leser seine Wahrnehmungsfähigkeit für strahlende Energiefelder schulen kann. Außerdem gibt der Autor Anleitungen zur „Übertragung von Energie auf andere Personen“.

Joy bezeichnet seine Methode als „Transformationstherapie“. Er betont, dass jeder Übungsblock gemeistert sein müsse, bevor man den nächsten in Angriff nimmt. Die einzelnen Übungsblöcke werden unter folgenden Überschriften beschrieben:
1. Resonanzzirkel
2. Erkundung hochverstärkter musikalischer Klänge
3. Modifizierte Spiralmeditation
4. Dyadische Übungen
5. Triadische Übungen
6. Scannen mit der Hand
7. Energietransfer.

Ein Blick auf diese Liste zeigt, dass Joy beträchtliche Leistung verlangt, bevor Kriegers Ausgangspunkt erreicht ist. Sein Buch gibt eingehende Anweisungen, wie die ersten fünf Forderungen zu erfüllen sind. Es lohnt sich, seine Beschreibung des manuellen Scannens der Chakren zu studieren, da sie die Grundzüge seines Ansatzes enthält.

> „In der Phase des Scannens mit der Hand bei der Arbeit mit Körperenergie muss der Therapeut sein Bewusstsein vollständig öffnen. Er wird ganz und gar aufnahmebereit, und seine ganze Wahrnehmungsfähigkeit zentriert sich auf die Hand bzw. Hände. Das Bewusstsein tritt sozusagen in die Haltung eines Zeugen. Die eigenen Gedanken dürfen keinesfalls in das Umfeld der Person projiziert werden, die gescannt werden soll. Die Aufgabe besteht ja darin, eben diesen Raum zu erkunden und herauszufinden, was sich dort eigentlich vorfindet. Die Hand, die diese Aufgabe übernimmt, ist entspannt. Die Finger berühren sich nicht. Sie dürfen leicht gebeugt sein wie die Fingers des Tänzers im klassischen Ballett. Eine straffe, flache Hand mit geschlossenen Fingern eignet sich als Detektor bei weitem nicht so gut.“

Joy rät, lange Ärmel hochzukrempeln und die Haut des Unterarmes zu entblößen, da diese oft ein empfindsamerer Detektor als die Hand sei.

Des Weiteren empfiehlt er, dass der Anfänger zunächst nur mit der rechten Hand arbeiten solle (falls er Rechtshänder ist). Es sei schwierig, anfangs mit beiden Händen gleich gut zu arbeiten. Mit zunehmender Praxis würden beide Hände gleich sensibel.

Das Bewegungstempo spielt eine große Rolle: Sind die Bewegungen zu schnell, kann der Geist die Sinneseindrücke nicht aufnehmen. Sind sie dagegen zu langsam, wird die eigene Energie des Therapeuten von der Körperoberfläche reflektiert, und alle Oberflächen fühlen sich gleich an. Ein Bewegungstempo von etwa 30 cm in zwei Sekunden ist angemessen (schneller als die von Krieger nur für das Gesicht empfohlenen zehn Sekunden).

Häufig fühlt sich der Anfänger „überladen" und spürt ein charakteristisches Kribbeln oder Pulsationen, u. U. sogar ein dumpfes Ziehen oder Schmerz. Solche Empfindungen sperren eintreffende Wahrnehmungen aus. Joy rät, in diesem Fall die Hände zu schütteln oder auf dem eigenen Oberschenkel auszuschlagen. Zu solchen störenden Empfindungen kann es kommen, wenn der Therapeut sich zu intensiv *bemüht*. Diese Anstrengung ist beim Palpieren der Energiefelder unnötig. Die Empfindung muss von alleine entstehen.

Joy vergleicht den Lernprozess dieser subtilen Palpation mit den Bemühungen von Medizinstudenten, die Herzgeräusche zu auskultieren lernen: „Als Erstes müssen sie lernen, wo sie ihre akustische Aufmerksamkeit zu zentrieren haben, denn das normale Gehör blendet den Bereich aus, in dem diese Töne zu empfangen sind. Das gilt auch und jedenfalls anfangs für das subtile Tastgefühl."

Die Hand sollte laut Joy beim Scannen 20 – 30 cm von der Körperoberfläche entfernt sein. Der Patient liegt auf dem Rücken auf einem Holzbett oder -tisch (Metall stört das Energiefeld). Aller Schmuck, Gürtelschnallen aus Metall und Armbanduhren sollten abgelegt werden. Der Patient sollte sich entspannt fühlen, er darf sich bewegen (sich z. B. kratzen oder recken), wenn ihm danach zumute ist, sollte jedoch möglichst nicht sprechen.

Joy empfiehlt, zu Anfang den Puls des Patienten zu nehmen. Auf diese Weise stimmt sich der Therapeut auf seinen Patienten ein. Mit der anderen Hand scannt er zunächst über Brust, Oberkörper und unterem Abdomen, denn an diesen Zonen sind die Energiefelder besonders stark und leicht zu erfassen. Joy zufolge sollte man seitlich neben dem Körper beginnen, die Hand dann zur Mitte und weiter zur anderen Seite führen, sodass gegebenenfalls ein Kontrast spürbar wird. Je vertrauter der Therapeut damit wird, wie sich ein Energiefeld „anfühlt", desto belangloser ist diese Abfolge. Joy rät, die Augen geschlossen zu halten (wie bei der Palpation von Haut und Muskeln, zur besseren Konzentration).

Joy gibt einen entscheidenden Hinweis: „Man spürt Energiefelder nicht, wenn man die Hand darüber hält, *wohl aber, wenn man sie durch diese hindurch führt.* Dies ist ein grundlegendes Prinzip. *Während des Scannens muss sich die Hand ständig bewegen. Sie muss immer wieder in ein Feld ein- und wieder heraustreten.*"

Dieses „Durchschneiden" der Energiefelder auf unterschiedlichen Ebenen verdeutlicht folglich ihre Form, ihren Abstand von der Körperoberfläche, ihre Dichte und ihren „Gesundheitsgrad".

Wie Joy bemerkt, kann er aufgrund jahrelanger Erfahrung ein Energiefeld aus zwei- bis dreimal größerer Entfernung von der Hautoberfläche erkennen als ein Anfänger. Anfangs ist es bereits ein Erfolg, wenn der Therapeut einen Energiestrudel oberhalb eines Chakra wahrnimmt. Die Strudel über dem Lendenbereich und dem Schädeldach sind relativ leicht wahrzunehmen. Während die Hand von einem Chakra zum nächsten geführt wird, sollten Intensitätsunterschiede deutlich werden.

Beim Palpieren der Zone über dem Kehlkopf-Chakra muss der Patient kurz den Atem anhalten, um das Scannen nicht zu stören. Anfänger sollten nach Möglichkeit in einer Gruppe üben, denn die unterschiedlichen Lernerfahrungen können den Lernprozess insgesamt beschleunigen. Nach Scannen der Körpervorderseite dreht sich der Patient auf den Bauch, und die Rückseite wird auf die gleiche Art beurteilt.

**Übung 10.4** **Empfohlene Dauer: 7 – 10 Minuten**

### Scannen der Chakren ohne Orientierungshilfe

Scannen Sie die Körperrückseite vom Kopf bis zum Steißbein, ohne sich zuvor anhand eines „Plans" zu vergewissern, wo die Energiefelder besonders dicht sind. Vergleichen Sie anschließend Ihre Befunde mit einer entsprechenden Abbildung.

**Übung 10.5** **Empfohlene Dauer: 10 Minuten**

### Scannen durch ein anderes Medium hindurch

Der Patient liegt auf dem Bauch. Palpieren Sie die Energiefelder der Körpervorderseite durch Scannen unter dem Tisch. Vergleichen Sie die Ergebnisse mit den Befunden beim Patienten in Rückenlage. Das Energiefeld soll die Substanz des Tisches problemlos durchdringen und in gleichem Abstand vom Körper wie zuvor palpierbar sein. Bevor Sie Energie zu übertragen versuchen (wie bei der therapeutischen Berührung), sollten Sie einen Scan in der beschriebenen Weise ausführen können. Joy rät dringend, so lange zu üben, bis alle Chakren mühelos aufgefunden werden. Es würde den Rahmen des vorliegenden Buches sprengen, auf diese Phase der Energiearbeit einzugehen. Sein vorrangiges Anliegen ist das Aufspüren der Energiefelder und etwaiger Ungleichgewichte darin.

Folgt man den Anleitungen von Krieger und Joy (und nachstehend referierter Autoren), so erschließt sich diese Art der Palpation. Der interessierte Leser findet in den zitierten Büchern weiterführende Anregungen.

## *Die Methode von Brennan*

Barbara Ann Brennan (1987) erläutert in ihrem Buch über ihren Heilansatz durch die menschlichen Energiefelder, was aus der naturwissenschaftlichen Forschung bisher bekannt ist und was sich einer entsprechenden Erklärung noch entzieht. Parallel dazu bietet Brennan eine Reihe von Übungsaufgaben an, die es dem Leser erlauben, Kompetenz zu erwerben und selbstbewusst in diesem Bereich zu arbeiten.

Brennan beschreibt eine Serie von Übungen, die dabei helfen, die menschliche Aura (das Energiefeld) zu visualisieren. Sie versteht darunter einen Ausdruck der universellen Energie, die mit dem (menschlichen) Leben eng verwoben ist. Dieses Energiefeld gliedert sich in mehrere „Schalen" oder „Körper", die ineinander greifen. Jede folgende Schale ist durch feinere Vibrationsqualitäten als die vorangehende charakterisiert.

**Übung 10.6** **Empfohlene Dauer: 10 – 15 Minuten**

## Gruppenarbeit

Die Gruppe bildet einen Kreis und hält sich an den Händen. Versuchen Sie, einen pulsierenden Energiestrom zu erspüren. In welche Richtung strömt er? (Fast immer von links nach rechts durch den Kreis.) Fragen Sie Ihre Nachbarn, ob sie dasselbe spüren. Bewegen Sie sich nicht, verändern Sie den Handkontakt nicht, aber „halten Sie den Energiefluss an", wie Brennan es ausdrückt. Alle Personen im Kreis sollten die Energie einen Moment lang zur Ruhe bringen, um diese dann wieder strömen zu lassen. Wiederholen Sie die Übung mehrfach, bis der Unterschied zwischen Energiefluss und -stillstand deutlich ist.

**Übung 10.7** **Empfohlene Dauer: 10 Minuten**

## Energietransfer

Sie sitzen einem Partner gegenüber. Ihre Handflächen sind einander zugewandt. Lassen Sie die Energie ungehindert strömen. Dann lassen Sie Energie aus Ihrer linken Hand in die Hände des Partners fließen. Halten Sie den Vorgang an und führen Sie Energie aus den Händen des Partners in Ihre rechte Hand. Kehren Sie diese Ströme um und bringen Sie diese schließlich zum Stillstand. Dann versuchen Sie, Energie aus beiden Händen in die Hände des Partners zu „schieben" und anschließend wieder „aufzusaugen". Eine Art Kitzeln, ein „Kribbeln oder Druckgefühl" wie von statischer Elektrizität signalisiert, dass die Energiefelder die Haut oder einander berühren. „Schieben, Ziehen und Halten sind die drei Grundformen der Energiemanipulation beim Heilen", so Brennan.

**Übung 10.8** **Empfohlene Dauer: 10 Minuten**

## Energiemanipulation

Brennan empfiehlt, einleitend Kriegers Übung (☞ Übung 10.1) auszuführen und das Energiefeld zwischen den Händen zu spüren. Dabei werden die Hände in unterschiedlichen Abstand gebracht und wieder langsam einander angenähert, bis die kom-

primierte Energie zwischen ihnen spürbar ist. „Wenn Ihre Hände 3 cm voneinander entfernt sind [während Sie die Kompressionskraft spüren], haben Sie die Ränder Ihres ätherischen Körpers in Berührung gebracht (erste Schale der Aura). Bei 7 – 10 cm Abstand berühren sich die äußeren Ränder Ihres emotionalen Körpers (zweite Schale der Aura)."
Halten Sie die Hände in 18 cm Abstand. Zeigen Sie mit dem rechten Zeigefinger auf die linke Handfläche und zeichnen Sie mit diesem langsam Kreise. Schließen Sie die Augen und zentrieren Sie sich. Spüren Sie die Fingerbewegung als Kitzeln in der Handfläche?

**Übung 10.9** **Empfohlene Dauer: 10 – 15 Minuten**

### Energievisualisierung

Dämpfen Sie das Licht im Raum. Stellen Sie sich vor eine leere weiße Wand. Heben Sie die Hände vor Ihr Gesicht, etwa 60 cm von den Augen entfernt. Die Fingerspitzen sind zueinander gerichtet. Entspannen Sie Ihren Blick. Betrachten Sie mit entspanntem, sanftem Blick den Zwischenraum zwischen Ihren Fingerspitzen, der etwa 4 – 5 cm betragen sollte.
Bewegen Sie die Fingerspitzen ein wenig voneinander weg oder aufeinander zu oder bewegen Sie die eine Hand ein wenig nach oben und die andere nach unten. Achten Sie darauf, was Sie zwischen den Fingern oder im Umfeld Ihrer Hände sehen.
Brennan beschreibt, was 95 % der Menschen dabei erleben: „Die meisten Menschen sehen ein Flimmern um ihre Finger und Hände ... Es ähnelt dem Hitzeflimmern über einem Heizlüfter. Manchmal ist es farbig, hat z. B. einen blauen Schimmer ... Die Energiekörper ziehen sich wie Weichkaramell zwischen den Fingern, wenn das Flimmern der einzelnen Fingerspitzen Kontakt zur Gegenseite aufnimmt."
Wenn Sie die Fingerspitzen gegeneinander verschieben, folgt das Flimmern eventuell zunächst dem alten Muster und springt dann über zur jetzt nächstgelegenen Fingerspitze.

## *Energieblockaden*

Brennan führt den Leser durch immer komplexere Übungen, bis er imstande ist, die subtilen Energien zu palpieren und zu manipulieren, die jeden umgeben.

Ihre Anleitungen zur Identifikation und Interpretation von „Energieblockaden" sind für jeden Körperarbeiter von praktischem Wert. Sie ordnet diese Blockaden sechs Kategorien zu. Deren Entstehung hängt nach Brennans Überzeugung weitgehend davon ab, wie man sein „energetisches Verteidigungssystem handhabt", ob man sich offensiv oder passiv verteidigt, um bedrohliche Kräfte abzuwehren. Das Endergebnis solcher Verteidigungs- bzw. Schutzstrategien ist im Raum knapp oberhalb der „Energieblockaden" des Körpers palpierbar. Brennan bildet folgende Kategorien:

1. „Allgemeines Unbehagen“: „Unterdrückte Gefühle“ lassen den Energiefluss stagnieren und führen zu Flüssigkeitsansammlungen im betroffenen Gebiet. Der physische Körper ist an dieser Stelle aufgebläht, die Energie hat geringe statt hohe Intensität. Die begleitenden Emotionen sind oft eher von Verzweiflung oder einem (schuldzuweisenden) Ärger geprägt. Kolitis oder Angina pectoris können resultieren. Eine derartige Blockade vermittelt ein klebriges, schleimiges „Gefühl“.
2. „Pressung“: Diese Blockaden entstehen durch unterdrückte Gefühle, vor allem aufgestauten Ärger (vulkanartig, explosiv). Beim Palpieren oder Inspizieren einer solchen Blockade teilt sich ein „unheilvolles“ Gefühl mit. In der betroffenen Körperzone reichern sich Körperfett oder Muskelfasern an. Es kann z. B. zu entzündlichen Erkrankungen im Beckenbereich kommen. Das Individuum ist sich des unterdrückte Zorns im Allgemeinen auch bewusst und fühlt sich wie in einer Falle gefangen. Die Sexualität und ein Gefühl von Demütigung können ebenfalls eine Rolle spielen.
3. „Kettenpanzer“: Diese Blockade soll bestimmte Gefühle, vor allem Angst, von einem Individuum fernhalten. Bei einer Herausforderung werden diese Blockaden daher über den Körper verschoben. Wurden also in der Therapie begleitende Verspannungen gelöst, treten sie sehr schnell an anderer Stelle wieder auf. Diese Art der Blockade führt nicht notwendigerweise zur Erkrankung, das Individuum erscheint vielleicht sogar als „perfekte Ehefrau und Mutter“. Doch irgendetwas im Leben scheint zu fehlen. Tief gehende Gefühle werden meist nur kurzfristig geduldet, und immer wieder kommt es zu Krisen (plötzliche Krankheit, Affären, Unfälle).
4. „Harnisch“: Die Gefühle dieser Menschen sind erstarrt. Die Energiefelder um den Körper weisen palpierbare Hochspannung auf. Das gestattet es diesen Menschen, ein scheinbar effizientes, gut strukturiertes Leben zu führen. Körperlich wirken sie straff, sind gut gebaut und haben einen einwandfreien Muskeltonus. Das Individuum erlebt sich aufgrund gering ausgeprägter Sensibilität jedoch oft als unerfüllt. Es kann zu Herzerkrankungen oder Ulzera kommen, ebenso zu muskuloskelettalen Problemen wie einer Tendinitis. Das Leben scheint wohl geordnet, doch der Mangel an Gefühlen führt oft zur Lebenskrise, z. B. zu einem Herzinfarkt. Dieser kann sich als Wendepunkt für eine neue Lebensgestaltung erweisen.
5. „Erschöpfung der Energien“: Menschen mit dieser Blockade weisen einen reduzierten Energiefluss auf. Er reicht nicht bis in die Gliedmaßen hinein (was sich beim Scannen zeigt) und resultiert in Schwäche oder sogar einer Erkrankung der Gliedmaßen. Die körperlichen und energetischen Abweichungen könnten eine Metapher für die Unfähigkeit sein, im Leben „auf eigenen Beinen zu stehen“. Sie lassen sich auch als Ausdruck des Gefühls verstehen, versagt zu haben.
6. „Energieleck“: Dabei strömt die Energie nicht ungehindert, sondern scheint an bestimmten Gelenken zu entweichen. Dem könnte der unbewusste Wunsch zugrunde liegen, der Umwelt oder den Gegebenheiten nicht gewachsen zu sein (vielleicht aufgrund einer in der Kindheit erlangten Überzeugung, dass Empfänglichkeit und Reaktionsbereitschaft gefährlich oder „ungehörig“ sind). Körperlich entsprechen dieser Blockade Koordinationsstörungen oder andere Anomalien und Beschwerden an den Gelenken. Die Extremitäten sind kalt und fühlen sich verletzlich an. Die austretende Energie ist in diesen Gliedmaßen nahe den Gelenken palpierbar.

**Brennan fordert den Leser auf, sich zu fragen: Welche Blockaden benutze ich im Leben aufgrund früher Erfahrungen oder Konditionierung?**

## Fritz Smith

An dieser Stelle soll noch einmal auf die Arbeit von Fritz Smith (1986) zurückgekommen werden. Es wurde beschrieben, wie Krieger, Joy und Brennan den Energiekörper des Menschen palpieren. Smith formuliert seine Auffassung folgendermaßen:

> „Das Arbeitsmodell von der Energie des menschlichen Körpers kennt drei funktionelle Einheiten: Erstens das nicht organisierte Hintergrund-Energiefeld. Zweitens die vertikale Bewegung durch den Körper hindurch, die uns auf unsere Umwelt hin ausrichtet. Drittens die inneren Ströme des Körpers, die von der einzigartigen und individuellen Anwesenheit des Körpers gebildet werden und uns in klar unterschiedene Funktionseinheiten unterteilen. Dieser Energiefluss innerhalb des Körpers gliedert sich wiederum in drei Ebenen. Der tiefe Strom durchzieht die Knochen und das Skelettsystem. Der mittlere Strom fließt durch die Weichteilgewebe des Körpers. Der oberflächliche Strom der Vibration verläuft unterhalb der Hautoberfläche."

Smith will direkten Kontakt mit diesen vibrierenden Feldern aufnehmen. Dazu verwendet er seine einzigartige „Überbrückungsmethode" (Druck, Traktion, Beugen, Verdrehen oder ein unbewegliches Fulcrum), wie in früheren Kapiteln beschrieben.

Mit deren Hilfe erfasst er Deutlichkeit, Dichte, Biegsamkeit und andere Charakteristika von Energie. Er bestimmt auch die Reaktionsgeschwindigkeit der Energie auf solche Kontakte (bzw. auf eine Nadelung beim Akupunktieren). (Als entsprechende Kennzeichen wertet er z.B. schnelle Augenbewegungen und das Atemmuster.)

Smith sieht einen Zusammenhang zwischen bestimmten Zonen, in denen sich eine Energiedysfunktion manifestiert, und spezifischen Ausprägungen geistig-emotionaler Disharmonie: sexuelle Probleme – Sakralbereich; Sicherheit/Unsicherheit – Beckenraum; Kraft – Lumbalbereich; Ärger und Frustration – Hüften und Kiefer; Mitgefühl – Herz; Traurigkeit – Brustkorb, Kreativität – Hals; Intuition – Stirn. Er greift zu solchen (wie er sagt) Verallgemeinerungen, um den körperlich-emotionalen (oder energetischen) Charakter des Patienten besser zu erfassen.

## Physioemotionale Entspannung nach Pavek

Richard Pavek (1987) hat ein System entwickelt, das er „physioemotionale Entspannung" (kurz SHEN) nennt. Die von ihm verwendeten Methoden zur Entspannung oder Normalisierung dysfunktionaler Energien (im SHEN wird von biophysikalischen Dysfunktionen gesprochen) ähneln den in diesem Kapitel bereits vorgestellten. Pavek führt die Dysfunktionen auf emotionalen Stress zurück. Seiner Ansicht nach lässt sich das „physioemotionale Feld" in der auch von Krieger, Joy und Brennan beschriebenen

Weise mit der Innenfläche der palpierenden Hand (Hände) leicht fühlen. Es drückt sich durch „Temperaturveränderungen, ein Kribbeln, Stechen, Druck, ‚Elektrizität' oder ‚Magnetismus' aus".

„Die [scannende] Hand nimmt gewöhnlich andere Empfindungen auf, wenn die Zone unter ihr durch körperlichen Schmerz, Entzündung, Verspannung charakterisiert ist und/oder wenn es zur emotionalen Entspannung kommt, während sie über ein Emotionsgebiet geführt wird. Über einem Schmerzbezirk werden andere Empfindungen empfangen als über einem Zentrum, das Emotion freisetzt."

Manche von Paveks Übungen entsprechen den in diesem und vorangegangenen Kapiteln bereits vorgestellten, jedoch mit einigen nützlichen Abwandlungen.

**Übung 10.10** **Empfohlene Dauer: 5 – 7 Minuten**

## Spielen mit Energie

Wiederholen Sie ☞ Übung 10.1 (spüren Sie, wie das Energiefeld bei Änderung des Handflächenabstands zwischen Ihren Händen „federt"). Wenn Sie die Energie als Druck spüren, halten Sie an. Drehen Sie nun Ihre Handflächen in kleinen Kreisen, so als rollten Sie einen Ball mit den Handflächen. Die kreisenden Bewegungen führen die Hände abwechselnd von Ihnen weg und zu Ihnen hin. Die Handflächen verändern dabei ihre Stellung zueinander nicht. Halten Sie den Abstand, bei dem Sie den „Druck" spürten. Die Kreise sollten etwa 25 cm Durchmesser haben.
**Verändert sich das Energiefeld?**
Pavek zufolge sollte das Drehen die Empfindungen verändern, da das Feld mit Energie „beladen" werde, so wie ein Nagel Energie aufnimmt, wenn man ihn über einen Magneten zieht.
Diese Übung eignet sich zur Steigerung der Sensibilität, bevor man beginnt, Energie auszubalancieren oder zu diagnostizieren.
Das System SHEN setzt ebenso wie die klinische Anwendung der übrigen hier besprochenen Methoden große praktische Erfahrung voraus. Die wenigen Beispiele können die Arbeit von Krieger, Joy, Brennan, Smith oder Pavek keineswegs in vollem Umfang wiedergeben. Sie bieten lediglich eine Einführung, auf der der interessierte Leser aufbauen kann.

## Weiterführende Anmerkungen

Wer sich eingehender mit diesem noch wenig erkundeten Gebiet des Heilens befassen möchte, sollte sich mit den Arbeiten von L. E. Eeman (1947) auseinander setzen. Eeman leistete mit seinen Untersuchungen zum Energiemuster des Menschen Pionierarbeit. Er schrieb:

„Erinnern die hier beschriebenen Experimente nicht an die Aura, wie sie von Okkultisten, Mystikern und Hellsehern so oft erwähnt wird?
Legen sie nicht den Gedanken nahe, dass bei Rechtshändern

a) ein elektromagnetischer (?) Strom die linke Seite herab- und die rechte Körperseite hinauffließt (im Uhrzeigersinn),
b) innere Wirbel sich im Uhrzeigersinn drehen und
c) für Linkshänder das Gegenteil gilt?"

Eeman regt weitere Forschung auf diesem Gebiet an, da die naturwissenschaftlich orientierte Medizin hierzu keinen Beitrag leistet. Folgende drei Bereiche hält er für lohnend:

1. Das japanische System des Aikido. Hierzu gibt es zwei hervorragende Darstellungen (Japan Publications 1978a, 1978b).
2. Das chinesische System des Qigong (China Sports Magazine 1985).
3. Die Polaritätstherapie. Dazu liegen zahlreiche Publikationen vor (z. B. Stone 1954, Seidman 1986).

Wie bereits zu Beginn dieses Kapitels erwähnt, verfasste Dr. Daniel Benor (1992) ein vorzügliches Sammelwerk über die Forschungsergebnisse aus dem hier dargestellten Bereich. Sein Buch ist nachdrücklich zu empfehlen.

**Quellen**

Benor D. Healing research – holistic energy medicine and spirituality, vol. 1. Helix, München, 1992
Brennan B A. Hands of light. Bantam New Age, Toronto, 1987
China Sports Magazine. The wonders of Qigong. Wayfarer Publications, Los Angeles, 1985
Eeman L E. Cooperative Healing. Müller, London, 1947, S. 351
Gerber R. Vibrational medicine. Bear & Co., 1988
Japan Publications. Ki in daily life. Tokyo, 1978a
Japan Publications. Book of Ki: coordinating mind and body in daily life. Tokyo, 1978b
Joy B. Joy's way. Turner, 1979
Keller E, Bzdek M. Effects of therapeutic touch on tension headache pain. Cooperative Connection X (2), 1989
Krieger D. The therapeutic touch. Prentice Hall, 1979
Pavek R. Handbook of SHEN: physioemotional release therapy. SHEN Institute, California, 1987
Seidman M. A guide to polarity therapy. Newcastle Publishing, North Hollywood, 1986
Smith F. Inner bridges – a guide to energy movement and body structures. Humanics New Age, 1986
Stone R. Polarity therapy. Selbstverlag, 1954

## Hyperventilation

Übermäßiges Atmen lässt den Kohlendioxidspiegel im Blut rasch absinken, verändert das Säure-Basen-Gleichgewicht, steigert die Empfindlichkeit der Nozizeptoren und ruft ein Gefühl der Anspannung und Ängstlichkeit hervor. Dies äußert sich in einer Reihe unangenehmer Symptome.

Das Problem der Hyperventilation ist weit verbreitet und wurde ausgiebig erforscht. Vor allem die Wechselwirkung mit Angstzuständen, lähmenden Panikattacken und nur allzu häufig phobischem Verhalten wurde untersucht.

Folgende Symptome treten bei Hyperventilation besonders häufig auf:

- Schwindel, Benommenheit, Mattigkeit, Taubheitsgefühl in den oberen Gliedmaßen, Gesicht oder Rumpf, Bewusstseinsverlust (Ohnmacht), visuelle Störungen, die von verschwommenem Sehen bis zum zeitweiligen Verlust der Sehfähigkeit reichen, unspezifische Kopfschmerzen, oft von Übelkeit begleitet und häufig als Migräne diagnostiziert, Gangstörungen (Ataxie), Zittern und Ohrgeräusche.
- Zahlreiche, oft mit der Herzfunktion assoziierte Symptome können während oder nach Hyperventilation auftreten. Dazu zählen: Herzklopfen, Beschwerden im Brustraum, Schwierigkeiten bei tiefer Einatmung, Druckgefühl im Kehlkopf, Schlafstörungen, Müdigkeit, Gliederschwäche u. v. m.

Patienten mit diagnostizierter Hyperventilation stehen mehrheitlich wegen ihrer Ehe, ihrer Beschäftigungssituation oder ihren Finanzen unter Stress. Nicht immer besteht jedoch ein Zusammenhang zwischen psychischem Stress und Hyperventilation. Dazu sei das *Journal of the Royal Society of Medicine* (1987) zitiert:

> „Die zugrunde liegende Störung (der Hyperventilation) kann psychischer oder organischer Genese sein, eine Verhaltensstörung oder eine Kombination der drei Faktoren darstellen.“

Dr. L. Lum (1984), einer der führenden Wissenschaftler auf diesem Gebiet, schreibt:

> „Aus neurologischer Sicht besteht kaum ein Zweifel daran, dass ein gewohnheitsmäßig unregelmäßiges Atmen in erster Linie die Ursache der Symptome ist. Warum die Patienten in dieser Weise atmen, ist unklar. Unzweifelhaft jedoch sind die hervorstechenden Merkmale rein gewohnheitsbedingt.“

Lum fasst die verwirrende Vielfalt der Erklärungsversuche zusammen:

> „Kerr et al. (1937) wiesen darauf hin, dass die klinischen Manifestationen von Angstzuständen durch Hyperventilation hervorgerufen werden. Rice (1950) drehte die Argumentation um und behauptete, die Angstzustände seien durch die Symptome ausgelöst. Man könne Angstpatienten heilen, indem man die fehlerhaften Atemgewohnheiten bekämpft. Lewis betrachtet Angstzustände als Auslöser und weniger als Hauptursache. Bei der habituellen Hyperventilation kann eine Vielfalt an auslösenden Faktoren psychischer oder organischer Genese einen Teufelskreis in Gang setzen: Verstärkte Atmung produziert Symptome, dadurch kommt es zu Angstzuständen, die wiederum die Hyperventilation steigern, zu weiteren Symptomen und vermehrter Angst führen.“

In der Literatur finden sich zahlreiche Hinweise auf einen Zusammenhang zwischen verschiedenen Symptomen und Hyperventilation. Dennoch halten es nicht alle

Fachleute für sinnvoll, Patienten aufgrund ihrer Symptomatik auszuwählen und einer speziellen Atemschulung zuzuführen. So schreibt Bass (Bass und Gardner 1985):

> „Die diagnostischen Kriterien für das Hyperventilationssyndrom sind nicht eindeutig. Die übliche Diagnostik anhand einer Checkliste der Symptome ist unzuverlässig. Es ist nicht anders, als würde man einen Diabetes aufgrund von Symptomen diagnostizieren, ohne den Blutzuckerspiegel zu bestimmen."

Bass und Gardner untersuchten 21 Patienten, die zweifelsfrei unter Hyperventilation litten und weitere ungeklärte Symptome aufwiesen. Bis auf einen Patienten klagten alle darüber, „nicht tief Luft holen" zu können. Bei der Untersuchung ergab sich aber eine Fülle verschiedener psychischer und körperlicher Merkmaler sowie Symptome. Die Autoren folgerten: „Schwere Hyperventilation kann unabhängig von definierten psychiatrischen Kriterien oder nachweisbaren respiratorischen oder anderen organischen Anomalien auftreten."

Dennoch teilen nicht alle Autoren Bass' Meinung, dass aus den Symptomen nicht auf ein Hyperventilationssyndrom geschlossen werden könne.

Van Dixhoorn und Duivenvoorden (1985) untersuchten die Ergebnisse einer Fragebogenaktion, an der 75 Patienten mit nachgewiesenem Hyperventilationssyndrom (HVS) und 80 Personen ohne HVS (Gesundheitsfachkräfte!) teilgenommen hatten.

Der Fragebogen maß drei Dimensionen:

- Kurzatmigkeit (HVS1)
- Periphere Tetanie (HVS2)
- Zentrale Tetanie (HVS3).

> „Alle drei Ebenen erlaubten eine gleichermaßen zuverlässige Unterscheidung zwischen Patienten mit Hyperventilationssyndrom und gesunden Personen. Gemeinsam gestatteten sie eine zu 93 % korrekte Zuordnung der Individuen. Die statistische doppelte Kreuzvalidierung ergab 90 – 94 % korrekte Zuordnungen. Die Sensitivität des Nijmegen-Fragebogens in Bezug zur Diagnose betrug 91 %, seine Spezifizität 95 %."

## *Vorgehen bei Hyperventilation*

In den meisten Fällen von Hyperventilation liegt eine Faktorenkombination vor: Ein erlerntes Atemmuster wird aktiviert, sobald eine reale oder vermeintliche Stresssituation eintritt. Gleichzeitig findet sich in der Regel eine stark kontrahierte Muskulatur mit Wirkung auf den Brustkorb, Bereiche der Wirbelsäule und das Zwerchfell. Dieser Zustand lässt sich mühelos palpieren und beobachten. Er tritt häufig bei Menschen häufig auf, die unter chronischer Müdigkeit leiden. Die Energieverschwendung durch die lang anhaltende Muskelanspannung und die verminderte Sauerstoffversorgung aufgrund der ungenügenden Atmung können nämlich schwere Ermüdungszustände hervorrufen.

Chronisch hypertone, verkürzte oder kontrahierte Muskeln können nicht normal funktionieren. Eben dies ist bei hyperventilierenden Menschen gewöhnlich zu beobachten. Sie scheinen gelernt zu haben, mit übersteigerter Atmung zu reagieren, ob sie nun unter Stress stehen oder nicht.

Die Hyperventilation ist völlig normal, wenn dem Körper besondere Leistungen abverlangt werden, z. B. bei sportlichen Anstrengungen. Manchmal äußert sich diese Reaktion jedoch in unangemessener Weise angesichts einer vermeintlichen, aber nicht existenten Krisensituation, z. B. bei übertriebener Besorgnis. Dann stört das übermäßige Atmen das Gleichgewicht des pH-Werts im Blut, verändert das Säure-Basen-Verhältnis und löst die oben genannten Hyperventilationssymptome aus (☞ S. 323).

Daraus kann sich eine gewohnheitsmäßige Reaktion auf auch kleinere Stressoren entwickeln. Unter Umständen zieht sie das ganze Spektrum phobischer Zustände nach sich, verschärft durch Panikattacken und den Verlust der Fähigkeit, den Alltag zu bewältigen.

Diese Patienten sprechen auf Atemschulung gut an. Sie erkennen, dass sie die Symptome verhindern können, indem sie einfach nicht hyperventilieren. Dazu müssen sie lernen, angesichts einer (realen oder vermeintlichen) Stresssituation ruhiger zu atmen.

In groß angelegten Untersuchungen konnte gezeigt werden, dass ein erheblicher Erregungsabbau möglich ist, wenn die Patienten sich ein anderes Atemmuster angewöhnen.

Unter anderem berichteten Bonn et al. (1984), Cappo und Holmes (1984), Grossman et al. (1985) über gute Erfahrungen mit Atemschulung. Keiner der genannten Autoren kombinierte diese jedoch mit physiotherapeutischen Verfahren, was noch bessere Ergebnisse erzielt hätte.

### Pranayama-Atmung

Insbesondere Cappo und Holmes haben eine aus dem Yoga bekannte Atmungsvariante in ihr Behandlungskonzept aufgenommen. Sie erzielen damit besondere, bisher weitgehend unberücksichtigte günstige Effekte.

Bei dieser Form der Atmung wird ein Inspirations-Exspirations-Verhältnis von 1:4 angestrebt. In jedem Fall dauert die Ausatmung erheblich länger als die Einatmung. Wissenschaftlichen Untersuchungen zufolge kann dieses Atemmuster Erregungszustände deutlich verringern.

## *Schlussfolgerung*

Offensichtlich besteht ein Zusammenhang zwischen anormalen Atemmustern, übermäßigem Einsatz der Atemhilfsmuskulatur, Atmung mit dem oberen Brustkorb etc. und gesteigertem Muskeltonus, der schon allein einen wichtigen Ermüdungsfaktor darstellt. Darüber hinaus wirken sich die herabgesetzte Sauerstoffversorgung sowie die unausgewogenen, schlecht koordinierten Funktionsmuster, die sich aus strukturellen und funktionellen Veränderungen herleiten, negativ auf die Körperökonomie aus (☞ Garland, S. 293).

Diese Patienten sind ständig müde, haben Beschwerden in Kopf, Nacken, Schultern und Brust sowie eine Vielzahl geringfügigerer Probleme des muskuloskelettalen Systems. Außerdem sind sie fast immer angespannt oder leben in Angstzuständen.

Viele zeigen Symptome am Verdauungstrakt (Blähungen, Aufstoßen, Anzeichen für eine Hiatushernie usw.). Diese gehen häufig mit krankhaftem Luftschlucken und einer Reihe weiterer Symptome einher.

Dennoch hat offenbar keiner der führenden Mediziner, die sich mit Hyperventilation befassen, die strukturellen Voraussetzungen der Atmung untersucht!

In der zitierten Literatur finden sich nur gelegentlich Hinweise auf den Zustand der Muskeln, die das Atmen erst ermöglichen.

Kein Schulmediziner scheint erwogen zu haben, dass eine Modifikation des strukturellen Anteils am Respirationsvorgang (Muskeln, Brustkorb, Ansatzstellen an der Wirbelsäule usw.) die Funktion normalisieren könnte, obgleich die manuelle Medizin dies nachgewiesen hat (Lewit 1991).

Offenbar besteht zudem kaum Interesse an den vielen Patienten, die die strengen Hyperventilationskriterien nicht erfüllen. Ihre Atmung ist zwar eindeutig nicht im Gleichgewicht, aber sie weisen keine arterielle Hypokapnie auf.

Diese Fälle zeigen immer ein breites Spektrum. Bei einigen Patienten ist der Sachverhalt eindeutig, andere sind Grenzfälle. Viele nähern sich bereits dem Punkt, an dem eine Hypokapnie feststellbar ist, und gelten daher als „echte“ Patienten mit Hyperventilationssyndrom.

Bei manchen Menschen hat der Prozess bereits begonnen, ohne dass sie offensichtliche Symptome zeigen. Damit ist auf den Punkt gebracht, was bei der Hyperventilation zu berücksichtigen ist: Es gilt, Grenzfälle zu erkennen und ein Fortschreiten der Erkrankung zu verhindern. Darüber hinaus sollte man natürlich all jenen zu helfen versuchen, bei denen sich dieses Dysfunktionsmuster bereits festgesetzt hat.

**Quellen**

Bass C, Gardener W. Respiratory and psychiatric abnormalities in chronic symptomatic hyperventilation. BMJ 11, May 1985, S. 1387–1390

Bonn J, Readhead C, Timmons B. Enhanced adaptive behavioural response in agoraphobic patients pretreated with breathing training. Lancet ii, 1984, S. 665–669

Cappo B, Holmes D. Utility of prolonged respiratory exhalation for reducing physiological and psychological arousal in non-threatening and threatening situations. Journal of Psychosomatic Research 28 (4), 1984, S. 265–273

Grossman D, DeSwart, Defares. A controlled study of breathing therapy for treatment of hyperventilation syndrome. Journal of Psychosomatic Research 29 (1), 1985, S. 49–58

Journal of the Royal Society of Medicine. Correspondence. November 1987

Kerr W et al. Annals of Internal Medicine 11, 1937, S. 962

Lewit K. Manipulative therapy in rehabilitation of the locomotor system. Butterworths, London, 1991

Lum L. Hyperventilation and anxiety state. Journal of the Royal Society of Medicine, January 1984, S. 1–4

Rice. American Journal of Medicine 1950, 8, S. 691

Van Dixhoorn J, Duivenvoorden H. Efficacy of Nijmegan questionnaire in recognition of hyperventilation syndrome. Journal of Psychosomatic Research 29 (2), 1985, S. 199–206

# 11 Palpation und emotionale Zustände

Sherrington (1937) schrieb:

> „Kann man nachdrücklich genug betonen, dass ... jede Spur, die wir im Gehirn finden, direkt oder indirekt zu den Muskeln führt?"

Wilfried Barlow (1959) äußerte sich entsprechend: „Es besteht engste Verbindung zwischen Angstzuständen und einer beobachtbaren (und daher auch palpierbaren) muskulären Verspannung."

Mit Hilfe elektromyographischer Verfahren ließ sich eine statistische Korrelation zwischen unbewusster Feindseligkeit und Spannung der Armmuskulatur sowie zwischen der Spannung der Beinmuskulatur und einer sexuellen Thematik nachweisen (Malmo 1949).

Sainsbury (1954) konnte eine von „neurotischen" Patienten beklagte Verspannung der Muskeln am Schädeldach elektromyographisch auch dort nachweisen.

Wolff (1948) schrieb in seinem bekannten Buch *Headache and other head pains* über die Mehrheit der Kopfschmerzpatienten:

> „[Sie zeigen] eine deutliche Kontraktur der Nackenmuskulatur ... Meist ist sie auf anhaltende Kontraktionen zurückzuführen, die mit emotionaler Belastung, Unzufriedenheit, Anspannung und Angst zusammenhängen."

Schon der Gedanke an Aktivität ruft Veränderungen in der Muskulatur hervor. Jacobson (1930) zeigt:

> „Schon wenn man eine Aktivität ins Auge fasst, kontrahieren alle diejenigen Muskeln, die die Aktivität später ausführen werden."

Barlow fasst den Zusammenhang zwischen Emotionen und Muskulatur folgendermaßen zusammen:

> „Muskeln sind nicht nur für die Realisierung von Sprache und Gestik verantwortlich, sondern sind auch an anderen emotionsgeladenen Vorgängen beteiligt. Das gilt für die Regulation der Atmung, die Kontrolle über die Ausscheidungsfunktionen, für die sexuellen Funktionen und vor allem für die Ausgestaltung des Körperschemas durch Propriozeption. Emotionale Haltungen wie z.B. Furcht und Aggression spiegeln sich unmittelbar in der Muskulatur wider . Darüber hinaus prägen sich depressive Stimmungen, Erregung, Fluchtverhalten in charakteristischen muskulären Spannungsmustern und Haltungen aus."

Ford (1989) geht in seinem Buch *Where healing waters meet* auf die frühen, weniger umstrittenen Arbeiten von Wilhelm Reich ein. Reich lehnte die Ausschließlichkeit ab, mit der postuliert wurde, körperliche Gegebenheiten schüfen das Umfeld für psychologische Dysfunktion oder physische Funktionsstörungen seien zwangsläufig das Ergebnis psychologischer Kräfte.

Er führt die beiden Positionen vielmehr zusammen:

„Muskuläre und charakterliche Einstellungen haben dieselbe Funktion ... Sie können einander ersetzen und sich wechselseitig beeinflussen. Im Wesentlichen sind sie nicht voneinander zu trennen."

In Fords Worten:

„Wenn er bei einem Patienten auf einen schwierigen Fall von psychologischem Widerstand stieß (Charakterpanzer), befasste er sich mit den entsprechenden Zonen physischer Verspannung (Muskelpanzer). Mit unterschiedlichen somatischen Therapieansätzen versuchte er, die zugrunde liegenden physischen Störungen zu beheben ... Entsprechend verfuhr er, wenn es ihm nicht gelang, durch eine somatische Therapie im Körper des Patienten eine Spannungsveränderung herbeizuführen. In diesem Fall rückte er die psychologischen Themen in den Vordergrund, die an der Wurzel der Verspannung lagen."

Palpation erfordert, soweit sie auf emotionale Zustände eingeht, Beobachtungsgabe (Aktionsstereotypien, Haltung, Einstellungen, Ticks, Gewohnheiten). Außerdem verlangt sie Gespür für Veränderungen in den Weichteilgeweben, die auf emotional geladene akute oder chronische Zustände verweisen. Eine Schlüsselbedeutung kommt hierbei der Atmung zu, denn zwischen ihr und den Gefühlen besteht ein enger Zusammenhang (☞ vgl. Kapitel 9).

Der britische Osteopath Philip Latey (1980) hat mit bestimmten klinischen Auffälligkeiten einhergehende Störungsmuster beschrieben. Er benutzt als Analogie die „drei Fäuste". Das Öffnen der Faust entspricht laut Latey körperlicher Entspannung. Die geballte Faust dagegen bedeutet Fixierung, Rigidität, überspannte Muskeln, emotionale Turbulenzen, Rückzug aus der Kommunikation etc.

„Die untere Faust bezieht sich ausschließlich auf die Funktion des Beckens. Der oberen Faust rechne ich Kopf, Hals, Schultern und Arme, den oberen Teil des Brustkorbs, Kehle und Kiefer zu. Die mittlere Faust betrifft in erster Linie den unteren Brustkorb und das obere Abdomen."

## *Interpretation von Körperhaltungen*

Beim Betreten des Sprechzimmers präsentiert der Patient seine „Image-Haltung". Latey versteht darunter eine Haltung, die ausdrückt, wie der Patient unbewusst vom Therapeuten gesehen werden möchte. Auf die Aufforderung, bestmöglich zu entspannen, zeigt sich die „zusammengesunkene Haltung". Dabei wirkt die Schwerkraft auf den Körper ein, der mit seinen spezifischen Eigenheiten, Spannungen und Schwächen reagiert. Häufig sind dabei überaktive Muskelgruppen zu beobachten: Hände, Füße, Kiefer und Gesichtsmuskeln winden oder ballen sich oder zucken.

Am liegenden, entspannten Patienten zeigt sich schließlich das Körperbild, das man untersuchen möchte, die „Ruhehaltung".

Jetzt werden Verspannungen deutlich, die der Patient aus eigener Initiative nicht lösen kann. Latey spricht von der „innerste Zwiebelschale". Sie ist palpierbar und abgesehen von Schweiß, Haut und Kreislauf die tiefste, einer Untersuchung zugängliche Schicht.

## *Kontraktionsstereotypien*

Was zu beobachten ist, unterscheidet sich von Mensch zu Mensch und hängt von der jeweiligen geistigen Verfassung und dem Wohlbefinden ab. Klar ersichtlich sind die psychophysischen Stereotypien, nach denen die Reaktionen, Aktionen, Trans- und Interaktionen des Patienten mit seiner Umwelt ablaufen. Die individuellen Muskelkontraktionsstereotypien stehen in direktem Zusammenhang mit dem Unterbewusstsein des Patienten und weisen zuverlässig den Weg für Diagnose und Therapie. Sie vermitteln dem Patienten einen sensorischen Input, was von beträchtlicher Bedeutung ist.

Latey wendet u.a. ein Verfahren an, das direkt auf die Muskelkontraktionen abzielt. Diese sollen einen sensorischen Schutzwall kaschieren, dem ein bestimmter emotionaler Zustand zugrunde liegt.

- Ein Gefühl in der Magengrube wird durch Kontraktion von Muskeln überspielt, die an den unteren Rippen, dem oberen Abdomen und dem Übergang zwischen Brustkorb und unterer Wirbelsäule ansetzen.
- Empfindungen aus dem Genital- und Analbereich werden durch Kontraktion der Hüft-, Bein- und Lumbalmuskulatur verdeckt.
- Empfindungen in der Kehle verbergen sich hinter Kontraktionen der Muskulatur von Schultergürtel, Nacken, Armen und Händen.

## *Emotionale Verspannungen*

Unterdrückte Gefühlsäußerungen führen schon per se zur Dämpfung der Aktivität und letztendlich zur chronischen Kontraktion jener Muskeln, die aktiviert wären, fänden die Gefühle einen Ausdruck – sei es Zorn, Furcht, Ärger, Freude, Frustration, Kummer oder Sonstiges.

Latey zufolge vermindern Muskelkontraktionen in allen Körperteilen die Durchblutung, die Empfindungen hervorbringen und emotionale Erregung auslösen können. Auch die Sphinkteren und Hohlorgane können gespannt gehalten werden, bis sie ertauben. Als Beispiele führt Latey die Ringmuskulatur um die Genitalorgane, den Anus sowie Mund, Nase, Kehlkopf, Lunge, Magen und Darm an.

# Das Modell der drei Fäuste

Latey unterteilt den Körper in drei Regionen, die er auf die genannten und andere Formen von Muskelverspannung im Bezug zur emotionalen Verfassung untersucht:

- Die „untere Faust“ (als Metapher für die geballte Faust) bezieht sich ausschließlich auf Beckenfunktionen.
- Die „obere Faust“ umfasst Kopf, Hals, Schultern, Arme, oberen Brustkorb, Kehlkopf und Kiefer.
- Die „mittlere Faust“ bezieht sich hauptsächlich auf den unteren Brustkorb und das obere Abdomen.

Weshalb ist Lateys Modell so bedeutsam? Er kommt damit einer Erklärung jener Mechanismen sehr nahe, die bei allen Körper-Geist-Problemen eine Rolle spielen und jedem vertraut sind, der mit seinen Händen am menschlichen Körper arbeitet. Latey vermeidet eher spekulative Erklärungen, wie z. B. elektromagnetische Energien, Chakren, die Aura, Energiefelder oder -ströme. Diese Erklärungen sind nicht unbedingt weniger aussagekräftige als seine – er sieht das Problem nur von einer anderen Warte.

## Die untere Faust

„Mit der unteren Faust ist die Muskelfunktion in Becken, Lumbalbereich, unterem Abdomen, Hüften, Beinen und Füßen einschließlich ihrer mechanischen, medizinischen und psychosomatischen Bedeutung gemeint.“

Für Latey hat der muskuläre Beckenboden in diesem Bereich die zentrale Funktion, denn er spannt sich über die Beckenöffnung und bildet den Boden des Bauchraumes. Das Perineum gewährt Dickdarm, Vagina und Harnröhre sowie auch den die Genitalien versorgenden Blutgefäßen und Nerven Durchtritt. Jede Öffnung wird durch kräftige Sphinkteren kontrolliert und bei Bedarf durch Kontraktion der Muskelfasern geschlossen.

Bei emotions- oder gefühlsbedingter Kontraktion des Beckenausgangs wird eine weitere Muskelgruppe mit einbezogen. Ihre Kontraktion erhöht von außen den Druck auf dieses Gebiet. Dies sind die Muskeln, die die Oberschenkel adduzieren, das Becken nach vorne kippen und die Beine innenrotieren. Sie erhöhen den Druck auf das Perineum ganz erheblich, insbesondere bei überschlagenen Beinen.

Dadurch entsteht der Eindruck, „die Genitalien würden eingeklemmt“. Er ist oft bei Säuglingen und Kleinkindern zu beobachten, wenn diese ängstlich sind oder befürchten einzunässen. Diese Kontraktionen lassen sich experimentell mit folgender Übung auslösen:

**Übung 11.1** **Empfohlene Dauer: 2 Minuten**

Stehen Sie aufrecht, die Beine leicht gespreizt. Versuchen Sie, mit maximalem Druck und Gewicht die Fußgewölbe gegen den Boden zu pressen. Halten Sie die Anspannung mindestens zwei Minuten lang. Spüren Sie die Veränderungen in Ihrer Gesamtkörperhaltung. Achten Sie darauf, was sich in Füßen, Knien, Beinen, Hüften, Becken und Wirbelsäule abspielt. Fühlen Sie die Spannung, die sich im Beckenbereich und Oberkörper aufbaut.
Notieren Sie, wo das Unbehagen zuerst auftritt.

### Kommentar

Eine nur kurz andauernde derartige Kontraktion ist unproblematisch. Hält sie dagegen länger an und wiederholt sich, kommt es zu kompensatorischen Veränderungen (Adaptationsstadium). Diese betreffen die Abduktoren und Außenrotatoren der Beine sowie die Muskelgruppen, die das Becken aufrichten.

Bei ungenügender Korrektur bleibt das Becken nach vorne gekippt. Das erfordert eine weitere Kontraktion der unteren Rückenmuskulatur, um die aufrechte Körperhaltung zu gewährleisten.

## *Verspannung der Gesäßmuskulatur*

Gelegentlich ist eine Verspannung der Gesäßmuskulatur zu beobachten. Diese Muskeln tragen von der Körperrückseite her zur Spannung des Perineum bei. Dadurch wird der Anus stärker komprimiert als die Genitalien, was eine ganz andere Körperhaltung zur Folge hat.

**Übung 11.2** **Empfohlene Dauer: 2 – 3 Minuten**

Führen Sie einen Selbstversuch durch: Kontrahieren Sie dazu im Stand die Gesäßmuskulatur und drücken Sie den Anus zusammen. Halten Sie die Anspannung 2 – 3 Minuten lang.
Spüren Sie die Haltungsveränderungen sowie Spannungs-, Kraft- und Schwächegefühl in verschiedenen Körperteilen.

## *Funktionsstörungen im Bereich der unteren Faust*

Eine Reihe von mechanischen Störungen rührt von Kontraktionen im Bereich der unteren Faust her. Dazu gehören innenrotierte Beine und X-Beine, instabile Kniegelenke, Stehen mit einwärts gerichteten Fußspitzen mit Senkung der Fußgewölbe. Hier beginnt die Symptomatik bei „X-beinigen, plattfüßigen Kindern“ und hier liegt auch die Lösung des Problems.

Die Schädigung betrifft in erster Linie die Hüftgelenke, und zwar durch Kompression und übermäßige Kontraktion antagonistisch wirkender Muskeln. Der Hüftkopf wird in die Hüftpfanne gepresst, die Muskeln verkürzen sich, Rotations- und Abduktionsfähigkeit gehen verloren und die Extension des Beins ist eingeschränkt. Eine ungleichmäßige Abnutzung setzt ein, das Endergebnis liegt auf der Hand. Bei Beginn bereits in der Kindheit kann es im Lauf der Zeit zur Deformation von Hüftgelenkskopf und -pfanne kommen.

Die lumbalen Muskeln sind ebenfalls betroffen. Mögliche Folgen sind chronische Rückenschmerzen, eine Beckendysfunktion, Probleme am Steißbein sowie Bandscheibenschäden. Auch die Abdominalmuskulatur ist involviert. Sie wird durch Veränderungen der Atemfunktion in Mitleidenschaft gezogen, wenn der Beckenboden nicht entspannen und die richtige Bewegung zulassen kann.

An erster Stelle der sich aus diesen muskulären Veränderungen ergebenden gesundheitlichen Komplikationen stehen Durchblutungsstörungen, da der Blutkreislauf im Becken bei Stauung störanfällig ist. Es kann zu Hämorrhoiden, Varikosis und Verengungen der Harnröhre kommen. Außerdem sind eine Urethritis und Prostatabeschwerden möglich. Alle Arten gynäkologischer Beschwerden treten gehäuft auf, und auch der Geburtsvorgang wird erschwert.

**Übung 11.3** Empfohlene Dauer: 5 – 7 Minuten

## Untersuchung der Beckenbewegung beim Atmen

*Methode a:* Der Patient sitzt. Fordern Sie ihn auf, die sanften Bewegung des Os sacrum (Beckens) zu spüren. Beim Einatmen bewegt es sich etwas nach vorn, beim Ausatmen nach hinten.

*Methode b:* Der Patient befindet sich Seitenlage, beide Beine sind im Kniegelenk gebeugt. Das Anlegen einer Hand über dem Os sacrum erlaubt die Beurteilung der Beckenbewegung beim Atmen. Bei guter Funktion sollten während der Einatmung eine leichte Verlängerung des Unterkörpers und eine leichte Verkürzung beim Ausatmen spürbar sein.

*Methode c:* Der Patient liegt auf dem Rücken, Kopf und Knie sind 5 – 10 cm über der Liegefläche abgestützt. Setzen Sie sich neben den Patienten. Legen Sie einen Arm so über die Beckenknochen, dass die Hand auf der weiter entfernten Hüfte ruht. Wenn der Patient atmet, sollte eine Schaukelbewegung zu spüren sein.

Schieben Sie zusätzlich Ihre andere Hand unter das Os sacrum des Patienten. Dies erleichtert es dem Patienten, die feinen Bewegungen von Os sacrum und Becken beim Atmen wahrzunehmen.

**Übung 11.4** Empfohlene Dauer: 3 – 5 Minuten

## Selbstbehandlung

Ist keine derartige rhythmische Bewegung palpierbar (nicht ungewöhnlich), legt sich der Patient auf den Bauch, führt einen Arm zurück und umspannt mit einer Hand von hinten das Perineum. Bei entspannter Muskulatur sollten während der Atemphasen auch entspannte Bewegungen des Perineum spürbar sein. Bei angespannten Gesäß verhält es sich genau umgekehrt.

Wenn der Patient in dieser Lage tief einatmet, wird das Abdomen gegen die Unterlage gepresst, und das Perineum bewegt sich gezwungenermaßen. Der Patient kann lernen, den Bewegungsausschlag durch Entspannen der Muskeln dieser Körperregion zu

vergrößern. Noch besser gelingt dies nach vorheriger Lösung der Muskelverspannung durch eine geeignete Therapie.
Beginnen diese Muskeln zu entspannen, empfindet der Patient oft eine große Schwäche in den Beinen, die einige Stunden anhalten kann. Wenn sich die Verspannung löst, wird der Patient verletzlicher und braucht Bestätigung und Ermunterung. Dies ist zwar nur der erste Schritt zur Wiederherstellung der Funktion, aber zumindest ein Anfang.
Die beschriebenen Übungen sollten Sie als Therapeut auch an sich selbst durchführen.

## *Die mittlere Faust*

Bei der mittleren Faust konzentriert Latey seine Aufmerksamkeit auf die Funktion von Atmung und Zwerchfell und die vielen emotionalen Inputs in diesem Bereich. Er bestreitet die verbreitete Auffassung, wonach der Mensch einatmet, weil sich das Zwerchfell und die den Brustkorb anhebenden Muskeln kontrahieren, und ausatmet, weil sich eben diese Muskeln entspannen. Er sagt:

> „Diese Ansicht ist irrig. Die Atmung ist Produkt eines aktiven Gleichgewichts zwischen den oben erwähnten Muskeln und den für die Ausatmung zuständigen Muskeln, die den Brustkorb nach unten und die Rippen zusammenziehen. Zur regelmäßigen, ungehinderten Atmung kommt es, weil diese beiden Muskelgruppen dynamisch interagieren."

An der aktiven Ausatmung sind Latey zufolge verschiedene Strukturen beteiligt:

1. M. transversus thoracis. Dieser Muskel liegt an der Innenfläche der ventralen Thoraxwand. Sein Ursprung ist die Innenfläche des Sternum, er breitet sich fächerförmig im Brustkorb aus und setzt sich zur Teilungsstelle der unteren Rippen fort. Dies ist das umgekehrte „V" unterhalb des Brustkorbs (in dieser Region wird der Muskel als M. transversus abdominis bezeichnet). Latey hält ihn für den „wahrscheinlich bemerkenswertesten Muskel im Körper", da er eine Vielzahl außerordentlich starker Empfindungen auslösen könne. Schon leichter Kontakt hat gelegentlich reaktive Kontraktionen des gesamten Körpers, des Abdomens oder des Brustkorbs zur Folge. Auch Übelkeits- und Erstickungsgefühle, alle Formen von Angst, Furcht und Ärger, Lachen, Traurigkeit, Weinen usw. können auf diesen Muskel zurückgehen.
   Bei Berührung des Muskels empfinden die Patienten häufig Übelkeit, Schwächegefühl, Verletzlichkeit und Leere. Latey hegt Vorbehalte gegen die Auffassung, die Sensibilität des Muskels stehe in Beziehung zum „Solarplexus". Seiner Ansicht nach spielt die Nachbarschaft zur A. thoracica interna die größere Rolle, denn wenn der Muskel kontrahiert, übt er direkten Druck auf die Arterie aus.
   Laut Latey stellen bei der physiologischen Atmung rhythmisches Kontrahieren und Entspannen dieses Muskels zentrale Elemente dar. Ein Patient mit Problemen im Bereich der „mittleren Faust" ist oft rigide. Seine „Kontrollmechanismen" dämpfen die Emotionen, die sich körperlich in diesem Bereich manifestieren.

2. Der M. serratus posterior inferior ist der zweite für die Ausatmung wichtige Muskel. Er entspringt an der oberen Lendenwirbelsäule und breitet sich fächerförmig nach oben und außen über die unteren Rippen aus. Er umgreift diese von hinten und zieht sie beim Ausatmen nach unten und innen. Die beiden Muskeln jeder Körperseite arbeiten spiegelbildlich zusammen.
   Die bemerkenswerten Tonusveränderungen des M. serratus beim Sprechen kommentiert Latey folgendermaßen:

   > „Der Tonus dieses Muskels ändert sich je nach emotionalem Gehalt dessen, was der Patient sagt. Das gilt vor allem dann, wenn es sich um labile Emotionen handelt, die kaum kaschiert sind. Wenn der Patient auf dem Bauch liegt und spricht, ist zu beobachten, wie sich die gesamte dorsolumbale Region in einem gefurchten Muster kräuselt. Je emotionsgeladener die Worte werden, desto ausgeprägter ist das Muster. Häufiger sehen wir jedoch eine statische Kontraktur dieses Muskels. Die tiefere Schicht der Rückenmuskulatur befindet sich dann in einem Zustand der Verkürzung und fibrösen Degeneration. Sie spiegelt die Festigkeit des M. transversus thoracis und das Ausmaß der emotionalen Blockade."

## *Funktionen der mittleren Faust*

Latey sieht in Lachen, Weinen und Erbrechen drei Funktionen der mittleren Faust, die als „Sicherheitsventil" fungieren. Der Körper benutzt diese zur Wiederherstellung des inneren Gleichgewichts. Im Innern Aufgestautes, das nicht zurückgehalten werden kann, bricht auf diesem Weg explosiv heraus. In allen drei Funktionen wechselt der M. transversus thoracis zwischen vollständiger Kontraktion und Entspannung. Beim Lachen und Weinen sieht man einen klaren rhythmischen Wechsel zwischen Anspannung und Entspannung. Beim Erbrechen bleibt der Muskel bei jedem Brechschwall vollständig kontrahiert. Dazwischen dominiert die Einatmung, und der obere Brustkorb hebt und senkt sich rasch. Der M. transversus thoracis ist in dieser Phase schlaff.

Latey zufolge setzt oft allein die Ermüdung des Muskels dem Lachen/Weinen/Erbrechen ein Ende. Er erinnert an einschlägige Redewendungen:

- „Ich musste lachen/weinen, bis mir die Seiten schmerzten."

Übelkeit und Erbrechen werden oft mit bestimmten Gefühlen in Zusammenhang gebracht wie:

- „Da half nichts, ich musste es schlucken" oder „die Kränkung liegt mir im Magen".

Nach frühen, gefühlsbesetzten Erfahrungen wie Hunger, Bedürftigkeit, Fülle, Leere, Überfülle, Übelkeit, Ablehnung, Zurückweisung usw. ist zu suchen, wenn man in diesem Bereich arbeitet. Sie eröffnen den Zugang zu den zugrunde liegenden emotionalen Zusammenhängen.

Latey befasst sich eingehend mit Gebieten, die eindeutig in den Bereich der Psychotherapie gehören, und die Körperarbeit ist dafür sehr wichtig.

**Übung 11.5** **Empfohlene Dauer: 5 – 7 Minuten**

Latey schlägt folgendes Verfahren zur Funktionsuntersuchung der mittleren Faust vor:

„Wenn der Patient ausbalanciert ist, entweder im Sitzen oder in Seitenlage mit angezogenen Knien, erkennt der Therapeut unschwer die Bewegungen, die er anregen will. Ganz unvermittelt treten die einer Störung der mittleren Faust entsprechenden Gefühle zutage, wenn der Patient auf dem Rücken liegt. Der Therapeut legt eine Hand unterhalb des Brustbeins an (und prüft damit die Bewegung des M. transversus thoracis). Mit der anderen Hand erspürt er die Bewegung der oberen oder unteren Faust. Oft empfindet der Patient dabei starke Übelkeit."

**Was sollte der Therapeut in dieser Position feststellen können?**
Bei Übelkeit erblasst der Patient möglicherweise, er schwitzt, reckt das Kinn vor und beginnt zu würgen. Halten Sie eine Brechschale griffbereit und fragen Sie den Patienten, ob er sich übergeben muss.
Die nächste Frage könnte lauten: „Was hat Sie zurückgehalten?" Die Antwort gibt u. U. Einblick in zugrunde liegende Emotionen.
Verspürt der Patient einen Lachreiz, windet er sich eventuell zuvor, wirft einen „unartigen" Blick zur Seite, der ein oberflächliches Schuldgefühl, Scham oder Peinlichkeit signalisiert. Ein Schnauben, Grunzen oder Kichern leitet den explosiven „Heiterkeitsausbruch" ein.
Eine Bemerkung wie „Das ist komisch, nicht wahr?" kann hilfreich sein.
Bevor der Patient zu weinen beginnt, werden die Augen feucht, der Mund zittert, die Stimme wird unsicher. Er wartet auf Zuspruch und Trost. Die genannten Emotionen sind austauschbar. Eine kann in die andere überleiten, da diese Sicherheitsventile u. U. gleichzeitig Gefühle unterschiedlichsten Ursprungs freisetzen.
Gerät der Patient in Panik, beginnt der M. transversus thoracis zu flattern. Dieses Zeichen ist unverkennbar. Womöglich bebt der ganze Körper, Atmung und Bewegungen des Brustkorbs werden ruckhaft und unsicher. Die Gliedmaßen zucken, die Augen weiten sich. Diese Art emotionalen Ausbruchs wurzelt oft in sehr frühen Erlebnissen.
Latey sagt über den M. transversus thoracis:

„Ein Gefühl der Anspannung hinter oder unter dem Brustbein kündigt einen Emotionszyklus in Verbindung mit diesem Muskel an (Vorwürfe, Bedauern, Abscheu etc.). Ist letztlich dieser Muskel verantwortlich, wenn wir meinen, uns bräche das Herz?"

Wie oben ausgeführt, regt Latey die Komponenten der mittleren Faust zur Bewegung an (durch Atem- und Körperarbeit). Dabei registriert er das Unbehagen, das der Patient empfindet.

„Panik kündigt sich durch eindeutiges Flattern des M. transversus thoracis an und ist kaum zu verkennen. Lässt man dies zu, erfasst es rasch den ganzen Körper und bringt ihn zum Beben. Die Bewegungen des Brustkorbs und die Atmung werden abgehackt und unsicher. Die Glieder zucken. Die Augen weiten sich angstvoll. Um zu verstehen, was die Panik ausdrückt, muss ich an anderer Stelle suchen. Es ist umständlich und schwierig, den Weg zu verfolgen. Wenn er deutlich vor uns liegt, führt er immer zurück zu frühesten Erlebnissen."

## *Funktionsstörungen im Bereich der mittleren Faust*

Die klinischen Beschwerden bei Funktionsstörungen im Bereich der mittleren Faust betreffen Blutgefäße, innere Organe, das autonome Nervensystem und Veränderungen im neuroendokrinen Gleichgewicht. Durchfall, Obstipation und Kolitis können auftreten. Direktere Auswirkungen zeigen sich jedoch eher an Lunge und Magen. Das Asthma bronchiale ist ein klares Beispiel für eine Fixierung der mittleren Faust.

Mit diesem Problemkomplex geht eine typische Körperhaltung einher: Die Schultern sind hochgezogen und gespannt, als würde jedes Sichgehenlassen eine Krise heraufbeschwören. Zu den kompensatorischen Veränderungen gehören meist sehr feste tiefe Nacken- und Schultermuskeln. Bei der Behandlung solcher Beschwerden regt Latey zunächst die Funktion der mittleren Faust an und wendet sich dann der Nacken- und Schultermuskulatur zu. Er versucht, diese zu lockern und die Schultern zu senken. Anschließend kehrt er zur mittleren Faust zurück.

Es kann zu dramatischen Ausbrüchen von Angst, Unruhe und Panik kommen. Wenn der Patient über seine Empfindungen spricht, berichtet er u. U. von dem Eindruck, erdrückt, ertränkt, erstickt, umzingelt, zerquetscht und vernichtet zu werden. Diese Gefühle drücken Panikerfahrungen aus frühen Lebensphasen aus, die den Kern der Persönlichkeit berühren können.

„Asthma ist nicht leicht zu behandeln. Manche Patienten müssen nur den Verlust (oder Mangel an) mütterlicher Zuwendung, Besänftigung und Trost beklagen dürfen. Den meisten Patienten steht weitaus mehr Arbeit bevor.“

Latey zufolge können Funktionsstörungen der mittleren Faust, die sich auf die Verdauungsfunktion auswirken, Haltungsanomalien und emotionale Konflikte auslösen, wie sie in der Adoleszenz häufig zu beobachten sind.

„Der untere Abschnitt des Ösophagus zieht durch den muskulären Teil des Zwerchfells, bevor er sich in den Magen öffnet. Ein komplizierter Mechanismus erlaubt zwischen Brust- und Bauchraum die Passage des Nahrungsbreis und beim Erbrechen dessen Rückfluss. Wenn das Zwerchfell kontrahiert ist, wird die muskuläre Öffnung eingeschnürt. Eine ungehinderte Passage ist nur möglich, wenn das Zwerchfell entspannt ist (vollständige Ausatmung) und die unteren Rippen leicht nach innen gezogen sind (Kontraktion des M. transversus thoracis).
Bei einer Störung im Bereich der mittleren Faust versagt dieser Mechanismus häufig: Der Schluckvorgang kann nicht richtig abgeschlossen werden. Bestenfalls folgen daraus Blähungen, Aufstoßen oder ein Völlegefühl. Sofern jedoch auch die neuroendokrine Aktivität sowie die glatte Muskulatur in Mitleidenschaft gezogen sind, können ernsthaftere Folgeerscheinungen auftreten. Peptisches Ulkus, Sodbrennen, Refluxösophagitis, Hiatushernie usw. sind klinische Manifestationen der Probleme im Bereich der mittleren Faust. Füllung und Entleerung sowie Sekretionsvorgänge von Magen und Zwölffingerdarm sind chronisch gestört.“

In ☞ Übung 11.5 wurde kurz auf Lateys Methode zum Halten und Lösen der mittleren Faust eingegangen. Seiner Meinung nach lassen sich damit die erwähnten Funktionsstörungen ganz oder teilweise beheben.

„Die meisten Patienten erreichen jedoch nur eine partielle Wiederherstellung. Wenn erste Schritte unternommen sind, um die Störung der mittleren Faust zu beheben, verlagert sich der Konflikt auf Mund, Nacken und Kehlkopf. Vielleicht ist es gelungen, schwer wiegende gastrointestinale Probleme zu beseitigen. Aber dann haben wir es mit dem noch weitaus komplexeren Problem der oberen Faust zu tun (erster Teil des Schluckvorganges)."

Beginnen Patienten zu weinen, was den Lösungsprozess immer wieder unterbricht und erneut zulässt, ist Latey zufolge das Sicherheitsventil nur teilweise geöffnet. Die Rhythmen der unteren und mittleren Faust sind koordiniert, Kopf, Nacken und Schultern bleiben jedoch rigide und widersetzen sich der Bewegung. Nach Lateys Erfahrung kann der Therapeut die Situation oft entscheidend beeinflussen, indem er die Hände über die Kehle des Patienten legt. Die leichte und bestimmte Bewegung scheint die beiden Mm. sternocleidomastoidei empfindlicher zu machen.

Das Weinen kann dann den ganzen Körper erfassen und Kummer in geradezu orgastischen Rhythmen ausdrücken. Jammern und schrilles Schreien mit allen Anzeichen tiefster Not und Verzweiflung folgen möglicherweise, selbst Entsetzensschreie sind zu hören. Es kommt zu ungebremsten Wutausbrüchen, die Patienten schnappen und beißen sogar, wenn die obere Faust aufgestaute Spannung ablässt und sich zum ersten Mal seit Jahren Ausdruck verschafft. Zweifellos ist dies ein Terrain, auf das sich nicht viele Therapeuten wagen werden. Es setzt stählerne Nerven voraus. Vielleicht kommt es jedoch gerade bei einer solchen Katharsis zur Heilung jahrzehntelang begrabener Schmerzen und Verletzungen.

## Die obere Faust

Die Metapher der geballten Faust zur Beschreibung von Körperregionen, in denen chronische, oft emotional bedingte Kontraktionen vorliegen, ist sehr anschaulich. Auf die mittlere (Zwerchfell, Atemmuskulatur, Abdomen) und untere Faust (Beckenregion, Lumbalbereich, unteres Abdomen, Hüften, Beine und Füße) wurde bereits eingegangen.

Die obere Faust betrifft Muskeln vom Thorax bis zum Hinterkopf, wo Schädel und Wirbelsäule zusammentreffen, sowie die Schultergürtelmuskulatur. Diese Muskeln bestimmen die relative Stellung von Kopf, Hals, Kiefer, Schultern und oberem Brustkorb. Der übrige Körper richtet sich weitgehend daran aus (F. M. Alexander [1931] fand heraus, dass in erster Linie die Kopf-Hals-Beziehung die Körperhaltung bestimmt).

Fast genüsslich weist Latey darauf hin, dass dies „das Zentrum *par excellence* von Ängsten, Verspannungen und anderen amorphen Manifestationen des Unbehagens ist".

Menschen mit einer chronischer Funktionsstörung im Bereich der oberen Faust sind laut Latey vor allem an folgenden Merkmalen zu erkennen: Sie sind verschlossen, zwanghaft kontrolliert und ausdrucksarm. Die Muskulatur fühlt sich an, als müsse sie einen „Affektausbruch" verhindern.

Im Gegensatz zur unteren Faust, die die sinnlichen Funktionen beherrscht, hat sich die obere Faust als Reaktion – oder zur Unterdrückung einer Reaktion – auf die Außenwelt kontrahiert.

Die Muskeln selbst verdeutlichen nicht, was da unterdrückt wird. Die Inspektion der Gesichtsmuskeln kann aber Anhaltspunkte liefern. Weit aufschlussreicher als der Gesichtsausdruck ist jedoch der Teil der Mimik, der bewusst unter Kontrolle gehalten wird. Erlebnisse und Erfahrungen, die sich *nicht* offen im Gesicht widerspiegeln dürfen, drücken sich in den Muskeln des Schädels und an der Schädelbasis aus. Latey erkennt darin den Angelpunkt bei vielen Kopfschmerzformen, insbesondere bei der Migräne.

Er sagt: „Ich kenne keinen Migränepatienten, der nicht zumindest zeitweilig ganze Bereiche der mimischen Ausdrucksskala eingebüßt hätte."

## Auswirkungen von Störungen der oberen Faust

Fixierungen im Bereich der oberen Faust haben viele verschiedene mechanische Auswirkungen. Diese reichen von Nackensteifigkeit bis zu Kompressionen, die zur Degeneration der Bandscheiben und zum Verschleiß der Facettengelenke führen. Schluck- und Sprachstörungen sind häufig, desgleichen Funktionsstörungen im Schulterbereich sowie Brachialgie, Raynaud-Syndrom und Karpaltunnelsyndrom. Latey schreibt:

> „Medizinisch ist die Kontraktur der oberen Faust vor allem hinsichtlich der Durchblutung von Bedeutung. Während die Kontraktion der unteren Faust Durchblutungsstörungen in Beinen, Becken, Beckenboden und unterem Abdomen begünstigt, hat die Kontraktur der oberen Faust womöglich noch tiefgreifendere Folgen. Die Blutversorgung von Kopf, Gesicht, Sinnesorganen, Schleimhäuten von Mund, Nase und oberen Luftwegen, des Herzens und der wichtigsten Blutgefäße werden vom sympathischen Nervensystem kontrolliert. Dessen hauptsächliche ‚Schaltstellen' (Ganglien) liegen unmittelbar vor den Wirbeln an der Basis des Nackens."

Es ist daher nicht auszuschließen, dass Kopfschmerzen, Schmerzen hinter den Augen, Hörstörungen, Probleme im Nasen- und Rachenraum sowie viele kardiovaskuläre Beschwerden mechanische Anteile enthalten, die mit Kontraktionen der oberen Faust in Verbindung stehen.

Latey erinnert daran, dass kardiovaskuläre Beschwerden nicht selten zeitgleich mit chronischen Muskelschmerzen im Schulterbereich auftreten (avaskuläre Nekrose der Sehnen der Rotatorenmanschette), wobei der M. longus colli häufig mit betroffen ist.

Latey inspiziert Nase, Mund, Lippen, Zunge, Zähne, Kiefer und Rachen auf Hinweise für funktionelle Veränderungen, die auf eine Dysfunktion der oberen Faust hindeuten. Die begleitenden psychosomatischen Störungen sind vergleichsweise einfach: Schnauben, Saugen, Beißen, Kauen, Zerfleischen, Schlucken, Würgen, Spucken, Sabbern, Aufstoßen, Erbrechen, das Hervorbringen von Tönen usw. können akut oder chronisch erheblich beeinträchtigt sein.

Wie bei Dysfunktionen im Bereich von unterer und mittlerer Faust kann der Therapeut sich diesen Beschwerden mit Hilfe der Atmung nähern:

> „Wenn alle Komponenten der oberen Faust entspannt sind, entsteht bei der Ausatmung eine erkennbare rhythmische Bewegung. Der Nacken verlängert sich, der Kiefer hebt sich an (und setzt damit den gesamten Kopf in Bewegung), das Gesicht wird fülliger, der obere Brustkorb senkt sich.

Wenn der Patient Schwierigkeiten hat, versuche ich u. U., diese Bewegungen durch manuelle Muskelarbeit und behutsame Anleitung zu unterstützen, um eine entspannte Ausatmung zu erreichen. Ich fordere den Patienten auf, nichts festzuhalten und den Gefühlen freien Lauf zu lassen, und begünstige damit die Lösung. Bestimmte Elemente, vor allem die schon von der mittleren Faust bekannten, treten recht bald zutage, so das Bedürfnis zu erbrechen, zu weinen, zu schreien usw."

Zum Kopfschmerz merkt Latey an:

„Oft ist der Kopfschmerz in eine umfassendere Vermeidungsstrategie eingebunden. Es ist bedeutsam, wie der Schmerzfokus alle Aufmerksamkeit auf sich zieht. Konzeptbildung und Beobachtung sind nur eingeschränkt möglich. Empfindung und Ausdrucksfähigkeit sind immer gedämpft und vergröbert. Es scheint, als funktionalisiere der Patient die Kopfschmerzen, um Beunruhigendes in Schach zu halten, bis es besser bewältigt werden kann oder verschwindet.
Bei schweren, mit Aura und Übelkeit einhergehenden Migräneattacken muss der Therapeut sich oft in allen Einzelheiten durch ein Gefühl der Abscheu durcharbeiten. Eine große Angst vor Vergiftung kann der Übelkeit zugrunde liegen und hat ihren Ursprung in frühen Störungen der Gefühlswelt."

Ausführlich widmet sich Latey Schockerlebnissen und Rückzug, die ein Mensch in den ersten Lebensmonaten erfährt. Er versteht sie als ein Zurückweichen vor den Realitäten des Lebens. Weicht man jedoch emotional unangenehmen Situationen aus, so argumentiert er, beraubt man sich der Möglichkeit, aus Erfahrungen zu lernen.

Rückzugsmanöver spielen in Lateys klinischem Alltag eine bedeutende Rolle. Zumindest oberflächlich seien sie unschwer zu erkennen:

„Das Fleisch fühlt sich schlaff und leblos an. Große, oberflächliche Muskeln wirken spannungs- und leblos (oder spastisch rigide). Die tiefen statischen Muskeln befinden sich in einem verfestigten fibrösen Zustand (möglicherweise mit Ausnahme der Kopf- und Nackenmuskeln). Der Patient legt auf Augen und Ohren – Hören und Sehen – übertriebenen Wert."

Darüber hinausgehende Hinweise sind weitaus subtiler:

„Gefühle werden ritualisiert, in unpersönlicher Weise und ohne Spontaneität ausgedrückt. Der Gebrauch der Sprache zeigt das Fehlen einer zentralen Präsenz und Einheit des Ichs, wehrt Bedrohungen ab (vielleicht innere oder äußere Versuchung) und klammert sich an die verbreiteten Torheiten unserer Gesellschaft. Diese Torheiten werden durch Mystifikation der sozialen Gruppe/Familie noch verschlimmert (wie von R. D. Laing et al. beschrieben)."

## Übung 11.6 **Empfohlene Dauer: 10 – 15 Minuten**

Untersuchen Sie einen Patienten mit bekannten emotionalen Stresssymptomen. Suchen Sie nach oben beschriebenen typischen muskulären Veränderungen: dumpfe Leblosigkeit, leblose Schlaffheit, spastische Rigidität, leblose fibröse Verhärtung usw. sowie nach Funktionsstörungen der Atmung, wie in ☞ Kapitel 9 erörtert.

Achten Sie auch auf einen „ritualisierten Gefühlsausdruck“ und einen „Sprachgebrauch, der die zentrale Präsenz und Einheit des Ichs leugnet, Bedrohungen abwehrt“. Wichtig sind außerdem ein Mangel an Mimik (welche Ausdruckskomponenten fehlen?) und ungewöhnlich erscheinende Aussagen über körperliche Empfindungen.

## *Variationen zum Thema*

Latey empfiehlt, bei der Suche nach physischen Manifestationen emotionalen Aufruhrs an diese „drei Fäuste“ oder Regionen anormaler Spannung, Kontraktion und Bewegungseinschränkung zu denken. Eine Variation dieses Themas findet sich bei den als „Somatosynthese“ zusammengefassten Methoden. Ford (1989) beschreibt dies sehr plastisch:

> „Zwischen der diagnostischen und der therapeutischen Berührung besteht ein enger Zusammenhang. Es ist nicht ungewöhnlich, dass Berührung (Palpation) von der Diagnose in die Therapie übergeht, ohne dass Patient und Therapeut dessen gewahr würden. ... Ich habe mich im Zusammenhang mit der therapeutischen Berührung immer um Einfachheit bemüht, um mit möglichst wenigen Techniken und Verfahren maximale Ergebnisse zu erzielen.“

Wo setzt Ford bei der Auseinandersetzung mit emotionalen Problemen seiner Patienten an?

> „Vielleicht beginne ich bei den vier Hauptzonen der Kreuzrestriktionen im Körper. Sie befinden sich an der Basis des Beckens [die untere Faust nach Latey], der Basis des Brustkorbs [die mittlere Faust nach Latey] sowie an der Basis von Nacken und Schädel [bilden zusammen die obere Faust nach Latey].“ (☞ Abbildung 11.1)

In diesen Körperzonen zeigen die Weichteilgewebe Ford zufolge nicht die übliche vertikale Ausrichtung, sondern verlaufen horizontal:

> „Das horizontale Gewebe kreuzt und beschränkt normalerweise den vertikalen Gewebeverlauf und beeinträchtigt dadurch die normale Muskelbewegung, den Strom der Körperflüssigkeiten und die Nervenleitung. *Praktische Auswirkung dieses Sachverhalts ist, dass die meisten Menschen diese Zonen als gestresst, verspannt und schmerzhaft erleben. Oft stehen diese Gebiete auch in Verbindung mit verborgenen psychologischen Themen, die unseren physischen Symptomen und Anzeichen zugrunde liegen. Ganz einfach und direkt kann man als Therapeut diese Zonen bearbeiten, indem man sie vom Rücken zur ventralen Körperseite hin behutsam komprimiert.*“ [Hervorhebung des Verfassers.]

Wie palpiert Ford diese (und andere) Dysfunktionen?

> „Wer im Palpieren erfahren ist, weiß seit langem, dass die beste Hand eine leichte Hand ist. Je leichter die Berührung, desto mehr Information wird sie erheben.“

Durch leichte Palpation, Projektion seines Tastsinns und Empfänglichkeit für jede Information, die in seine Hand einstrahlt, erkennt Ford stark verspannte und dysfunktionale Körperzonen.

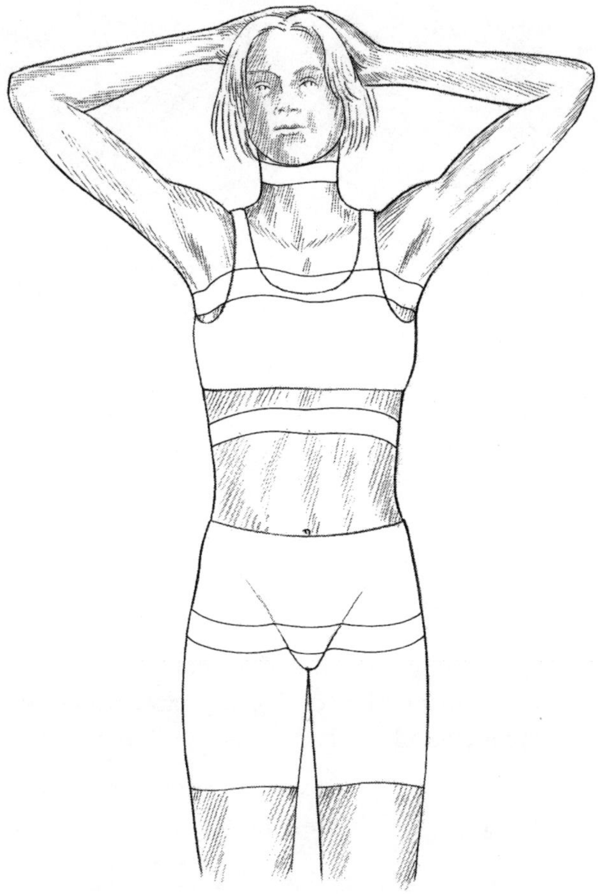

**Abbildung 11.1:** *Lage der Kreuzrestriktionen nach Ford.*

„Sobald ich palpatorisch herausgefunden habe, wo ich die (therapeutische) Berührung ansetzen sollte, gilt es dreierlei zu berücksichtigen: Tiefe, Richtung und Dauer. Wie tief muss meine Berührung reichen? Sollte sie auf der Ebene des Energiefeldes erfolgen, wo es nicht zum körperlichen Kontakt kommt? Sollte sie die Haut erreichen oder tief in den Körper (des Patienten) eindringen?“

Dann entscheidet Ford, in welcher Richtung sich der gewählte Kontakt bewegen sollte: direkt nach unten, nach rechts oder links? Sollte er ziehen oder schieben, sollte es eine gleichmäßige, stetige Bewegung sein oder alle Elemente enthalten? Und schließlich lässt er die Gewebe die Dauer des Kontakts selbst bestimmen (☞ Abbildung 11.2).

Wolffs abschließende Ermahnung, „nicht [zu] vergessen, dass Palpation und Therapie gleichzeitig erfolgen“, sollte ein Kernsatz unserer Arbeit sein. Es zeigt sich, dass Latey und Wolff sich diesen Problemen mit geringfügig anderen Methoden nähern. Das gilt auch für Marion Rosens Ansatz, der im Folgenden näher betrachtet wird.

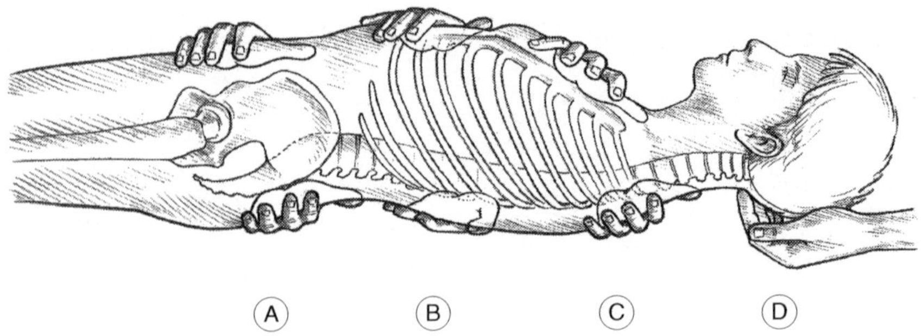


**Abbildung 11.2:** *Handpositionen bei der Behandlung horizontaler „Kreuzrestriktionen" nach Ford: A) Becken, B) Zwerchfell, C) obere Thoraxapertur, D) Schädelbasis. Ford „projiziert" seinen Tastsinn und palpiert unter den Aspekten „Tiefe, Richtung und Dauer", um diese Dysfunktionen zu behandeln.*

## Die Methode nach Rosen

Marion Rosen, eine brillante Physiotherapeutin, hat eine Methode entwickelt (Mayland 1988), mit der dieselben physischen Manifestationen emotionaler Unruhe behandelt werden wie bei Latey und Ford.

> „Die Methode Rosen ist kein mechanisches Verfahren. Vielmehr handelt es sich um eine von Therapeut und Patient gemeinsam unternommene Reise zur Selbsterkenntnis."

Der Therapeut *beobachtet* den Rücken des Patienten bei den nachfolgenden Übungen.

### Übung 11.7 Empfohlene Dauer: 10 – 12 Minuten

Untersuchen Sie einen Patienten mit bekannter emotionaler Stresssymptomatik (möglichst dieselbe Person wie in ☞ Übung 11.6). Stellen Sie sich hierzu die folgenden Fragen:

**Sind die Muskeln verspannt?**
**Strömt der Atem ungehindert?**
**Wo ist die Atembewegung unterbrochen?**
**Welche Aussagen trifft der Patient zu seinem Körper?**
**Was muss geschehen, damit er die kontrahierten Zonen entspannen kann?**
**In welche Richtung halten die Muskeln fest?**
**Drückt dieses Halten den Patienten nach unten, hält es ihn zusammen, bläst es ihn auf, trennt es den Körper in eine obere und untere Hälfte durch Einschnürung der Mitte? (Entsprechend der mittleren Faust nach Latey.)**

Vergleichen Sie diese Beobachtungen mit Ihren Befunden aus ☞ Übung 11.6.

**Übung 11.8** Empfohlene Dauer: 12 – 20 Minuten

Palpieren und beobachten Sie die Rückenmuskeln eines auf dem Bauch liegenden Patienten mit bekannten emotionalen Problemen (nach Möglichkeit dieselbe Person wie in ☞ Übung 11.7). Lassen Sie sich Zeit und lokalisieren Sie die verspanntesten Zonen am Rücken. Halten Sie die palpierende Hand dagegen. Begegnen Sie der Verspannung, nehmen Sie lediglich die Vorspannung auf.

- Was geschieht innerhalb einiger Minuten mit diesen Geweben?
- Wie – wenn überhaupt – verändert sich die Atmung?

Anschließend lassen Sie die Hände sanft über die Rückenmuskeln gleiten. Spüren Sie Informationen auf und vergleichen Sie inspektorische mit palpatorischen Hinweisen (vgl. ☞ Übung 11.6).

Ihre Aufgabe als Therapeut besteht darin, dem Patienten in einer nicht wertenden Weise bewusst zu machen, wo er „festhält". Sie palpieren die verschiedenen Zonen und geben Gegenhalt. Veränderungen stellen sich allmählich ein, wenn der Patient aufmerksam wird und in diese Zonen hineinatmet. „Sie beobachten und erspüren die Stellen am Rücken, die sich am wenigsten bewegen, festgehalten oder nicht in den Ausdruck seiner eigenen Persönlichkeit einbezogen werden. Dem Patienten ist nicht bewusst, dass er sich dort festhält."

Sie folgen den sich lösenden und entspannenden Geweben, bis der gesamte Rücken entspannt ist und sich die Atemfunktion deutlich an allen Geweben ablesen lässt.

Abschließend wenden Sie sich dem Zwerchfell und der ventralen Körperseite zu. An diesem großen Atemmuskel sind zurückgehaltene Spannungen leicht zu erkennen und Funktionsveränderungen zu palpieren. Gleichzeitig ändert sich der Gesichtsausdruck des Patienten.

## Beschreibung der Vorgänge

Vergleichen Sie die nachstehende Beschreibung dessen, was bei Anwendung der Methode Rosen u. U. zu beobachten ist, mit Lateys Ausführungen im Anschluss an ☞ Übung 11.5.

> „Wenn der Therapeut an den Muskeln arbeitet, die das Zwerchfell bewegen, ist gelegentlich ein Flattern des Zwerchfells selbst zu bemerken. Es kann zu Bewegungen des Abdomens kommen, so wie wenn der Patient schluchzt oder weint, obgleich der Gesichtsausdruck unverändert ist. Der Therapeut muss annehmen, dass die Traurigkeit, die der Körper ausdrückt, das Gesicht und das Bewusstsein des Patienten nicht erreicht."

## Das weitere Vorgehen

Der Therapeut sucht dann nach weiteren Verspannungen z. B. im Nacken- oder Brustbereich. Sie werden in derselben Weise palpiert und bearbeitet, bis es zur emotionalen Spannungslösung kommt. Aufmerksames Beobachten und gezielte, behutsame Fragen begleiten diese Arbeit.

Es sollte klar sein, dass das Palpieren bereits den Beginn des therapeutischen Prozesses darstellt (Entsprechendes gilt für die neuromuskuläre Technik nach Lief).

Schlüsselelement des Ansatzes von Rosen ist die palpatorische und inspektorische Bestimmung von Zonen mit eingeschränkter Bewegung, in denen sich keine Atemfunktion zeigt. Dieser Mangel muss behoben sein, bevor es zu weiterführender Entspannung kommen kann. Mayland schreibt:

> „Wir wollen erreichen, dass Menschen damit in Berührung kommen, was sie zurückhalten. Was Menschen unterdrücken, was sie nicht erleben wollen, was sie mit sich herumschleppen, ... das errichtet eine Barriere, die sie gegen das Leben abschirmt. Es sind Lasten wie Felsbrocken in unserem Sein.“

## Die erforderliche Druckstärke

Eine Anmerkung zum Druck bei der Methode Rosen: Er entspricht dem bereits im Zusammenhang mit den Ansätzen nach Fritz Smith und Stanley Lief beschriebenen (☞ Kapitel 4 und 5).

Der Druck „begegnet“ dem Muskel, will diesen nicht erdrücken oder zu irgendetwas veranlassen. Bewusstheit ist das Schlüsselwort. *Zur Entspannung kommt es durch den Patienten selbst und nicht durch Zwang.*

## Hierarchie der Emotionen

Rosen geht wie auch Latey von einer Hierarchie der Emotionen aus, die mit bestimmten Körperzonen in Verbindung stehen:

- Tiefe Angst und tiefe Liebe: Beckenregion (bzw. tief im Bauch) und Bereich, wo Beine und Becken zusammentreffen.
- Unterdrückter Zorn und unterdrückte Trauer: oberer Rumpf oder Hals.
- Gefühle gegenüber anderen: mittlerer Rumpf und Herzgegend.
- Furcht und Angst: Umgebung des Zwerchfells.

Ärger, Traurigkeit und Furcht sind Rosen zufolge leichter zu lösen als Liebe.

## Das Ziel

Die Methode Rosen zeichnet sich durch die Behutsamkeit des Ansatzes aus.

Emotionen werden wiedererlebt, nicht erzwungen. Der Patient lernt, zwischen Gefühlen und den Erlebnissen zu unterscheiden, die dazu führten, dass die Gefühle verbannt wurden. Mit Hilfe dieser Methode lernt der Patient, sich selbst anzunehmen. Lange bestehende, durch Beobachtung und Palpation erkannte Verspannungen lösen sich.

## Emotionale Entspannung nach Upledger

An dieser Stelle soll nochmals auf die somatoemotionale Entspannung (Upledger 1987) eingegangen werden, die bereits in ☞ Kapitel 2 und 5 erwähnt wurde. Upledger setzt behutsame Kompression oder Traktion ein:

- Leicht nach inferior gerichtete Kompression auf die Ossa parietalia des sitzenden Patienten.
- Nach kaudal gerichtete Kompression der Hals- und Brustwirbel.
- Vorsichtige, nach medial gerichtete Kompression der vorderen Ossa ilia am stehenden Patienten.
- Leichte Kompression oder Traktion von den Fußgelenken des liegenden Patienten aus.

## Überschneidungen

Die Ähnlichkeiten mit dem Ansatz von Fritz Smith (☞ Kapitel 5) dürften nun offensichtlich sein.

Die Überschneidung der Konzepte von Latey, Rosen, Ford, Upledger und Smith (wie auch jener von Lief und Becker) kann nicht verwundern. In allen Fällen geht es um physische, somatische Manifestationen von emotionalem Stress. Und in allen Fällen wird versucht, veränderte Weichteilgewebe zu palpieren, zu lokalisieren und eine vom Patienten selbst bewirkte Veränderung einzuleiten oder zu unterstützen.

## Palpationsfertigkeiten auf hohem Niveau

Upledger verlangt vom Therapeuten, dem „Entflechtungsprozess" zu folgen, den der Körper bei Anwendung von Kompression usw. in Gang setzt.

Ein palpatorisches und propriozeptives Vermögen auf hohem Niveau ist dafür Voraussetzung. Die Hände müssen dem Entflechtungsprozess nicht nur folgen, sie müssen auch spüren und verhindern, dass dieser Prozess die entgegengesetzte Richtung nimmt.

Zwar werden mit dieser Methode in erster Linie eingesperrte, traumatisch bedingte Verspannungen gelöst. „Es kommt jedoch häufig zur Entspannung von emotionalen Anteilen der somatischen Schädigung".

Der Patient wird von Panik oder Hysterie befreit, die mit dem Trauma verbunden sind, und Adaptationsenergien werden freigesetzt.

Upledger warnt: „Bleiben Sie aufmerksam. Behindern Sie Ihren Patienten nicht, indem Sie an seinem Körper zerren. Versuchen Sie dem Körper zu folgen, wohin er Sie führt." Möglicherweise nimmt der Patient schließlich die Stellung ein, in der er traumatisiert wurde.

Ist von somatoemotionaler Entspannung die Rede (z.B. bei der Methode Rosen), scheint es eher um Therapie als um Palpation und Diagnose zu gehen. Diese Unterscheidung ist aber müßig, wenn man den Ansätzen im Sinne derer folgt, die sie entwickelt haben.

Es hängt von der Palpationsfertigkeit des Therapeuten ab, inwieweit er diese therapeutischen Methoden einsetzen kann.

## Bedenken und Fragen

Verständlicherweise wird heftig debattiert, inwieweit Körperarbeiter bei der therapeutischen Tätigkeit „emotionale Entspannung" induzieren dürfen.

- Wenn einem Individuum nichts anderes übrig bleibt, als die Turbulenzen in seinem Leben im muskuloskelettalen System zu „verschließen", muss man sich fragen, ob es ratsam ist, die Emotionen freizusetzen, die diese Verspannungen und Kontraktionen unter Verschluss halten.
- Sollte der in diesen Körperzonen somatisierte Schmerz bei gegenwärtiger Unfähigkeit, ihn geistig zu verarbeiten, nicht besser bleiben, wo er ist, bis das Individuum dank Beratung, Psychotherapie oder Selbsterkenntnis fähig ist, die Themen und Erinnerungen zu reflektieren, mit ihnen umzugehen und sie irgendwann durchzuarbeiten?
- Warum sollte man Emotionen auslösen, die sich in Weinen, Lachen, Erbrechen oder dergleichen äußern – wie von Latey und anderen beschrieben –, wenn weder der Patient noch der Therapeut den Prozess weiterführen können?

## Antworten

Es gibt keine Antwort auf diese Fragen. Jeder Patient und jeder Therapeut sollen sich jedoch darüber Gedanken machen, bevor man beginnt (wie schonend und vorübergehend auch immer), Schutzmechanismen zu beseitigen, zu deren Aufbau das Leben verwundbare Individuen (und das ist jeder Mensch) gezwungen haben mag.

Zumindest sollte jeder lernen, verantwortungsvoll mit „emotionaler Entspannung" umzugehen, die beabsichtigt oder unbeabsichtigt eintritt. Oder man muss sich vorab eine empfehlenswerte Anlaufstelle überlegen, wo der Patient mit qualifiziertem Personal darüber sprechen kann, was dieser Prozess zutage gefördert hat.

**Quellen**

Alexander F M. The use of the self. Methuen & Co., London, 1931
Barlow W. Anxiety and muscle tension pain. British Journal of Clinical Practice 13 (5), 1959
Ford C. Where healing waters meet. Station Hill Press, New York, 1989
Jacobson E. American Journal of Physiology 91, 1930, S. 567
Latey P. Muscular manifesto. Latey, London, 1980
Malmo R. Psychosomatic Medicine 2, 1949, S. 9
Mayland E. Rosen method. Mayland, Palo Alto, California, 1980
Sainsbury P. Journal of Neurology, Neurosurgery and Psychiatry 17, 1954, S. 3
Sherrington. Man on his nature. 1937
Upledger J. Cransiosacral therapy. Eastland Press, Seattle, 1987
Wolff. Headache and other head pains. Oxford University Press, Oxford, 1948

# Anhang

**Lage der neurolymphatischen Reflexe nach Chapman**

| Nr. | Symptome/ Areal | ventral | Abbildung | dorsal | Abbildung |
|---|---|---|---|---|---|
| 1 | Konjunktivitis, Retinitis | proximaler Humerus | 4.12 | Okziput | 4.14 |
| 2 | Nasenbeschwerden | Ventrale Fläche der 1. Rippe nahe dem Sternum | 4.12 | hinter dem Angulus mandibulae auf der Spitze des Proc. transversus atlantis | 4.14 |
| 3 | Arme (Durchblutung) | Ursprung des M. pectoralis minor an 3., 4. und 5. Rippe | 4.12 | Angulus superior scapulae und oberes Drittel der Margo medialis scapulae | 4.14 |
| 4 | Tonsillitis | zwischen 1. und 2. Rippe nahe dem Sternum | 4.12 | in der Mitte zwischen Tuberculum posterius und Spitze des Proc. transversus atlantis | 4.16 |
| 5 | Schilddrüse | 2. Interkostalraum nahe dem Sternum | 4.12 | in der Mitte zwischen Proc. spinosus und Spitze des Proc. transversus Th2 | 4.14 |
| 6 | Bronchitis | 2. Interkostalraum nahe dem Sternum | 4.12 | in der Mitte zwischen Proc. spinosus und Spitze des Proc. transversus Th2 | 4.16 |
| 7 | Ösophagus | wie Nr. 6 | 4.12 | wie Nr. 6 | 4.16 |
| 8 | Myokarditis | wie Nr. 6 | 4.12 | zwischen Proc. transversus Th2 und Th3, in der Mitte zwischen Proc. spinosus und Spitze des Proc. transversus | 4.15 |
| 9 | Oberer Lungenflügel | 3. Interkostalraum nahe dem Sternum | 4.12 | wie Nr. 8 | 4.15 |
| 10 | Neuritis der oberen Extremität | wie Nr. 9 | 4.12 | zwischen Proc. transversus Th3 und 4, in der Mitte zwischen Proc. spinosus und Spitze des Proc. transversus | 4.15 |
| 11 | Unterer Lungenflügel | 4. Interkostalraum nahe dem Sternum | 4.12 | zwischen Proc. transversus Th4 und Th5, in der Mitte zwischen Proc. spinosus und Spitze des Proc. transversus | 4.15 |

| Nr. | Symptome/ Areal | ventral | Abbildung | dorsal | Abbildung |
|---|---|---|---|---|---|
| 12 | Dünndarm | 8., 9. und 10. Interkostalraum nahe dem Rippenknorpel | 4.12 | 8., 9. und 10. thorakaler Intertransversalraum | 4.14 |
| 13 | Hyperkongestion des Magens | 6. Interkostalraum links vom Sternum | 4.12 | 6. thorakaler Intertransversalraum links | 4.14 |
| 14 | Hyperazidität des Magens | 5. Interkostalraum links vom Sternum | 4.12 | 5. thorakaler Intertransversalraum links | 4.17 |
| 15 | Zystitis | Umgebung des Nabels und über der Symphysis pubica nahe der Mittellinie | 4.12 | Oberrand des Proc. transversus L2 | 4.17 |
| 16 | Nieren | knapp oberhalb und seitlich vom Nabel | 4.12 | im Intertransversalraum zwischen Th12 und L1 | 4.17 |
| 17 | Atonische Obstipation | zwischen SIAS und Trochanter | 4.12 | 11. kostovertebrale Verbindung | 4.14 |
| 18 | Verspannung des Abdomens | Oberrand der Verspannung am Os pubis | 4.12 | Spitze des Proc. transversus L2 | 4.15 |
| 19 | Urethra | Innenrand des Ramus superior des Os pubis nahe der Symphysis pubica | 4.12 | obere Fläche des Proc. transversus L2 | 4.17 |
| 20 | Dupuytren-Kontraktur, Arm- und Schulterschmerzen | keine | | ventrale Fläche der Margo lateralis scapulae inferior vom Humeruskopf | 4.17 |
| 21 | Zerebrale Kongestion (bei Paralyse oder Parese) | (auf der dorsalen Körperseite) lateral der Procc. spinosi C3, C4 und C5 | 4.12 | zwischen den Procc. transversi atlantis und axis | 4.16 |
| 22 | Klitorisreizung und Vaginismus | proximale Innenfläche des Oberschenkels | 4.12 | lateral der Verbindung von Os sacrum und Os coccygis | 4.15 |
| 23 | Prostata | laterale Seite des Oberschenkels vom Trochanter bis knapp oberhalb des Knies, auch lateral der Symphysis pubica wie bei Uterusbeschwerden (☞ Nr. 43) | 4.12 | zwischen SIPS und Proc. spinosus L5 | 4.15 |
| 24 | Spastische Obstipation, Kolitis | ca. 3–6 cm breiter Streifen vom Trochanter bis 3 cm oberhalb der Patella | 4.12 | von den Procc. transversi L2, L3 und L4 zur Crista iliaca | 4.14 |
| 25 | Leukorrhoe | distale Innenseite des Oberschenkels, etwas posterior (auf der dorsalen Körperseite) | 4.12, 4.14 | zwischen SIPS und Proc. spinosus L5 | 4.15 |

| Nr. | Symptome/ Areal | ventral | Abbildung | dorsal | Abbildung |
|---|---|---|---|---|---|
| 26 | Ischiassyndrom | ventral und dorsal der tibiofibularen Verbindung | 4.12 | 1. auf der Art. sacroiliaca<br>2. zwischen Tuber ischiadicum und Acetabulum<br>3. laterale und dorsale Oberschenkelseite | 4.14 |
| 27 | Hepatopathie (Übelkeit, krankhaftes Völlegefühl) | 5. Interkostalraum, von der Linea mamillaris zum Sternum | 4.13 | Intertransversalraum Th5 rechts | 4.14 |
| 28 | Zerebelläre Kongestion (Gedächtnis- und Konzentrationsausfälle) | Spitze des Proc. coracoideus scapulae | 4.13 | knapp inferior der Schädelbasis auf dem Atlas | 4.16 |
| 29 | Otitis media | Oberrand der Klavikula, wo sie die 1. Rippe kreuzt | 4.13 | obere Fläche (der Spitze) des Proc. transversus atlantis | 4.14 |
| 30 | Pharyngitis | anteriore Fläche der 1. Rippe nahe dem Sternum | 4.13 | in der Mitte zwischen Proc. spinosus und Spitze des Proc. transversus axis | 4.16 |
| 31 | Laryngitis | Oberrand der 2. Rippe, 5–8 cm vom Sternum entfernt | 4.13 | in der Mitte zwischen Proc. spinosus und Spitze des Proc. transversus axis | 4.16 |
| 32 | Sinusitis | lateral vom Sternum auf dem Oberrand der 2. Rippe im 1. Interkostalraum | 4.13 | wie Nr. 31 | 4.16 |
| 33 | Pylorusstenose | auf dem Sternum | 4.13 | 10. Kostovertebralgelenk rechts | 4.17 |
| 34 | Neurasthenie (chronische Müdigkeit) | alle Ansatz- und Ursprungsstellen des M. pectoralis major an Humerus, Klavikula, Sternum, Rippen (insbesondere 4. Rippe) | 4.13 | unterhalb des Angulus superior scapulae auf der Oberseite der 4. Rippe | 4.15 |
| 35 | Torticollis | Innenseite des proximalen Humerus | 4.13 | Procc. transversi C3, C4, C6 und C7 | 4.16 |
| 36 | Splenitis | 7. Interkostalraum links nahe der knorpeligen Verbindung | 4.13 | 7. Intertransversalraum links | 4.14 |
| 37 | Nebennieren (Allergien, Erschöpfung) | superior und lateral des Nabels | 4.13 | im Intertransversalraum zwischen Th11 und Th12 | 4.17 |
| 38 | Mesoappendix | obere Fläche der 12. Rippenspitze rechts | 4.13 | lateral im 11. Interkostalraum rechts | 4.14 |

| Nr. | Symptome/ Areal | ventral | Abbildung | dorsal | Abbildung |
|---|---|---|---|---|---|
| 39 | Pankreas | 7. Interkostalraum rechts, nahe dem Knorpel | 4.13 | 7. thorakaler Intertransversalraum rechts | 4.17 |
| 40 | Kongestion von Leber und Gallenblase | 6. Interkostalraum rechts, von der Linea mamillaris bis zum Sternum | 4.12 | 6. thorakaler Intertransversalraum rechts | 4.17 |
| 41 | Salpingitis, Entzündung der Vesicula seminalis | in der Mitte zwischen Acetabulum und Incisura ischiadica (auf der dorsalen Körperseite) | 4.17 | Zwischen SIPS und Proc. spinosus L5 | 4.15 |
| 42 | Ovarien | inferior des Lig. pubicum | 4.13 | zwischen 9. und 10. sowie 10. und 11. Intertransversalraum | 4.15 |
| 43 | Uterus | Ventrale Fläche der Verbindung zwischen Ramus ossis pubis und Os ischii | 4.13 | zwischen SIPS und Proc. spinosus L5 | 4.15 |
| 44 | Uterusfibrom | lateral der Symphysis pubica, zieht diagonal nach inferior | 4.13 | zwischen der Spitze des Proc. transversus L5 und Crista iliaca | 4.14 |
| 45 | Rektum | knapp inferior des Trochanter minor | 4.13 | auf dem Os sacrum nahe dem Os ilium am unteren Ende der Art. iliosacralis | 4.17 |
| 46 | Lig. latum (Uterus meist auch betroffen) | Oberschenkelaußenseite vom Trochanter bis knapp oberhalb des Knies | 4.13 | zwischen SIPS und Proc. spinosus L5 | 4.15 |
| 47 | Drüsen im Leistenbereich (Durchblutung und Drainage der Beine und Beckenorgane) | distales Viertel des M. sartorius, Ansatzstelle des M. sartorius an der Tibia | 4.13 | auf dem Os sacrum nahe dem Os ilium am unteren Ende der Art. iliosacralis | 4.17 |
| 48 | Hämorrhoiden | knapp superior des Tuber ischiadicum (auf der dorsalen Körperseite) | 4.15 | auf dem Os sacrum nahe dem Os ilium am unteren Ende der Art. iliosacralis | 4.15 |
| 49 | Zunge | ventrale Fläche der 2. Rippe an der knorpeligen Verbindung mit dem Sternum | 4.12 | in der Mitte zwischen Proc. spinosus und Spitze des Proc. transversus axis | 4.16 |

# Index

## C



## D

## G



## H

## I



## J



## K

## N

## O



## P

## R

## S

## V



## W



## Z

Made in the USA
Monee, IL
24 October 2026

66036574R10208